Atlas de

Doenças da Vulva

DIAGNÓSTICO E TRATAMENTO

febrasgo
Federação Brasileira das
Associações de Ginecologia e Obstetrícia

Atlas de
Doenças da Vulva
DIAGNÓSTICO E TRATAMENTO

EDITORES
Denise Gasparetti Drumond
Neila Maria de Góis Speck
Agnaldo Lopes da Silva Filho
César Eduardo Fernandes

COEDITORA
Adriana Bittencourt Campaner

manole

Projeto gráfico: Departamento de Arte da Editora Manole
Editoração eletrônica: Formato Editoração, Luargraf Serviços Gráficos
Ilustrações: Formato Editoração, Luargraf Serviços Gráficos
Capa: Ricardo Yoshiaki Nitta Rodrigues
Imagem de capa: istockphoto

CIP-BRASIL. CATALOGAÇÃO NA PUBLICAÇÃO
SINDICATO NACIONAL DOS EDITORES DE LIVROS, RJ

A891
Atlas de doenças da vulva : diagnóstico e tratamento / organização Denise Gasparetti Drumond ... [et al.]. - 1. ed. - Barueri : Manole, 2023.

Inclui bibliografia
ISBN 9786555769012

1. Vulva - Doenças - Diagnóstico. 2. Vagina - Doenças - Tratamento. I. Drumond, Denise Gasparetti.

22-80181 CDD: 618.16
CDU: 618.16

Gabriela Faray Ferreira Lopes - Bibliotecária - CRB-7/6643

Edição – 2023

Direitos adquiridos pela:
Editora Manole Ltda.
Alameda América, 876 – Tamboré
Santana do Parnaíba
06543-315 – SP – Brasil
Tel.: (11) 4196-6000
www.manole.com.br | https://atendimento.manole.com.br

Impresso no Brasil | *Printed in Brazil*

Editores

Denise Gasparetti Drumond

Pós-doutoranda pela Universidade Federal de São Paulo (Unifesp). Doutora e Mestre em Ginecologia e Obstetrícia pela Universidade Federal de Minas Gerais (UFMG). Professora Associada de Ginecologia da Faculdade de Medicina da Universidade Federal de Juiz de Fora (UFJF). Chefe do Setor de Patologia Vulvar do Hospital Universitário da UFJF.

Neila Maria de Góis Speck

Doutora e Mestre em Ciências pela Universidade Federal de São Paulo (Unifesp). Professora Adjunta do Departamento de Ginecologia da Escola Paulista de Medicina (EPM) da Unifesp. Presidente da Comissão Nacional Especializada do Trato Genital Inferior da Federação Brasileira das Associações de Ginecologia e Obstetrícia (Febrasgo). Diretora Científica da Associação Brasileira de Patologia do Trato Genital Inferior e Colposcopia (ABPTGIC). Membro da Diretoria da ABPTGIC – Capítulo São Paulo.

Agnaldo Lopes da Silva Filho

Professor Titular do Departamento de Ginecologia e Obstetrícia da Universidade Federal de Minas Gerais (UFMG). Presidente da Federação Brasileira das Associações de Ginecologia e Obstetrícia (Febrasgo).

César Eduardo Fernandes

Professor Titular da Disciplina de Ginecologia da Faculdade de Medicina do ABC (FMABC).

COEDITORA

Adriana Bittencourt Campaner

Mestre e Doutora em Tocoginecologia pela Faculdade de Ciências Médicas da Santa Casa de São Paulo (FCMSCSP). Médica Chefe do Setor de Patologia do Trato Genital Inferior e Colposcopia da Santa Casa de Misericórdia de São Paulo. Professora Adjunta da FCMSCSP.

Autores

Adriana Bittencourt Campaner
Mestre e Doutora em Tocoginecologia pela Faculdade de Ciências Médicas da Santa Casa de São Paulo (FCMSCSP). Médica Chefe do Setor de Patologia do Trato Genital Inferior e Colposcopia da Santa Casa de Misericórdia de São Paulo. Professora Adjunta da FCMSCSP.

Agnaldo Lopes da Silva Filho
Professor Titular do Departamento de Ginecologia e Obstetrícia da Universidade Federal de Minas Gerais (UFMG). Presidente da Federação Brasileira das Associações de Ginecologia e Obstetrícia (Febrasgo).

Aldejane Gurgel Rodrigues
Médica Dermatologista do Setor de Colposcopia e Trato Genital Inferior da Universidade Federal de Pernambuco (UFPE). Membro Efetivo da Sociedade Brasileira de Dermatologia (SBD) e da Sociedade Brasileira de Cirurgia Dermatológica (SBCD). Professora Associada de Dermatologia da Universidade de Pernambuco (UPE).

Alessandra de Souza Oliveira Tricoti
Médica Ginecologista do Hospital Universitário da Universidade Federal de Juiz de Fora (UFJF). Título de Especialista em Patologia do Trato Genital Inferior e Colposcopia.

Alvaro Fernando Polisseni
Mestre e Doutor em Ginecologia pela Faculdade de Medicina da Universidade Federal de Juiz de Fora (UFJF). Professor Associado Aposentado da Faculdade de Medicina da UFJF.

Ana Carolina Silva Chuery
Mestre em Ciências pela Universidade de São Paulo (USP). Doutora em Ginecologia pelo Departamento de Ginecologia da Universidade Federal de São Paulo (Unifesp). Médica Colaboradora do Ambulatório do Núcleo de Prevenção de Doenças Ginecológicas (Nuprev-Unifesp). Professora Assistente do Núcleo de Ginecologia e Obstetrícia da Universidade Santo Amaro (Unisa).

Ana Katherine da Silveira Gonçalves de Oliveira
Professora Titular do Departamento de Tocoginecologia da Universidade Federal do Rio Grande do Norte (UFRN). Livre-docente pela Universidade Estadual de Campinas (Unicamp).

Andréa Fernandes Eloy da Costa França
Professora Doutora da Disciplina de Dermatologia do Departamento de Clínica Médica da Faculdade de Ciências Médicas da Universidade Estadual de Campinas (FCM-Unicamp).

Angelina Farias Maia
Coordenadora do Setor de Colposcopia e Trato Genital Inferior da Universidade Federal de Pernambuco (UFPE). Membro da Sociedade Internacional para Estudo da Doença Vulvovaginal (ISSVD) e da Sociedade Iberoamericana de Vulva e Vagina (SIAVV). Membro da Comissão Nacional Especializada em Vacinas da Federação Brasileira das Associações de Ginecologia e Obstetrícia (Febrasgo).

Bárbara de Oliveira Moreira Vilaça
Gastroenterologista pelo Hospital Universitário da Universidade Federal de Juiz de Fora (HU-UFJF). Endoscopista pelo Hospital das Clínicas da Universidade Federal de Minas Gerais (HC-UFMG).

Cecília M. Roteli Martins

Doutora em Medicina pela Universidade Estadual de Campinas (Unicamp). Pesquisadora da Faculdade de Medicina do ABC (FMABC). Presidente da Comissão Nacional Especializada em Vacinas da Federação Brasileira das Associações de Ginecologia e Obstetrícia (Febrasgo).

Denise Gasparetti Drumond

Pós-doutoranda pela Universidade Federal de São Paulo (Unifesp). Doutora e Mestre em Ginecologia e Obstetrícia pela Universidade Federal de Minas Gerais (UFMG). Professora Associada de Ginecologia da Faculdade de Medicina da Universidade Federal de Juiz de Fora (UFJF). Chefe do Setor de Patologia Vulvar do Hospital Universitário da UFJF.

Elimar Jacob Salzer Rodrigues

Mestre em Farmacologia/Psicofarmacologia pela Universidade Federal do Rio de Janeiro (UFRJ). Professora de Farmacologia da Universidade Federal de Juiz de Fora (UFJF).

Fernanda Kesselring Tso

Médica Assistente do Setor de Patologia do Trato Genital Inferior do Departamento de Ginecologia da Universidade Federal de São Paulo (Unifesp). Docente do Internato de Ginecologia da Faculdade Israelita de Ciências em Saúde Albert Einstein (FICSAE). Membro da Comissão Nacional Especializada em Patologias do Trato Genital Inferior.

Fernanda Polisseni

Mestre e Doutora em Saúde da Mulher (Área de Concentração: Reprodução Humana) pela Faculdade de Medicina da Universidade Federal de Minas Gerais (UFMG). Professora Associada da Faculdade de Medicina da Universidade Federal de Juiz de Fora (UFJF). Diretora da Clínica Nidus Medicina Reprodutiva.

Fernanda Souza Sampaio

Residência Médica em Ginecologia e Obstetrícia no Hospital Universitário da Universidade Federal de Juiz de Fora (HU-UFJF). Mestranda em Saúde pela UFJF.

Geraldo Sérgio Farinazzo Vitral

Especialista em Ginecologia e Obstetrícia pela Faculdade de Medicina de Ribeirão Preto da Universidade de São Paulo (FMRP-USP). Especialista em Mastologia pela Sociedade Brasileira de Mastologia (SBM). Mestre e Doutor em Saúde pela Universidade Federal de Juiz de Fora (UFJF). Professor Associado de Ginecologia da UFJF.

Giulia Marchetti

Residência em Ginecologia e Obstetrícia pela Irmandade da Santa Casa de Misericórdia de São Paulo (ISCMSP).

Gustavo Focchi

Professor Adjunto Doutor do Departamento de Patologia da Escola Paulista de Medicina da Universidade Federal de São Paulo (EPM-Unifesp). Consultor em Cito-Histopatologia Ginecológica do Laboratório DASA.

Hakayna Calegaro Salgado

Professora Assistente de Ginecologia da Faculdade de Medicina da Universidade Federal de Juiz de Fora (UFJF). Doutoranda em Saúde pela UFJF.

Homero Gonçalves Júnior

Professor Associado 3 da Faculdade de Medicina da Universidade Federal de Juiz de Fora (UFJF). Chefe do Serviço de Ginecologia do Hospital Universitário (HU) da UFJF.

Isabel Cristina Chulvis do Val Guimarães

Professora Associada de Ginecologia da Faculdade de Medicina da Universidade Federal Fluminense (UFF). Chefe do Ambulatório de Patologias do Trato Genital Inferior do Hospital Universitário Antônio Pedro (HUAP) da UFF. Membro da Comissão de Título da Associação Brasileira de Patologia do Trato Genital Inferior e Colposcopia (ABPTGIC). Membro da Comissão Nacional Especializada de Patologia do Trato Genital Inferior da Federação Brasileira das Associações de Ginecologia e Obstetrícia (Febrasgo). *Fellow* da International Society for the Study of Vulva and Vagina Diseases (ISSVD).

Jefferson Alfredo de Barros

Mestre em Ciências da Saúde pela Faculdade de Medicina do ABC (FMABC). Membro da Sociedade Brasileira de Dermatologia (SBD) e do Colegio Ibero-latinoamericano de Dermatología (CILAD). Médico Assistente da Disciplina de Dermatologia da FMABC. Colaborador do Ambulatório de Patologias Vulvares da FMABC e da Universidade Federal de São Paulo (Unifesp).

José Humberto Belmino Chaves

Professor Titular de Ginecologia da Universidade Estadual de Ciências da Saúde de Alagoas (UNCISAL). Professor Associado de Ginecologia da Universidade Federal de Alagoas (UFAL). Membro da Comissão Nacional Especializada em Patologias do Trato Genital Inferior da Federação Brasileira das Associações de Ginecologia e Obstetrícia (Febrasgo). Membro da Câmara Técnica de Ginecologia e Obstetrícia do Conselho Federal de Medicina (CFM). Presidente da Associação Brasileira de Patologia do Trato Genital Inferior e Colposcopia (ABPTGIC).

Júlio Maria Fonseca Chebli

Professor Titular da Disciplina de Gastroenterologia da Faculdade de Medicina da Universidade Federal de Juiz de Fora (UFJF). Coordenador do Centro de Doenças Inflamatórias Intestinais do Hospital Universitário (HU) da UFJF. Pesquisador pelo CNPq. Membro Titular da Federação Brasileira de Gastroenterologia (FBG), do Grupo de Estudos da Doença Inflamatória Intestinal do Brasil (GEDIIB) e da Academia Mineira de Medicina.

Karinne Cisne Fernandes Rebouças

Mestre em Saúde da Mulher pela Universidade Federal do Ceará (UFC). Título de Qualificação em Colposcopia pela Associação Brasileira de Patologia do Trato Genital Inferior e Colposcopia (ABPTGIC).

Lana Maria de Aguiar

Doutora em Ginecologia pela Faculdade de Medicina da Universidade de São Paulo (FMUSP). Chefe do Setor de Patologia Vulvar da Disciplina de Ginecologia do Departamento de Obstetrícia e Ginecologia do Hospital das Clínicas (HC) da FMUSP.

Liliana Andrade Chebli

Professora Associada da Disciplina de Gastroenterologia da Faculdade de Medicina da Universidade Federal de Juiz de Fora (UFJF). Coordenadora do Centro de Doenças Inflamatórias Intestinais do Hospital Universitário (HU) da UFJF. Membro Titular da Federação Brasileira de Gastroenterologia (FBG), do Grupo de Estudos da Doença Inflamatória Intestinal do Brasil (GEDIIB) e da Sociedade Brasileira de Endoscopia (SOBED).

Márcia Farina Kamilos

Responsável pelo Setor de Patologia do Trato Genital Inferior e Colposcopia do Hospital Heliópolis – São Paulo. Médica Voluntária da Ginecologia do Hospital das Clínicas da Faculdade de Medicina da Universidade de São Paulo (HCFMUSP). Presidente do Capítulo de São Paulo da Associação Brasileira de Patologia do Trato Genital Inferior e Colposcopia (ABPTGIC-SP). Diretora Web da ABPTGIC.

Marcia Fuzaro Terra Cardial

Professora Doutora Assistente do Departamento de Ginecologia e Obstetrícia da Faculdade de Medicina do ABC (FMABC). Responsável pelo Setor de Patologia do Trato Genital Inferior, Colposcopia e Energias do Ambulatório Multidisciplinar de Doenças da Vulva da FMABC. Vice-presidente da Comissão Nacional Especializada em Patologias do Trato Genital Inferior da Federação Brasileira das Associações de Ginecologia e Obstetrícia (Febrasgo) e da Associação Brasileira de Patologia do Trato Genital Inferior e Colposcopia (ABPTGIC).

Maurizio Filippini

Departamento de Obstetrícia e Ginecologia do Instituto de Seguridade Social, Cailungo, República de San Marino.

Mila Pontremoli Salcedo

Instrutora do Departamento de Ginecologia Oncológica e Medicina Reprodutiva na University of Texas MD Anderson Cancer Center, Houston, EUA. Professora Associada da Universidade Federal de Ciências da Saúde de Porto Alegre (UFCSPA)/Irmandade Santa Casa de Misericórdia de Porto Alegre.

Milvia Maria Simões e Silva Enokihara

Mestre e Doutora pela Universidade Federal de São Paulo (Unifesp). Professora Adjunta do Departamento de Patologia da Escola Paulista de Medicina (EPM)/Unifesp.

Nayara Peres Aguiar

Gastroenterologista pelo Hospital Universitário da Universidade Federal de Juiz de Fora (HU-UFJF). Endoscopista pelo Hospital da Polícia Militar de Minas Gerais (HPM-MG).

Neide Aparecida Tosato Boldrini

Professora Adjunta do Departamento de Ginecologia e Obstetrícia da Universidade Federal do Espírito Santo (UFES). Médica do Ambulatório de Patologias do Trato Genital Inferior e Colposcopia do Hospital Universitário Cassiano Antonio Moraes (HUCAM) da UFES. Chefe da Unidade de Gestão de Pós-graduação do HUCAM/UFES. Membro da Comissão Nacional Especializada em Patologias do Trato Genital Inferior da Federação Brasileira das Associações de Ginecologia e Obstetrícia (Febrasgo). Doutora em Doenças Infecciosas pela UFES.

Neila Maria de Góis Speck

Doutora e Mestre em Ciências pela Universidade Federal de São Paulo (Unifesp). Professora Adjunta do Departamento de Ginecologia da Escola Paulista de Medicina (EPM) da Unifesp. Presidente da Comissão Nacional Especializada do Trato Genital Inferior da Federação Brasileira das Associações de Ginecologia e Obstetrícia (Febrasgo). Diretora Científica da Associação Brasileira de Patologia do Trato Genital Inferior e Colposcopia (ABPTGIC). Membro da Diretoria da ABPTGIC – Capítulo São Paulo.

Raquel Autran Coelho Peixoto

Professora Associada da Universidade Federal do Ceará (UFC) e do Centro Universitário Unichristus. Doutora em Ginecologia pela Escola Paulista de Medicina da Universidade Federal de São Paulo (EPM-Unifesp). Título de Qualificação em Colposcopia. Presidente da Associação Brasileira de Patologia do Trato Genital Inferior e Colposcopia (ABPTGIC – Capítulo Ceará).

Rita Maira Zanine

Professora Titular de Ginecologia da Universidade Federal do Paraná (UFPR). Chefe do Setor de Patologia do Trato Genital Inferior e Colposcopia da UFPR. Presidente da Associação de Obstetrícia e Ginecologia do Paraná (SOGIPA).

Samuel Drumond Esperança

Residente de Ginecologia e Obstetrícia do Hospital Israelita Albert Einstein (HIAE).

Silvana Maria Quintana

Professora Associada do Departamento de Ginecologia e Obstetrícia da Faculdade de Medicina de Ribeirão Preto da Universidade de São Paulo (FMRP-USP). Coordenadora Científica de Obstetrícia da Associação de Obstetrícia e Ginecologia do Estado de São Paulo (SOGESP). Membro da Comissão Nacional Especializada em Patologias do Trato Genital Inferior da Federação Brasileira das Associações de Ginecologia e Obstetrícia (Febrasgo).

Susana Cristina Aidé Viviani Fialho

Mestre e Doutora pela Universidade Federal do Rio de Janeiro (UFRJ). Professora Associada de Ginecologia da Faculdade de Medicina da Universidade Federal Fluminense (UFF). Professora do Ambulatório de Patologias do Trato Genital Inferior do Hospital Universitário Antônio Pedro (HUAP) da UFF. Presidente da Associação Brasileira de Patologia do Trato Genital Inferior e Colposcopia (ABPTGIC – Capítulo Rio de Janeiro). Membro da Comissão Nacional Especializada de Vacinas da Federação Brasileira das Associações de Ginecologia e Obstetrícia (Febrasgo). *Fellow* da International Society for the Study of Vulva and Vaginal Diseases (ISSVD).

Vivian de Oliveira Rodrigues Brum

Doutoranda em Saúde pela Universidade Federal de Juiz de Fora (UFJF).

Yara Lúcia Mendes Furtado de Melo

Professora Adjunta da Universidade Federal do Rio de Janeiro (UFRJ) e da Disciplina de Ginecologia da Universidade Federal do Estado do Rio de Janeiro (UNIRIO). Chefe do Ambulatório de Patologia Cervical do Instituto de Ginecologia da UFRJ e do Ambulatório de Patologia do Trato Genital Inferior do Hospital Universitário Gaffrée e Guinle. Membro da Comissão Nacional Especializada em Patologia do Trato Genital Inferior da Federação Brasileira das Associações de Ginecologia e Obstetrícia (Febrasgo).

Sumário

Apresentação

Esta obra vem ao encontro dos nossos anseios em ofertar conteúdo atualizado, didático e científico sobre o universo que permeia a vulva. Aqui, os leitores terão à disposição riquíssimo material para estudo, auxiliando-os na abordagem das doenças várias que acometem essa parte do corpo da mulher.

Não há pretensão de esgotarmos as temáticas aqui inseridas. No entanto, o vasto material fotográfico, fruto da coletânea de trabalhos e da experiência de profissionais que palmilham nas estradas da docência e da assistência há muitos anos, e as informações atualizadas de inequívoco valor certamente serão de grande ajuda nos diagnósticos e escolhas terapêuticas. Alertamos, porém, para a compreensão das atualizações que se fazem necessárias na linha do tempo e das verdades da Medicina que se alteram com os avanços científicos.

Ressaltamos a complexidade da vulva, que contém tecidos como pele, mucosa, semimucosa, anexos cutâneos, entremeada pelo meato uretral, introito vaginal e ânus. Por ali se exteriorizam urina, fezes, secreções glandulares, menstruação e até a vida; tecidos eréteis, músculos, vasos sanguíneos e linfáticos, além de uma complexa inervação favorecedora de sua sensibilidade singular. Tem ainda íntima relação com a identificação e o prazer sexuais. Que memórias guardam essas estruturas na indevassável psique feminina? Quantas queixas não seriam identificadas nesse universo em que saúde e doença se alternam ao longo de uma existência? Quantas doenças sistêmicas não encontram ali sua manifestação insidiosa? Como explicar e socorrer, quando observamos a construção de caminhos ocultos, labirintos através dos quais a alma feminina se desnuda num choro silencioso de suas aflições ocultas?

Desta forma, os leitores amigos vão obter nestas páginas precioso conteúdo, mas apenas uma parte de uma enorme gama de afecções, cuja complexidade ainda nos desafia, suscitando a pesquisa, instigando-nos ao estudo.

Diante do exposto, convido-os ao mergulho neste livro, nadando nas águas do conhecimento e aprofundando no oceano imensurável do saber.

Denise Gasparetti Drumond
Neila Maria de Góis Speck
Adriana Bittencourt Campaner

Prefácio

Com grande alegria e muito orgulho, a Federação Brasileira das Associações de Ginecologia e Obstetrícia (Febrasgo) apresenta o *Atlas de doenças da vulva*, elaborado por um seleto grupo de ginecologistas de várias regiões do país, com o que há de mais atual e moderno nos conhecimentos de saúde da mulher. Assim, o livro reflete não apenas a experiência dos autores, mas as mais sólidas evidências científicas existentes.

Para tratar em profundidade das questões do trato genital inferior feminino, os capítulos expõem, de modo ordenado e sistemático, as patologias em imagens de alta qualidade, dando a este livro comprovada utilidade prática no diagnóstico e no cuidado. E aqui se encontra o grande destaque desta obra: constituir-se em rico registro fotográfico.

Ao longo de seus 19 capítulos, o livro dá conta das principais doenças da vulva, trazendo desde o conhecimento de anatomia e terminologia vulvares, passando por infecções, lesões, úlceras e tumores benignos e malignos. Reúne ainda os aspectos de imunologia e imunização, e inovações em técnicas terapêuticas.

Houve também a preocupação de compartilhar com o leitor uma série de casos clínicos ilustrados, para difundir a experiência de serviços de referência em saúde da mulher.

Nos diversos campos da ciência, a cada dia, enfrentam-se diferentes desafios. Eles nunca se esgotam. Nenhuma publicação acadêmica se encerra em si mesma. Com esse entendimento, estas páginas propõem a busca de atualização constante e revisão dos conhecimentos. Espera-se que esta obra seja uma importante referência para consulta e atualização, mas que também inspire o leitor a se aprofundar continuamente em seus estudos.

Agnaldo Lopes da Silva Filho
Presidente da Federação Brasileira das Associações de Ginecologia e Obstetrícia (Febrasgo)

Agradecimentos

Agradecemos a todos que, direta ou indiretamente, somaram esforços na elaboração de cada capítulo deste Atlas. Reconhecemos a notória experiência de cada autor e sua inequívoca dedicação a este trabalho.

Não poderíamos deixar de mencionar a anônima colaboração das nossas pacientes que, silenciosamente, nos ensinam e possibilitam o compartilhamento do nosso aprendizado.

Destacamos o patrocínio das empresas farmacêuticas Farmoquímica e Merck, bem como da Febrasgo, que endossaram esta obra em seu nascedouro ideológico.

E àqueles que caminham ao nosso lado, invisíveis aos leitores desta obra, alicerces de nosso trabalho.

Denise Gasparetti Drumond
Neila Maria de Góis Speck
Adriana Bittencourt Campaner

1

Anatomia da vulva

Ana Katherine da Silveira Gonçalves de Oliveira
Mila Pontremoli Salcedo

INTRODUÇÃO

Vulva é o termo utilizado para designar os órgãos genitais externos femininos. Trata-se de uma estrutura complexa, apresentando diferentes tipos de pele e mucosas, que sofrem alterações ao longo do ciclo de vida da mulher. Portanto, quando se avalia uma mulher com queixas vulvares, deve-se manter atenção em sua idade e estado hormonal.

A princípio, para diagnosticar doença na vulva, é importante conhecer sua aparência normal. Frequentemente as variantes normais da vulva são confundidas com uma doença ou problema estético que precisa ser corrigido.

EMBRIOLOGIA

O trato urogenital inferior feminino é derivado de todas as três camadas embrionárias – ectoderma, endoderme e mesoderme. A porção queratinizada (pele e seus anexos) é constituída por derivados ectodérmicos, o vestíbulo vulvar é de origem endodérmica e a vagina, o útero e as tubas uterinas derivam do mesoderma.

Em torno da 11ª semana de gestação, na ausência de androgênios e na presença de estrogênios, inicia-se a feminização da genitália externa. A junção entre os ductos paramesonéfricos e o seio urogenital originará os dois terços superiores da vagina. A extremidade caudal do seio urogenital formará o vestíbulo. As dobras urogenitais permanecerão separadas, ao contrário do embrião masculino, constituindo os lábios maiores e menores. O tubérculo genital originará os corpos cavernosos e a glande do clitóris. Por volta da 20ª semana de gestação a genitália externa feminina estará bem definida.

ANATOMIA VULVAR

A vulva representa uma porção significativa da genitália externa feminina que inclui um conjunto de estruturas visíveis (Figuras 1 e 2).

- Monte de Vênus.
- Grandes lábios.
- Pequenos lábios.
- Clitóris.
- Vestíbulo (Figura 3), no qual estão localizados:
  - Meato uretral.
  - Introito vaginal.
  - Hímen.
  - Glândulas parauretrais ou vestibulares menores (glândulas de Skene).
  - Glândulas vestibulares maiores (glândulas de Bartholin).

Monte de Vênus

É um coxim de tecido adiposo recoberto por pelos, situado sobre a sínfise púbica (Figura 4). O tecido adiposo aumenta durante a puberdade, e o aparecimento de pelos ocorre nesse mesmo período.

Grandes lábios

Constituem-se de pregas arredondadas de tecido adiposo proeminentes situadas na lateral da rima do pudendo, seguindo em sentido inferoposterior do monte púbis em direção ao ânus (Figura 5). O lado exterior dos grandes lábios é recoberto por pele pigmentada e pelos pubianos, além de glândulas sebáceas. A face interna dos grandes lábios é lisa, rosada e sem pe-

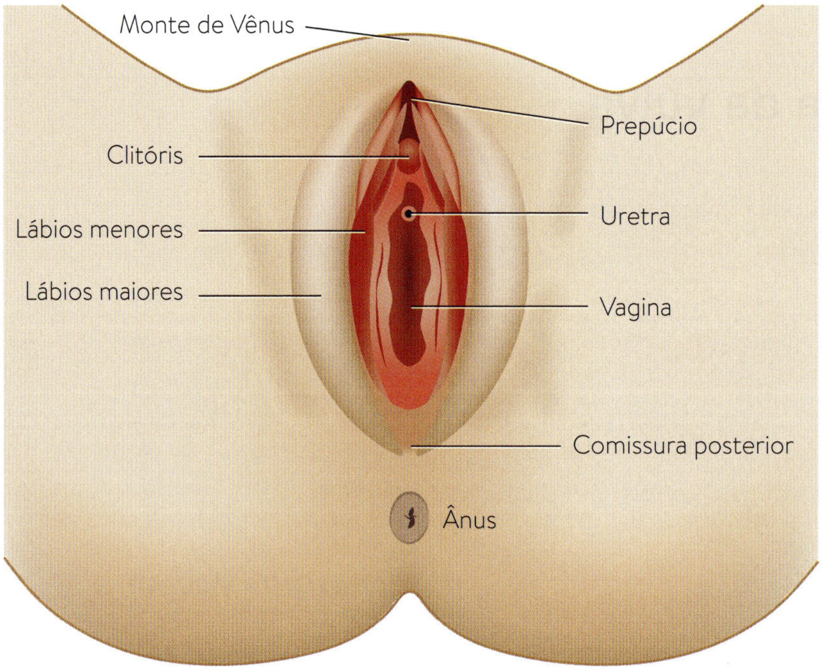

FIGURA 1
Diagrama da vulva normal.

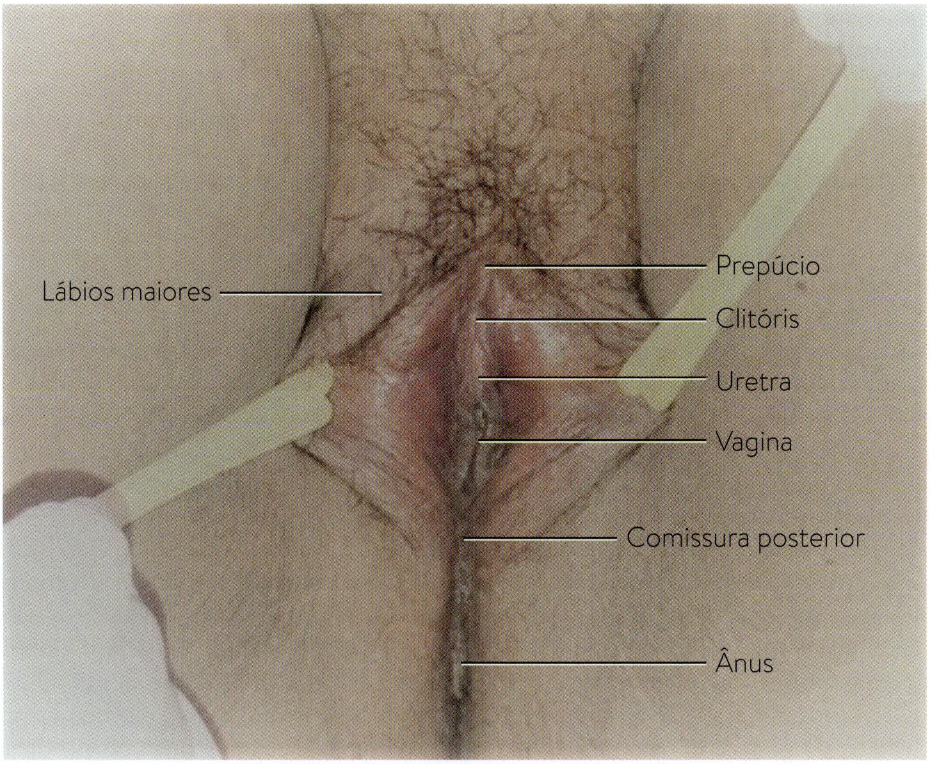

FIGURA 2
Anatomia da vulva normal.

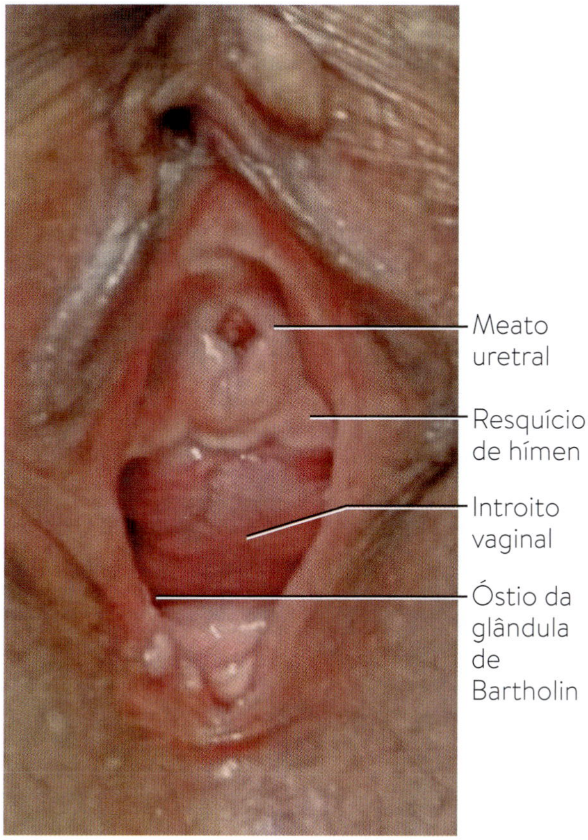

FIGURA 3
Vestíbulo.
Fonte: acervo pessoal da Dra. Neila Maria de Góis Speck.

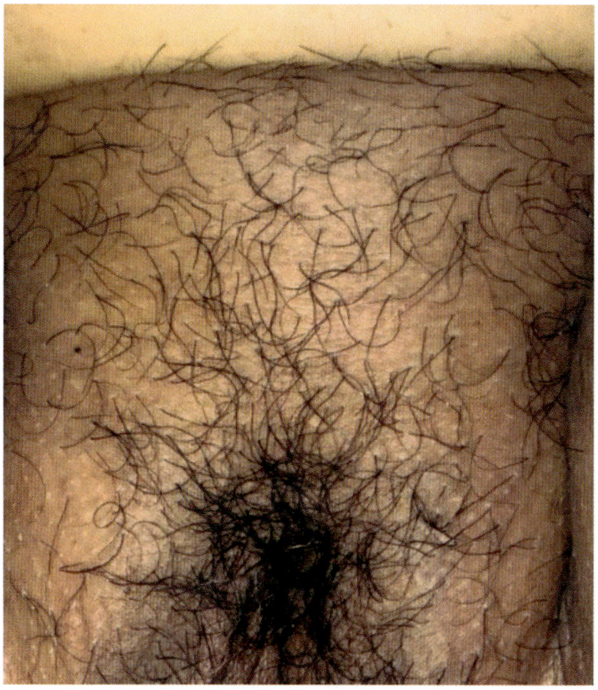

FIGURA 4
Monte de Vênus.
Fonte: acervo pessoal das autoras.

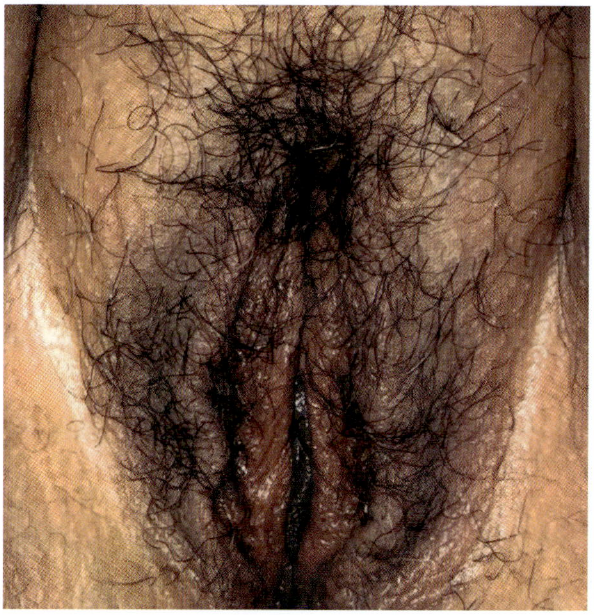

FIGURA 5
Grandes lábios.
Fonte: acervo pessoal das autoras.

los. Os grandes lábios proporcionam proteção indireta para o clitóris e para os óstios da uretra e da vagina.

Pequenos lábios

Os pequenos lábios são pregas menos espessas de coloração vermelho-rosada, sem pelos e sem tecido adiposo (Figura 6). Essas estruturas circundam e fecham o vestíbulo da vagina, onde se localizam os óstios da uretra e da vagina. Por isso se considera que uma das funções dos pequenos lábios é a proteção desses orifícios. Sua extensão anterior constitui o prepúcio do clitóris e o clitóris.

Clitóris

O clitóris (Figura 7) é constituído por uma raiz e um pequeno corpo cilíndrico, formado por dois ramos, dois corpos cavernosos e a glande do clitóris. Localizado anteriormente no ponto de encontro dos lábios menores do pudendo, é um órgão erétil. Tem a mesma origem embrionária do pênis e atua como órgão de excitação sexual.

Vestíbulo

O vestíbulo é uma fossa de formato navicular localizada entre os pequenos lábios (ver Figura 3). Estende-se anteriormente ao clitóris, posteriormente ao frênulo e bilateralmente aos pequenos lábios. Não con-

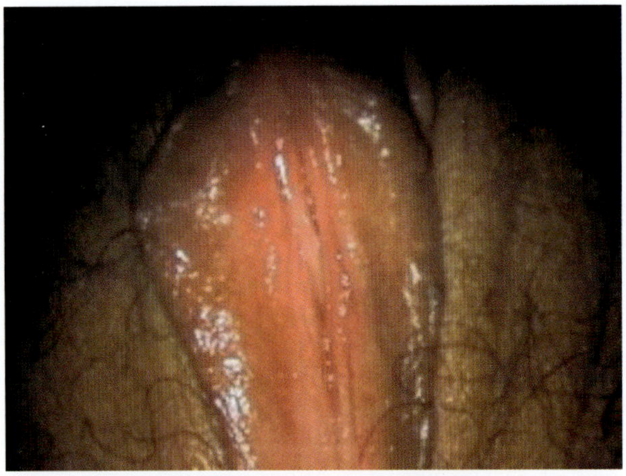

FIGURA 6
Pequenos lábios.
Fonte: acervo pessoal da Dra. Adriana B. Campaner.

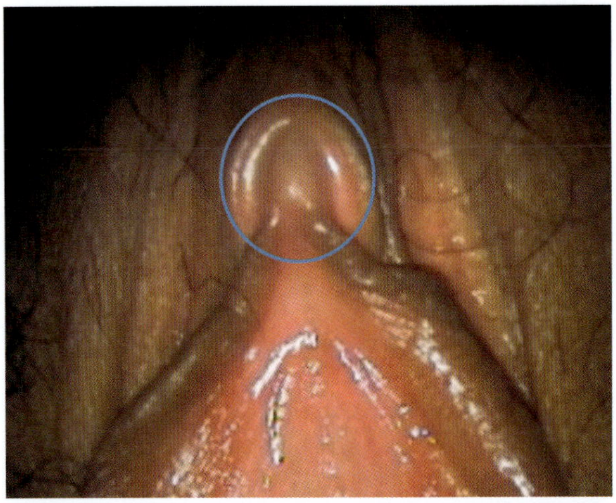

FIGURA 7
Clitóris.
Fonte: acervo pessoal da Dra. Adriana B. Campaner.

têm folículos pilosos, glândulas sudoríparas ou glândulas sebáceas. O meato uretral desemboca no vestíbulo posteroinferior ao clitóris, entre essa estrutura e a vagina. A abertura vaginal fica em sua parte posterior, e é denominada introito. Nas mulheres, essa estrutura é ocluída pelo hímen.

As glândulas que se abrem para o vestíbulo são responsáveis pelas secreções que lubrificam o canal vaginal e aumentam de tamanho durante o intercurso sexual e orgasmo. Ladeando a região imediatamente atrás do meato uretral ficam os ductos das glândulas parauretrais (de Skene), que se abrem em ambos os lados da uretra.

As glândulas de Bartholin estão localizadas profundamente na face posterior dos grandes lábios e normalmente não são palpáveis. As aberturas das glândulas de Bartholin estão localizadas posteriormente, de cada lado do orifício vaginal, mas não costumam ser visíveis, uma vez que se localizam em região mais profunda. O ducto de cada glândula tem aproximadamente 2,5 cm e se abre no sulco entre o hímen e o lábio menor. Adicionalmente, numerosas glândulas mucosas, os vestibulares menores, também apresentam ductos abertos no vestíbulo, mas dificilmente são visualizadas a olho desarmado.

Suprimento vascular e linfático

O suprimento arterial para a vulva (Figura 8) é proveniente das artérias pudendas internas e externas pareadas (ramos da artéria ilíaca interna e artéria femoral, respectivamente). A drenagem venosa é feita pelas veias pudendas, com veias labiais menores contribuindo como tributárias. Os linfáticos drenam para os linfonodos inguinais superficiais próximos.

Inervação

A vulva recebe suprimento nervoso sensitivo e parassimpático (Figura 9). Para descrever a distribuição sensorial, ela pode ser dividida em seções anterior e posterior:

- Anterior: nervo ilioinguinal, ramo genital do nervo genitofemoral.
- Posterior: nervo pudendo, nervo cutâneo posterior da coxa.

O clitóris e o vestíbulo também recebem inervação parassimpática dos nervos cavernosos – derivados do plexo uterovaginal.

CONSIDERAÇÕES FINAIS

Para diagnosticar corretamente uma doença vulvar, é necessário estar familiarizado com a aparência normal da vulva nas diferentes fases da vida da mulher e ser capaz de reconhecer a multiplicidade de variações anatômicas fisiológicas. Inúmeros fatores, como idade, etnia, paridade, uso de anticoncepcionais hormonais e até mesmo a atividade sexual podem influenciar na diversidade de aparência dos genitais externos de forma natural. Portanto, a decisão de uma cirurgia estética não deve basear-se em parâmetros preestabelecidos de tamanho, devendo-se principalmente levar em consideração a angústia da mulher em relação à aparência da sua genitália externa, e a possibilidade de decréscimo desse desconforto pela cirurgia.

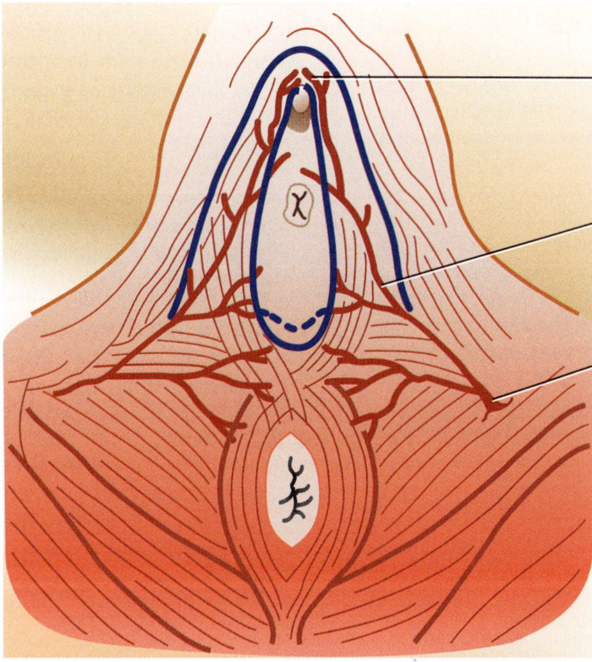

FIGURA 8
Vascularização da vulva.
Fonte: adaptada do site https://www.nva.org/what-is-vulvodynia/vulvar-anatomy/.

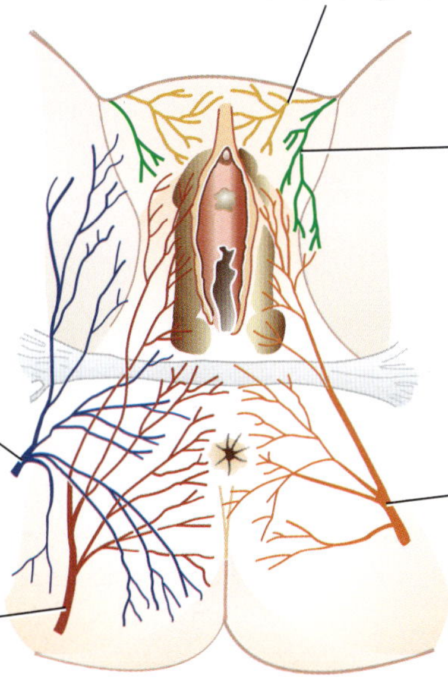

FIGURA 9
Inervação da vulva.
Fonte: adaptada do site https://www.nva.org/what-is-vulvodynia/vulvar-anatomy/.

REFERÊNCIAS BIBLIOGRÁFICAS

1. Chubak B. Historical and ethical perspectives on vulvoplasty. Sex Med Rev. 2020 Oct;8(4):542-47. Epub 2020 Jul 18.
2. Cohen Sacher B. The normal vulva, vulvar examination, and evaluation tools. Clin Obstet Gynecol. 2015 Sep;58(3):442-52.
3. Farage M, Maibach HI. Lifetime changes in the vulva and vagina. Arch Gynecol Obstet. 2006;273:195-202.
4. Farage MA, Maibach HIi. Morphology and physiological changes of genital skin and mucosa. Curr Probl Dermatol. 2011;40:9-19.
5. Iqbal S, Akkour K, Bano B, Hussain G, Elhelow MKKA, Al-Mutairi AM, et al. Awareness about vulvovaginal aesthetics procedures among medical students and health professionals in Saudi Arabia. Rev Bras Ginecol Obstet. 2021 Mar;43(3):178-84.
6. Lee MY, Dalpiaz A, Schwamb R, Miao Y, Waltzer W, Khan A, et al. Clinical pathology of Bartholin's glands: a review of the literature. Curr Urol. 2015 May;8(1):22-5.
7. Panicker R, Pandurangan T. Cosmetic surgical procedures on the vulva and vagina: an overview. Indian J Med Ethics. 2021 Jun 14;1-4.
8. Puppo V. Embryology and anatomy of the vulva: the female orgasm and women's sexual health. Eur J Obstet Gynecol Reprod Biol. 2011;154:3-8.
9. Sajjad Y. Development of the genital ducts and external genitalia in the early human embryo. J Obstet Gynecol Res. 2010;36:929-37.
10. The vulva: structure – innervation. Teach Me Anatomy. Available: https://teachmeanatomy.info/pelvis/female-reproductive-tract/the-vulva/.
11. Vulvar anatomy. The National Vulvodynia Association. Available: https://www.nva.org/what-is-vulvodynia/vulvar-anatomy/.
12. Yurteri-Kaplan LA, Antosh DD, Sokol AI, Park AJ, Gutman RE, Kingsberg SA, et al. Interest in cosmetic vulvar surgery and perception of vulvar appearance. Am J Obstet Gynecol. 2012;207:428. e1-7.

2

Vulvoscopia

Ana Katherine da Silveira Gonçalves de Oliveira
Mila Pontremoli Salcedo

INTRODUÇÃO

O exame da genitália externa feminina pode ser a chave para compreender e diagnosticar as diversas enfermidades que acometem mulheres de todas as idades. A vulva é sítio de extensa diversidade de lesões que incluem infecções, dermatoses, doenças sistêmicas, imunológicas, lesões pré-neoplásicas e câncer invasor.

A vulvoscopia é a principal ferramenta para diagnóstico das doenças da vulva. O termo "vulvoscopia" não se refere, porém, exclusivamente ao exame colposcópico da vulva, devendo ser entendido como o exame cuidadoso e detalhado a olho nu ou por visão ampliada de baixa potência, quando necessário.

A maioria das lesões vulvares é facilmente reconhecível a olho desarmado. E a ampliação pode ser obtida mediante a utilização de lupa ou colposcópio. O uso do colposcópio na vulva não é tão preciso quanto é no colo uterino. Autores sugerem que a amplificação da imagem com lupas já é o suficiente, sendo a neoplasia intraepitelial vulvar de diagnóstico fácil, mesmo sem amplificação da imagem por colposcópio. No entanto, o colposcópio pode ser útil para identificar os componentes individuais das lesões, tanto para fins de biópsia quanto para tratamento.

O mesmo se aplica ao uso de ácido acético na vulva. Reconhece-se hoje que o método aprovado na avaliação do colo do útero não apresenta o mesmo desempenho na vulva. Jonsson et al. demonstraram que o uso de ácido acético na vulva apresenta baixa sensibilidade e especificidade, com alta taxa de falsos positivos para lesões induzidas pelo papilomavírus humano (HPV) em lesões vulvares acetorreagentes.

Adicionalmente, é importante ressaltar a elevada prevalência de lesões anais em mulheres com lesões vulvares pré-neoplásicas e neoplásicas. Portanto, a avaliação do canal anal dessas pacientes pode ser necessária.

EXAME VULVAR

O exame da vulva se inicia com a simples observação do órgão. Uma avaliação geral deve ser realizada com o intuito de examinar alterações de textura, cor da pele e a presença de lesões, úlceras, cistos, escoriações ou qualquer outra alteração (Figura 1). Ao examinar o clitóris, é necessário certificar-se de que o prepúcio pode ser facilmente retraído, expondo o clitóris. Deve-se observar a posição do meato uretral e as aberturas das glândulas no vestíbulo. Adicionalmente, são examinados a região perineal e o ânus.

Existem algumas variantes comuns da normalidade que podem ser confundidas com doenças, como glândulas sebáceas aumentadas (Fordyce), apresentando-se como múltiplos grânulos sebáceos amarelos ao longo da face interna dos pequenos lábios, mas que não têm significado clínico relevante (Figura 2). Outra variante é a papilomatose vulvar, projeções moles e filiformes, frequentemente encontradas no vestíbulo e na face interna dos pequenos lábios, que podem ser confundidas com condilomas. São observadas em 8-48% das mulheres em idade reprodutiva (Figura 3).

INDICAÇÕES DA VULVOSCOPIA

O exame cuidadoso da vulva é indicado em todos os casos de queixas vulvares, displasia do colo uterino ou vaginal ou achados incidentais de lesões ou descolorações vulvares. A princípio o exame ao olho nu pode ser suficiente, entretanto é essencial que o obser-

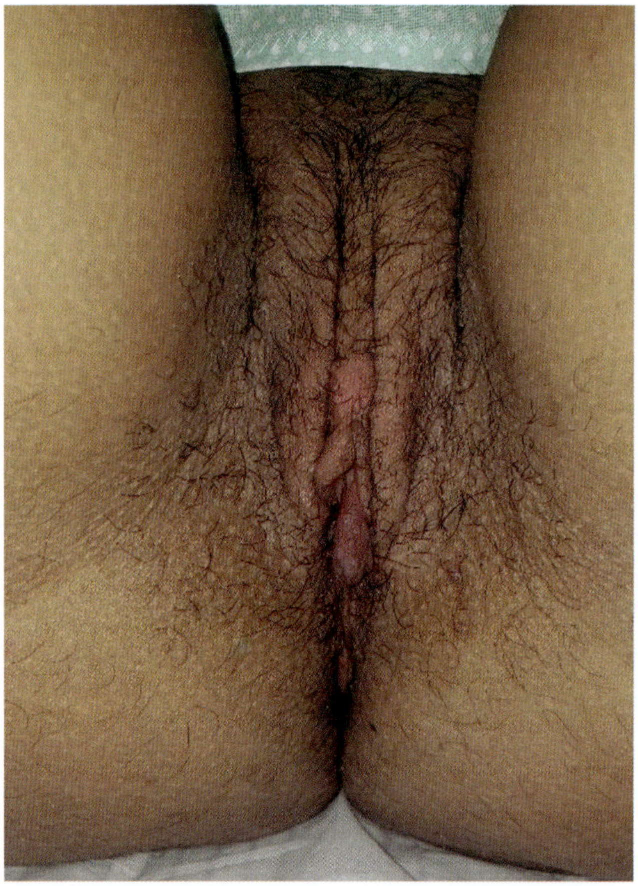

FIGURA 1
Exame visual (sem ampliação) de toda a região vulvar.

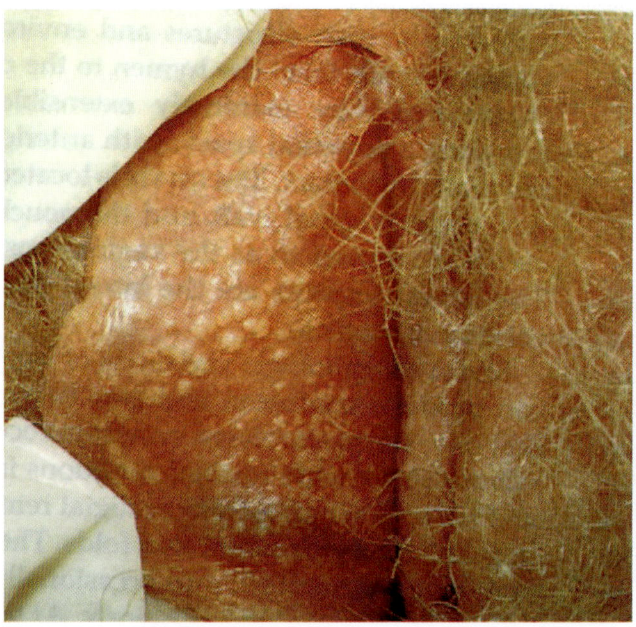

FIGURA 2
Grânulos de Fordyce.
Fonte: acervo do Núcleo de Prevenção de Doenças Ginecológicas da Universidade Federal de São Paulo (Nuprev/Unifesp).

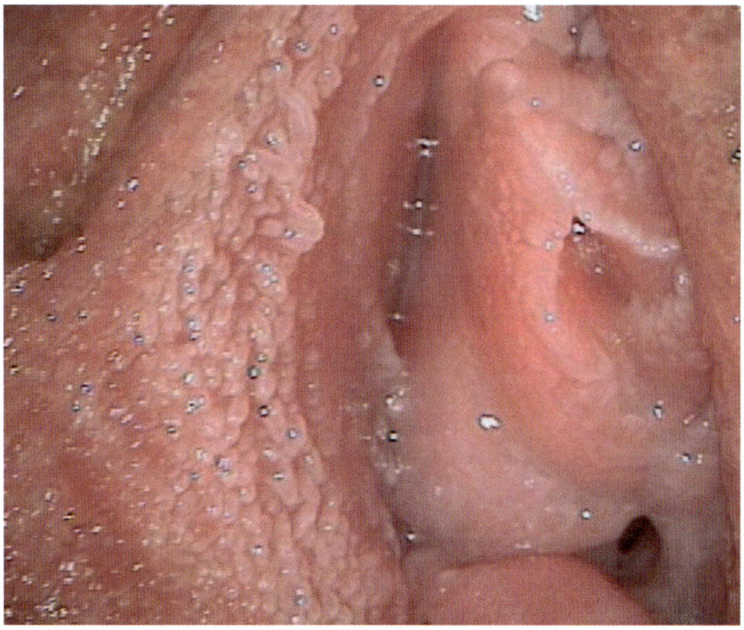

FIGURA 3
Micropapilomatose fisiológica.
Fonte: acervo da Dra. Neila Maria de Góis Speck.

vador tenha conhecimento da anatomia para reconhecer achados normais e anormais.

Variantes normais, como papilomatose vestibular e diferentes graus de eritema, podem ser mal interpretadas como condições patológicas por um clínico menos experiente. Caso seja identificada alguma alteração de textura ou cor ou exista alguma área sintomática, está indicado um exame minucioso com ampliação da imagem e boa iluminação. A amplificação de baixa potência e a boa iluminação são úteis no exame da pele vulvar e podem ser alcançadas com colposcópio, lupa portátil ou instrumentos combinados lupa/anel emissor de luz.

TÉCNICA DA VULVOSCOPIA

A técnica da vulvoscopia, a despeito de não ser exatamente o exame colposcópico da vulva, não difere significativamente do exame colposcópico do colo do útero. Inicialmente a paciente é colocada em posição de litotomia e, em seguida, todas as partes da vulva devem ser examinadas: monte de Vênus, lábios maiores e menores, vestíbulo, clitóris, meato uretral, hímen, períneo e área perianal (Figura 4).

A natureza multifocal da doença intraepitelial vulvar pode, algumas vezes, dificultar a vulvoscopia. A prevalência de lesões anais de alto grau em pacien-

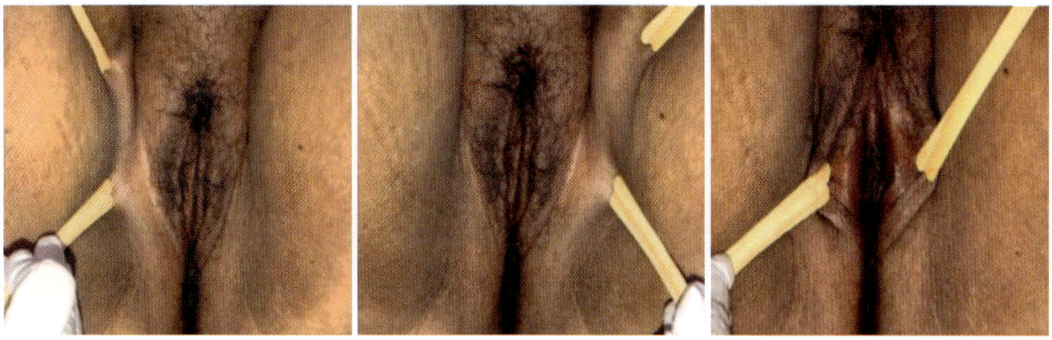

FIGURA 4
Vulvoscopia.

tes com lesões vulvares de alto grau pode variar entre 11,8-18,2%. Nos casos em que são detectadas lesões de alto grau ou lesões que se estendem até o ânus, é recomendada a exploração do canal anal ou a triagem. Modalidades de rastreamento e triagem para lesões anais podem incluir citologia, anuscopia padrão ou de alta resolução, que é realizada com o auxílio do colposcópio (Figura 5).

Exame da vulva

O exame da vulva inicia-se pelo exame visual (sem ampliação) de toda a região vulvar, visualizando claramente a pele com pelos. O exame adequado requer a separação dos lábios maiores e menores e a exposição de todo o vestíbulo (Figura 6). Nessa fase do exame, devem-se procurar áreas de vermelhidão, espessura, pigmentações, úlceras e atrofia. Verrugas genitais ou câncer invasor podem ser facilmente reconhecidos apenas com a observação cuidadosa, a olho desarmado, da região vulvar.

Amplificação da imagem

Inicialmente se aplica uma ampliação mais baixa (6 vezes) para ter uma visão estendida de toda área. Em seguida, ampliações maiores podem ser usadas, com o intuito de examinar lesões satélites menores (Figura 7). Na pele queratinizada, a ampliação sob uma boa iluminação auxilia no delineamento dessas lesões. Em tais casos, a aplicação de solução salina fisiológica pode diminuir o efeito queratinizante e auxiliar na visualização de vasos anormais.

Aplicação de ácido acético

A aplicação de ácido acético é parte do exame colposcópico. Quando comparado ao exame do colo do útero, o ácido acético tem efeito menos proeminente ao ser aplicado na vulva, devido à pele queratinizada.

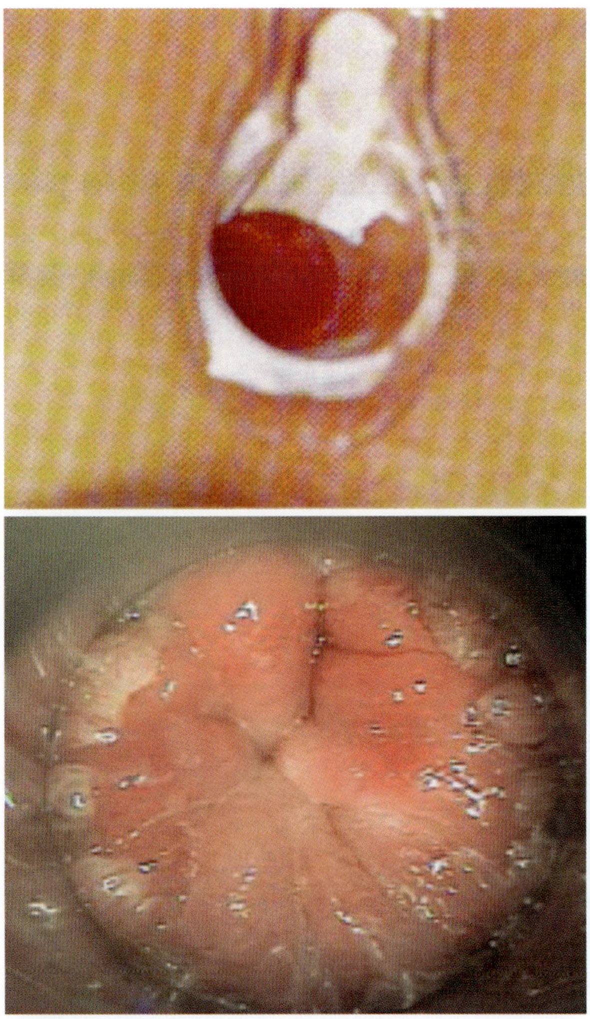

FIGURA 5
Exame de anuscopia com o colposcópio.
Fonte: acervo da Dra. Fernanda Tso.

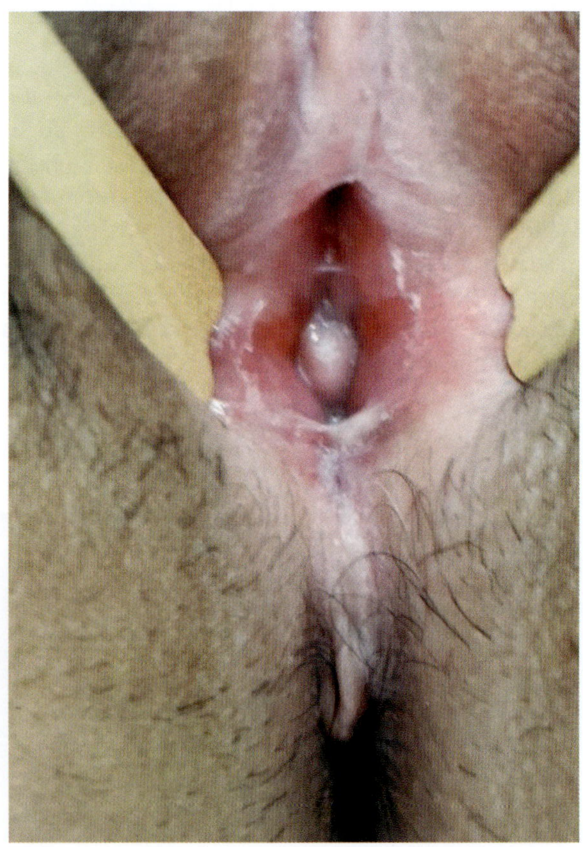

FIGURA 6
Vestíbulo vulvar.

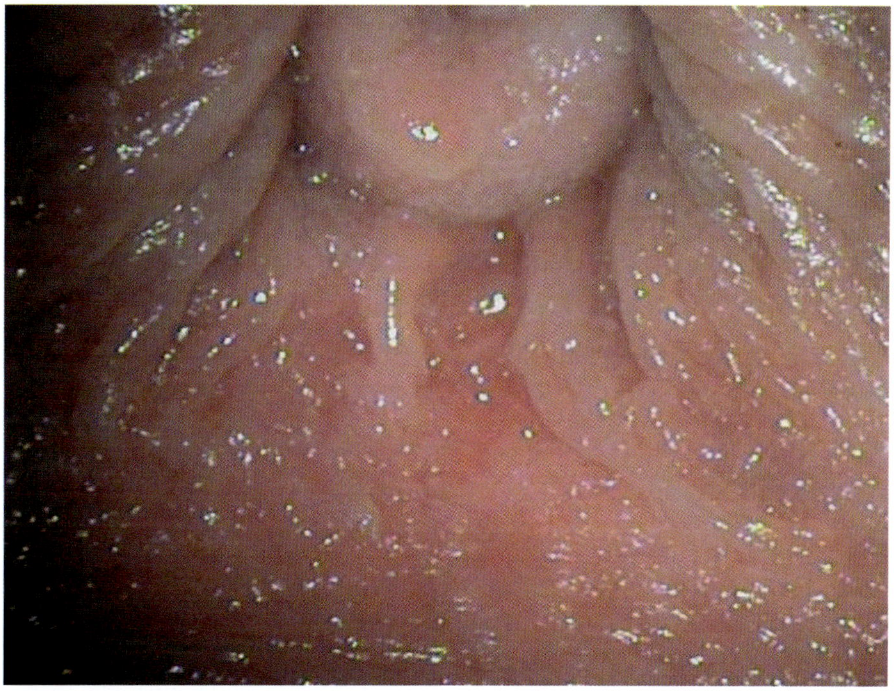

FIGURA 7
Visualização do introito com maior magnificação.
Fonte: acervo da Dra. Neila Maria de Góis Speck.

É por isso que o ácido acético utilizado na vulvoscopia deve ser mais concentrado (5%) do que aquele aplicado no colo do útero (3%). Além disso, a aplicação na vulva deve ser repetida com mais frequência e abundantemente. A aplicação deve ser demorada, geralmente por 2-3 minutos, para que se possa identificar as lesões vulvares.

Deve-se, no entanto, recordar que a reação à aplicação do ácido acético não é específica. O método aprovado na avaliação do colo do útero não apresenta o mesmo desempenho na vulva, uma vez que tem elevada taxa de falsos positivos (Figura 8), com comum demarcação em processos inflamatórios inespecíficos, nos quais se observam pontos brancos difusos, sem relevo ou aspereza do tecido. O acetobranqueamento da vulva apresenta alta sensibilidade (97%) e baixa especificidade (40%) como preditor de neoplasia intraepitelial vulvar de alto grau. No entanto, quando as lesões estão presentes, a aplicação de ácido acético é útil para identificar a extensão e a posição exata das lesões. A ausência de lesões acetobrancas pode tranquilizar o clínico de que a lesão vulvar de alto grau está ausente, com valor preditivo negativo de 98%.

Teste de Collins

O uso de solução de toluidina na vulva, conhecido como teste de Collins, não é mais recomendado devido a sua especificidade muito baixa.

TESTE DO COTONETE (*Q-TIP TEST*)

Finalizada a observação da vulva, é aconselhável realizar o "teste do cotonete" com a finalidade de detectar possível vulvodínia. Esse teste é sugerido quando a paciente apresenta dor ou queimação, sem estarem diretamente associadas à relação sexual. O teste do contonete é realizado tocando com delicadeza um *swab* em diferentes partes da vulva, gradualmente, dos grandes lábios em direção ao introito, onde a dor supostamente será mais acentuada. É solicitado, então, à paciente que indique se o toque provoca dor, queimação, coceira ou outro desconforto e em que nível. Isso ajuda a diferenciar dor generalizada da dor localizada, avaliando seu grau nas diferentes partes vulvares, o que será útil nas avaliações subsequentes, após a adoção de medidas terapêuticas.

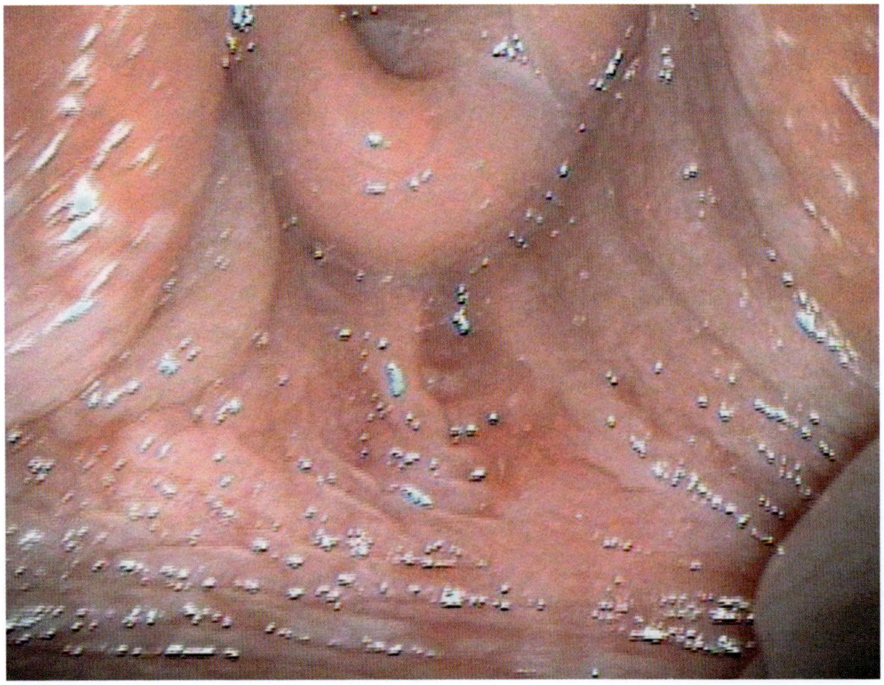

FIGURA 8
Acetorreação em introito, caracterizando-se como exame falso positivo, comum em processos inflamatórios inespecíficos.
Fonte: acervo da Dra. Neila Maria de Góis Speck.

REFERÊNCIAS BIBLIOGRÁFICAS

1. Albuquerque A, Stockdale CK, Heller D. Bornstein J, Roberts JM, Preti M, et al. Vulvar high-grade squamous intraepithelial lesions and cancer as a risk factor for anal cancer: a review. J Low Genit Tract Dis. 2022;26:32-7.
2. Cohen Sacher B. The normal vulva, vulvar examination and evaluation tools. Clin Obstet Gynecol. 2015 Sep;58(3):442-52.
3. Eva LI. Screening and follow up of vulval skin disorders. Best Pract Res Clin Obstet Gynaecol. 2012;26:175-88.
4. Fokom Domgue J, Messick C, Milbourne A, Guo M, Salcedo MP, Dahlstrom KR, et al. Prevalence of high-grade anal dysplasia among women with high-grade lower genital tract dysplasia or cancer: results of a pilot study. Gynecol Oncol. 2019 May;153(2):266-70.
5. González MGY, Muñoz Ledesma AM, Monge MN, Fontán JS. Colposcopy of the vulva and perineum colposcopy of the vulva and perineum. Open Access Peer – Reviewed Chapter. 2017 Sept.
6. Kesić V, Vieira-Baptista P, Stockdale CK. Early diagnostics of vulvar intraepithelial neoplasia. Cancers (Basel). 2022;14(7):1822.
7. MacLean AB, Reid WM. Benign and premalignant diseases of the vulva. Br J Obstet Gynaecol. 1995;102:359-63.
8. Micheletti L, Preti M, La Monica F. La vulvoscopia, no debe ser destinada como el examen colposcopico de la vulva. Arch Med Actual Tracto Genit Inf. 2011;3:29-34.
9. Proctor L, Grennan T, Albert A, Miller D, Sadownik L, Lee M. Screening for anal cancer in women with a history of vulvar high-grade squamous intraepithelial lesions. J Low Genit Tract Dis. 2019;23:265-71.
10. Santoso JT, Likes W. Colposcopic acetowhitening of vulvar lesion: a validity study. Arch Gynecol Obstet. 2015;292:387-390.
11. Wollina U, Verma S. Vulvar vestibular papillomatosis. Indian J Dermatol Venereol Leprol. 2010;76:270-2.

3

Terminologias das lesões vulvares

Ana Katherine da Silveira Gonçalves de Oliveira
Mila Pontremoli Salcedo

INTRODUÇÃO

A Sociedade Internacional para o Estudo das Doenças da Vulva e Vagina (International Society for the Vulvovaginal Disease – ISSVD), desde sua fundação, em 1970, tem proposto inúmeras terminologias, as quais foram atualizadas com o passar dos anos.

CLASSIFICAÇÃO DAS DERMATOSES VULVARES

Em 2006, a ISSVD publicou uma classificação direcionada para distúrbios vulvares não neoplásicos e não infeciosos, as dermatoses vulvares (Quadro 1). A classificação abordou as dermatoses por subgrupos histopatológicos e seus correlatos clínicos.

Doenças consideradas como dermatoses

Nesse grupo foram incluídas apenas as doenças e padrões histológicos mais comuns e importantes. Foram excluídas condições dermatológicas que apresentassem um padrão de distribuição generalizado.

Padrões histológicos considerados

- Padrão espongiótico: caracteriza-se pela presença de edema intercelular na epiderme, levando ao alargamento do espaço entre as células epidérmicas. Esse é o padrão característico das doenças eczematosas e dermatites.
- Padrão acantótico (psoriforme): caracteriza-se pelo aumento no número de células epiteliais (queratinócitos), levando ao espessamento da epiderme. Clinicamente, o padrão acantótico está associado a placas espessas e brancas.

QUADRO 1 Classificação das Dermatoses Vulvares, ISSVD 2006: subgrupos patológicos e seus correlatos clínicos

Padrão espongiótico
▪ Dermatite atópica.
▪ Dermatite de contato alérgica.
▪ Dermatite de contato irritativa.
Padrão acantótico (antiga hiperplasia escamosa)
▪ Psoríase.
▪ Líquen simples crônico:
- Primário (idiopático).
- Secundário (superposto ao líquen escleroso, líquen plano ou outra dermatose vulvar).
Padrão liquenoide
▪ Líquen escleroso.
▪ Líquen plano.
Padrão esclerose/homogenização dérmica
Líquen escleroso.
Padrão vesicobolhoso
▪ Penfigoide, tipo cicatricial.
▪ Doença IgA linear.
Padrão acantolítico
▪ Doença de Hailey-Hailey.
▪ Doença de Darier.
▪ Acantólise genitocrural papular.
Padrão granulomatoso
▪ Doença de Crohn.
▪ Síndrome de Melkersson-Rosenthal.
Padrão vasculopático
▪ Úlceras aftosas.
▪ Doença de Behçet.
▪ Vulvite plasmocitária.

Fonte: elaborado pelas autoras.

- Padrão liquenoide: caracteriza-se pela presença de infiltrado linfocitário em camadas da epiderme e basal, associado a dano e morte celular. Padrão observado no líquen plano e escleroso.
- Padrão esclerose/homogeneização dérmica: caracteriza-se por alteração do colágeno. A derme adquire um aspecto homogeneizado, "vítreo" ou "hialinizado". Padrão observado no líquen escleroso.
- Padrão vesicobolhoso: caracteriza-se pela presença de vesículas pequenas (< 5 mm) e de bolhas maiores (≥ 5 mm). Observado no penfigoide, no tipo cicatricial e na doença IgA linear.
- Padrão acantolítico: a acantólise resulta da quebra das junções desmossômicas entre as células epidérmicas. Esse processo resulta da separação entre células epiteliais. Observado na doença de Hailey-Hailey e na acantólise genitocrural papular.
- Padrão granulomatoso: caracteriza-se pela presença de inflamação granulomatosa dentro da derme e/ou fáscia subcutânea. Observado na doença de Crohn e na síndrome de Melkersson-Rosenthal.
- Padrão vasculopático: caracteriza-se histologicamente por danos nos vasos sanguíneos que ocorrem no cenário de inflamação dérmica generalizada. Observado na doença de Behçet e na vulvite plasmocitária.

Conclusões

A proposta dessa classificação foi abordar os distúrbios vulvares não infecciosos e não neoplásicos mais frequentes. Foi mantida simples e utilizável em virtude de excluir a frase "histologicamente neoplasias bem definidas e infecções". Também preserva a nomenclatura histológica padronizada para os padrões inflamatórios mais comumente encontrados. A ISSVD acreditava que esta era a abordagem mais prática para atender às necessidades de ginecologistas, dermatologistas e patologistas envolvidos no atendimento de mulheres com doença vulvar.

2011 ISSVD – TERMINOLOGIA E CLASSIFICAÇÃO DOS DISTÚRBIOS DERMATOLÓGICOS DA VULVA

Em 2012, a Federação Internacional de Patologia Cervical e Colposcopia (IFCPC) publicou uma terminologia clínica e colposcópica da vulva (incluindo o ânus) que permitiu a padronização da nomenclatura por colposcopistas, clínicos e pesquisadores que cuidam de mulheres com lesões no trato genital inferior, incluindo definições básicas e achados normais que são importantes para o clínico sem experiência com o manejo da doença vulvar. Essa terminologia introduz definições para anormalidades descobertas recentemente aceitas pela ISSVD e inclui padrões para identificar malignidade (Quadro 2).

QUADRO 2 Classificação clínica 2011 ISSVD de distúrbios dermatológicos da vulva

1. Lesões da cor da pele
A – Pápulas e nódulos da cor da pele:
1. Papilomatose do vestíbulo e pequenos lábios mediais (um achado normal; não uma doença).
2. Molusco contagioso.
3. Verrugas (infecção por HPV).
4. Cicatriz.
5. Neoplasia intraepitelial vulvar.
6. Marca na pele (acrocórdon, pólipo fibroepitelial).
7. Nevo (tipo intradérmico).
8. Cistos mucinosos do vestíbulo e pequenos lábios mediais (pode ter tonalidade amarela).
9. Cisto epidérmico (sin. cisto epidermoide; cisto epitelial)
B – Placas cor da pele:
1. Líquen simples crônico e outras doenças liquenoides.
2. Neoplasia intraepitelial vulvar.
2. Lesões vermelhas: manchas e placas
A – Doenças eczematosas e liquenoides:
1. Dermatite de contato alérgica.
2. Dermatite de contato por irritante primário.
3. Dermatite atópica (raramente vista em apresentação vulvar).
4. Alterações eczematosas superpostas às outras desordens vulvares.
5. Doenças que clinicamente imitam doenças eczematosas (candidíases, doença de Hailey-Hailey e doença de Paget extramamária).
6. Líquen simples crônico (liquenificação sem lesões prévias de pele).
7. Liquenificação sobreposta a doença pruriginosa preexistente.
B – Manchas e placas vermelhas (sem rutura epitelial):
1. Candidíase.
2. Psoríase.
3. Neoplasia intraepitelial vulvar.
4. Líquen plano.
5. Vulvite plasmocelular (Zoon).
6. Infeção bacteriana de tecidos moles (celulite/fasceíte necrotizante inicial).
7. Doença de Paget extramamária.

(continua)

QUADRO 2 Classificação clínica 2011 ISSVD de distúrbios dermatológicos da vulva (*continuação*)

3. Lesões vermelhas: pápulas e nódulos
A – Pápulas vermelhas:
1. Foliculite.
2. Verruga (infecção por HPV).
3. Angioqueratoma.
4. Molusco contagioso (inflamado).
5. Hidradenite supurativa (lesões iniciais).
6. Doença de Hailey-Hailey.
B – Nódulos vermelhos:
1. Furúnculos.
2. Verruga (infecção por HPV).
3. Prurigo nodular.
4. Neoplasia intraepitelial vulvar.
5. Molusco contagioso (inflamado)
6. Carúncula uretral e prolapso.
7. Hidradenite supurativa.
8. Adenoma de glândula mamária (*hidradenoma papilliferum*).
9. Cisto epidérmico inflamado.
10. Abscesso do ducto de Bartholin.
11. Carcinoma de células escamosas.
12. Melanoma (tipo amelanótico).
4. Lesões brancas
A – Pápulas e nódulos brancos:
1. Grânulos de Fordyce (achado normal; pode às vezes ter cor amarelada).
2. Molusco contagioso.
3. Condiloma.
4. Cicatriz.
5. Neoplasia intraepitelial vulvar.
6. Carcinoma escamoso.
7. Mílio.
8. Cisto epidérmico.
9. Doença de Hailey-Hailey.
B – Manchas e placas brancas:
1. Vitiligo.
2. Líquen escleroso.
3. Hipopigmentação pós-inflamatória.
4. Doenças com liquenificação.
5. Líquen plano.
6. Neoplasia intraepitelial vulvar.
7. Carcinoma escamoso.

(continua)

QUADRO 2 Classificação clínica 2011 ISSVD de distúrbios dermatológicos da vulva (*continuação*)

5. Lesões escuras (cor castanha, azul, cinza ou preta)
A – Manchas escuras:
1. Nevo melanocítico.
2. Melanose vulvar (lentiginose vulvar).
3. Hiperpigmentação pós-inflamatória.
4. Líquen plano.
5. Acantose nigricante.
6. Melanoma *in situ*.
B – Pápulas e nódulos escuros:
1. Nevo melanocítico (inclui aqueles com atipia clínica ou histológica).
2. Condiloma (infeção por HPV).
3. Neoplasia intraepitelial vulvar.
4. Queratose seborreica.
5. Angioqueratoma (angioma capilar, angioma cereja).
6. Adenoma glandular semelhante ao mamário (hidradenoma papilífero)
7. Melanoma.
6. Lesões bolhosas
A – Vesículas e bolhas:
1. Infeções pelo herpesvírus (herpes simples, herpes-zóster).
2. Eczema agudo.
3. Líquen escleroso bolhoso.
4. Linfangioma circunscrito (linfangiectasia).
5. Doenças imunes bolhosas (penfigoide cicatricial, erupção por droga, síndrome de Stevens-Johnson, pênfigo).
B – Pústulas:
1. Candidíase (candidose).
2. Foliculite.
7. Erosões e úlceras
A – Erosões:
1. Escoriações.
2. Líquen plano erosivo.
3. Fissuras em pele normal (idiopático, relacionado ao coito).
4. Fissuras em pele anormal (candidíase, líquen simples crônico, psoríase, doença de Crohn etc.).
5. Neoplasia intraepitelial vulvar, variante erosiva.
6. Vesículas, bolhas e pústulas rotas.
7. Doença de Paget extramamária.
B – Úlceras
1. Escoriações (relacionadas ao eczema, líquen simples crônico).

(continua)

QUADRO 2 **Classificação clínica 2011 ISSVD de distúrbios dermatológicos da vulva (*continuação*)**

2. Úlceras aftosas; sinônimo de úlcera aftosa menor, úlcera aftosa maior, úlcera de Lipschütz (que ocorre de forma primária ou secundária a outras doenças, como doença de Crohn, Behçet e várias infeções virais).
3. Doença de Crohn.
4. Infeção por herpesvírus (particularmente indivíduos imunossuprimidos).
5. Carcinoma escamoso ulcerado.
6. Sífilis primária (cancro).
8. Edema (aumento genital difuso)
A – Edema cor da pele:
1. Doença de Crohn.
2. Anormalidade linfática idiopática (doença congénita de Milroy).
3. Obstrução linfática pós-radiação e pós-cirúrgica.
4. Edema pós-infecioso (celulite estafilocócica e estreptocócica).
5. Edema pós-inflamatório (hidradenite supurativa).
B – Edema rosa ou vermelho:
1. Obstrução venosa (gravidez e parto).
2. Celulite (primária ou superposta a um edema já existente).
3. Abscesso de cisto de Bartholin.
4. Doença de Crohn.
5. Edema vulvar leve pode ocorrer com qualquer doença inflamatória vulvar.

HPV: papilomavírus humano.
Fonte: elaborado pelas autoras.

Conclusões

A terminologia difere das anteriores, pois inclui padrões colposcópicos e colposcopia anal. No entanto, reconhece-se que o papel do colposcópio no manejo da doença vulvar é limitado.

TERMINOLOGIA LAST

Em 2012, a ISSVD participou na elaboração da "Terminologia Escamosa Anogenital Inferior" (The Lower Anogenital Squamous Terminology - LAST), proposta pela Sociedade Americana de Patologia Cervical e Colposcopia (ASCCP) e pelo Colégio Americano de Patologistas. Essa terminologia visava a princípio associar a nomenclatura "escamosa" com infecções pelo papilomavírus humano (HPV). A LAST recomendava a utilização dos termos lesões intraepiteliais escamosas de baixo grau (*low-grade squamous intraepithelial lesion* - LSIL) e de alto grau (*high-grade squamous intraepithelial lesion* - HSIL) para o diagnóstico histopatológico das lesões induzidas pelo HPV, incluindo nesse contexto verrugas genitais externas e lesões pré-neoplásicas.

No entanto, algumas questões foram levantadas: a primeira preocupação foi que a LAST contempla apenas a neoplasia intraepitelial vulvar (NIV) associada ao HPV. As lesões pré-neoplásicas não associadas ao HPV que ocorrem na vulva não foram contempladas. A limitação de não incluir as lesões não induzidas pelo HPV é preocupante, uma vez que existem dois tipos diferentes de NIV escamosa, a "NIV usual" (associada ao HPV, responsável por aproximadamente 20% do câncer vulvar invasor) e a "NIV diferenciada" (não associada ao HPV, responsável por aproximadamente 80% do câncer vulvar invasor). A ausência de referência à "NIV diferenciada" no consenso LAST foi considerada potencialmente perigosa, pois poderia induzir à negligência, pelos profissionais de saúde, das lesões pré-neoplásicas não associadas ao HPV, a despeito de seu potencial maligno.

A segunda preocupação é que, ao incluir a LSIL vulvar, a LAST recriou o potencial de sobrediagnóstico e sobretratamento para lesões potencialmente benignas e autolimitadas. Assim, em 2015, dentro dessa perspectiva histórica, a ISSVD revisou a LAST, considerando as duas preocupações anteriores.

HISTÓRICO DAS TERMINOLOGIAS DAS NEOPLASIAS INTRAEPITELIAIS VULVARES

A primeira descrição da NIV foi relatada como "disqueratose eritroplasmiforme *de la muqueuse*", posteriormente conhecida como "dermatose de Bowen". Em 1958, Woodruff e Hildebrandt introduziram o termo "carcinoma *in situ*" da vulva. Esse termo foi o mais usado por muitos anos. Em 1961, foram reconhecidos dois tipos distintos de carcinoma *in situ*, um tipo "simples" e um tipo "bowenoide". Em 1976, a ISSVD publicou nomenclatura para doença vulvar, como distrofias vulvares, atipia vulvar (com ou sem distrofia), doença de Paget da vulva e carcinoma espinocelular *in situ*.

Em 1982, o termo "NIV" foi introduzido pela primeira vez, e, em 1986, a ISSVD o adotou como categoria geral de neoplasia escamosa intraepitelial, subdividido em escamosa (possível incluir alteração do HPV) e não escamosa. O tipo escamoso incluía NIV 1 (atipia leve), NIV 2 (atipia moderada) e NIV 3 (atipia grave, carcinoma in situ); e o tipo não escamoso incluía doença de Paget e melanoma *in situ*. Posteriomente, a ISSVD incluiu o termo "NIV 3 diferenciada" à terminologia de 1986.

Em 2004, a ISSVD apresentou uma classificação que substituiu as NIV I, II e III por dois grupos: "NIV usual" (NIVu), relacionado ao HPV, contendo subcategorias histopatológicas de tipos verrucoso, basaloide e misto (verrucoso e basaloide); e "NIV tipo diferenciado" (NIVd), não relacionado à infecção pelo HPV, caracterizado por alto grau de diferenciação celular.

Em 2012, a LAST estabeleceu "SIL" (*squamous intraepithelial lesion*) relacionado ao HPV para os tratos genitais masculino e feminino, e regiões anal e perianal. As lesões SIL foram classificadas em "LSIL" e "HSIL", abandonando a terminologia de NIV 1, 2 e 3.

O histórico dessas terminologias pode ser observado no Quadro 3.

QUADRO 3 Histórico das terminologias das lesões vulvares

1922	Disqueratose eritroplasmiforme de "*la muqueuse*" vulvar
1929	Dermatose de Bowen
1943	Carcinoma *in situ*
1961	1. Carcinoma intraepitelial de Bowen. 2. Carcinoma intraepitelial simples.
1972	Atipia vulvar
1973	Atipia bowenoide
1976	(ISSVD) distrofia hiperplásica com atipia
1979	Papulose bowenoide
1982	NIV
1986	(ISSVD) NIV 1-3, NIV 3, tipo diferenciada
1989	(OMS) NIV 1-3
1994	(OMS) SIL
2004	(ISSVD) NIV usual e NIV diferenciada
2012	(LAST) LSIL e HSIL
2014	(OMS) LSIL, HSIL e NIV diferenciada

HSIL: lesão escamosa de alto grau; ISSVD: Sociedade Internacional para Estudos das Doenças da Vulva e Vagina; LAST: terminologia escamosa do trato anogenital inferior; LSIL: lesão escamosa de baixo grau; NIV: neoplasia intraepitelial vulvar; OMS: Organização Mundial da Saúde; SIL: lesão intraepitelial escamosa.
Fonte: elaborado pelas autoras.

CONSIDERAÇÕES NA ESCOLHA DA TERMINOLOGIA

Em 2014, a Organização Mundial da Saúde (OMS) publicou a quarta edição de seu livro Classificação da OMS dos tumores dos órgãos reprodutivos femininos. Nessa classificação foram utilizados LSIL e HSIL da LAST e, além disso, foi incluído o "tipo diferenciado de NIV" (Quadro 4). A fim de manter a LAST, mas também responder aos questionamentos, a ISSVD considerou a reintrodução da NIV diferenciada. Dessa forma, a NIV foi subdividida em NIVu associada ao HPV e NIVd não associada ao HPV.

QUADRO 4 Classificação da OMS (2014) dos tumores da vulva

Tumores epiteliais.
Tumores de células escamosas e precursores:
▪ SIL.
▪ LSIL.
▪ HSIL.
▪ NIV tipo diferenciada.
Carcinoma de células escamosas:
▪ Queratinizante.
▪ Não queratinizante.
▪ Basaloide.
▪ Verruga.
▪ Verrucoso.
Carcinoma basocelular:
▪ Lesões escamosas benignas.
▪ Condiloma acuminado.
▪ Papiloma vestibular.
▪ Ceratose seborreica.

HSIL: lesão intraepitelial de alto grau; NIV, neoplasia intraepitelial vulvar; OMS: Organização Mundial da Saúde; LSIL: lesão intraepitelial de baixo grau; SIL: lesão intraepitelial escamosa.
Fonte: elaborado pelas autoras.

A ISSVD discutiu ainda o uso da classificação de tumores de vulva da OMS (2014). Nessa classificação, a SIL é ainda dividida nas seguintes três categorias: LSIL, HSIL e NIV tipo diferenciado. Lesões escamosas benignas, como o condiloma acuminado, estão listadas separadamente. A ISSVD considerou ainda adotar a classificação da OMS, deixando claro que LSIL não é uma lesão pré-cancerosa, mas, sim, condiloma ou alteração induzida pelo HPV.

CONCLUSÕES

As diferentes terminologias para lesões intraepiteliais vulvares têm impactado significativamente no diagnóstico, tratamento e prognóstico das lesões vulvares ao longo dos anos.

A introdução da Terminologia LAST, em 2012, trouxe duas preocupações em relação às lesões vulvares: a ausência de referência à "neoplasia intraepitelial vulvar diferenciada" - NIVd –, o que poderia negligenciar essa lesão, a despeito de seu reconhecido potencial maligno, e ainda, ao incluir o termo "lesão intraepitelial escamosa de baixo grau" (LSIL) na LAST, o fato de se ter recriado o potencial de sobrediagnóstico e sobretratamento para lesões benignas e autolimitadas. Foi atribuída ao comitê da ISSVD a tarefa de desenvolver uma terminologia para considerar e incluir essas questões.

A versão mais atual da classificação aceita pela ISSVD contém a seguinte conformação (Quadro 5):

1. Lesão intraepitelial escamosa de baixo grau da vulva (LSIL vulvar): condiloma ou alterações induzidas pelo HPV.
2. Lesão intraepitelial escamosa de alto grau da vulva (HSIL vulvar): previamente denominada "neoplasia intraepitelial vulvar tipo usual" na terminologia ISSVD de 2004.
3. Neoplasia intraepitelial vulvar, tipo diferenciado (NIVd).

QUADRO 5 Terminologia ISSVD (2015) para lesões vulvares

▪ LSIL de vulva (LSIL vulvar, condiloma, ou alterações induzidas pelo HPV).
▪ HSIL de vulva (HSIL vulvar, NIV do tipo usual).
▪ NIVd.

HSIL: lesão intraepitelial escamosa de alto grau; ISSVD: International Society for the Vulvovaginal Disease; LSIL: lesão intraepitelial escamosa de baixo grau; NIV: neoplasia intraepitelial vulvar; NIVd: neoplasia intraepitelial vulvar diferenciada; SIL: lesão intraepitelial escamosa.
Fonte: elaborado pelas autoras.

A vantagem da nova terminologia é que, ao incluir a NIVd, contempla todas as lesões pré-neoplásicas vulvares, em conformidade com a classificação da OMS, bem como com a LAST, criando uma unidade entre clínicos e patologistas.

REFERÊNCIAS BIBLIOGRÁFICAS

1. Abell MR, Gosling JR. Intraepithelial and infiltrative carcinoma of vulva: Bowen's type. Cancer 1961;14:318-29.
2. Bogliatto F, Bohl T, Reutter J, Sideri M, Bornstein J. LAST terminology applied to the vulva: the challenge of VIN continues. J Lower Gen Tract Dis. 2015;19:e47-8.
3. Bornstein J, Bogliatto F, Haefner HK, Stockdale Coleen K, Preti M, Bohl TG, et al. ISSVD Terminology Committee. The 2015 International Society for the Study of Vulvovaginal Disease (ISSVD) Terminology of Vulvar Squamous Intraepithelial Lesions. J Low Genit Tract Dis. 2016 Jan;20(1):11-4.
4. Crum CP, Fu YS, Levine RU, Richart RM, Townsend DE, Fenoglio CM. Intraepithelial squamous lesions of the vulva: biologic and histologic criteria for the distinction of condylomas from vulvar intraepithelial neoplasia. Am J Obstet Gynecol. 1982;144:77-83.
5. Crum CP, Herrington CS, McCluggage WG, et al. Tumours of the vulva; epithelial tumors. In: Kurman RJ, Carcangiu ML, Herrington CS, et al., editors. WHO classification of tumours of female reproductive organs. 4.ed. Lyon: IARC Press; 2014.
6. Darragh TM, Colgan TJ, Thomas Cox J, Heller DS, Luff RD, McCalmont T, et al. The Lower Anogenital Squamous Terminology Standardization project for HPV-associated lesions: background and consensus recommendations from the College of American Pathologists and the American Society for Colposcopy and Cervical Pathology. Int J Gynecol Pathol. 2013;32:76-115.
7. Del Pino M, Rodriguez-Carunchio L, Ordi J. Pathways of vulvar intraepithelial neoplasia and squamous cell carcinoma. Histopathology. 2013;62:161-75.
8. Eva LJ, Ganesan R, Chan KK, et al. Differentiated-type vulval intraepithelial neoplasia has a high-risk association with vulval squamous cell carcinoma. Int J Gynecol Cancer. 2009;19:741-4.
9. Lynch PJ, Moyal-Barrocco M, Bogliatto F, Micheletti L, Scurry J. 2006 ISSVD classification of vulvar dermatoses: pathologic subsets and their clinical correlates. J Reprod Med. 2007;52(1):3-9.
10. Lynch PJ, Moyal-Barracco M, Scurry J, Stockdale C. 2011 ISSVD Terminology and classification of vulvar dermatological disorders: an approach to clinical diagnosis. J Low Genit Tract Dis. 2012 Oct;16(4):339-44.
11. Sideri M, Jones RW, Wilkinson EJ, Preti M, Heller DS, Scurry J, et al. Squamous vulvar intraepithelial neoplasia: 2004 modified terminology, ISSVD Vulvar Oncology Subcommittee. J Reprod Med 2005;50:807-10.
12. Srodon M, Stoler MH, Baber GB, Kurman RJ. The distribution of low risk and high-risk types in vulvar and vaginal intraepithelial neoplasia (VIN and VaIN). Am J Surg Pathol. 2006;30:1513-8.
13. Van DE, Nieuwenhof HP, Van Der Avoort IA, De Hullu JA. Review of squamous premalignant vulvar lesions. Crit Ver Oncol Hematol. 2008;68:131-56.
14. Wilkinson EJ, Cox JT, Selim MA, O'Connor DM. Evolution of terminology for human-papillomavirus-infection-related vulvar squamous intraepithelial lesions. J Lower Gen Tract Dis. 2015;19:81-7.

4

Vulva normal nas diferentes faixas etárias

Adriana Bittencourt Campaner
Giulia Marchetti

INTRODUÇÃO

Sabe-se que a espessura do epitélio vulvar permanece constante ao longo de todo o ciclo menstrual e que o epitélio vaginal apresenta alto nível de receptores de estrogênio, além de ser responsivo ao ciclo hormonal ovariano. No entanto, a concentração desses receptores diminui progressivamente da vagina para a vulva, com os níveis mais baixos na pele vulvar queratinizada. Já os receptores de progesterona não são encontrados na pele vulvar, estando restritos ao epitélio de transição da face interna dos pequenos lábios e ao epitélio não queratinizado da vagina e do vestíbulo vulvar. A pele vulvar tem uma concentração mais alta de receptores androgênicos epidérmicos do que a pele em locais não genitais. Na puberdade, os andrógenos dirigem a maturação das glândulas sebáceas vulvares e dos folículos pilosos.

A resposta vulvar ao aumento dos níveis de estrogênio consiste no espessamento do epitélio e no aumento da densidade de colágeno, tecidos elásticos e vasculares nas camadas subepiteliais. A deficiência de estrogênio reverte cada um desses efeitos. Os melanócitos também respondem regionalmente aos hormônios: na puberdade, a pigmentação do monte púbico e dos grandes lábios aumenta; durante a gravidez, os hormônios esteroides estimulam a melanogênese na vulva e no períneo.

A vulva muda ao longo da vida da mulher. As alterações mais salientes são mediadas por hormônios e estão ligadas ao início da puberdade, à gravidez e à menopausa.

CARACTERÍSTICAS VULVARES DA CRIANÇA

Huffman et al. descreveram quatro estágios do desenvolvimento genital na pré-menarca, que se baseiam na presença ou ausência de efeitos do estrogênio nos tecidos genitais. Esses estágios são distintos dos estágios de Tanner, que avaliam detalhadamente o desenvolvimento das mamas e dos pelos pubianos:

1. Pós-neonatal.
2. Primeira infância.
3. Infância tardia.
4. Puberdade.

Pós-neonatal – fase de regressão (0 a 2 meses de idade)

A vulva e a vagina da recém-nascida exibem os efeitos dos estrogênios maternos residuais. Ao nascimento, os grandes lábios parecem carnudos, os pequenos lábios são bem desenvolvidos e podem se projetar além dos grandes lábios. Da mesma forma, o clitóris pode parecer desproporcionalmente grande e o introito vaginal é visível, mas pequeno (tipicamente 4-5 mm em meninas com idade inferior a 5 anos). A abertura uretral não é facilmente discernida. O hímen pode parecer espesso, as glândulas de Bartholin são visíveis e as de Skene (parauretrais) são bem formadas. Embora essas glândulas estejam presentes e bem desenvolvidas ao nascimento, elas permanecem não secretoras até a perimenarca. O revestimento epitelial superficial de pele e mucosas tem cerca de 20-40 camadas de células de profundidade; associada ao aumento das camadas epiteliais está a hiperplasia de colágeno, elementos elásticos e vasculares nas camadas subepiteliais (Figura 1).

Primeira infância (2 meses a 7 anos)

Os efeitos estrogênicos maternos se dissipam entre a 4ª e a 8ª semanas de vida pós-natal. A espessura da pele vulvar diminui e o monte púbico e os grandes lábios perdem parte da gordura subcutânea presente ao

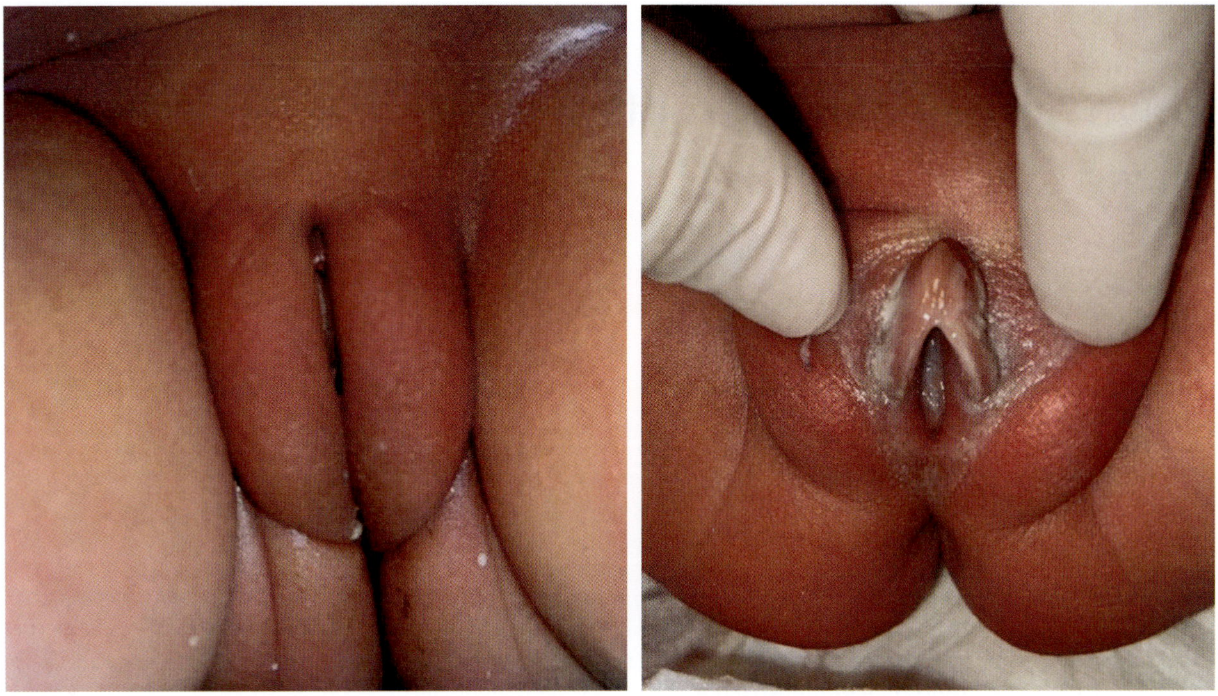

FIGURA 1
Vulva de recém-nascida com 1 dia de vida.
Fonte: acervo pessoal das Dras. Adriana B. Campaner e Giulia Marchetti.

nascimento. Os pequenos lábios subjacentes tornam-se finos e pequenos, geralmente apresentando apenas remanescentes anteriores do frênulo do clitóris. O hímen, que é uma membrana elástica espessa ao nascimento, torna-se fino, frágil e translúcido, com variações normais em sua aparência. Embora se acredite que os folículos pilosos vulvares e as glândulas sebáceas estejam presentes desde o nascimento, essas estruturas só amadurecem na puberdade, quando as glândulas suprarrenais são ativadas

As superfícies epiteliais têm nesse período 3-4 camadas de células de espessura, facilitando a visualização dos vasos sanguíneos subjacentes. O colágeno e os elementos elásticos relativamente esparsos são responsáveis pela "magreza" da estrutura vulvar e pela não distensibilidade do tecido; os elementos vasculares também estão diminuídos (Figura 2).

Infância tardia (7 a 11 anos)

Embora o início da produção de estrogênio ovariano resulte no aparecimento do broto mamário (estágio 2 de Tanner), os efeitos do estrogênio na genitália ainda não são evidentes. O exame físico genital é, portanto, essencialmente inalterado em relação ao da primeira infância.

Puberdade (11 a 12 anos)

As alterações puberais na vulva e na vagina são induzidas pela maturação adrenal e gonadal. A puberdade geralmente começa entre 8-13 anos de idade. As mudanças físicas associadas à puberdade são: taxa de crescimento acelerada, desenvolvimento da genitália externa e interna, aparecimento de pelos pubianos (pubarca), aparecimento de pelos axilares, desenvolvimento das mamas (telarca) e início da menstruação (menarca).

A maturação das glândulas adrenais e a secreção de andrógenos (adrenarca) começam por volta dos 6 anos de idade, aproximadamente 2 anos antes da maturação pituitário-gonadal e da produção de hormônios esteroides ovarianos (gonadarca). Como a adrenarca e a gonadarca ocorrem independentemente, os pelos podem aparecer antes do desenvolvimento genital, ocorrendo em cinco estágios, conforme descrito por Tanner.

A maturação gonadal geralmente ocorre durante os 2 anos anteriores à menarca. A morfologia vulvar amadurece nesse momento. A deposição de gordura ocorre no monte púbico e nos grandes lábios. O epitélio vulvar aumenta de espessura, a pele labial torna-se rugosa, o clitóris torna-se mais proeminente, o introito aumenta

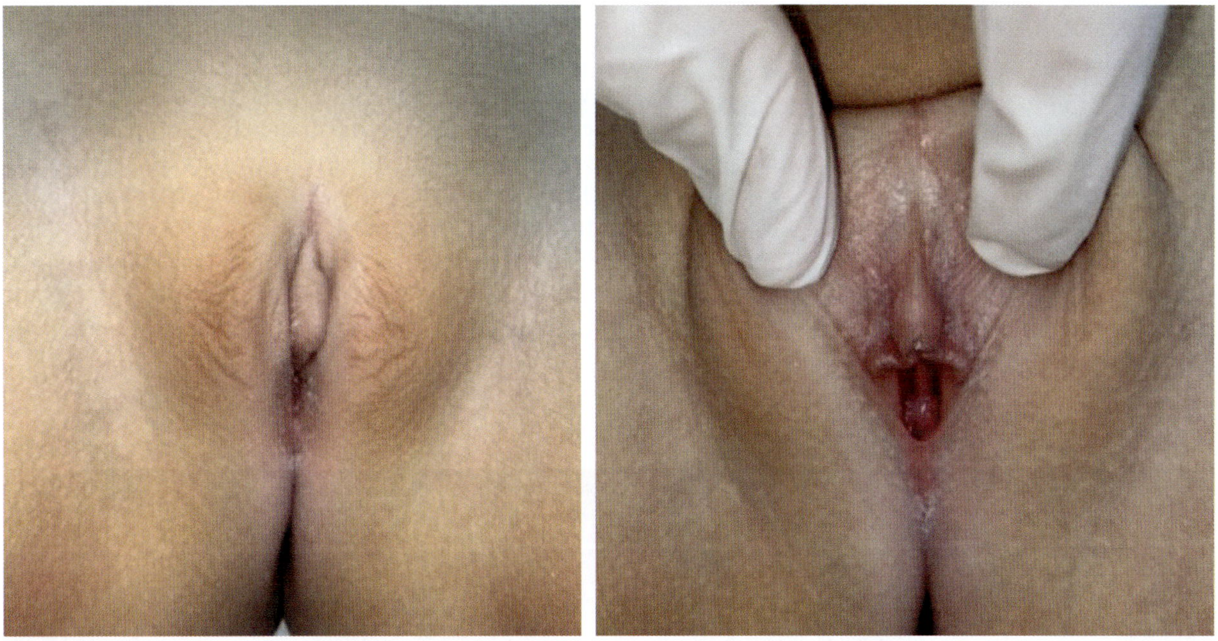

FIGURA 2
Vulva de criança de 5 anos de idade.
Fonte: acervo pessoal das Dras. Adriana B. Campaner e Giulia Marchetti.

de diâmetro e o orifício uretral é mais discernível. O aumento da pigmentação confere à vulva uma aparência ligeiramente mais escura. As glândulas vestibulares e periuretrais são ativadas em resposta ao nível elevado dos hormônios sexuais, proporcionando lubrificação à vagina e ao vestíbulo (Figura 3).

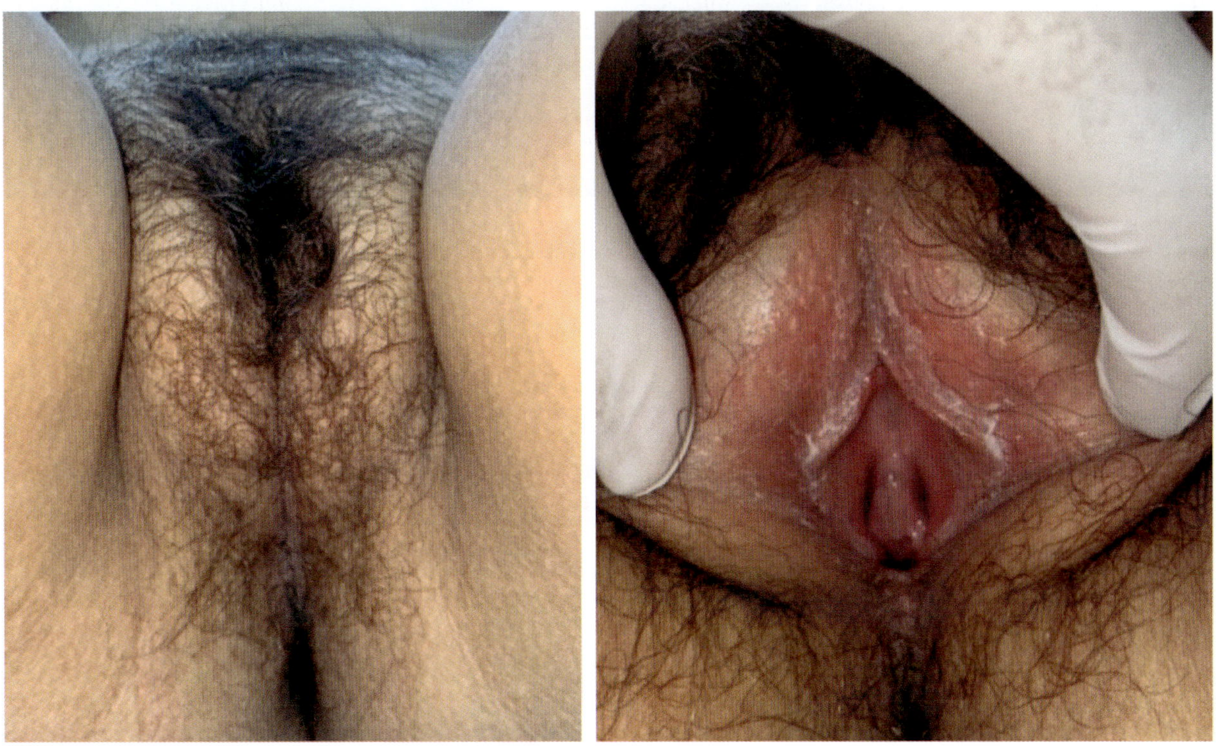

FIGURA 3
Vulva de adolescente de 12 anos de idade. Notar o desenvolvimento dos pelos (Tanner 4) e da genitália.
Fonte: acervo pessoal das Dras. Adriana B. Campaner e Giulia Marchetti.

A VULVA DURANTE OS ANOS REPRODUTIVOS

Alterações na vulva e na vagina durante os anos reprodutivos estão ligadas ao ciclo menstrual e à gravidez. A espessura do epitélio vulvar é mais elevada nos anos reprodutivos e permanece constante ao longo do ciclo menstrual; no entanto, suas células superficiais são predominantemente ortoceratóticas (sem núcleos) no início e no final do ciclo, e cada vez mais paraceratóticas (portando um núcleo degenerado) no meio do ciclo.

No entanto, a genitália feminina no menacme apresenta diferentes formas e tamanhos (Figura 4). Vários trabalhos publicados na última década tentaram estabelecer medidas normais para as diferentes partes vulvares. A Tabela 1 apresenta as medidas vulvares em mulheres na pré e na pós-menopausa em dois estudos, publicados por Lloyd et al. e Basaran et al. Em mulheres na pós-menopausa, o comprimento vaginal foi significativamente mais curto e os pequenos lábios mais estreitos, quando comparados às mulheres na pré-menopausa.

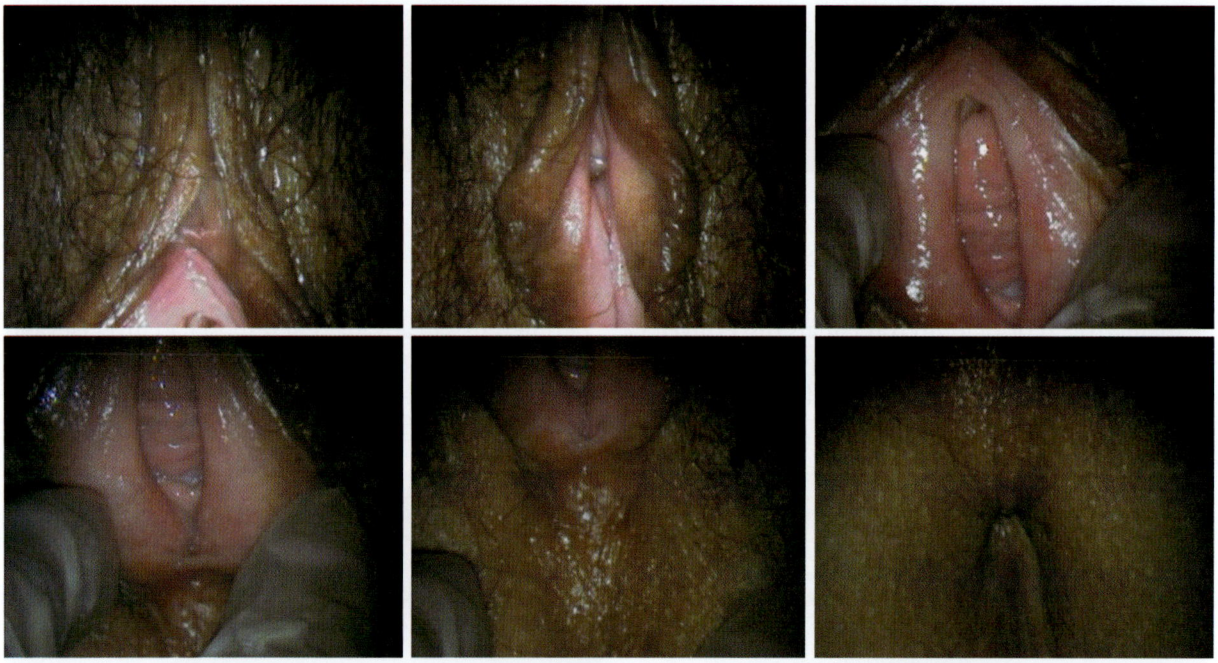

FIGURA 4
Vulva de mulher no menacme com 40 anos de idade. Visualização com magnificação das diferentes partes da vulva.
Fonte: acervo pessoal das Dras. Adriana B. Campaner e Giulia Marchetti.

TABELA 1 Medidas vulvares em mulheres na pré e pós-menopausa na literatura

Autor	Lloyd et al.		Basaran et al.			
			Pré-menopausa		Pós-menopausa	
Parâmetro	Média (DP)	Variação	Média (DP)	Variação	Média (DP)	Variação
Comprimento do clitóris (mm)	19,1 (8,7)	5-35	17,7 (10,6)	2-39	17,2 (8,4)	3-33
Largura do clitóris (mm)	5,5 (1,7)	3-10	10,2 (5,2)	3-27	10,3 (6,5)	3-32
Distância clitóris-uretra (mm)	28,5 (7,1)	16-45	29,2 (8)	15-45	28,7 (8,6)	12-52
Comprimento dos lábios menores (mm)	60,6 (17,2)	20-100	55,7 (11,9)	34-74	51,9 (11,4)	26-73.5
Largura dos lábios menores (mm)	21,8 (9,4)	7-50	17,9 (4,1)	11-30	15,4 (4,7)	8-27
Comprimento dos grandes lábios (mm)	93 (13)	70-120	87,4 (11,9)	34-74	84,3 (11,3)	55,5-104,5
Comprimento perineal (mm)	31,1 (8,5)	15-55	30,1 (9,9)	12-53	31,3 (10)	15-53

Fonte: adaptada de Sacher, 2019.

A VULVA NA GRAVIDEZ

A gestante sofre profundas alterações anatômicas e fisiológicas em quase todos os sistemas orgânicos. Essas adaptações ao estado grávido começam logo após a concepção e evoluem até o parto, após o qual voltam quase completamente ao estado não grávido em um período de semanas.

Durante a gravidez, as alterações de pigmentação aprofundam ainda mais a coloração da vulva. O fluxo sanguíneo local provindo da circulação pélvica aumenta de duas a cinco vezes; assim, a hiperplasia focal dos vasos sanguíneos cutâneos pode se manifestar como telangiectasias em aranha, bem como outras lesões vasculares, como hemangiomas e varizes. O tecido conjuntivo da vulva, vagina e períneo relaxa progressivamente e as fibras musculares da parede vaginal aumentam de tamanho em preparação para o parto (Figuras 5 e 6).

MENOPAUSA E CLIMATÉRIO

A menopausa é a cessação permanente da menstruação devido à perda da atividade folicular. A perimenopausa começa tipicamente após a idade de 45 anos e dura aproximadamente 4 anos; considera-se que a menopausa se estabelece 1 ano após o último período menstrual.

A atrofia genital decorre principalmente da deficiência de estrogênio, e seus sintomas associados têm grande impacto na vida da mulher. Após a menopausa, os pelos pubianos tornam-se grisalhos e esparsos, os grandes lábios perdem gordura subcutânea e os pequenos lábios, o vestíbulo e epitélio vaginal atrofiam (Figuras 7 e 8). Nessa fase de vida a pele vulvar difere da pele exposta nas características de hidratação, fricção, permeabilidade e irritação visualmente discernível, tornando-se intrinsecamente menos hidratada, menos elástica, mais permeável e mais suscetível à irritação. A perda do tônus muscular pode causar prolapso de órgãos pélvicos e incontinência urinária. Essas alterações podem levar à síndrome geniturinária da menopausa (GSM), que é a combinação de atrofia vulvovaginal e sintomas como secura vaginal, ardor e irritação, falta de lubrificação, dispareunia, disúria e urgência urinária. Mulheres com GSM apresentaram prevalência 2,5 vezes maior de infecções vaginais.

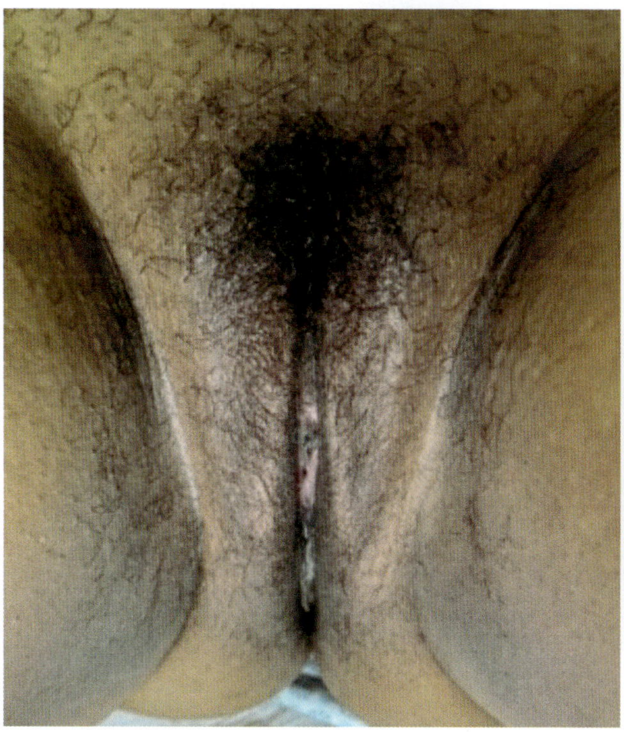

FIGURA 5

Vulva de mulher com 14 semanas de gestação.

Fonte: acervo pessoal das Dras. Adriana B. Campaner e Giulia Marchetti.

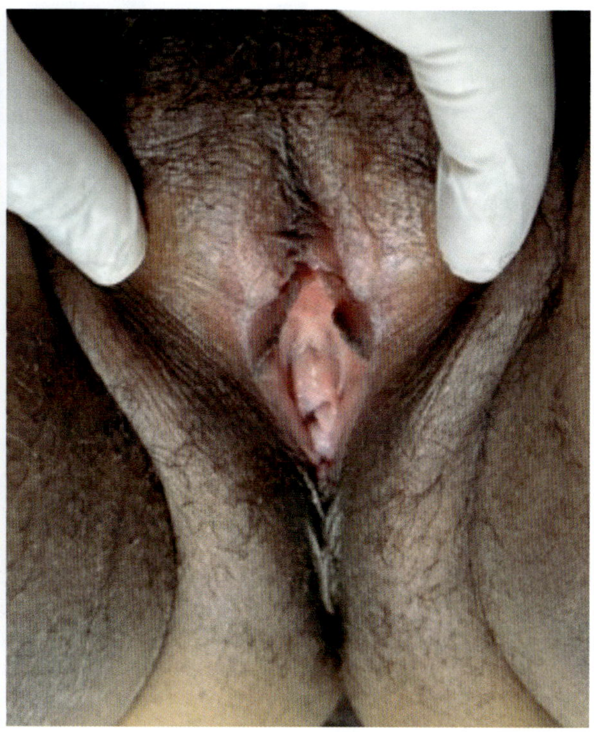

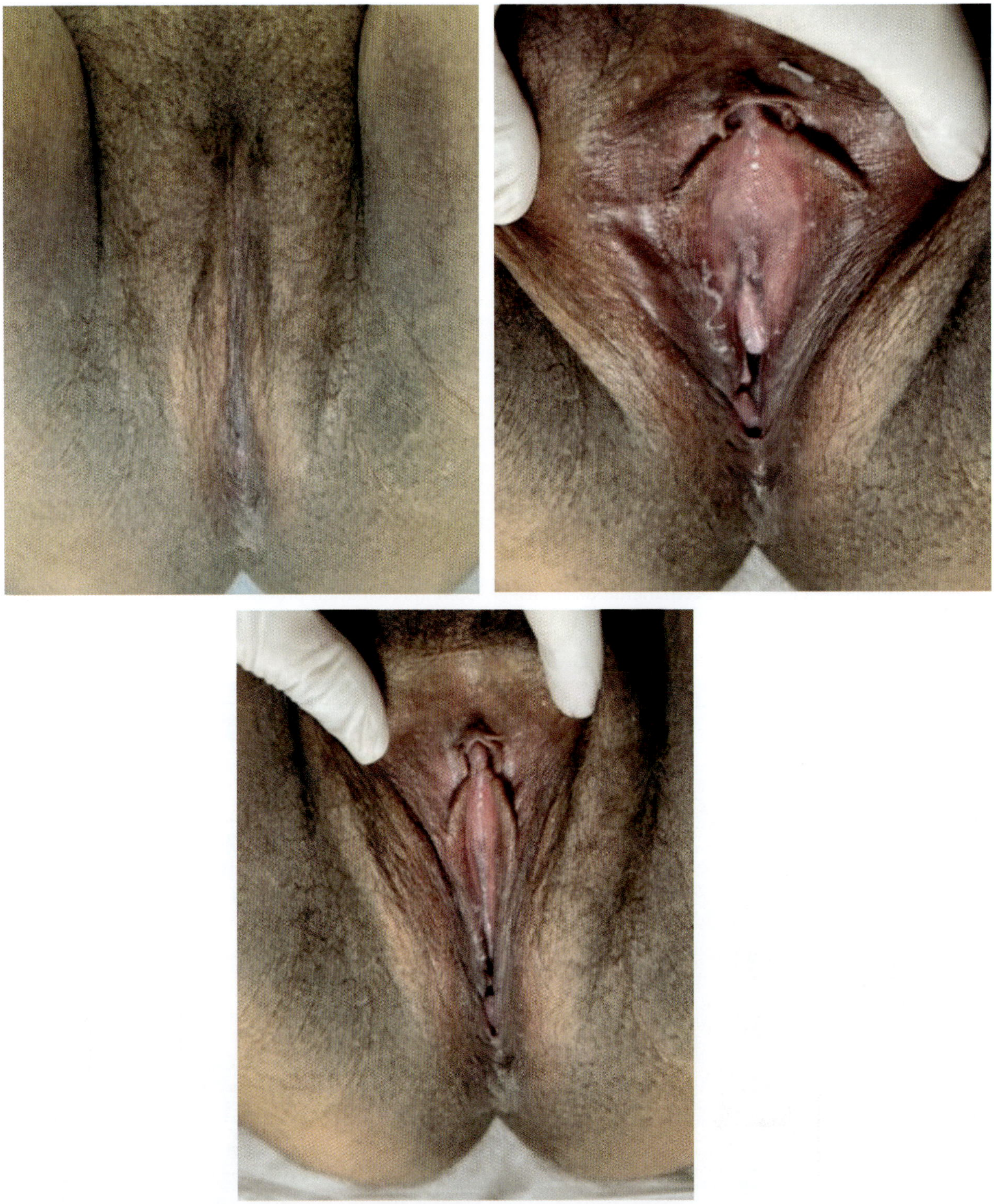

FIGURA 6
Vulva de mulher com 36 semanas de gestação.
Fonte: acervo pessoal das Dras. Adriana B. Campaner e Giulia Marchetti.

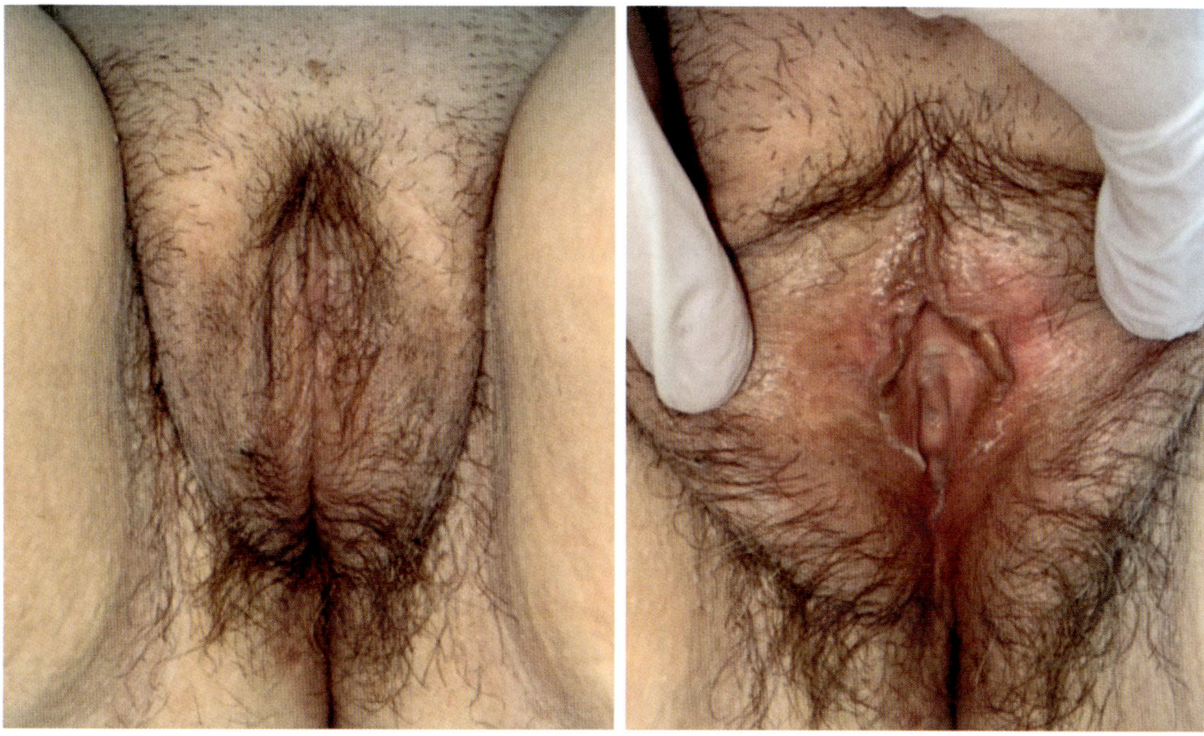

FIGURA 7
Vulva de mulher de 64 anos de idade.
Fonte: acervo pessoal das Dras. Adriana B. Campaner e Giulia Marchetti.

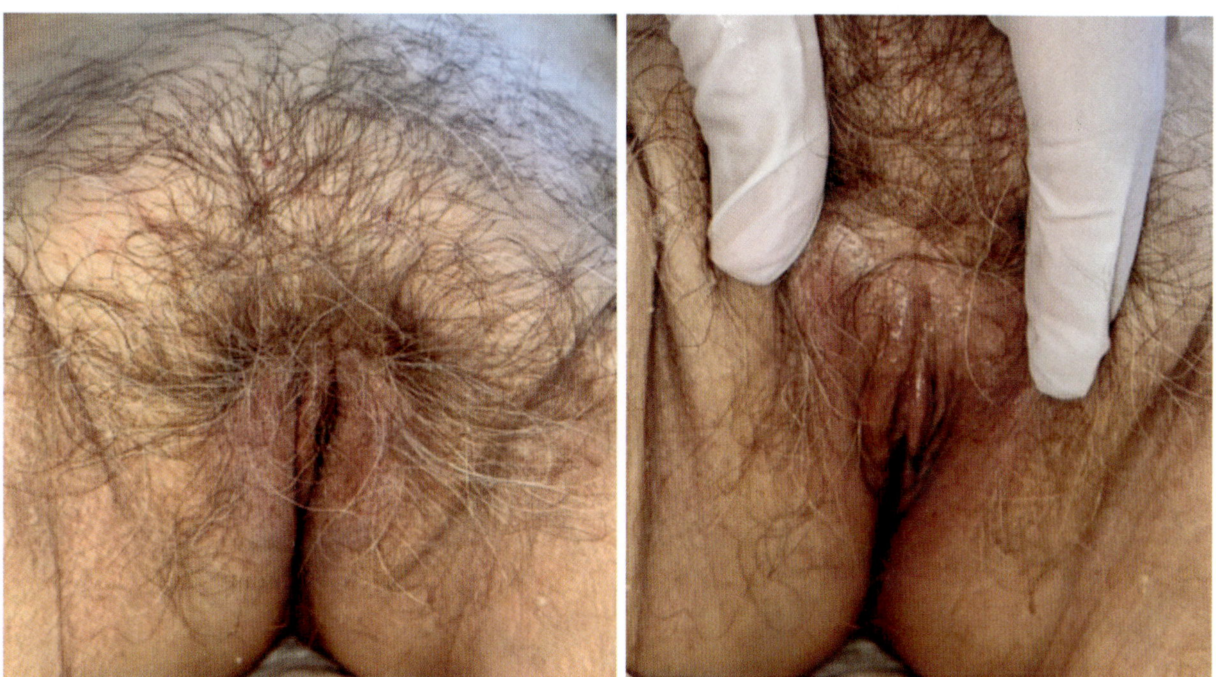

FIGURA 8
Vulva de mulher de 72 anos de idade.
Fonte: acervo pessoal das Dras. Adriana B. Campaner e Giulia Marchetti.

REFERÊNCIAS BIBLIOGRÁFICAS

1. Basaran M, Kosif R, Bayar U, Civelek B. Characteristics of external genitalia in pre- and postmenopausal women. Climacteric. 2008;11:416-21.
2. Caussade A. The vulva during childhood. In: Bornstein J. Vulvar disease: breaking the myths. Springer International Publishing AG; 2019. p.65-72.
3. Colvin CW, Abdullatif H. Anatomy of female puberty: the clinical relevance of developmental changes in the reproductive system. Clin Anat. 2013 Jan;26(1):115-29.
4. Farage MA, Maibach HI. Tissue structure and physiology of the vulva. In: Farage MA, Maibach HI. The vulva: physiology and clinical management. 2.ed.. Boca Raton, FL: CRC Press; 2018. p.6-13.
5. Farage MA, Maibach HI, Deliveliotou A, Creatsas G. Changes in the vulva and vagina throughout life. In: Farage MA, Maibach HI. The vulva: physiology and clinical management. 2.ed. Boca Raton, FL: CRC Press; 2018. p.14.
6. Huffman JW, Dewhurst J, Capraro VJ. The gynecology of childhood and adolescence. Philadelphia: WB Saunders; 1981.
7. Leibowitch M, Staughton R, Neill S, Barton S, Marwood S. An atlas of vulval diseases: a combined dermatological, gynaecological and venereological approach. Martin Dunitz; 1995.
8. Lloyd J, Crouch NS, Minto CL, et al. Female genital appearance: "normality" unfolds. BJOG. 2005;112:643-6.
9. Marino JM. genitourinary syndrome of menopause. J Midwifery Womens Health. 2021 Nov;66(6):729-39.
10. Sacher BC. The normal vulva and vagina. In: Bornstein J. Vulvar disease: breaking the myths. Springer International Publishing AG; 2019. p.7-19.
11. Singleton AF. The vulvar examination of the premenarchal child. J Natl Med Assoc. 1986;78(3):203-14.
12. Torgerson RR, Marnach ML, Bruce AJ, Rogers RS 3rd. Oral and vulvar changes in pregnancy. Clin Dermatol. 2006 Mar--Apr;24(2):122-32.
13. Wolf M. The vulva in pregnancy and delivery. In: Bornstein J. Vulvar disease: breaking the myths. Springer International Publishing AG; 2019. p.73-9.

5

Vulvodínia

Denise Gasparetti Drumond
Lana Maria de Aguiar
Elimar Jacob Salzer Rodrigues

INTRODUÇÃO

Vulvodínia é definida como dor vulvar crônica, idiopática, com pelo menos 3 meses de duração, sem causa específica identificável, podendo apresentar potenciais fatores associados. É caracterizada por ardência, irritação, prurido, sensação de fisgadas intensas, e que afeta milhares de mulheres, em todas as idades. Pode se apresentar durante práticas sexuais e não sexuais.

Trata-se de quadro complexo, de difícil tratamento, frustrando médicos e pacientes, mesmo mediante a condução adequada. Manifesta-se de forma localizada, generalizada ou mista, podendo surgir provocada, espontânea ou ambas, simultaneamente com caráter intermitente, persistente, constante, pós-coito (*delayed*).

Segundo a Terminologia de Consenso e a Classificação de Dor Vulvar Persistente de 2015, considera-se a vulvodínia e a dor vulvar decorrente de doença específica identificável, como infecção (herpes, candidíase recorrente), inflamação (líquen escleroso, líquen plano), doenças neurológicas (compressão nervosa espinhal, neuralgia herpética, neuroma, neoplasia (carcinoma espinocelular, doença de Paget), trauma (ferimento genital, obstétrico), iatrogenia (radioterapia, quimioterapia, pós-operatório) e deficiências hormonais (síndrome geniturinária da menopausa, atrofia vulvovaginal).

Presumem-se causas multifatoriais, dada a variedade de apresentações clínicas e as respostas individualizadas ao tratamento. Pode causar grande impacto na qualidade de vida das pacientes, impingindo sofrimento físico, psicológico, sexual e social.

DIAGNÓSTICO

O diagnóstico deve ser feito por exclusão, afastando-se doenças específicas, com base na história clínica e na ausência de achados físicos (Figura 1). Requer anamnese e exame físico cuidadosos, atentando-se para a história ginecológica, a história familiar, a avaliação minuciosa da dor, das práticas sexuais, doenças atuais, bem como antecedentes, alergias, infecções, medicações em uso e história de abuso sexual.

Deve-se examinar a vulva e a vagina cuidadosamente, principalmente por meio do teste do cotonete (*swab test*), no qual a paciente informa o grau da dor sentida ao toque de um cotonete de algodão na genitália externa. Dessa forma, identificamos os pontos de dor e sua intensidade (leve, moderada ou grave), se localizada ou generalizada (Figura 2). Atenção especial para alterações sugestivas de dermatoses, lesões malignas, além de se manter acurada atenção aos sinais de infecção e de atrofia da mucosa. O exame especular será útil também para afastar infecção concomitante por fungos e outras colpites, e para a coleta de material para estudo, quando necessário.

TRATAMENTO

A abordagem deve ser multidisciplinar, e a equipe deve ser composta por ginecologistas, psiquiatras, fisioterapeutas, psicoterapeutas e terapeuta sexual. Na terapêutica deve-se incluir:

- Medidas gerais: higiene vulvar com água somente. Uso de roupas íntimas de algodão durante o dia, e nenhuma durante as horas de sono. Evitar duchas vaginais comerciais, desodorizantes, banho de espuma e vestimentas que apertem a vulva. Uso de absorventes 100% de algodão. Evitar secador de cabelo na área vulvar. Lubrificantes locais: a preferência é para os óleos vegetais que têm função emoliente. Orientação para a prática de exercícios físicos e a diminuição do estresse.

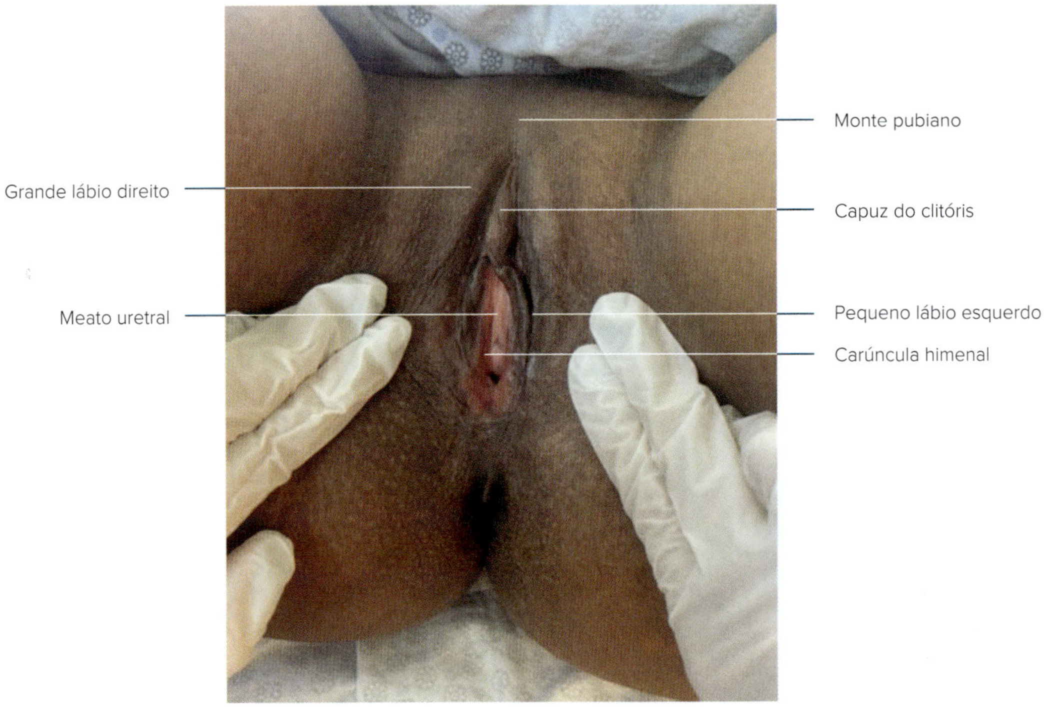

FIGURA 1
Vulva normal ao exame físico. Aqui demonstrados monte pubiano, capuz do clitóris, lábios maiores e menores, vestíbulo vulvar, linha de Hart, meato uretral, introito vaginal e carúncula himenal.
Fonte: acervo pessoal das Dras. Denise G. Drumond e Fernanda Sampaio.

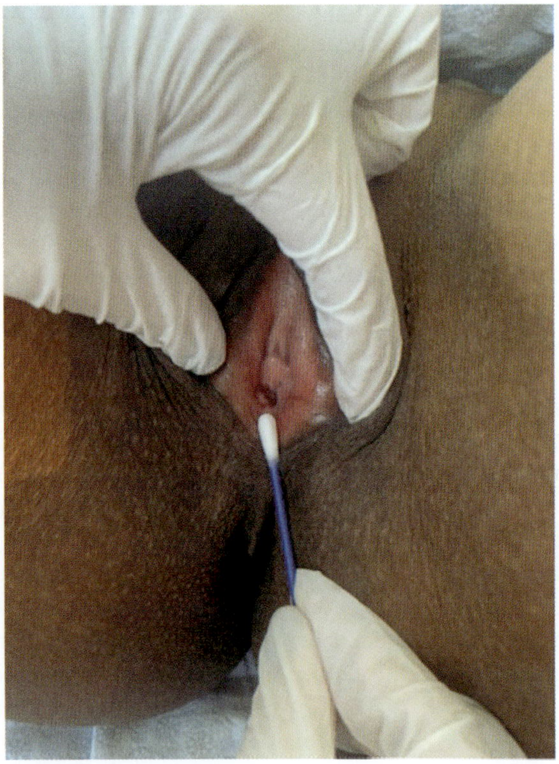

FIGURA 2
Teste do cotonete; na foto, demonstra-se o cotonete tocando o vestíbulo às 6 horas. Se a paciente referir dor, esta deve ser quantificada se leve, moderada ou acentuada.
Fonte: acervo pessoal das Dras. Denise G. Drumond e Fernanda Sampaio.

- Fisioterapia do assoalho pélvico, podendo incluir mobilização e estabilização pélvica e central; mobilização do tecido conjuntivo, visceral e neural; liberação de pontos-gatilho miofasciais internos e externos, *biofeedback* e estimulação elétrica.
- Medicações: as de uso tópico não devem conter componentes irritantes. A forma de creme é mais absorvida, porém as pomadas são mais bem toleradas. Diante dos quadros emocionais, é necessária a distinção entre as possibilidades de comorbidades, de depressão clínica preexistente ou ambas. O tratamento correto associa medicação específica e psicoterapia. Existem várias classes de antidepressivos, que, se bem indicados, têm seu efeito na redução dos sintomas depressivos e ansiosos. Como em todo e qualquer tratamento, o ajustamento individual das doses é fundamental.
    A. Antidepressivos tricíclicos: amitriptilina (25-50 mg ao deitar), nortriptilina (25-50 mg/dia, em 2 ou 3 tomadas), ambas com efeitos benéficos nas dores neuropáticas.
    B. Anticonvulsivantes: gabapentina (300 mg, 3 vezes ao dia), pregabalina (início 75 mg, 2 vezes ao dia), carbamazepina (200 mg, 2-3 vezes ao dia), topiramato (200-400 mg, divididas em 2 tomadas), oxcarbazepina (300 mg, 2 vezes ao dia). Efeitos colaterais comuns a essas medicações: sono excessivo, náuseas, fadiga, cefaleia e anorgasmia.
    C. Anestésicos locais: lidocaína gel 2 e 5%, no mínimo 4 vezes por dia. Aplicada cerca de 30 minutos antes da relação sexual, pode minimizar o desconforto.
    D. Outras opções: atropina, nitroglicerina, capsaicina, toxina botulínica, hormônios locais e corticosteroides. A associação de amitriptilina 2% com baclofeno 2% de uso tópico é útil para as pacientes com vulvodínia localizada e vaginismo associado.
- Possibilidades terapêuticas diversas: terapia cognitivo-comportamental, acupuntura, hipnose, estimulação elétrica nervosa percutânea e, excepcionalmente, cirurgia (vestibulectomia), em casos de vulvodínia localizada e provocada.

REFERÊNCIAS BIBLIOGRÁFICAS

1. Aguiar LM. Dor vulvar crônica. Rev Bras Patol Trato Genit Infer. 2012;2(3):118-21.
2. American College of Obstetricians and Gynecologists' Committee on Gynecologic Prac-tice, American Society for Colposcopy and Cervical Pathology (ASCCP). Committee Opinion No 673: Persistent Vulvar Pain. Obstet Gynecol. 2016;128:e78. Reaffirmed 2021.
3. Arnold LD, Bachmann GA, Rosen R, Kelly S, Rhoads GG. Vulvodynia: characteristics and associations with comorbidities and quality of life. Obstet Gynecol. 2006;107:617.
4. Bergeron S, Khalifé S, Dupuis MJ, McDuff P. A randomized clinical trial comparing group cognitive-behavioral therapy and a topical steroid for women with dyspareunia. J Consult Clin Psychol. 2016;84:259.
5. Bornstein J, Goldstein AT, Stockdale CK, Bergeron S, Pukall C, Zolnoun D, et al. 2015 ISSVD, ISSWSH, and IPPS Consensus Terminology and Classification of Persistent Vulvar Pain and Vulvodynia. Consensus Vulvar Pain Terminology Committee of the International Society for the Study of Vulvovaginal Disease (ISSVD), the International Society for the Study of Women's Sexual Health (ISSWSH), and the International Pel-vic Pain Society (IPPS). Obstet Gynecol. 2016;127:745-51.
6. Brotto LA, Bergeron S, Zdaniuk B, Basson R. Mindfulness and cognitive behavior the-rapy for provoked vestibulodynia: mediators of treatment outcome and long-term ef-fects. J Consult Clin Psychol. 2020;88:48.
7. Eppsteiner E, Boardman L, Stockdale CK. Vulvodynia. Best Pract Res Clin Obstet Gynaecol. 2014;28:1000.
8. Goldstein AT, Pukall CF, Brown C, Bergeron S, Stein A, Kellog-Spadt S. Vulvodynia: assessment and treatment. J Sex Med. 2016;13:572.
9. Haefner HK, Collins ME, Davis GD, Edwards L, Foster DC, Hartmann ED, et al. The vulvodynia guideline. J Low Tract Dis. 2005;9(1):40-51.
10. Harris V, Fischer G, Bradford JA. The aetiology of chronic vulval pain and entry dyspa-reunia: a retrospective review of 525 cases. Aust N Z J Obstet Gynaecol. 2017;57:44
11. Kao A, Binik YM, Amsel R, Funaro D, Leroux N, Khalifé S, et al. Biopsychosocial predictors of postmenopausal dyspareunia: the role of steroid hormones, vulvovaginal atrophy, cognitive-emotional factors, and dyadic adjustment. J Sex Med. 2012;9:2066.
12. Persistent vulvar pain. Committee Opinion No. 673. American College of Obstetricians and Gynecologists. Obstet Gynecol. 2016;128:e78-84.
13. Prendergaat AS. Pelvic floor physical therapy for vulvodynia: a clinical guide. Obstet Gynecol Clin North Am. 2017;(sept. 44 (3)):509-22.
14. Stenson AL. Vulvodynia: diagnosis and management. Obstet Gynecol Clin N Am. 2017 Sep;44(3):493-508.
15. Stockdale CK, Lawson HW. 2013 Vulvodynia guideline update. J Low Genit Tract Dis. 2014.
16. Viura-Baptista P, Donders G, Mangesond L, Libby E, Hoefner HK, Perez-Lopes F. Diagnosis abdmangement of vulvodynia in post-menopausal women. Maturitas. 2018 Feb;108;84-94.

6 Líquens

6.1

Líquen escleroso

Hakayna Calegaro Salgado
Denise Gasparetti Drumond
Yara Lúcia Mendes Furtado de Melo
Neila Maria de Góis Speck

INTRODUÇÃO

O líquen escleroso (LE) é uma dermatose inflamatória crônica rara, com prevalência variando de 1:300 a 1:1.000, idiopática, que acomete preferencialmente a região anogenital de homens, mulheres e crianças. A incidência apresenta picos na pré-menarca e na pós-menopausa. O acometimento extragenital pode ser observado em cerca de 15-20% dos casos, localizando-se no tronco, região flexora dos punhos, pescoço, quadril e extremidades proximais. Os sintomas mais comuns são prurido anogenital, pior no período noturno, dor vulvar, dispareunia e disúria. No entanto, até 39% dos casos são assintomáticos.

DIAGNÓSTICO

Diagnóstico essencialmente clínico. Inicialmente surgem pequenas pápulas eritematosas que se unem formando placas achatadas esbranquiçadas ou rosadas (Figuras 1 e 2). Posteriormente adquire aspecto apergaminhado. O envolvimento perianal forma uma lesão típica "em 8" ou "em fechadura" (Figura 3). Com o avançar da doença, as estruturas vulvares sofrem desde pequenos graus de atrofia até o apagamento total (Figura 4).

Vagina, hímen e colo uterino são poupados na maioria das vezes. A perda da pigmentação cutânea é típica, o que exige, muitas vezes, o diagnóstico diferencial com outras doenças que cursam com hipo/acromia, a exemplo do vitiligo (Figura 5). A evolução é crônica, podendo o LE permanecer localizado ou disseminar-se para outras regiões (Figuras 6 e 7). Na doença avançada, ocorre perda da arquitetura e da função da genitália (Figuras 8 e 9).

O diagnóstico definitivo só é possível por meio da confirmação histológica. A biópsia se reserva aos casos de dúvida diagnóstica, casos em que não há resposta ao tratamento ou, ainda, casos com áreas hiperpigmentadas em que se torna necessária a exclusão de proliferação melanocítica anormal, neoplasia intraepitelial vulvar (NIV) e carcinoma. Nas crianças, sempre se evita a biópsia. Para uma descrição histopatológica da lesão, ver o Capítulo 17.

DIAGNÓSTICO SUBSIDIÁRIO

Com relação aos exames complementares, recomenda-se solicitar às pacientes hemograma, glicemia, fator antinuclear (FAN), anticorpos antitireoidianos, antitireoglobulina, antiperoxidase e antimicrossomais, TSH, T3 e T4 livre.

CONDUTA TERAPÊUTICA

1. Corticoterapia de alta potência: propionato de clobetasol a 0,05% (0,5 mg/g) por 30 dias na forma de pomada. Depois, dias alternados por 30 dias; depois, 2 dias na semana por 30 dias. Posteriormente, manutenção da medicação quando necessária, não excedendo 2 aplicações por semana. Furoato de mometasona 1 mg/g na mesma posologia pode ser administrado.
2. Inibidores da calcineurina tópicos (tacrolimo e pimecrolimo) são considerados segunda linha de tratamento. Na forma de creme, podem ser utilizados 2 vezes ao dia.
3. Outras opções descritas com bons resultados para casos selecionados são a fototerapia com UVB faixa estreita, PUVA e UVA-1 e o *laser* de CO_2, porém ainda sem evidências científicas de sua eficácia.

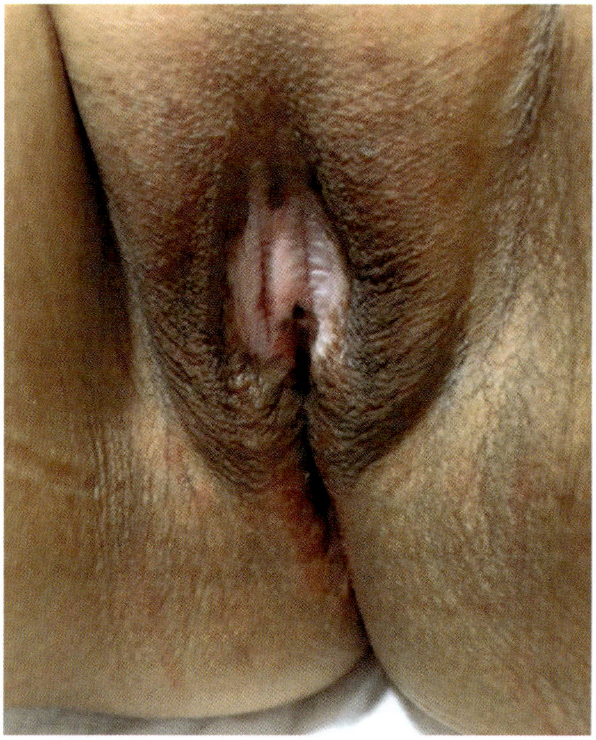

FIGURA 1

Líquen escleroso: placa esbranquiçada acometendo clitóris e região superior de grandes lábios.

Fonte: acervo pessoal das Dras. Hakayna Calegaro Salgado e Denise Gasparetti Drumond.

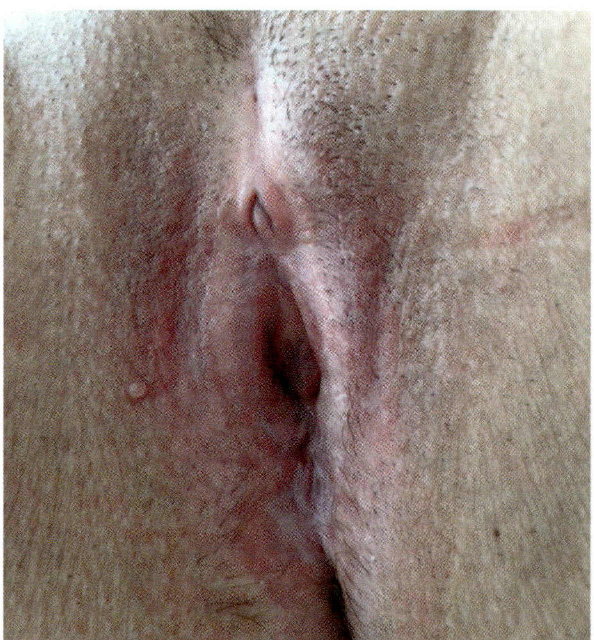

FIGURA 2

Líquen escleroso: placas rosadas acometendo clitóris, coalescência de pequenos e grandes lábios e região perineal.

Fonte: acervo pessoal das Dras. Hakayna Calegaro Salgado e Denise Gasparetti Drumond.

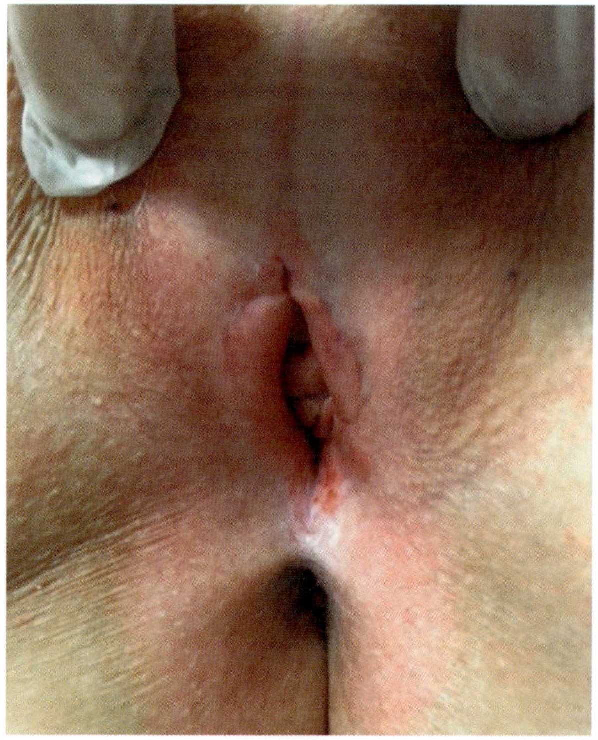

FIGURA 3

Líquen escleroso acometendo vulva e região perianal, formando lesão típica "em oito" ou "em fechadura".

Fonte: acervo pessoal das Dras. Hakayna Calegaro Salgado e Denise Gasparetti Drumond.

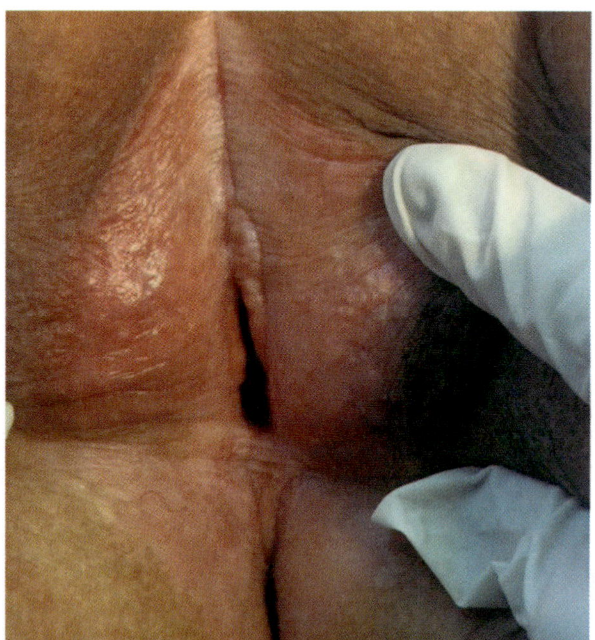

FIGURA 4

Líquen escleroso: perda da arquitetura da genitália externa, com sepultamento de clitóris, fusão de pequenos e grandes lábios e estreitamento de introito vaginal.

Fonte: acervo pessoal das Dras. Hakayna Calegaro Salgado e Denise Gasparetti Drumond.

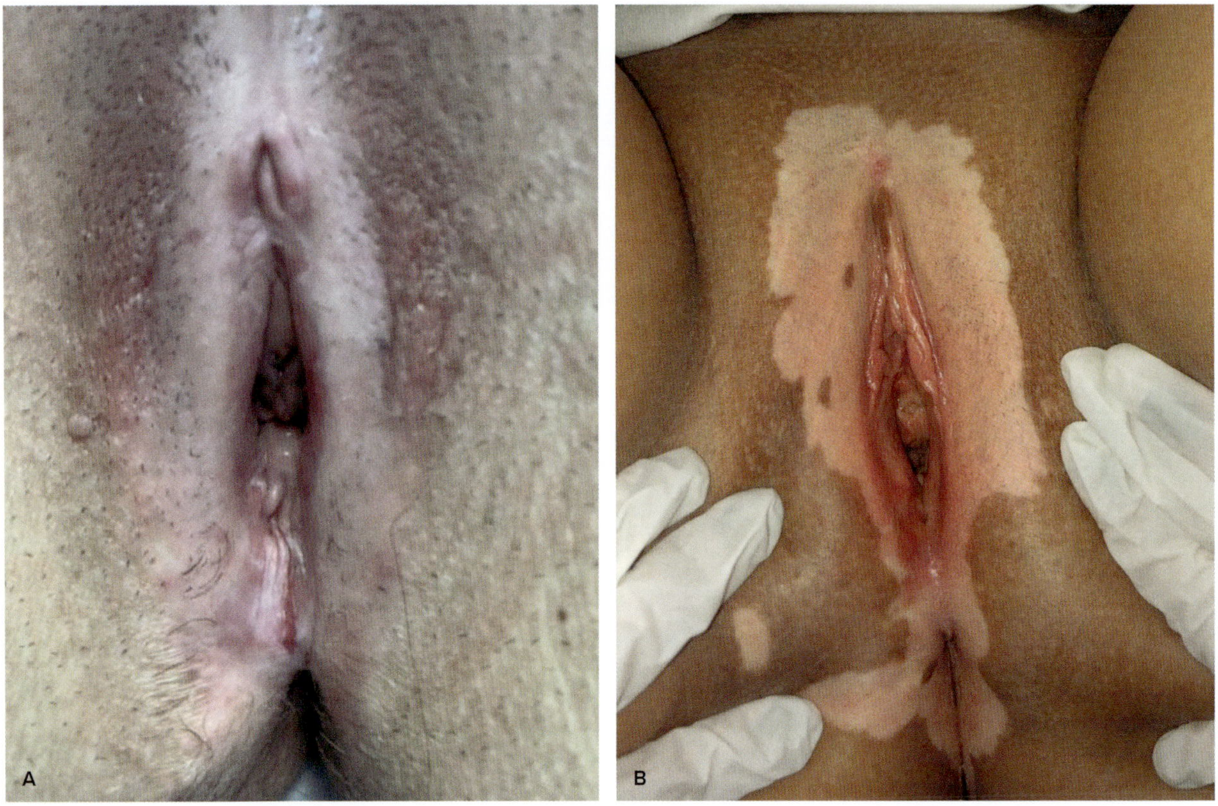

FIGURA 5

A: líquen escleroso: placa hipocrômica próxima ao clitóris e na coalescência de pequenos e grandes lábios. B: vitiligo (diagnóstico diferencial): mancha hipocrômica em vulva bem delimitada, estando mantida a estrutura vulvar.

Fonte: acervo pessoal das Dras. Fernanda Souza Sampaio e Denise Gasparetti Drumond.

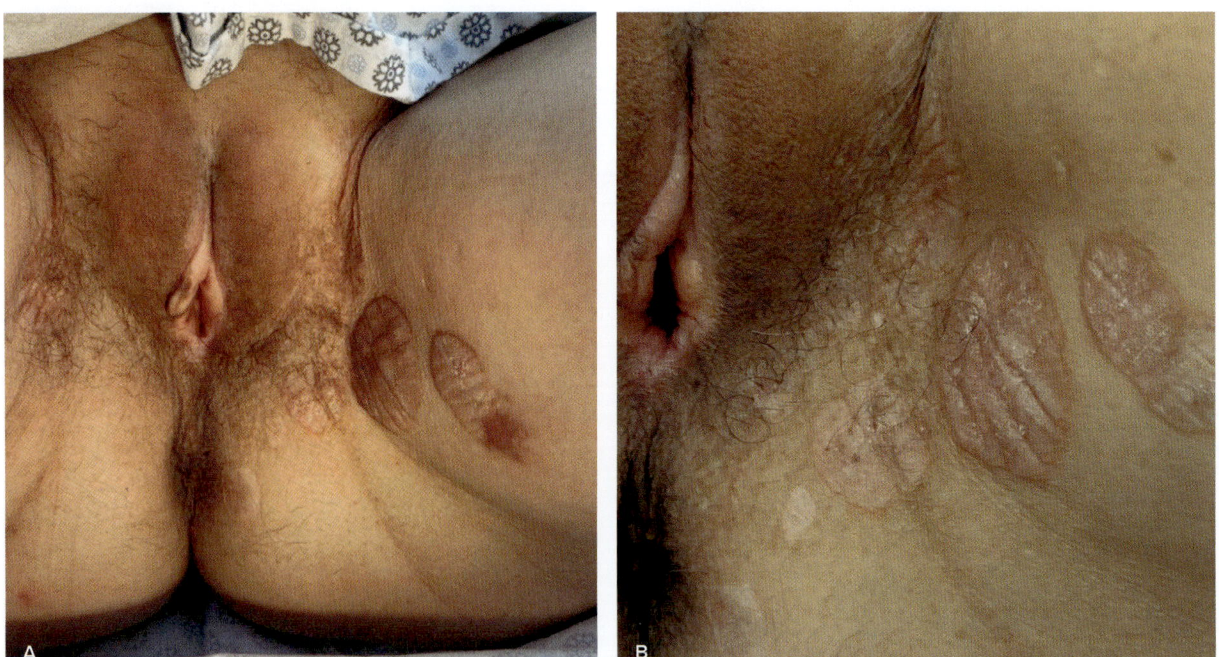

FIGURA 6

A: líquen escleroso vulvar e placas liquenoides presentes na região inguinal e coxa esquerda. B: as mesmas placas ampliadas.

Fonte: acervo pessoal das Dras. Fernanda Souza Sampaio e Denise Gasparetti Drumond.

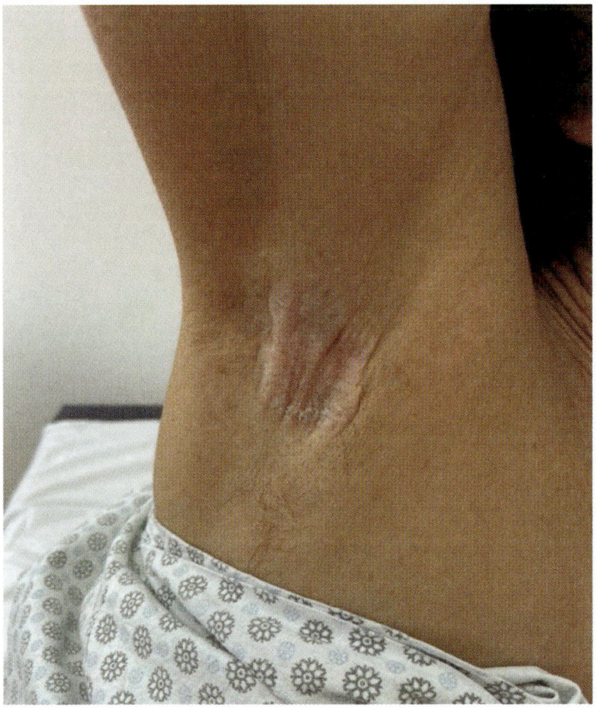

FIGURA 7

Líquen escleroso na axila.

Fonte: acervo pessoal das Dras. Fernanda Souza Sampaio e Denise Gasparetti Drumond.

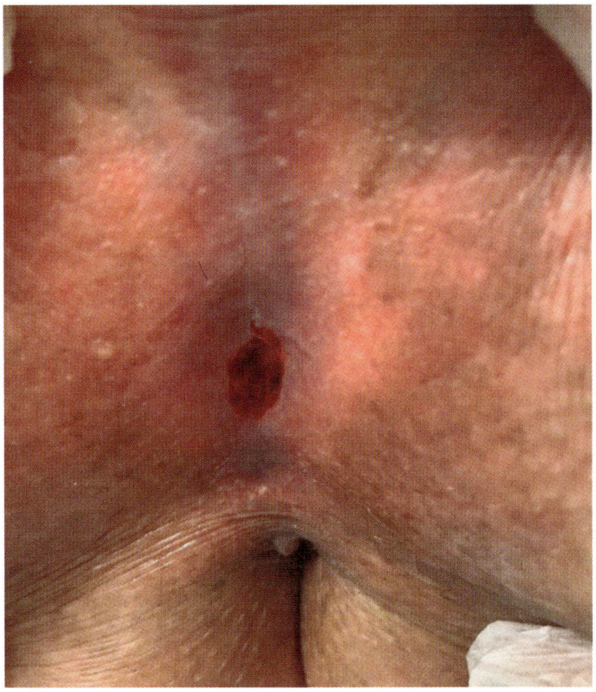

FIGURA 8

Líquen escleroso vulvar avançado com sepultamento de clitóris, coalescência de pequenos e grandes lábios e estenose de introito vaginal.

Fonte: acervo pessoal da Dra. Denise Gasparetti Drumond.

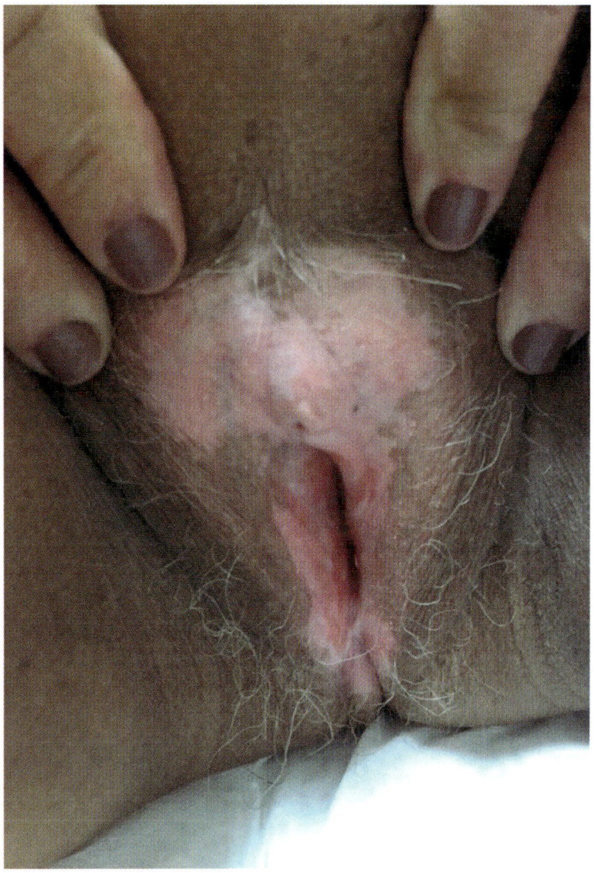

FIGURA 9

Líquen escleroso vulvar com sepultamento de clitóris e coalescência de pequenos e grandes lábios, estenose de orifício vaginal e comprometimento perianal.

Fonte: acervo pessoal da Dra. Denise Gasparetti Drumond.

REFERÊNCIAS BIBLIOGRÁFICAS

1. Baptista PV, Duarte S, Freitas D, Costa AR, Beires J. Líquen escleroso: revisão da literatura. Acta Obstétrica e Ginecológica Portuguesa [Coimbra]. 2007;1(1):30-41.
2. Baptista PV, Soares H, Beires J, Afonso AC. Líquen escleroso vulvar na criança: um diagnóstico a ter em mente. Acta Pediátrica Portuguesa. 2014;45:138-45.
3. Bleeker MC, Visser PJ, Overbeek LI, van Beurden M, Berkhof J. Lichen sclerosus: incidence and risk of vulvar squamous cell carcinoma. Cancer Epidemiol Biomarkers Prev. 2016;25:1224.
4. Corazza M, Borghi A, Gafà R, Ghirardi C, Ferretti S. Risk of vulvar carcinoma in women affected with lichen sclerosus: results of a cohort study. J Dtsch Dermatol Ges. 2019;17:1069.
5. Corazza M, Borghi A, Minghetti S, Toni G, Virgili A. Clobetasol propionate vs. mometasone furoate in 1-year proactive maintenance therapy of vulvar lichen sclerosus: results from a comparative trial. J Eur Acad Dermatol Venereol. 2016;30:956.
6. Fich FS, Giesen F, Navajas L, Mondaca L, González S. Liquen escleroso y atrófico: revisión de una dermatoses com múltiples manifestaciones. Revista Chilena de Dermatología. 2015;31(1):55-61.
7. Lewis FM, Tatnall FM, Velangi SS, Bunkler CB, Kumar A, Brackenbury F, et al. British Association of Dermatologists guidelines for the management of lichen sclerosus, Br J Dermatol. 2018;178:839.

8. Miranda JA, do Val ICC, Abrahão SC, Zaniboni BC, Fonseca FF, Guimarães RV, et al. Os três líquens: escleroso, plano e plano erosivo. Femina. 2014;42(2):65-72.
9. Neill SM, Tatnall FM, Cox NH; British Association of Dermatologists. Guidelines for the management of lichen sclerosus. Br J Dermatol. 2002 Oct;147(4):640-9.
10. Silva DSP. Líquen escleroso vulvar e suas repercussões na saúde da mulher. [Dissertação Mestrado Integrado em Medicina]. Porto: Universidade do Porto; 2014.
11. Spekreijse JJ, Streng BMM, Vermeulen RFM, Voss FO, Vermaat H, van Beurden M. The risk of developing squamous cell carcinoma in patients with anogenital lichen sclerosis: a systematic review. Gynecol Oncol. 2020 Jun;157(3):671-7.
12. Torres E, Parente J, Almeida JC, Teixeira J, Martins C, Aranha J. Líquen escleroso da vulva: revisão de 208 casos. Port J Dermatol and Venereol; 2012;70(1):81.

6 Líquens

6.2

Líquen simples crônico vulvar

Geraldo Sérgio Farinazzo Vitral
Denise Gasparetti Drumond

INTRODUÇÃO

O líquen simples crônico (LSC) é uma dermatose caracterizada por prurido recorrente, de difícil controle, associado a alterações cutâneas decorrentes do processo de coçadura, em indivíduos aparentemente predispostos, desencadeado por fatores diversos e ainda não completamente explicados. Classifica-se em primário e secundário.

O primário, na grande maioria das vezes, manifesta-se em pele considerada normal, nunca em mucosas, sem que se identifiquem processos patológicos específicos. Sua duração pode ser de semanas a anos. Pode regredir espontaneamente. A recorrência é frequente e geralmente desencadeada por "gatilho" como estresse emocional ou mesmo traumas físicos. O secundário tem causas infecciosas ou não, como candidíase, vaginose bacteriana, escabiose, pediculose, irritantes químicos, dentre outros.

DIAGNÓSTICO

É essencialmente clínico, baseado na anamnese e no exame da vulva.

Observa-se espessamento da pele, liquenificação, que pode determinar alteração da coloração, com tom branco, vermelho e marrom. Acomete partes ou toda a vulva, principalmente a área pilificada, os grandes lábios. Pode ser bilateral ou não; simétrico ou não. São comuns as aparências de "pele em couro" (Figuras 1 e 2). É possível encontrar ferimentos de arranhadura, pelos quebrados, infecções secundárias, petéquias, úlceras e fissuras.

Na pesquisa etiológica do líquen secundário, realizar culturas e pesquisa para fungos. Indicar biópsia mediante dúvida diagnóstica ou quando não há resposta aos tratamentos.

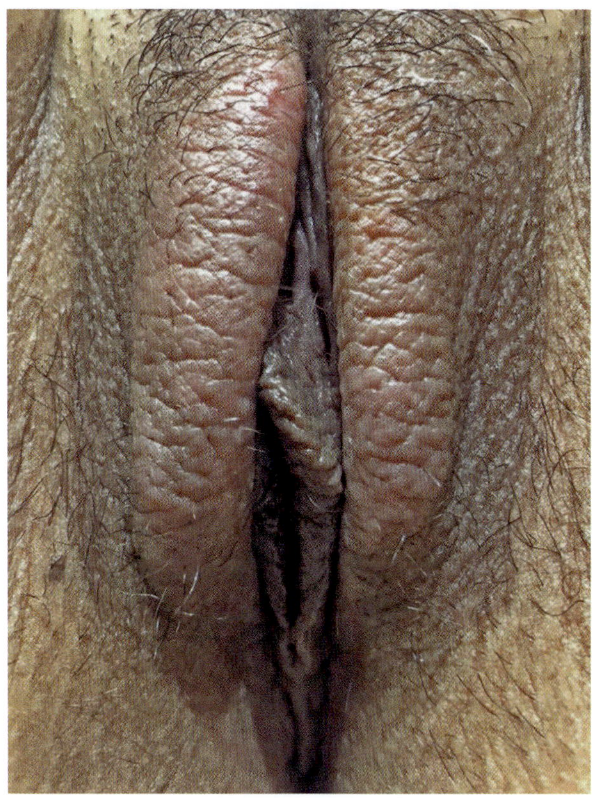

FIGURA 1
Líquen simples crônico com acentuação dos sulcos naturais da pele acometendo grandes lábios.
Fonte: acervo pessoal da Dra. Denise G. Drumond.

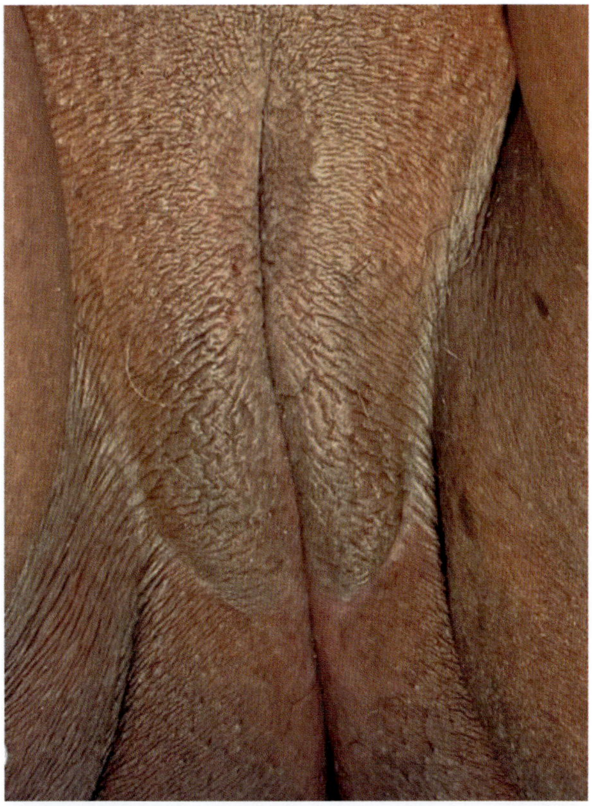

FIGURA 2
Líquen simples crônico com acentuação dos sulcos naturais da pele acometendo grandes lábios.
Fonte: acervo pessoal das Dras. Denise G. Drumond e Fernanda Sampaio.

TRATAMENTO

Esclarecer à paciente quanto ao fato de que o líquen simples pode ser controlado, mas dificilmente curado. Deve-se interromper o ciclo de prurido-coçadura, por meio de medidas comportamentais (Quadro 1) e medicamentos (Quadro 2). Infecções secundárias bacterianas e fúngicas devem ser tratadas de acordo com o diagnóstico. Como segunda linha de tratamento anti-inflamatório não esteroide, há os imunomoduladores tópicos, inibidores da calcineurina, tacrolimo e pimecrolimo.

QUADRO 1 Orientações gerais de cuidados pessoais

Evitar	▪ Automedicação.
	▪ Roupas apertadas e tecidos ásperos.
	▪ Protetores de calcinha.
	▪ Perfumes e desodorantes vulvares.
	▪ Lenços umedecidos.
	▪ Sabonetes íntimos, antibacterianos e líquidos.
	▪ Buchas e esponjas.
	▪ Papel higiênico colorido ou com fragrâncias.
	▪ Óleos e géis de banho.
	▪ Banhos muito quentes e prolongados.
	▪ Amaciantes de roupa.
Recomendar	▪ Sabonetes neutros.
	▪ Roupas que não produzam superaquecimento.
	▪ Calcinhas de algodão.
	▪ Troca da roupa após exercícios.
	▪ Unhas aparadas.

Fonte: elaborado pelos autores.

QUADRO 2 Principais medicações e doses nas diferentes situações clínicas

1. Propionato de clobetasol pomada 0,05%.	1-2 vezes ao dia, por 2 semanas, seguido por:
	1 vez ao dia, por 4 semanas, seguido por:
	2-3 vezes por semana, por 8 semanas.
	Após isso: quando necessário.
Alternativas ao clobetasol:	
▪ Propionato de halobetasol pomada 0,05%.	Mesmo esquema do clobetasol.
▪ Furoato de mometasona pomada 1 mg/g.	Mesmo esquema do clobetasol.
▪ Triancinolona pomada 0,1%.	1 vez ao dia.
▪ Triancinolona injetável.	60-80 mg intramuscular ou intralesional (diante de placas liquidificadas muito espessas).
▪ Tacrolimo pomada 0,1%.	1 vez ao dia.
▪ Pimecrolimo 1%.	1 vez ao dia.
2. Lidocaína gel 2%.	Quando necessário – em prurido muito intenso.
3. Hidroxizina.	10-100 mg VO à noite. Inicia-se com dose menor e aumenta-se conforme a necessidade.
4. Amitriptilina.	20-30 mg VO à noite.

VO: via oral.
Fonte: elaborado pelos autores.

REFERÊNCIAS BIBLIOGRÁFICAS

1. American College of Obstetricians and Gynecologists' Committee on Practice Bulletins: Gynecology. Diagnosis and management of vulvar skin disorders: ACOG Practice Bulletin, Number 224. Obstet Gynecol. 2020;136:e1.
2. Caro-Bruce E, Flaxman G. Vulvar pruritus in a postmenopausal woman. CMAJ. 2014;186:688.
3. Chibnall R. Vulvar pruritus and lichen simplex chronicus. Obstet Gynecol Clin N Am. 2017;44:379-388.
4. Cleveland DEH. Lichen simplex chronicus. The Canadian Medical Association Journal. 1933;10:368-74.
5. Cohen AD, Andrews ID, Medvedovsky E, Peleg R, Vardy, D. Similarities between neuropathic pruritus sites and lichen simplex chronicus sites. Isr Med Assoc J. 2014 Feb;16(2):88-90.
6. Georgieva F. Current epidemiology of lichen simplex chronicus. J of IMAB. 2016;22(3):1221-5.
7. Konuk N, Koca R, Atik L, Muhtar S, Atosoy N, Bostanci B. Psychopathology, depression and dissociative experiences in patients with lichen simplex chronicus. Gen Hosp Psychiatry. 2007 May-Jun;29(3):232-5.
8. Liao YH, Lin CC, Tsai PP, Shen WC, Sung FC, Kao CH. Increased risk of lichen simplex chronicus in people with anxiety disorder: a nationwide population-based retrospective cohort study. Br J Dermatol. 2014 Apr;170(4):890-4.
9. Moyal-Barracco M, Wendling J. Vulvar dermatosis. Best Pract Res Clin Obstet Gynaecol. 2014 Oct;28(7):946-58.
10. Rajalakshmi R, Thappa D, Jaisankar T, Nath A. Lichen simplex chronicus of anogenital region: a clinico-etiological study. Indian J Dermatol Venereol Leprol. 2011 Jan-Feb;77(1):28-36.
11. Stewart KMA. Clinical care of vulvar pruritus, with emphasis on one common cause, lichen simplex chronicus. Dermatol Clin. 2010;28:669-80.
12. Thorstensen KA, Birenbaum DL. Recognition and management of vulvar dermatologic conditions: lichen sclerosus, lichen planus, and lichen simplex chronicus. J Midwifery Womens Health. 2012;57:260-75.

6.3

Líquen plano

Marcia Fuzaro Terra Cardial

INTRODUÇÃO

O líquen plano (LP) é uma doença inflamatória autoimune crônica, rara e idiopática que afeta a pele, mucosas, membranas, órgãos genitais, unhas, couro cabeludo e é uma das mais comuns na cavidade oral (LPO). Recentemente, o LP é entendido como uma doença autoimune mediada por células T, na qual as células T CD8+ citotóxicas são recrutadas para a pele e, posteriormente, levam a uma dermatite de interface. Embora seja considerado uma doença idiopática, vários fatores têm sido postulados como desencadeantes dessa dermatose, incluindo vírus (hepatite C, Epstein-Barr, SARS-CoV-2), drogas, contatos alérgicos ou bactérias.

O LP é comum e afeta principalmente adultos de meia-idade. Acomete 0,5-1% da população, principalmente mulheres entre 30-60 anos, e parece não haver existência de predisposição étnica, apesar de a prevalência do LP oral ser menor entre os pacientes de ascendência asiática e mais frequente em mulheres. Pode apresentar concomitância, com manifestações vaginal e oral, sendo denominada síndrome gengivo-vaginal (Figura 1).

DIAGNÓSTICO

O líquen plano clássico apresenta a regra "4 ou 6 p": placas ou pápulas, planas, poligonais, pruriginosas e purpúricas. Clinicamente, caracteriza-se por pápulas poligonais planas pruriginosas de cor violácea, com distribuição tipicamente bilateral e simétrica. As pápulas são cruzadas por finas linhas brancas, que geralmente têm superfícies cerebriformes, brilhantes e escamosas que formam as estrias de Wickham (Figura 1), enquanto nas mucosas observam-se erosões. Há formas distintas de manifestação: erosivo, papuloescamoso (Figuras 2 e 3). Pode apresentar resposta isomórfica, denominada fenômeno de Koebner (Figura 4), em que o trauma em região de pele sã desencadeia, nesta, o surgimento de lesões do mesmo tipo das encontradas em outro local do corpo (Figuras 5 a 9).

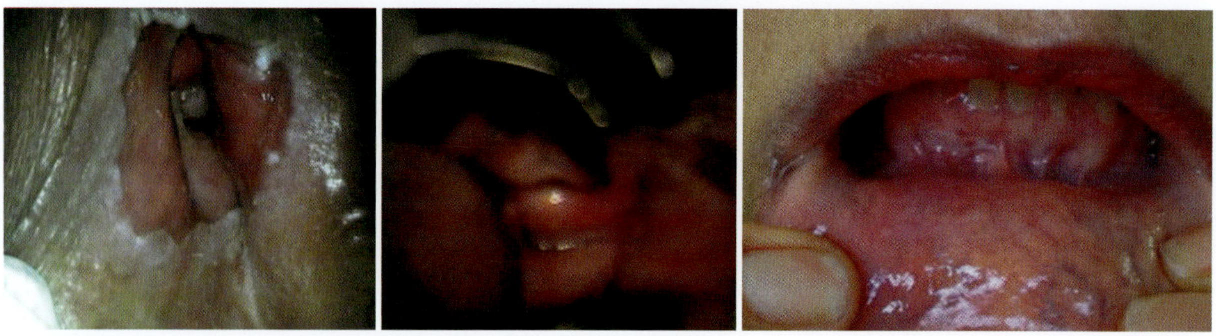

FIGURA 1
Paciente com síndrome gengivo-vaginal com manifestação vulvar, vaginal e oral.
Fonte: acervo pessoal da Dra. Neila Maria de Góis Speck.

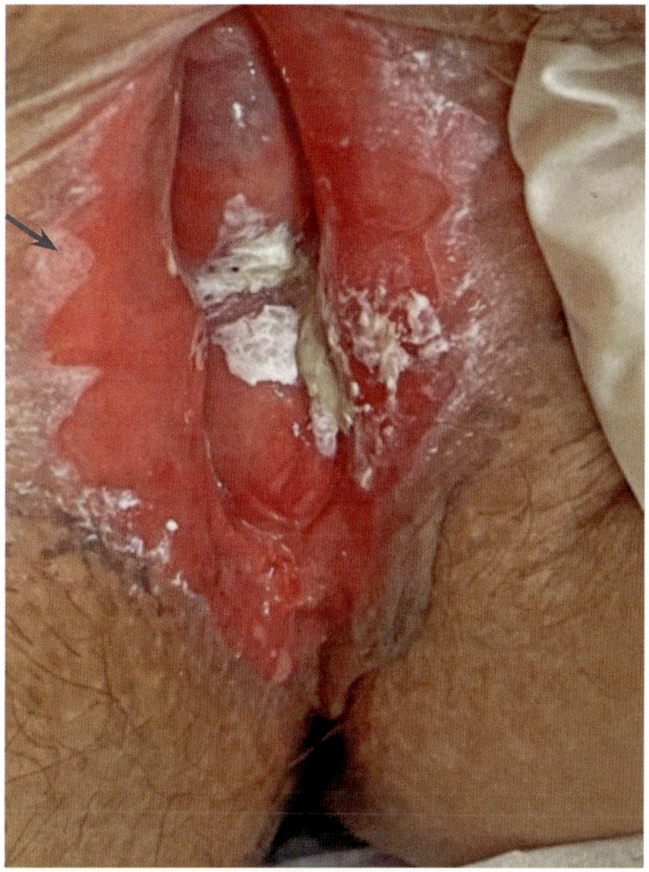

FIGURA 2
Líquen plano erosivo vulvar com estrias de Wickham (seta).
Fonte: acervo pessoal da Dra. Marcia F. Terra Cardial, Faculdade de Medicina do ABC (FMABC).

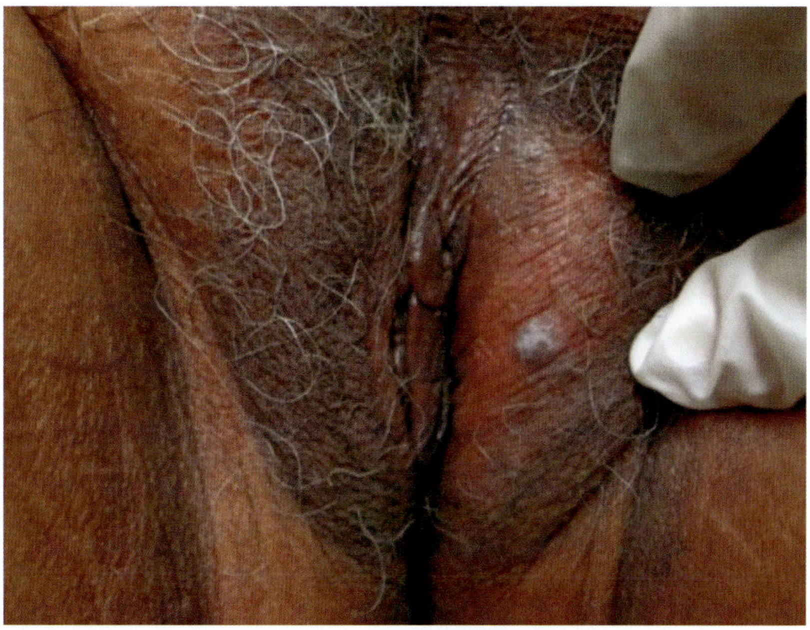

FIGURA 3
Líquen plano na forma papuloescamosa.
Fonte: acervo do Núcleo de Prevenção de Doenças Ginecológicas da Universidade Federal de São Paulo (Nuprev/Unifesp).

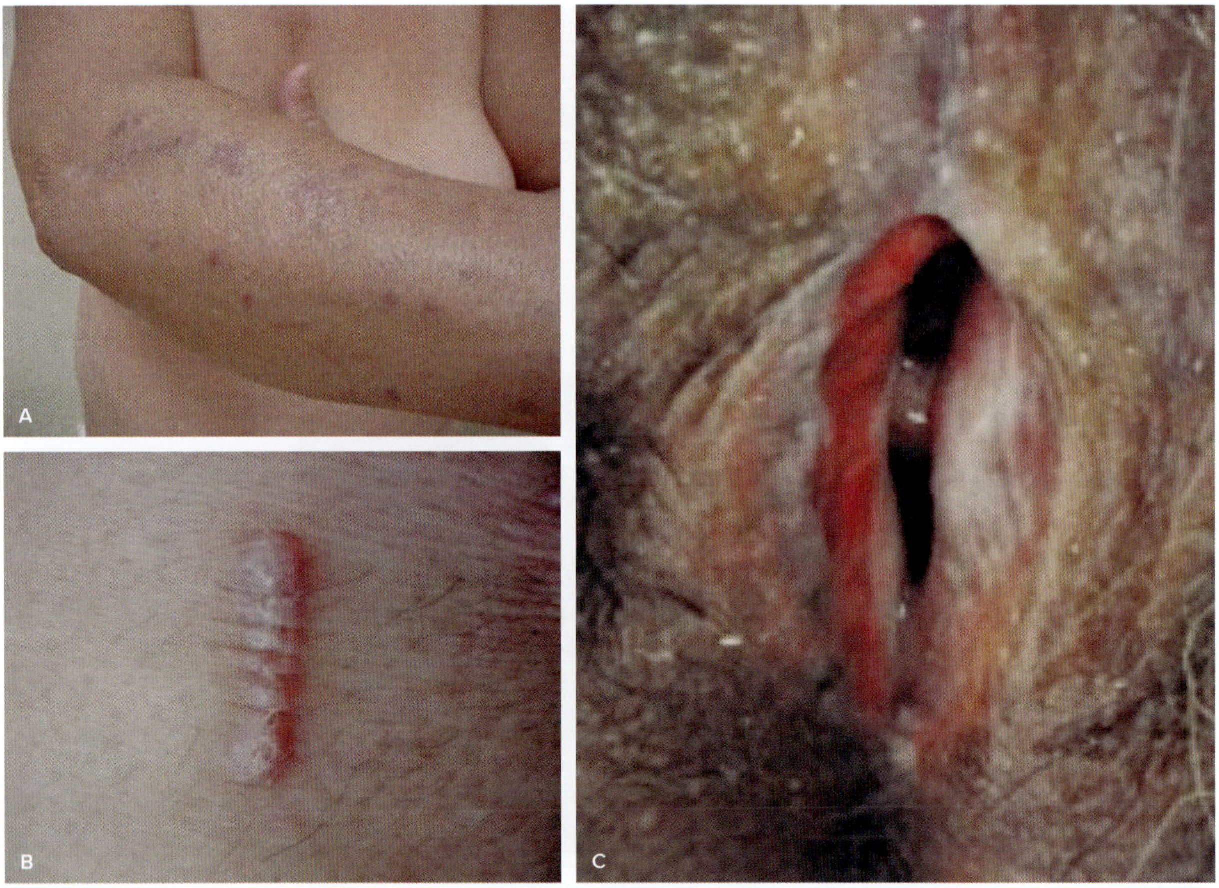

FIGURA 4
Paciente com líquen plano corporal, membro superior, com lesões cutâneas: pápulas achatadas, violáceas, pruriginosas, com estrias brancas na superfície (estrias de Wickham) (A), fenômeno de Koebner (B) e manifestação erosiva vulvar (C).
Fonte: acervo dos Drs. Jefferson A. Barros, Maria Ascension P. V. de Almeida e Marcia F. Terra Cardial, Faculdade de Medicina do ABC (FMABC).

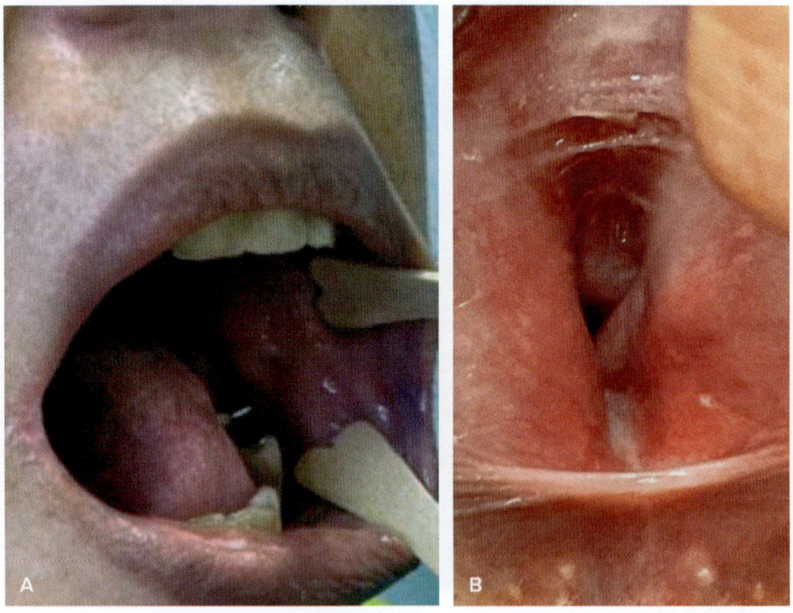

FIGURA 5
Paciente com líquen plano oral (A) e manifestação erosiva vulvar (B).
Fonte: acervo da Dra. Marcia F. Terra Cardial, Faculdade de Medicina do ABC (FMABC).

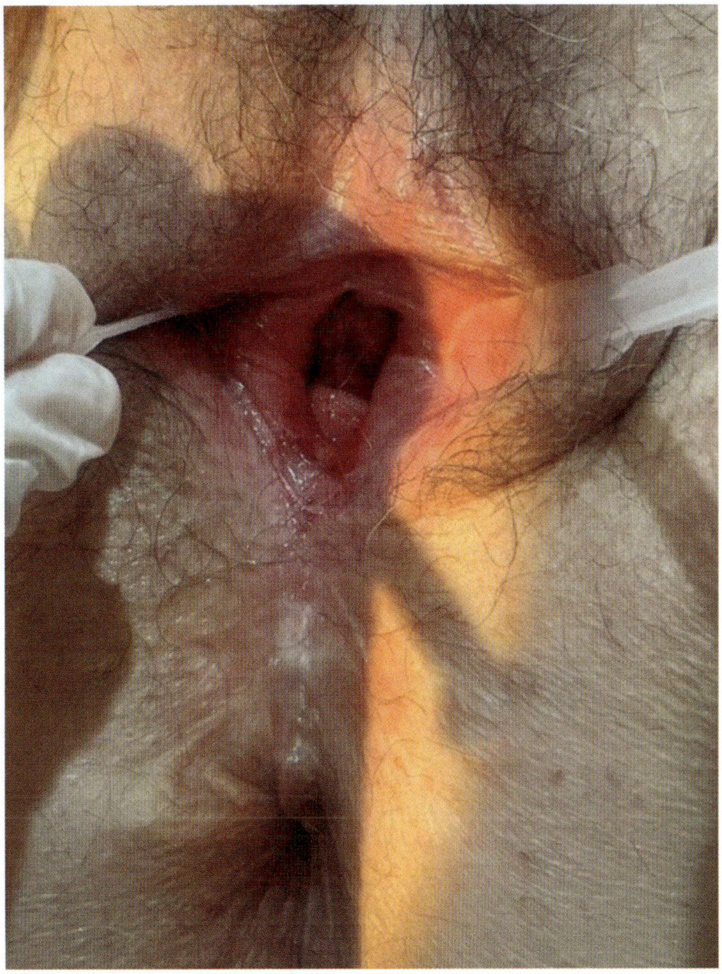

FIGURA 6

Paciente com líquen plano com manifestação erosiva vulvar.

Fonte: acervo da Dra. Marcia F. Terra Cardial, Faculdade de Medicina do ABC (FMABC).

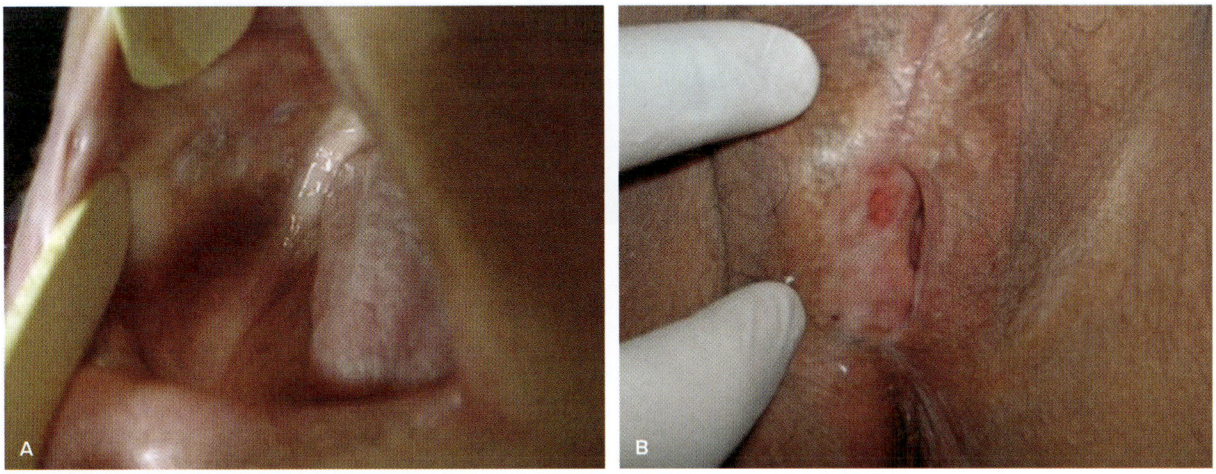

FIGURA 7

Paciente com líquen plano oral (A) e manifestação erosiva vulvar (B).

Fonte: acervo dos Drs. Jefferson A. Barros, Maria Ascension P. V. de Almeida e Marcia F. Terra Cardial, Faculdade de Medicina do ABC (FMABC).

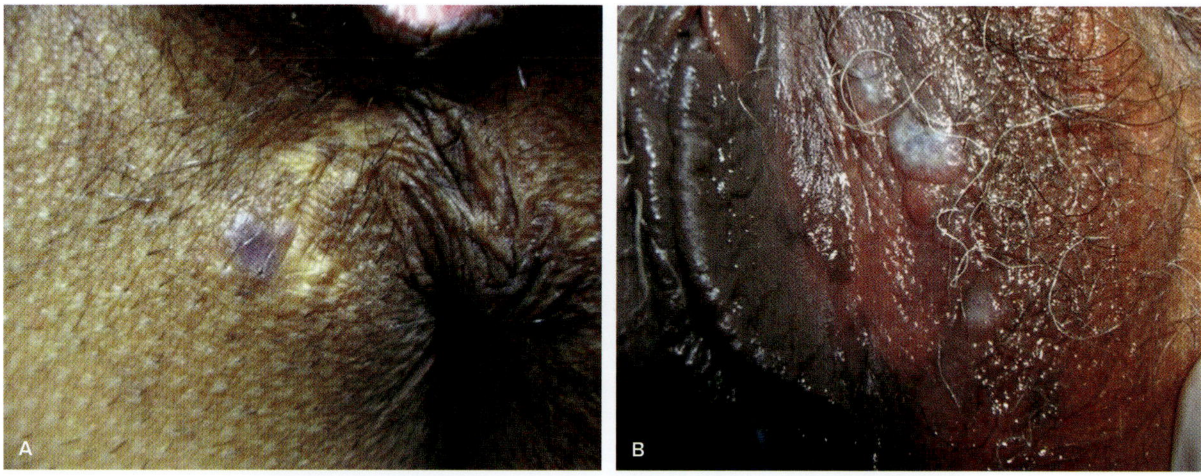

FIGURA 8
Paciente com líquen plano em períneo (A) e vulvar (B), com pápulas achatadas, violáceas, pruriginosas.
Fonte: acervo dos Drs. Jefferson A. Barros, Maria Ascension P. V. de Almeida e Marcia F. Terra Cardial, Faculdade de Medicina do ABC (FMABC).

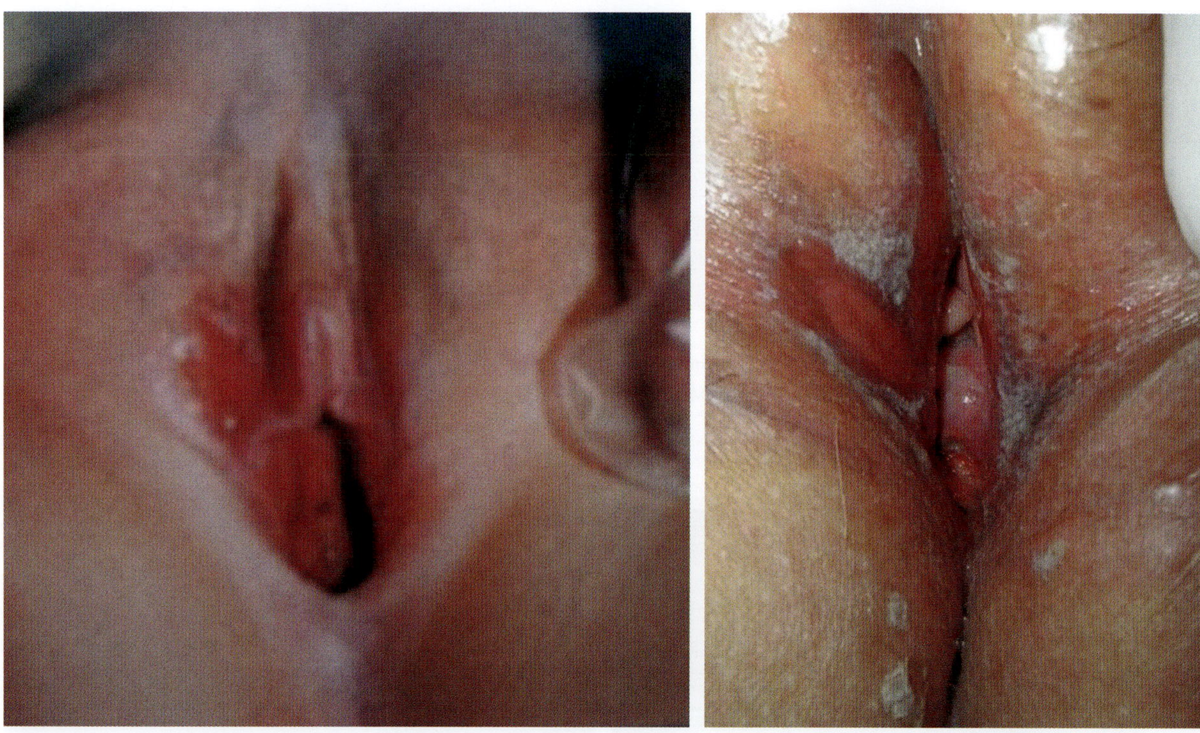

FIGURA 9
Paciente com líquen plano com manifestação erosiva vulvar.
Fonte: acervo dos Drs. Jefferson A. Barros, Maria Ascension P. V. de Almeida e Marcia F. Terra Cardial, Faculdade de Medicina do ABC (FMABC).

O estudo histológico das lesões revelará o diagnóstico definitivo. Existem variantes, demonstradas no Quadro 1, dependendo da localização anatômica e que nem sempre apresentam os sinais clássicos. O líquen plano erosivo é uma variante incomum do líquen plano. Erosões crônicas, acompanhadas de dores intensas e incapacitantes, são algumas de suas manifestações características.

QUADRO 1 Visão geral dos subtipos clínicos e variantes raras do líquen plano (LP)

LP de mucosa	LP pigmentoso	
	LP penfigoide	
	LP linear	
	LP folicular	
	LP oral	LP tipo placa ou erosivo Lesões atróficas do LP da mucosa oral LP bolhoso da mucosa
	LP genital	LP genital papular LP genital hipertrófica Lesões crônicas erosivas do LP na genitália
	LP esofágico	
	LP laríngeo	
LP apendicular	Líquen plano pilar (LPP)	Forma clássica LPP Alopecia fibrosante frontal Síndrome de Graham-Little--Piccardi- Lasseur
	LP das unhas	
Outras formas de LP	LP induzido por drogas	
	Síndromes de sobreposição: LP eritematoso	
	Reação liquenoide da doença enxerto *versus* hospedeiro	
	Ceratose liquenoide	
	LP ocular	
	LP aural e uretral	

DIAGNÓSTICOS SUBSIDIÁRIOS

Além da histologia de rotina, a microscopia de imunofluorescência direta (IF) pode demonstrar C3 e/ou IgG na junção dermoepidérmica e deposição de IgM como os chamados corpos coloides

CONDUTA TERAPÊUTICA

O manejo do líquen plano depende da localização e da gravidade das lesões, da extensão dos sintomas subjetivos, bem como se deve levar em consideração as comorbidades relevantes. A grande maioria resolve-se espontaneamente, após alguns anos.

Enquanto o LP cutâneo geralmente é autolimitado e se resolve em 6 meses em mais de 50% e em 18 meses em até 85% dos pacientes, o LP mucoso é frequentemente crônico e pode ser refratário ao tratamento. Lesões cutâneas e mucosas persistentes são consideradas uma condição pré-maligna e necessitam de seguimento.

Linhas de tratamento

Primeira linha

- Corticosteroides locais: sempre de escolha como primeira linha.
- Raios PUVB: em alguns estudos têm se mostrado mais eficientes que os corticosteroides orais, embora sejam usados com mais frequência.

Segunda linha

- Retinoides tópicos e orais.
- Corticosteroides orais.
- Tacrolimo.
- Metronidazol.
- Griseofulvina.
- Ciclosporina.

Terceira linha

- Raios PUVA.
- Talidomida.
- Micofenolato.
- Heparina de baixo peso molecular.
- Iontoforese.

O prurido pode ser amenizado com anti-histamínicos, pois pode levar a sintomas depressivos, ansiedade, insônia, alteração da libido, dificuldade de concentração, baixa autoestima e má qualidade de vida, sendo indicado acompanhamento psicológico.

A sinéquia dos lábios vulvares deve ser corrigida cirurgicamente, pois pode causar dor ao coito e estreitamento do introito vaginal. O debridamento pode ser feito por lâmina fria, radiofrequência ou laserterapia (Figura 10), sendo útil a manutenção do corticoide na fase de cicatrização.

CONCLUSÃO

O líquen plano é uma doença dermatológica com múltiplas interfaces de especialidades médicas, além de inúmeras opções terapêuticas e prognóstico. Pode ser uma condição muito limitante devido ao aparecimento de lesões e prurido, o que tem se mostrado um fator que reduz a qualidade de vida. O correto diagnóstico da doença e o apoio de uma equipe multidisciplinar são fundamentais para tornar o tratamento eficaz e minimizar os danos iatrogênicos.

REFERÊNCIAS BIBLIOGRÁFICAS

1. Boch K, Langan EA, Kridin K, Zillikens D, Ludwig RJ, Bieber. K. Lichen planus. Front Med (Lausanne). 2021;8:737813.
2. Cassol-Spanemberg J, Rivera-Campillo MER, Otero-ReyEM, Estrugo-Devesa A, Salas EJ, López J. Oral lichen planus and its relationship with systemic diseases: a review of evidence. J Clin Exp Dent. 2018 Sep;10(9):e938-e944.
3. Castillo JG, Gomar FJT, Aguirre AS. Liquen plano en una paciente tras SARS-CoV-2 tratado con lopinavir/ritonavir Med Clin (Barc). 2021 May 7;156(9):468-9.
4. Larrondo IG, Blanco SA. Liquen plano: a propósito de un caso, revisión de la literatura y su influencia en la calidad de vida. Aten Primaria. 2022 May;54(5):102317.
5. Mulinari-Brenner FA, Guilherme MR, Peretti MC, Werner B. Frontal fibrosing alopecia and lichen planus pigmentosus: diagnosis and therapeutic challenge. An Bras Dermatol. 2017 Sep-Oct;92(5 Suppl 1):79-81.
6. Oliveira JP, Uribe NC, Abulafia LA, Quintella LP. Esophageal lichen planus. An Bras Dermatol. 2015 May-Jun;90(3):394-6.
7. Ramos VL, Mason LR, Whitlock SM, Pariser RJ. Unilateral distribution of lichen planus pigmentosus: inversus unresponsive to clobetasol and hydroquinone. Cureus. 2021 Aug;13(8):e17368.
8. Romero W, Giesen L, Navajas-Galimany L, Gonzalez S. Erosive lichen planus: a therapeutic challenge. An Bras Dermatol. 2016 Jan-Feb;91(1):84-6.

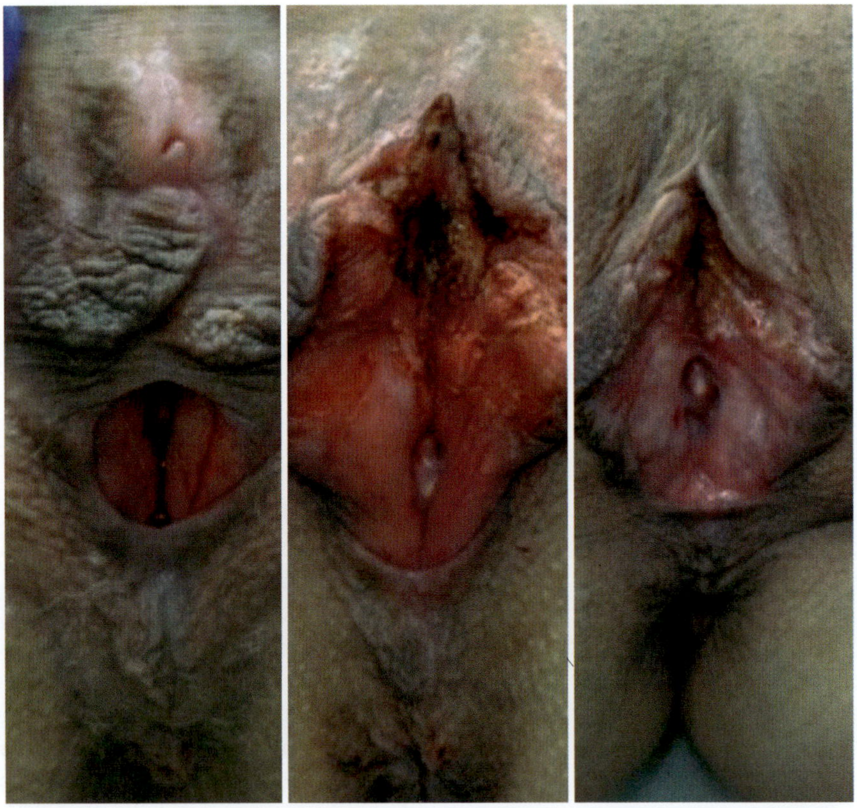

FIGURA 10

Paciente com líquen plano erosivo vulvar e vaginal, com sequela de colabamento dos pequenos lábios e estreitamento do anel vaginal, submetida a tratamento clínico com corticoide vaginal e abertura da sequela com *laser* de CO_2 ablativo.

Fonte: acervo do Núcleo de Prevenção de Doenças Ginecológicas da Universidade Federal de São Paulo (Nuprev/Unifesp).

7.1

Dermatoses bolhosas autoimunes

Raquel Autran Coelho Peixoto
Karinne Cisne Fernandes Rebouças
Andréa Fernandes Eloy da Costa França

INTRODUÇÃO

O termo "pênfigo" (do grego *penphix*: bolha) é utilizado para designar um grupo de doenças autoimunes crônicas, raras, que se caracterizam pela formação de bolhas epidérmicas devido à produção de autoanticorpos contra proteínas do complexo desmossomial (desmogleínas), envolvidas na adesão das células epiteliais da pele e mucosa, provocando perda da adesão intercelular, fenômeno denominado acantólise. Tanto o penfigoide bolhoso quanto o penfigoide benigno de mucosas podem ser o resultado de uma reação de hipersensibilidade a drogas, como inibidores da enzima conversora de angiotensina, bloqueadores dos receptores da angiotensina e cefalosporinas, ou no contexto de neoplasias variadas.

Por causa da considerável sobreposição em suas apresentações clínicas, o diagnóstico pode ser um desafio. Entre os diagnósticos diferenciais, estão: doença de Behçet, herpes simples, manifestação extracutânea da doença de Crohn e pioderma gangrenoso.

PÊNFIGO VULGAR

O pênfigo vulgar (PV) corresponde a 70-80% de todas as pacientes com pênfigo, e é sua forma mais perigosa. Envolve homens e mulheres com média de idade entre 40-60 anos, embora alguns casos tenham sido descritos em crianças. O início do PV antes dos 40 anos pode ser um preditor de mau prognóstico, com maior propensão a lesões cutâneas generalizadas (Figura 1).

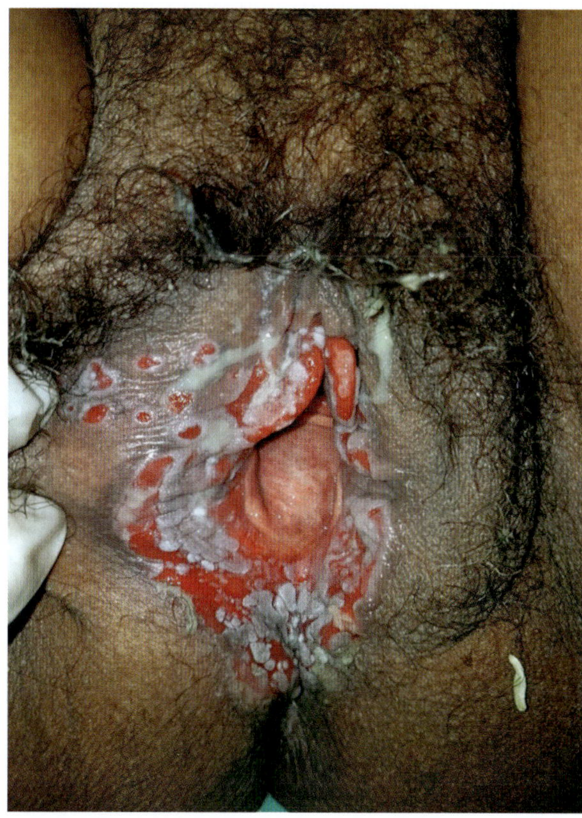

FIGURA 1
Pênfigo vulgar acometendo grande extensão vulvar.
Fonte: acervo pessoal das autoras.

Diagnóstico

É baseado no quadro clínico e no exame histopatológico. O PV apresenta acometimento mucoso e/ou cutâneo, com frequência variada de envolvimento genital. As lesões vulvares são o segundo local mais frequente de PV da mucosa, com uma frequência de aproximadamente 22-51%, afetando os lábios maiores e menores, seguidos pela vagina. O PV comumente afeta as membranas mucosas da cavidade oral, conjuntiva e as áreas vulvar e intertriginosas como manifestações iniciais.

A doença é caracterizada por bolhas flácidas que se rompem facilmente, evoluindo com erosões dolorosas, às vezes extensas, geralmente sem deixar cicatrizes. Pode haver, no entanto, reabsorção de grandes lábios e do clitóris devido ao processo inflamatório crônico. Prurido é raro. O pênfigo vegetante é um tipo raro de PV, o qual evolui para formação de vegetações hiperceratóticas verrucosas.

O diagnóstico do PV é confirmado por biópsia da pele lesionada e perilesional, com coloração de hematoxilina-eosina e imunofluorescência direta. O PV é doença bolhosa intraepidérmica.

Tratamento

Pode ser realizado com corticoterapia sistêmica associada ou não a imunossupressores sistêmicos. O tratamento com prednisolona é necessário na maioria das mulheres, em doses elevadas variando entre 0,5-2 mg/kg/dia (60-150 mg/dia). Agentes poupadores de corticosteroides, como metotrexato, azatioprina, ciclofosfamida, micofenolato mofetil (MM) e rituximabe (anticorpo anti-CD20), aumentam a eficácia dos corticosteroides sistêmicos, reduzem a necessidade desses medicamentos e previnem potenciais efeitos adversos.

Geralmente a melhora clínica é lenta, muitas vezes exigindo um período de 1-3 meses para cicatrização completa das lesões. Deve haver retirada lenta dos esteroides assim que o controle da doença for alcançado.

PENFIGOIDE BOLHOSO

Trata-se de doença bolhosa subepidérmica crônica causada por autoanticorpos IgG contra antígenos na zona da membrana basal. Penfigoide vulvar localizado é visto principalmente em mulheres mais velhas, mas a doença pode ser confinada à vulva e às pregas inguinais em adultos e crianças.

Diagnóstico

Baseia-se no quadro clínico e no exame histopatológico. A apresentação cutânea do penfigoide bolhoso é muito polimórfica, podendo apresentar uma fase pré-bolhosa, normalmente caracterizada por lesões urticadas e prurido intenso, com localização preferencial no abdome e na região interna dos membros inferiores. A essa fase segue-se a invasão bolhosa, caracterizada por bolhas tensas, com diâmetro de 1-4 cm, conteúdo citrino a hemorrágico, que deixam áreas crostosas e erodidas, podendo afetar as membranas mucosas. O envolvimento oral é observado entre 10-30% dos pacientes acometidos. Olhos, nariz, faringe, esôfago e regiões anogenitais raramente são afetados. O PB deve ser confirmado por histopatologia e imunofluorescência, com depósitos lineares de IgG e complemento na borda dermoepidérmica da pele, adjacente às bolhas.

Tratamento

É realizado com corticoterapia tópica potente, podendo ou não ser associado a corticoterapia e outros imunossupressores sistêmicos.

PÊNFIGO BENIGNO DE MUCOSA

Também conhecido como penfigoide cicatricial, é uma doença vesicular crônica de mucosas causada pela autoimunidade na membrana basal. Pode afetar qualquer membrana mucosa, incluindo a vulva e a vagina, em mulheres mais velhas na pós-menopausa (usualmente após 60 anos).

Diagnóstico

As características clínicas são eritema vulvovaginal doloroso, edema e erosões. Geralmente há prurido intenso, que pode preceder as bolhas em meses. À medida que se curam, as ulcerações podem levar à formação de cicatrizes. Podem ocorrer aderências labiais e estenose do introito, vagina e orifício uretral, podendo levar ao diagnóstico errôneo de líquen escleroso. As pessoas raramente veem as bolhas propriamente ditas.

A maioria das mulheres também tem envolvimento ocular e/ou oral, podendo ainda acometer nasofaringe, laringe, traqueia, esôfago, genitais e mucosa retal, com placas eritematosas e erosões recobertas por pseudomembranas, mais comumente localizadas na gengiva e no palato.

O diagnóstico de pênfigo benigno de mucosa (PBM) baseia-se na histopatologia com descolamento da epiderme, infiltrado neutrofílico, posteriormente substituído por eosinófilos e histiócitos, e com depósitos de IgG em padrão linear ao longo da junção dermoepidérmica por imunofluorescência direta. As vesículas e bolhas se apresentam subepidérmicas, em vez de suprabasais.

Tratamento

A terapia de PBM é muitas vezes difícil, e na maioria dos casos o tratamento precisa ser feito com prednisolona e dapsona, em combinação com outros imunossupressores, como azatioprina, metotrexato, micofenolato mofetil ou rituximabe. O tratamento tópico com corticosteroides ultrapotentes ou tacrolimo pode ser tentado.

REFERÊNCIAS BIBLIOGRÁFICAS

1. Baum S, Astman N, Berco E, Solomon M, Trau H, Barzilai A. Epidemiological data of 290 pemphigus vulgaris patients: a 29-year retrospective study. Eur J Dermatol. 2016;26(4):382-7.
2. Buonavoglia A, Leone P, Dammacco R, Di Lernia G, Petruzzi M, Bonamonte D, et al. Pemphigus and mucous membrane pemphigoid: an update from diagnosis to therapy. Autoimmun Rev. 2019;18(4):349-58.
3. Carey B, Setterfield J. Mucous membrane pemphigoid and oral blistering diseases. Clin Exp Dermatol. 2019;44(7):732-9.
4. Cura MJ, Torre AC, Cueto Sarmiento KY, Bollea Garlatti ML, Riganti J, Puga MC, et al. Pemphigus vulgaris: a retrospective cohort study of clinical features, treatments, and outcomes. Actas Dermosifiliogr (Engl Ed). 2020;111(5):398-407.
5. Du G, Patzelt S, van Beek N, Schmidt E. Mucous membrane pemphigoid. Autoimmun Rev. 2022;21(4):103036.
6. Garg T, Mittal S. Vesicobullous disorders of female genitalia. Indian J Sex Transm Dis Aids. 2012;33:1.
7. Kavala M, Topaloğlu Demir F, Zindanci I, Can B, Turkoglu Z, Zemheri E, et al. Genital involvement in pemphigus vulgaris (PV): correlation with clinical and cervicovaginal Pap smear findings. J Am Acad Dermatol. 2015;73:655-9.
8. Kershenovich R, Hodak E, Mimouni D. Diagnosis and classification of pemphigus and bullous pemphigoid. Autoimmun Rev. 2014;13(4-5):477-81.
9. Murrell DF, Peña S, Joly P, Marinovic B, Hashimoto T, Diaz LA, et al. Diagnosis and management of pemphigus: recommendations of an international panel of experts. J Am Acad Dermatol. 2020;82(3):575-85.
10. Patel PM, Jones VA, Murray TN, Amber KT. A review comparing international guide-lines for the management of bullous pemphigoid, pemphigoid gestationis, mucous mem-brane pemphigoid, and epidermolysis bullosa acquisita. Am J Clin Dermatol. 2020;21(4):557-65.
11. Sand FL, Thomsen SF. Skin diseases of the vulva: inflammatory, erosive-ulcerating and apocrine gland diseases, zinc and vitamin deficiency, vulvodynia and vestibulodynia. J Obstet Gynaecol. 2018;38(2):149-60.
12. Santi CG, Gripp AC, Roselino AM, Mello DS, Gordilho JO, Marsillac PF, et al. Con-sensus on the treatment of autoimmune bullous dermatoses: bullous pemphigoid, mu-cous membrane pemphigoid and epidermolysis bullosa acquisita – Brazilian Society of Dermatology. An Bras Dermatol. 2019;94(2 Suppl 1):33-47.
13. Selvendran SS, Sinha R, Perera G. A rare cause of vulval swelling. BMJ Case Rep. 2019 Jul 27;12(7):e231040.
14. Shah AA, Seiffert-Sinha K, Sirois D, Werth VP, Rengarajan B, Zrnchik W, et al. De-velopment of a disease registry for autoimmune bullous diseases: initial analysis of the pemphigus vulgaris subset. Acta Derm Venereol. 2015;95(1):86-90.
15. Svecova D. Pemphigus vulgaris: a clinical study of 44 cases over a 20-year period. Int J Dermatol. 2015;54(10):1138-44.

7.2

Eczemas

Jefferson Alfredo de Barros
Isabel Cristina Chulvis do Val Guimarães

INTRODUÇÃO

Eczemas são dermatites inflamatórias caracterizadas pela presença de lesões em placas que, nas formas agudas, apresentam eritema, edema, vesiculação e secreção e, nas formas crônicas, descamação e liquenificação. Outra dermatose eritematodescamativa, que deve ser lembrada como diagnóstico diferencial dos eczemas, é a psoríase, que será descrita neste capítulo.

ECZEMA ATÓPICO (DERMATITE ATÓPICA)

O eczema atópico é uma dermatose inflamatória crônica recidivante, pruriginosa, de origem genética, com influências ambientais e psicológicas, incluindo alérgenos (como pólen, ácaros, pelos de animais), sudorese, sabonetes abrasivos, lã e outros tecidos ásperos, fumaça de cigarro e estresse emocional. Apresenta prevalência de 10-30% em crianças e de 2-10% em adultos.

É caracterizada por pele seca e escamosa (xerose), consequência da disfunção da barreira epidérmica, que torna a pele mais suscetível a processos irritativos e inflamatórios; aqui ocorre perda transdérmica de água de forma excessiva, tornando a pele desidratada. A pele vulvar é particularmente propensa à disfunção da barreira cutânea devido à irritação causada pelo suor, urina, fezes, uso de produtos irritantes, incluindo lenços umedecidos, lubrificantes, produtos de higiene, preservativos etc. O uso de calças apertadas, depilação, andar de bicicleta e a relação sexual podem piorar a doença primária.

Diagnóstico

As lesões podem afetar qualquer área do corpo, com uma predileção por regiões flexoras, evoluindo com lesões eczematosas agudas, subagudas e crônicas, intensamente pruriginosas e frequentemente escoriadas (Figuras 1 e 2). Esse ciclo de trauma repetitivo decorrente do prurido e da coçadura pode levar à alteração pigmentar pós-inflamatória, seja hiperpigmentação (Figura 3) ou hipopigmentação.

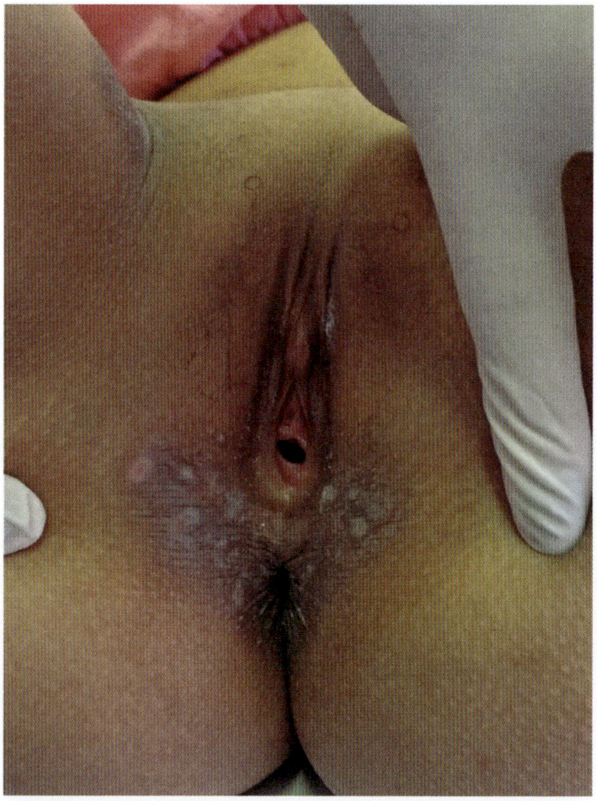

FIGURA 1
Placas com eritema discreto, descamativas, liquenificadas e escoriadas acometendo região próxima a introito vaginal, períneo e perianal.
Fonte: acervo pessoal do Dr. Jefferson Alfredo de Barros.

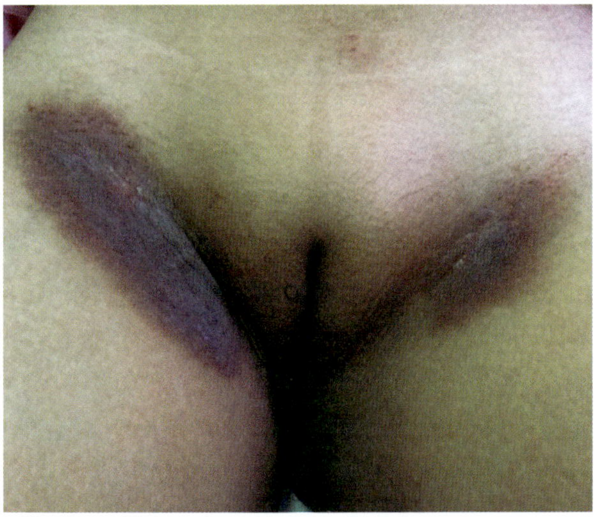

FIGURA 2
Placas eritematosas, descamativas e liquenificadas. Presença de escoriações, frequentes na dermatite atópica.
Fonte: acervo pessoal do Dr. Jefferson Alfredo de Barros.

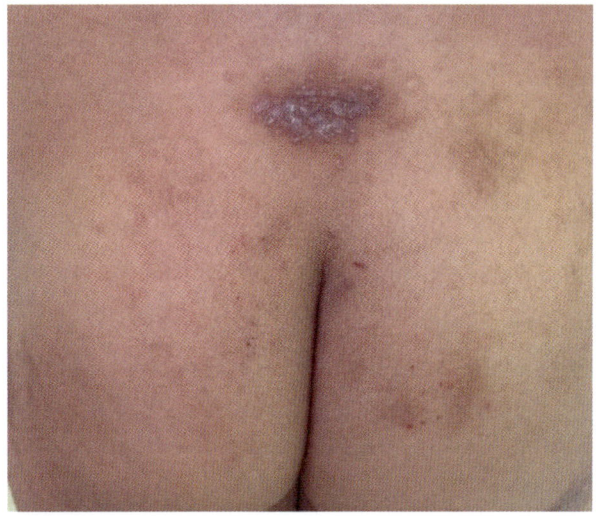

FIGURA 3
Lesões eczematosas e escoriações na região sacral e glútea, evoluindo com hipercromia pós-inflamatória.
Fonte: acervo pessoal do Dr. Jefferson Alfredo de Barros.

O diagnóstico é clínico na maioria dos casos, sendo baseado na combinação de história de prurido e achados clínicos típicos. A biópsia será realizada apenas em casos de dúvida diagnóstica. Deve-se afastar a possibilidade de infecção por *candida* (Figura 4) ou dermatófitos (Figura 5), pois são entidades que podem imitar eczema, além de outras dermatoses eritematodescamativas, como a psoríase e a dermatite seborreica.

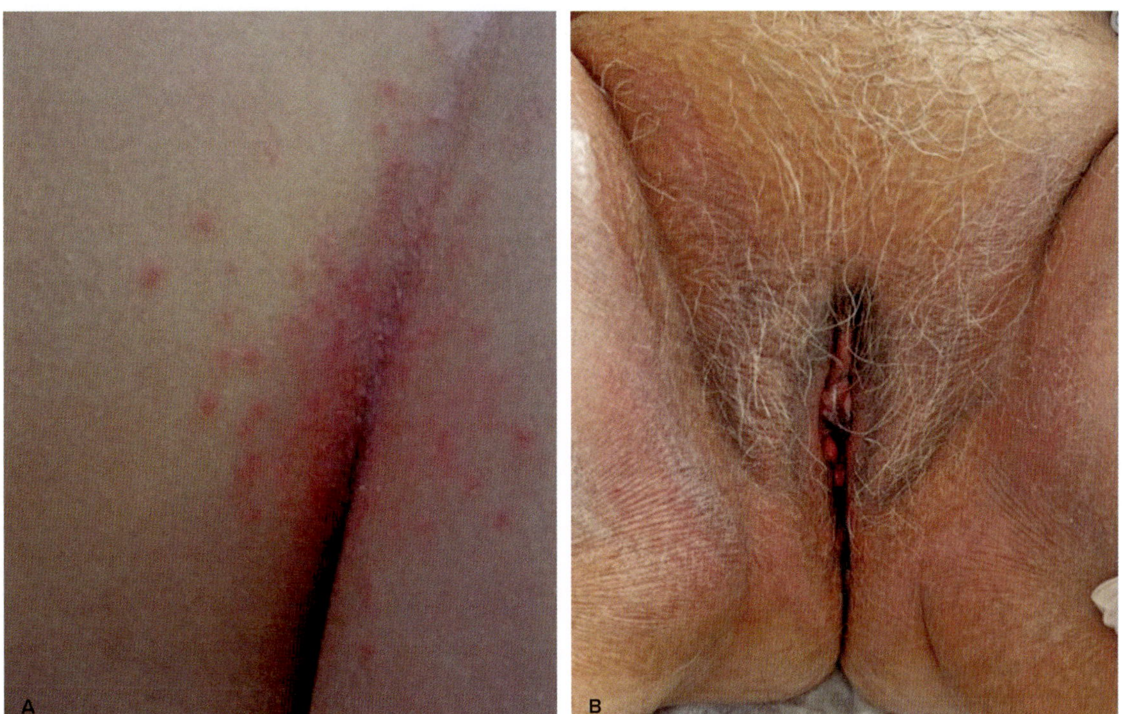

FIGURA 4
Candidíase. A: placa eritematosa, descamativa, escoriada em região interglútea. Presença de lesões satélites características. B: placa eritematosa, descamativa em pregas inguinais.
Fonte: A: acervo pessoal do Dr. Jefferson Alfredo de Barros. B: acervo pessoal da Dra. Denise Gasparetti Drumond.

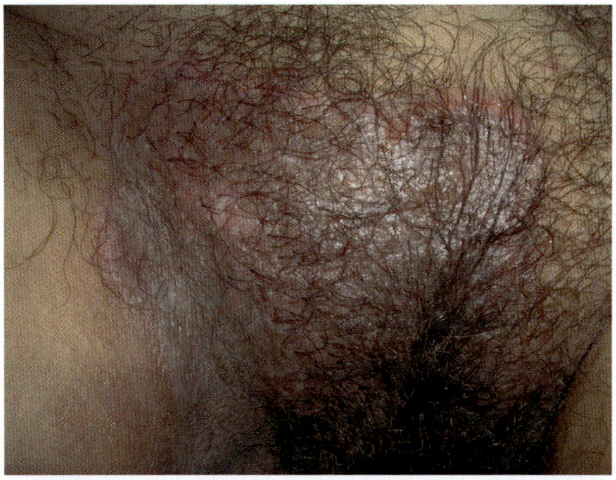

FIGURA 5
Dermatofitose (*Tinea cruris*). Placa eritematodescamativa com bordas circinadas típicas da dermatose.
Fonte: acervo pessoal do Dr. Jefferson Alfredo de Barros.

Conduta terapêutica

- Eliminar irritantes e exposição a alérgenos: evitar excesso de banho; limpeza sem fricção com produtos não alcalinos – syndets; não usar lenços umedecidos.
- Reparador da barreira cutânea: uso de produtos emolientes de barreira (vaselina, óxido de zinco), a fim de reduzir o contato da pele com a urina e as fezes.
- Controle do prurido: anti-histamínicos (inibidor do receptor H1), hidroxizina e difenidramina, ao deitar (causam sonolência).
- Tratamento de primeira escolha: corticoide tópico 2 vezes ao dia durante 15 dias e 1 vez ao dia mais 15 dias, com reavaliação em 30 dias. Presença de liquenificação: corticoide de alta potência em pomada (p. ex., proprionato de clobetasol). Sem liquenificação: corticoide de baixa/média potência (p. ex.: mometasona, hidrocortisona).
- Imunomoduladores (segunda escolha): tacrolimo pomada 0,03% (até 15 anos) ou 0,1% (> 15 anos) ou pimecrolimo creme – 2 vezes ao dia por 30 dias e retornar para reavaliação.

ECZEMA DE CONTATO (DERMATITE DE CONTATO)

Resulta da interação de um agente externo (contatante) com a pele e/ou mucosa. Pode ser irritativo (irritante primário) ou alérgico (sensibilização). O eczema por irritante primário é causado pela exposição a agentes com propriedades capazes de provocar danos teciduais. Não existe mecanismo imunológico envolvido. O hábito de limpeza exagerada da região genital com sabonetes e outros produtos, ou mesmo o contato com fezes ou urina, são causas frequentes.

Já o eczema de contato alérgico está relacionado com reação de hipersensibilidade tipo IV de Gell e Coombs, mediada por células (linfócitos T). É causado por substâncias capazes de gerar estímulo antigênico, sensibilizando linfócitos T e gerando o processo alérgico. Os principais causadores são: medicamentos tópicos (principalmente neomicina e sulfa), roupa íntima (tecidos como náilon, seda, poliéster), preservativos, espermicidas, produtos para higiene íntima, esmalte, perfume, talco, absorvente íntimo, amaciante de roupa.

Diagnóstico

O diagnóstico normalmente é clínico, com a presença de lesões eczematosas nas áreas de contato com o agente causador, tendendo à formação placas eritematodescamativas simétricas (Figura 6). A liquenificação normalmente está presente nos casos crônicos (Figura 7). É fundamental realizar história clínica detalhada, procurando identificar possível contatante.

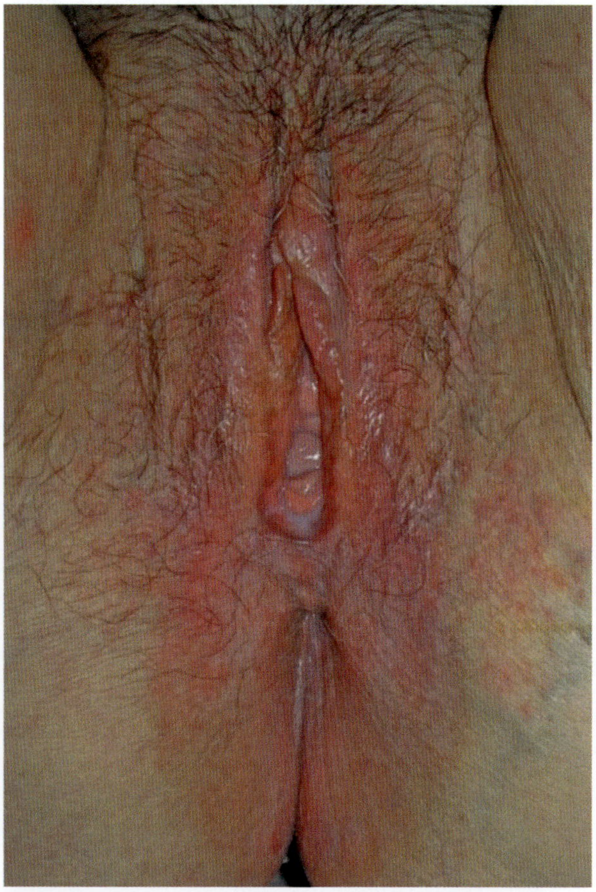

FIGURA 6
Eczema de contato agudo por sensibilização. Predomínio de eritema e edema com leve descamação após o uso de estrogênio tópico.
Fonte: acervo pessoal da Dra. Marcia F. Terra Cardial.

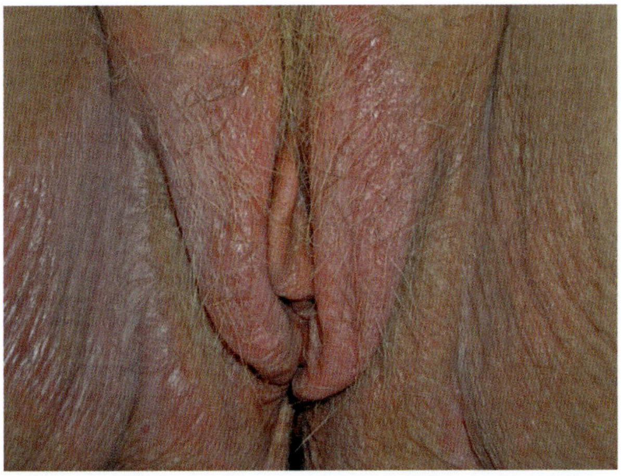

FIGURA 7
Eczema de contato crônico por irritante primário. Placas eritematosas simétricas com predomínio de espessamento e liquenificação em paciente idosa que utiliza fraldas (contato com urina e fezes).
Fonte: acervo pessoal do Dr. Jefferson Alfredo de Barros.

A biópsia será indicada nos casos de dúvida diagnóstica. Para investigar o agente causal, pode ser realizado o teste de contato (teste epicutâneo), que é o método mais eficiente para confirmar o diagnóstico etiológico da dermatite de contato alérgica. As seguintes doenças podem ser incluídas no diagnóstico diferencial:

- Psoríase.
- Eczema seborreico.
- Líquen simples crônico (Figura 8).
- Candidíase.
- Dermatofitose.

Tratamento

- Identificação e retirada do agente causador.
- Tratamento de primeira escolha: corticoide tópico 2 vezes ao dia durante 15 dias e 1 vez ao dia mais 15 dias, com reavaliação em 30 dias. Presença de liquenificação: corticoide de alta potência em pomada (p. ex., proprionato de clobetasol). Sem liquenificação: corticoide de baixa/média potência (p. ex., mometasona, hidrocortisona).
- Imunomoduladores (segunda escolha): tacrolimo pomada 0,03% (até 15 anos) ou 0,1% (> 15 anos) ou pimecrolimo creme – 2 vezes ao dia por 30 dias, e retornar para reavaliação.
- Corticoides sistêmicos podem ser utilizados nos quadros mais extensos: prednisona ou prednisolona 20 mg ao dia, 5-7 dias. Ajustar a dose, se necessário.

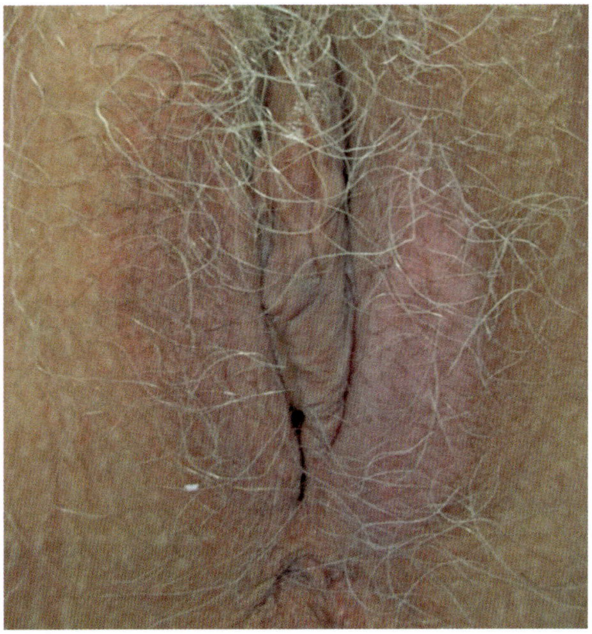

FIGURA 8
Líquen simples crônico. Presença de placa liquenificada no grande lábio esquerdo. Geralmente nessa dermatose se observam lesões unilaterais.
Fonte: acervo pessoal do Dr. Jefferson Alfredo de Barros.

ECZEMA SEBORREICO (DERMATITE SEBORREICA)

Dermatose inflamatória crônica, recorrente, com predileção por regiões cutâneas ricas em glândulas sebáceas e as flexuras. As áreas mais comumente afetadas são o couro cabeludo e a face, podendo acometer ainda a região esternal, axilas, sulcos submamários, pregas inguinais, monte pubiano, grandes lábios, períneo e pregas glúteas.

Tem origem multifatorial, com participação de fatores genéticos. O estresse emocional, distúrbios neurológicos (depressão, mal de Parkinson e epilepsia), assim como características climáticas (frio), parecem influenciar negativamente sua evolução. A presença de fungos (*Malassezia furfur*) colonizando a área pode agravar o quadro. Acredita-se também na influência hormonal, impressão reforçada pela maior frequência entre 18-40 anos (relação entre secreção sebácea e estímulo hormonal).

Diagnóstico

O quadro clínico caracteriza-se pela presença de placa eritematodescamativa, com escamas finas (Figura 9A), evoluindo em alguns casos com fissuras. Podem ocorrer infeções secundárias. Nos casos crônicos, a liquenificação é frequente (Figura 9B). O exame de outras

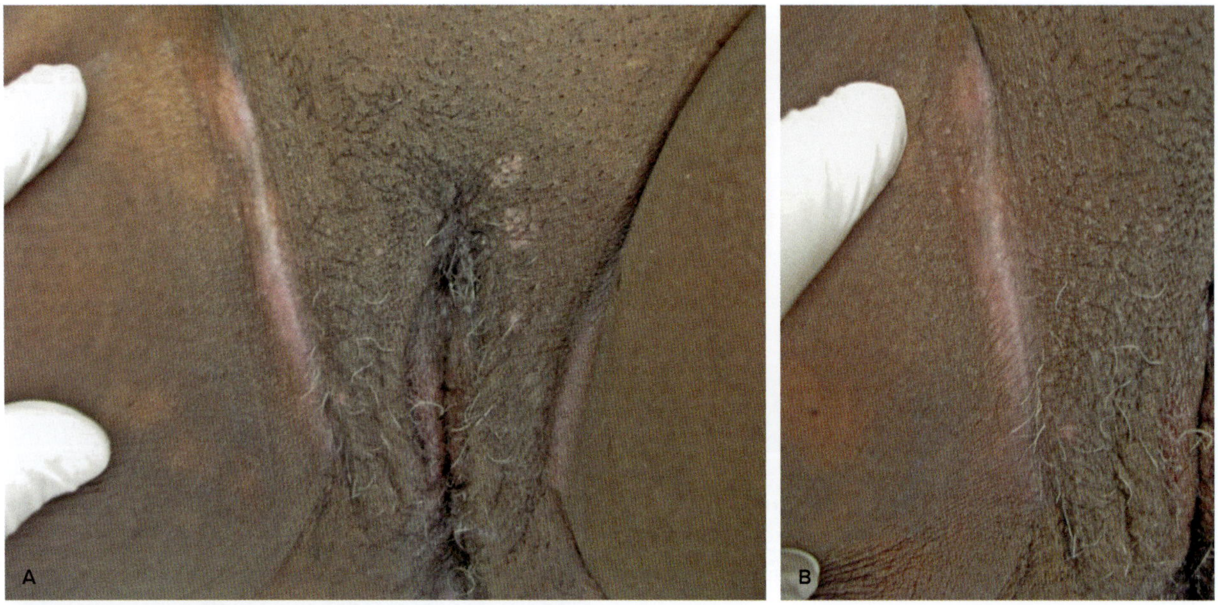

FIGURA 9

A: dermatite seborreica. Placas eritematosas, com leve descamação nas pregas inguinais. B: No detalhe da imagem A, presença de liquenificação.

Fonte: acervo pessoal do Dr. Jefferson Alfredo de Barros.

áreas de acometimento da dermatite seborreica é muito importante, principalmente o couro cabeludo (caspa), para auxiliar no diagnóstico da afecção. A histopatologia pode colaborar nos casos de dificuldade diagnóstica.

O diagnóstico diferencial deve ser feito com as seguintes patologias: eczema de contato, psoríase (forma invertida), candidíase, dermatofitose e eritrasma (sendo muitas vezes necessária a realização de exame direto e de cultura de material para diagnóstico).

Tratamento

- Medidas gerais, como evitar excesso de roupas e aquecimento, dando preferência à roupa íntima de algodão.
- Tratamento de primeira escolha: corticoide tópico de média/baixa potência (p. ex., mometasona, hidrocortisona) em creme (casos agudos) ou pomada (crônicos), 2 vezes ao dia durante 15 dias e 1 vez ao dia por 15 dias, e reavaliar. A associação corticoide/antifúngico (p. ex., betametasona/cetoconazol) também é uma boa opção com a mesma posologia.
- Imunomoduladores (segunda escolha): tacrolimo pomada 0,03% (até 15 anos) ou 0,1% (> 15 anos) ou pimecrolimo creme – 2 vezes ao dia por 30 dias, e retornar para reavaliação. São opções para os casos mais crônicos e/ou recidivantes.

PSORÍASE

A psoríase é uma doença dermatológica inflamatória crônica e recorrente. Sua etiologia é incerta, podendo estar relacionada com o sistema imunológico, características genéticas ou fatores ambientais. Ocorre em aproximadamente 2% da população mundial. Caracteriza-se, em sua forma mais comum (psoríase vulgar), pela presença de placas eritematosas, descamativas, com escamas branco-prateadas típicas (Figura 10), acometendo geralmente áreas como couro cabeludo, cotovelos, joelhos, face extensora dos membros e região sacral. Cerca de 40% dos portadores de psoríase em placas apresentarão ao menos um episódio de acometimento genital. A chamada psoríase invertida (afeta as flexuras) é a forma mais frequente de apresentação na região vulvar.

Alguns fatores são conhecidos por favorecer seu surgimento ou agravar o quadro, como herança familiar, estresse, obesidade, tabagismo, consumo de álcool e a característica climática (frio). O fenômeno de Koebner, decorrente de trauma mecânico, pode ser um gatilho para o início das lesões vulvares.

Diagnóstico

O quadro clínico caracteriza-se por placas eritematosas, descamativas e eventualmente pruriginosas (Figura 11).

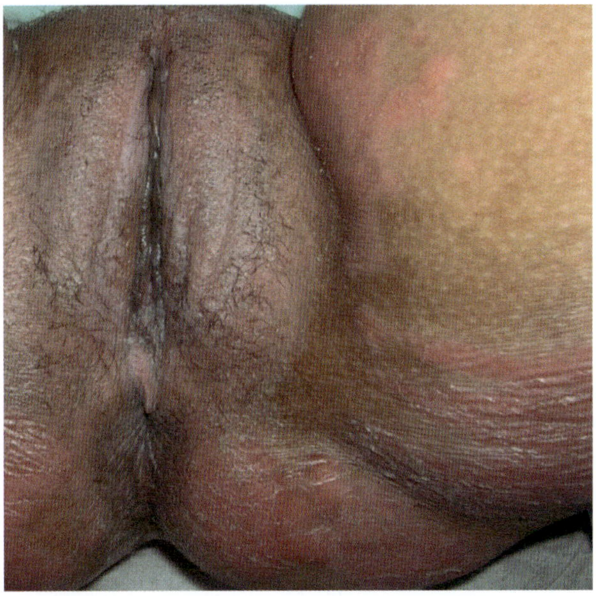

FIGURA 10
Psoríase em placas com escamas prateadas características acometendo vulva, glúteos e coxas.
Fonte: acervo pessoal do Dr. Jefferson Alfredo de Barros.

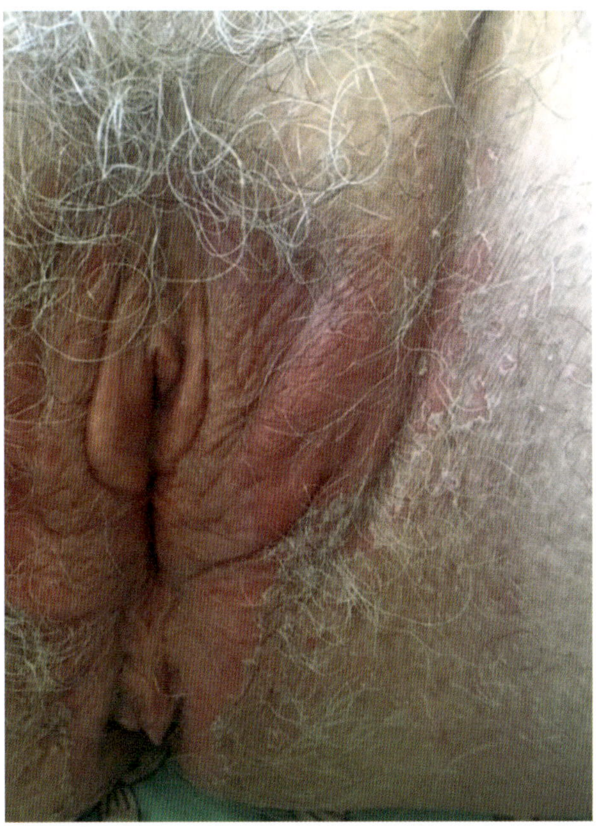

FIGURA 11
Psoríase: placas eritematosas com bordas descamativas atingindo os lábios, região perianal e pregas genitocrurais.
Fonte: acervo pessoal da Dra. Isabel Cristina Chulvis do Val Guimarães.

Os sítios vulvares mais acometidos são: grandes lábios (80%); pequenos lábios (75%); períneo (40%) e região perianal (36%). Na psoríase invertida, as lesões podem surgir nas pregas genitocrurais, glúteas, grandes e pequenos lábios, e períneo. Porém, quando afetam essas áreas, as lesões normalmente não apresentam as escamas prateadas características, apenas placa com eritema bastante pronunciado, e pouca descamação (Figura 12).

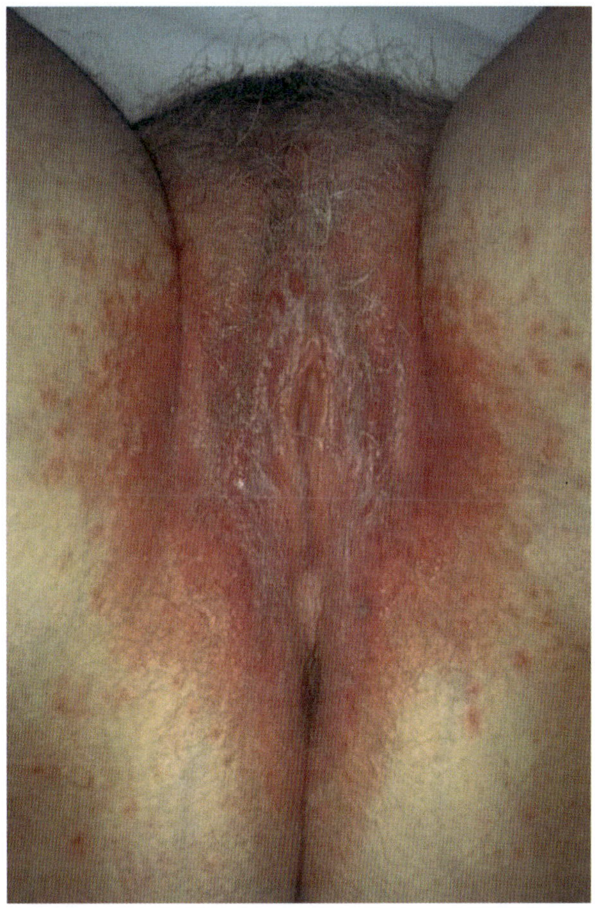

FIGURA 12
Grande placa com eritema intenso e demarcação irregular, com pouca descamação, na região vulvar, inguinal e interglútea (psoríase invertida).
Fonte: acervo do Ambulatório de Patologia Vulvar do Hospital Universitário Antonio Pedro, Universidade Federal Fluminense (HUAP-UFF).

Outras manifestações clínicas incluem a artrite psoriática, a psoríase pustulosa (Figura 13) e a psoríase ungueal. A presença de lesões em outras partes do corpo auxilia bastante no diagnóstico, mas a biópsia é importante para sua confirmação. Diagnóstico diferencial: infecções fúngicas, eczemas e eritrasma. Dessa forma, investigações microbiológicas com raspado da lesão ou cultura podem ser necessárias.

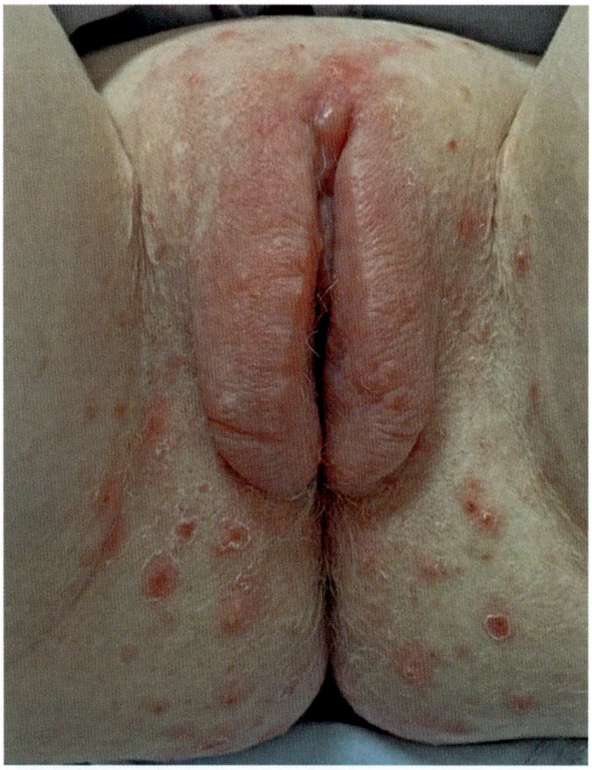

FIGURA 13
Placa eritematosa, descamativa, na região pubiana, clitóris e grandes lábios, acompanhada de edema. Presença de numerosas placas eritematosas e pustulosas distribuídas dispersamente em face interna das coxas e região glútea (psoríase pustulosa).
Fonte: acervo do Ambulatório de Patologia Vulvar do Hospital Universitário Antonio Pedro, Universidade Federal Fluminense (HUAP-UFF).

Tratamento

- Primeira escolha: corticoterapia tópica de média potência (p. ex., mometasona) ou em associação com calcipotriol (análogo da vitamina D) – betametasona/calcipotriol, 1 vez ao dia durante 30 dias e retornar para avaliação. Procura-se sempre evitar seu uso prolongado, pois isso pode levar à formação de telangiectasias, atrofia e estrias.
- Segunda escolha: imunomoduladores (segunda escolha): tacrolimo pomada 0,03% (até 15 anos) ou 0,1% (> 15 anos) ou pimecrolimo creme – 2 vezes ao dia por 30 dias e retornar para reavaliação. São opções para os casos mais crônicos e/ou recidivantes e principalmente na psoríase invertida.
- Nas formas extensas, são indicadas medicações sistêmicas como metotrexato, acitretin, ciclosporina e os imunobiológicos. Outra opção terapêutica é a fototerapia.

REFERÊNCIAS BIBLIOGRÁFICAS

1. Barros JA. Outras dermatoses. In: Martins NV, Campaner AB, Parellada CI, Ribalta JCL. Patologia do trato genital inferior: diagnóstico e tratamento. 2.ed. São Paulo: Roca; 2014. p.412-31.
2. Bieber T, Bussmann C. Dermatite atópica. In: Bolognia JL, Jorizzo JL, Schaffer JV. Dermatologia. 3.ed. Elsevier; 2015. p.203-17.
3. Guerrero A, Venkatesan A. Inflammatory vulvar dermatoses. Clin Obstet Gynecol. 2015;58(3):464-75.
4. Kapila S, Bradford J, Fischer G. Vulvar psoriasis in adults and children: a clinical audit of 194 cases and review of the literature. J Low Genit Tract Dis. 2012;16(4):364-71.
5. Lloyd-Lavery A, Solman L, Grindlay DJC, Rogers NK, Thomaz KS, Harman KE. What's new in atopic eczema? An analysis of systematic reviews published in 2016. Part 2: Epidemiology, aetiology and risk factors. Clin Exp Dermatol. 2019;44(4):370-5.
6. Pichardo-Geisinger R. Atopic and contact dermatitis of the vulva. Obstet Gynecol Clin North Am. 2017;44(3):371-8.
7. Plewig G, Jansen T. Dermatite seborreica. In: Freedberg IM, Eisen AZ, Wolff K, et al. Fitzpatrick's dermatology in general medicine. 7.ed. Revinter; 2011. p.219-25.
8. Sampaio SAP, Rivitti EA. Erupções eczematosas. In: Dermatologia. 2.ed. São Paulo: Artes Médicas; 2000. p.133-65.
9. Stewart K. Vulvar dermatoses: a practical approach to evaluation and management. JCOM. 2012;19(5):205-20.
10. Tavares E, Martins C, Teixeira J. Dermatoses vulvares inflamatórias. Revista da SPDV. 2011;69(4):561-71.

7.3

Vitiligo

Isabel Cristina Chulvis do Val Guimarães
Susana Cristina Aidé Viviani Fialho

INTRODUÇÃO

O vitiligo é uma doença autoimune, adquirida, representada por perda de pigmentação da pele decorrente de agressão linfocitária aos melanócitos. Pode se manifestar no dorso das mãos, na face ou nos membros inferiores. Entretanto, o acometimento vulvar é frequente, e a lesão pode ocorrer apenas na área genital. Está presente em 0,5%-2% da população, sobretudo em jovens (< 20 anos). A etiologia é multifatorial, estando associado frequentemente às doenças autoimunes, como tireoidite de Hashimoto, doença de Graves, doença de Addison, *diabetes mellitus*, anemia perniciosa, doença inflamatória intestinal, psoríase, dentre outras. É considerada doença benigna de evolução crônica.

DIAGNÓSTICO

Caracteriza-se pela presença de manchas brancas amelanócitas, sem alteração da textura ou do trofismo da pele, com margens bem definidas, apesar de irregulares (Figuras 1 a 6). A lesão é de crescimento lento com tendência a se tornar confluente, podendo atingir grande extensão da pele. Acomete grandes lábios, períneo e região perianal. Pode ocorrer perda de pigmentação dos pelos.

O diagnóstico diferencial pode ser feito com líquen escleroso e hipopigmentação pós-inflamatória (Figura 5). Apesar de o vitiligo não apresentar prurido ou modificação da anatomia vulvar, pode se apresentar associado ao líquen escleroso (Figura 6), doença autoimune na qual essas alterações são características. O diagnóstico é clínico, ficando a biópsia, a ser realizada na borda da lesão, reservada para descartar outros transtornos de pigmentação.

CONDUTA TERAPÊUTICA

Não existe tratamento para o vitiligo vulvar. A fototerapia não tem função no tratamento do vitiligo genital. Da mesma forma, não está indicado o uso de dermocorticoides e de inibidores tópicos da calcineurina.

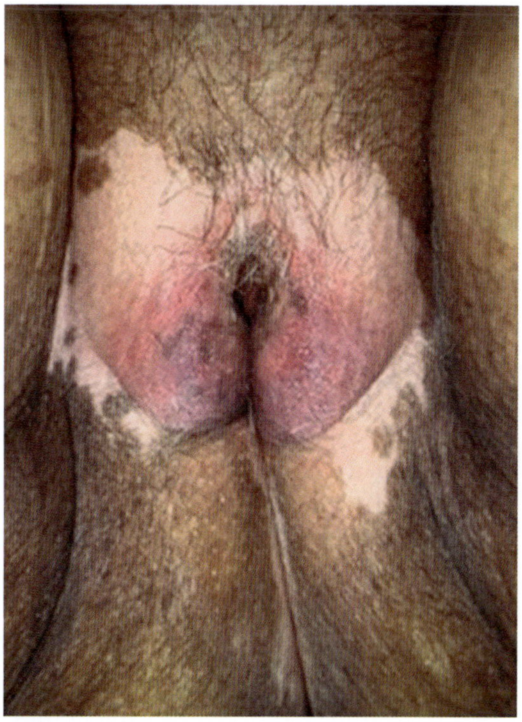

FIGURA 1
Mancha branca, confluente, sem alteração da textura da pele e da arquitetura vulvar, atingindo grandes lábios, pregas inguinais e períneo. Observa-se a presença de alguns pelos com perda da pigmentação.
Fonte: acervo do Ambulatório de Patologia Vulvar do Hospital Universitário Antônio Pedro/Universidade Federal Fluminense (HUAP-UFF).

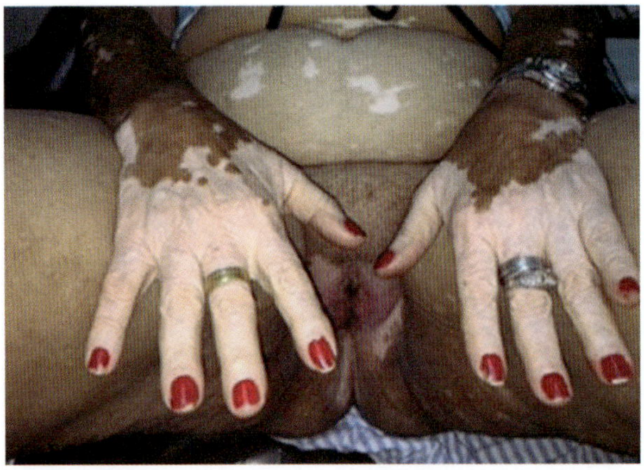

FIGURA 2
Na paciente da Figura 1, além da distribuição vulvar, havia também a presença de manchas brancas, sem alteração da textura da pele em dorso das mãos, antebraço, abdome.
Fonte: acervo do Ambulatório de Patologia Vulvar do Hospital Universitário Antônio Pedro/Universidade Federal Fluminense (HUAP-UFF).

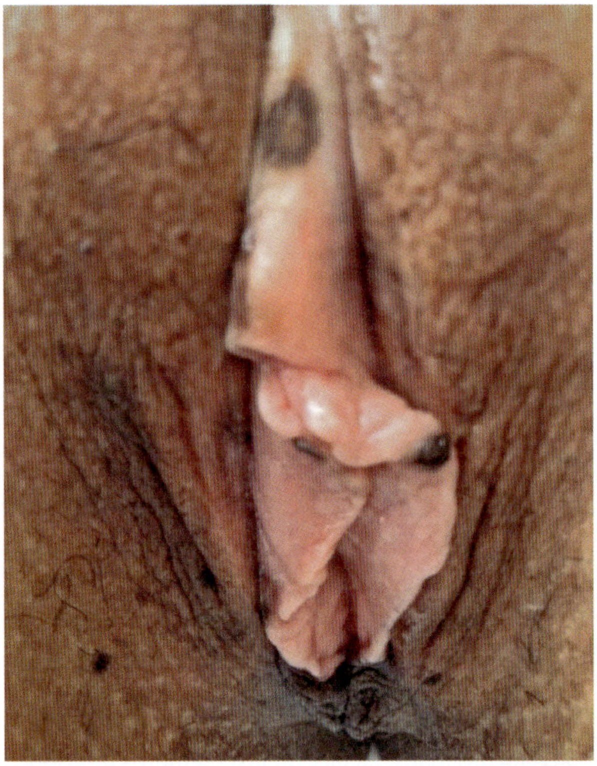

FIGURA 4
Vitiligo: mancha acrômica de limites definidos de padrão simétrico.
Fonte: acervo pessoal da Dra. Denise Gasparetti Drumond.

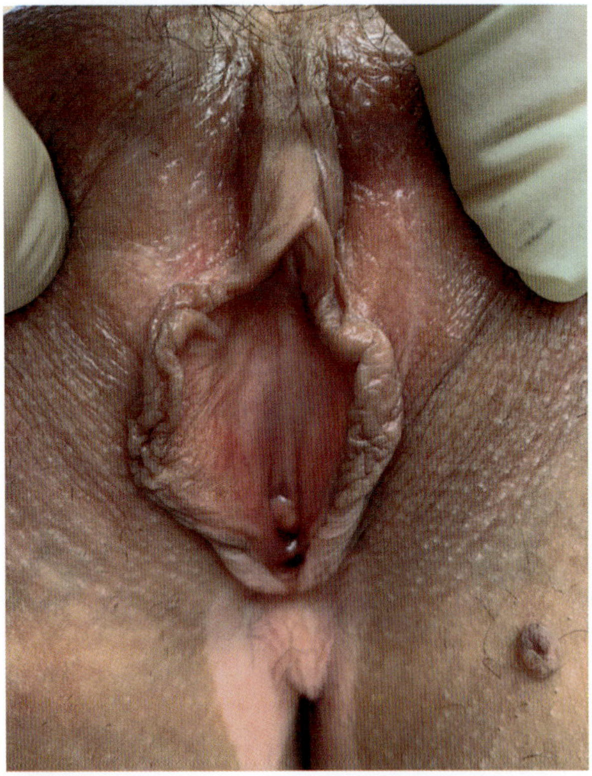

FIGURA 3
Vitiligo: mancha acrômica de limites definidos de padrão simétrico.
Fonte: acervo pessoal do Dr. Maurizio Filippini.

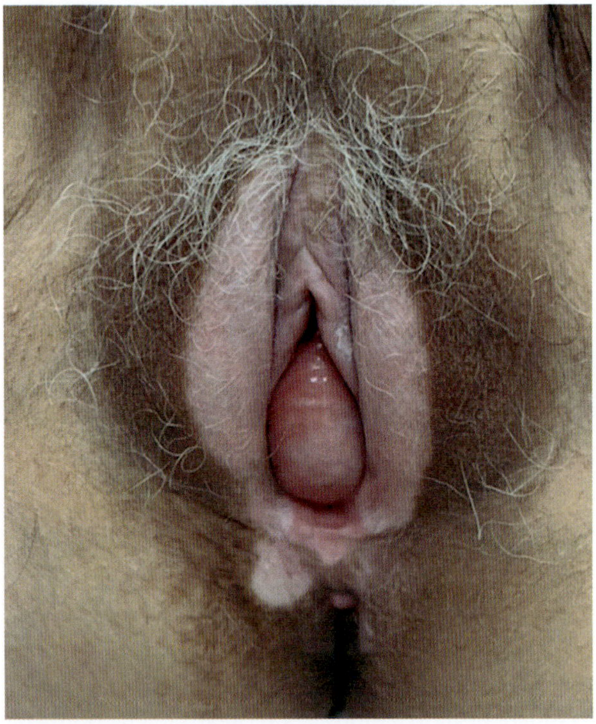

FIGURA 5
Vitiligo ocupando toda a região vulvar.
Fonte: acervo do Núcleo de Prevenção de Doenças Ginecológicas da Universidade Federal de São Paulo (Nuprev/Unifesp).

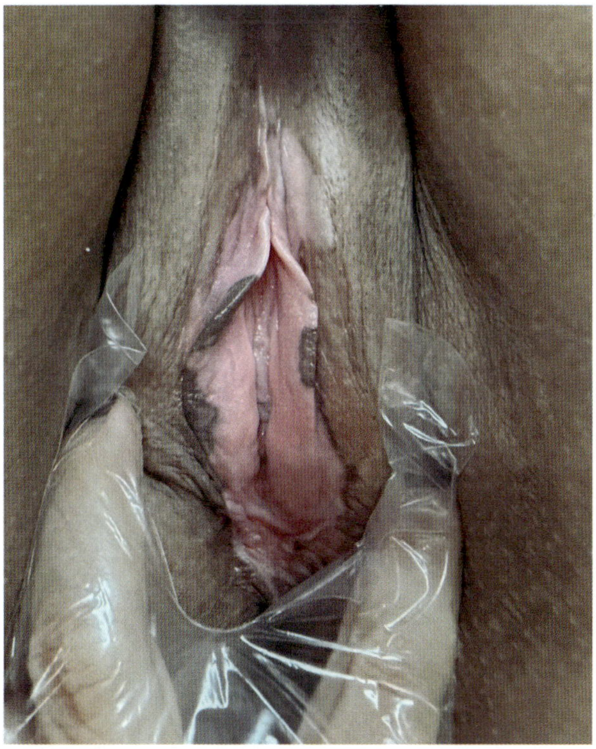

FIGURA 6
Vitiligo ocupando grande parte da região vulvar.
Fonte: acervo pessoal da Dra. Adriana B. Campaner.

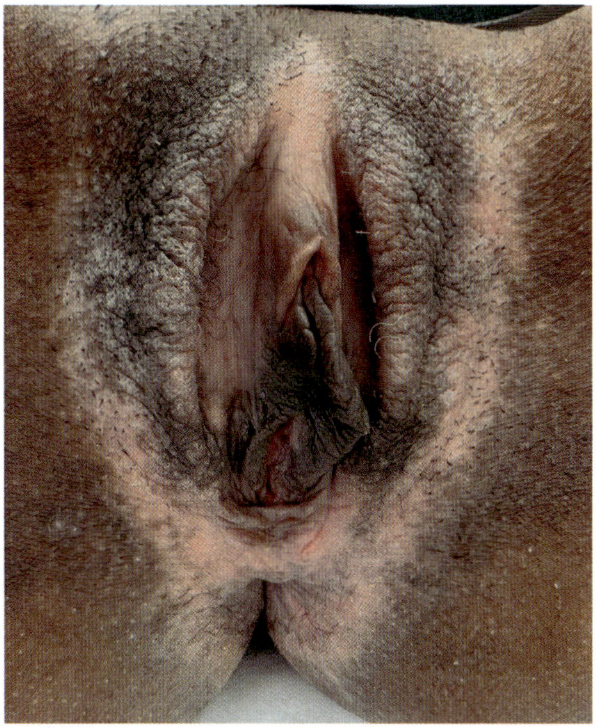

FIGURA 7
Lesões para diagnóstico diferencial do vitiligo: hipopigmentação pós-inflamatória. Placa hipocrômica de limites imprecisos, com escoriações decorrentes do ato de coçar.
Fonte: acervo pessoal da Dra. Denise Gasparetti Drumond.

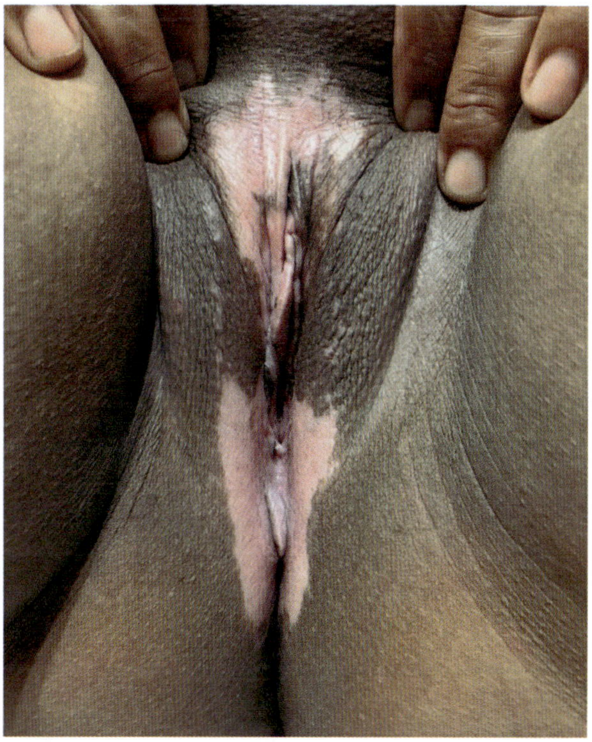

FIGURA 8
Associação de líquen escleroso e vitiligo, com lesão liquenificada na porção superior da vulva associada à acromia no restante das áreas.
Fonte: acervo pessoal da Dra. Denise Gasparetti Drumond.

REFERÊNCIAS BIBLIOGRÁFICAS

1. Kim DY, Lee J, Oh SH, Hann SK, Shin YJ. J Dermatol. 2013 Dec;40(12):1065-7.
2. Patel NS, Paghdal KV, Cohen GF. Dermatol Surg. 2012 Mar;38(3):381-91.
3. Sink JR, Silverberg NB. Genital vitiligo in children: factors associated with generalized, non-segmental vitiligo. Pediatr Dermatol. 2020;37(1):64-8.
4. Speeckaert R, Van Geel N. J Eur Acad Dermatol Venereol. 2014 Jun;28(6):755-62.
5. Taieb A, Alomar A, Böhm M, Dell'ana, ML, De Pase A, Eleftheriadou V, et al. Guidelines for the management of vitiligo: the European Dermatology Forum consensus. Br J Dermatol. 2013;168:5.

8

Lesões hipercrômicas

Fernanda Kesselring Tso

HIPERCROMIA RESIDUAL

A hipercromia residual (HR) traduz uma hipermelanose reacional a um processo inflamatório pregresso. Pode surgir em qualquer idade e em qualquer localização, sem simetria. O risco de desenvolver a HR é diretamente proporcional ao fototipo de pele; mulheres com fototipos III e IV têm maior risco do que aquelas com fototipos I e II. A HR endógena apresenta-se em regiões previamente acometidas por processos como eczemas, psoríase e liquens. É frequente seu aparecimento nas bordas das áreas acometidas pelos liquens escleroso e erosivo já resolvidos, como máculas bem ou mal delimitadas (Figura 1). A HR exógena é a consequência de tratamentos destrutivos pregressos e, a depender da modalidade destes, associa-se com cicatrizes e retração.

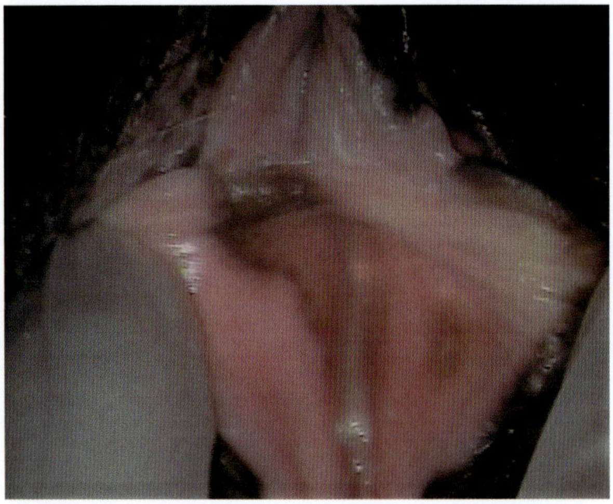

FIGURA 1
Hipercromia residual com borda de líquen escleroso.
Fonte: acervo do Núcleo de Prevenção de Doenças Ginecológicas da Universidade Federal de São Paulo (Nuprev/Unifesp).

A coloração varia bastante e depende da localização do excesso de melanina. Máculas com tons amarronzados aparecem quando o excesso de pigmento está na epiderme; com tons de cinza, quando o excesso está na derme. O diagnóstico baseia-se na história clínica detalhada e no exame físico, raramente sendo necessária a biópsia.

Quando não há atividade do processo que causou a HR, não há indicação de conduta ativa. A abordagem terapêutica pode ser feita por questões estéticas, sendo a hidroquinona tópica considerada a droga de primeira linha.

ACANTOSE *NIGRICANS*

A acantose *nigricans* (AN) acomete mais frequentemente axilas e pescoço, mas pode estar presente na região genital (Figura 2). Caracteriza-se por placa hiperpigmentada simétrica bilateral no períneo e nos sulcos inguinocrurais, com limites mal definidos, acentuação das linhas da pele e frequente associação com acrocórdons. Relaciona-se mais comumente a endocrinopatias como diabetes, resistência à insulina, síndrome de ovários policísticos e hipotireoidismo. Síndromes hereditárias, neoplasias e uso de medicações como glicocorticoides, insulina e anticoncepcional oral também são causas da AN.

Os principais diagnósticos diferenciais são a hiperpigmentação fisiológica, a hipercromia residual e o eczema liquenificado. O diagnóstico é eminentemente clínico, com desordens sistêmicas associadas e com destaque ao aspecto aveludado da pele acometida. O estudo anatomopatológico é indicado em casos duvidosos e evidencia hiperqueratose e acentuação das papilas. O tratamento é direcionado à causa primária.

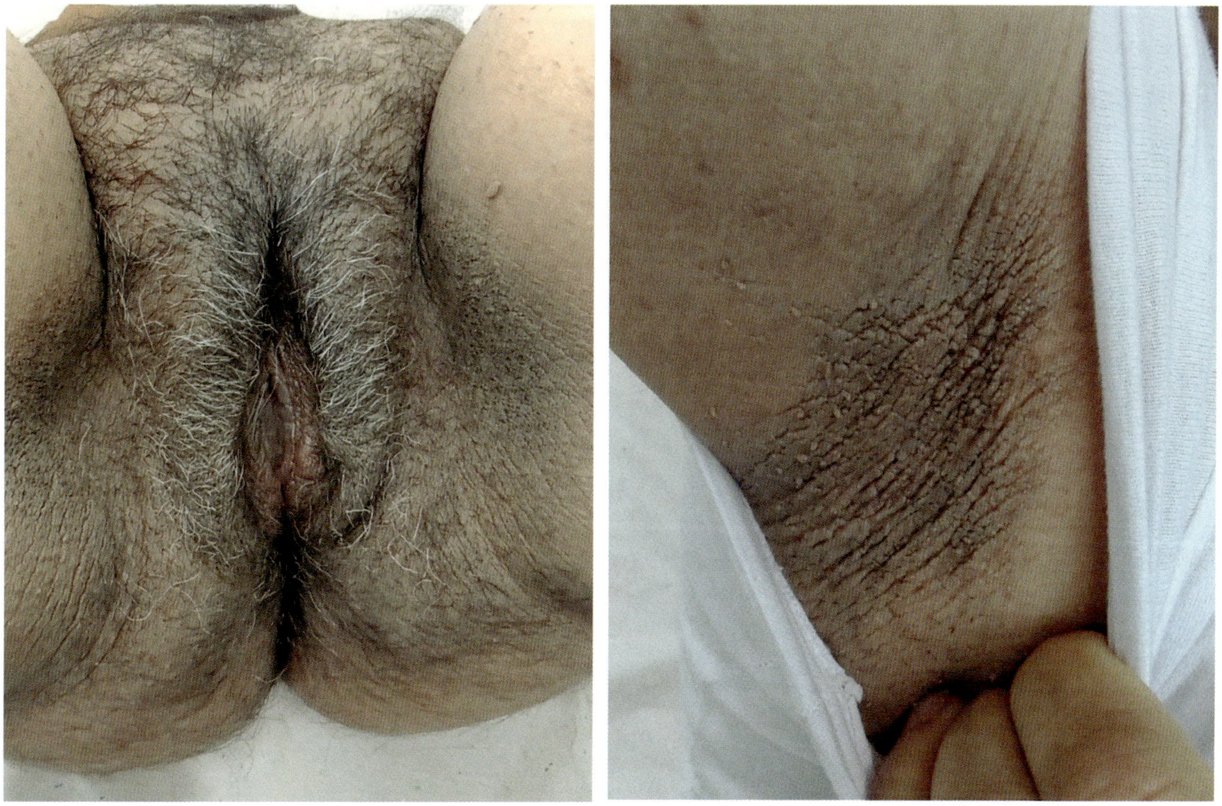

FIGURA 2
Acantose *nigricans* acometendo regiões inguinocrurais e axilar.
Fonte: acervo do Núcleo de Prevenção de Doenças Ginecológicas da Universidade Federal de São Paulo (Nuprev/Unifesp).

LENTIGO SIMPLES

O lentigo simples é uma mácula hipercrômica benigna resultante do aumento da atividade dos melanócitos epidérmicos. Apresenta formato circular, limites bem definidos e pequenas dimensões, de até 5 mm. A coloração é geralmente uniforme (Figuras 3 a 5). Aparece na infância, em grandes e pequenos lábios, e é assintomática. Diagnóstico diferencial principal é o nevo melanocítico juncional. O diagnóstico definitivo é feito pelo estudo anatomopatológico, com melanócitos normais produzindo mais melanina. Pela falta de sintomas, a conduta é expectante.

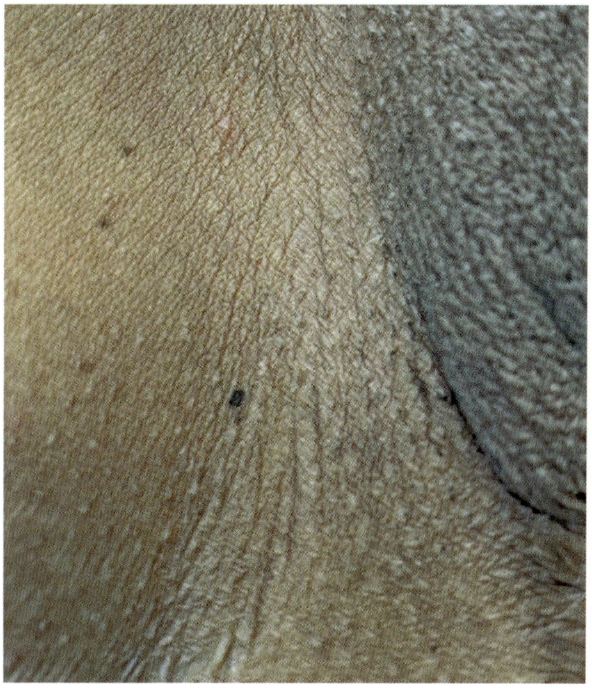

FIGURA 3
Lentigo simples em região inguinocrural direita.
Fonte: acervo do Núcleo de Prevenção de Doenças Ginecológicas da Universidade Federal de São Paulo (Nuprev/Unifesp).

MELANOSE

A melanose é caracterizada por manchas assintomáticas, com dimensões variáveis que podem atingir até 2 cm, com limites mal definidos e coloração escura, desde marrom até preta (Figura 6). Acomete mais frequentemente pequenos lábios e vestíbulo de mulheres jovens na pré-menopausa ao redor dos 40 anos. Tem como diagnósticos diferenciais hipercromia residual, lesão intraepitelial de alto grau, nevo displásico e melanoma. A

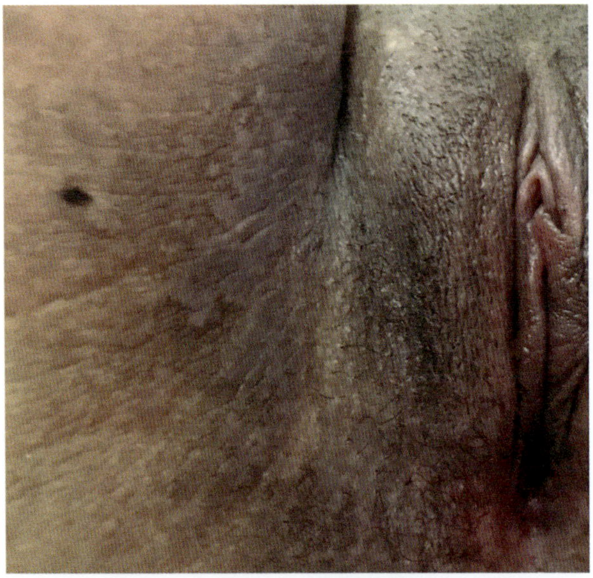

FIGURA 4
Lentigo simples em raiz de coxa direita – na região inguinocrural, hiperpigmentação com infecção fúngica associada.
Fonte: acervo do Núcleo de Prevenção de Doenças Ginecológicas da Universidade Federal de São Paulo (Nuprev/Unifesp).

ERITEMA PIGMENTAR FIXO

Reações cutâneas acontecem em cerca de 2-3% das pessoas em uso de medicações. Entre as reações, encontra-se o eritema pigmentar fixo (EPF), que, em mulheres, pode acometer a vulva em todas as idades. Trata-se de reação cutânea em que as lesões reaparecem sempre nos mesmos locais, toda vez que há exposição àquela droga.

As drogas que mais comumente causam o EPF são: antibióticos (sulfa, tetraciclina, quinolonas, penicilina e dapsona), anti-inflamatórios não hormonais (ácido acetilsalicílico, ibuprofeno, naproxeno), paracetamol, barbitúricos e anticonvulsivantes.

Aparece inicialmente como mácula eritematosa assimétrica mal delimitada única ou em pequeno número, após cerca de 30 minutos a até 8 horas após a exposição. Torna-se acastanhada e regride após 7-10 dias da suspensão da medicação. Pode tornar-se perene em casos de recidivas frequentes. O diagnóstico é clínico, baseado na anamnese minuciosa e no exame físico. A identificação do agente causador e sua suspensão são o tratamento preconizado.

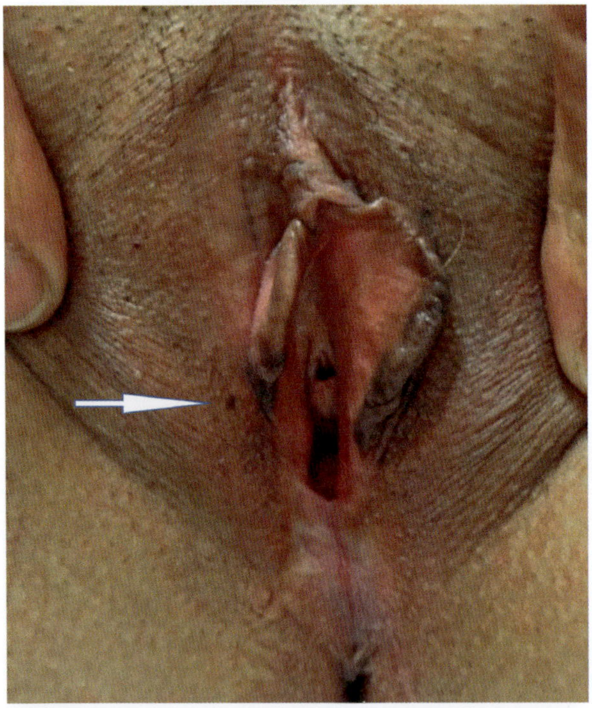

FIGURA 5
Mácula hipercrômica em grande lábio direito (seta).
Fonte: acervo pessoal das Dras. Denise Gasparetti Drumond e Fernanda Souza Sampaio.

excisão está indicada quando não for possível diferenciar clinicamente a melanose do melanoma. Assim como nos casos de lentigo, não há conduta, por ser assintomática.

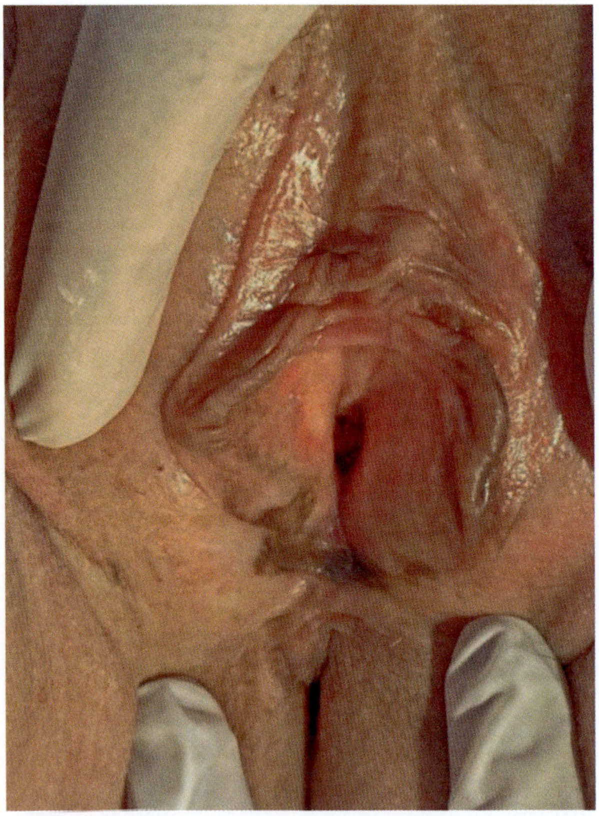

FIGURA 6
Melanose vulvar acometendo parte de pequenos lábios direito e esquerdo e comissura labial posterior.
Fonte: acervo pessoal das Dras. Denise Gasparetti Drumond e Fernanda Souza Sampaio.

REFERÊNCIAS BIBLIOGRÁFICAS

1. Haugh AM, Merkel EA, Zhang B, Bubley JA, Verzi AE, Lee CY, et al. A clinical, histologic and follow-up study of genital melanosis in men and women. J Am Acad Dermatol. 2017;76:836.
2. Maderal AD, J. Acanthosis nigricans. In: Callen J, Ofori AO, editors. UpToDate. Waltham, Mass.: UpToDate, 2022. Available: www.uptodate.com/contents/acanthosis-nigricans (acesso 22 abr 2022).
3. Margesson LJ, Haefner HK. Vulvar lesions: differential diagnosis of pigmented (black, brown, blue) lesions. In: Dellavalle RP, Eckler K, editors. UpToDate. Waltham, Mass.: UpToDate, 2022. Available: www.uptodate.com/contents/ www.uptodate.com/contents/vulvar-lesions-differential-diagnosis-of-pigmented-black-brown-blue-lesions (acesso 22 abr 2022).
4. Saedi N. Postinflammatory hyperpigmentation. In: Dover JS, Alexis AF, Ofori AO, editors. UpToDate. Waltham, Mass.: UpToDate, 2022. Available: www.uptodate.com/content/ postinflammatory-hyperpigmentation (acesso 22 abr 2022).
5. Schaffer JV, Bolognia JL, Hunt R. Benign pigmented skin lesions other than melanocytic nevi (moles). In: Levy ML, Dellavalle RP, Corona R, editors. UpToDate. Waltham, Mass.: UpToDate, 2022. Available: www.uptodate.com/contents/benign-pigmented-skin-lesions-other-than-melanocytic-nevi-moles (acesso 22 abr 2022).
6. Tso FK, Chuery ACS. Lesões hipercrômicas. In: Campaner AB, et al., editors. Manual ilustrado de doenças da vulva. Rio de Janeiro: Atheneu; 2020.
7. Vilar DA, Barreiro B, Iglesias SS, Amarellea CG. Acantosis nigricans en los síndromes de resistencia grave a la insulina. [Acantosis nigricans in severe insulin resistance syndromes.] An Pediatr (Barc). 2017;86(3):166-8.

9.1

Infecções vulvares fúngicas – cândida e tínea

Denise Gasparetti Drumond
Fernanda Souza Sampaio

CÂNDIDA

A candidíase genital é uma infecção comum e causa importante de prurido vulvar. Trata-se de um problema de saúde universal que afeta milhões de mulheres e é causado pelo crescimento exacerbado de leveduras na mucosa vaginal. Acredita-se que 70-75% das mulheres em idade fértil terão pelo menos um episódio de candidíase vulvovaginal durante a vida, e 40-50% sofrerão recorrência. O agente mais comum é a *Candida albicans,* responsável por 90% dos casos. Existem também outras espécies de Cândida não *albicans* (*glabrata, krusei, parapsilosis* e *tropicalis*).

Fatores de risco associados à doença são: uso de anticoncepcionais com alta dose de estrogênio, gravidez, uso de antibióticos e pacientes portadoras de *diabetes mellitus.*

Diagnóstico

O diagnóstico pode ser clínico ou pode-se usar o exame microscópico com identificação de pseudo-hifas no conteúdo vulvovaginal (exame a fresco ou Gram). Já o uso da cultura fúngica está recomendado nos casos de candidíase recorrente. Hoje também há, no arsenal propedêutico para a detecção da Cândida, os testes de biologia molecular (principalmente proteína C reativa - PCR).

O exame físico pode mostrar edema e eritema com presença de placas vermelhas e brilhantes que envolvem porções variadas da vulva. Em casos mais graves, a parte interna das coxas e a área perineal também podem estar acometidas (Figuras 1 a 3). O corrimento vaginal pode estar presente, e o sintoma mais comum é o prurido local.

Tratamento

Medicamentos tópicos

- Creme tópico de clotrimazol 1% (5 g/noite por 5 dias) ou 2% (5 g/noite por 3 dias), ou óvulo vaginal de 100 mg (1 vez por noite por 7 dias).
- Creme de miconazol 2% (5 g/noite por 7 dias) ou 4% (5 g/noite por 3 dias), ou óvulo vaginal 100 mg (1 vez por noite por 7 dias), ou óvulo vaginal 200 mg (1 vez por noite por 3 dias) ou óvulo 1.200 g (dose única). Pode-se associar creme miconazol 2% para uso na vulva.

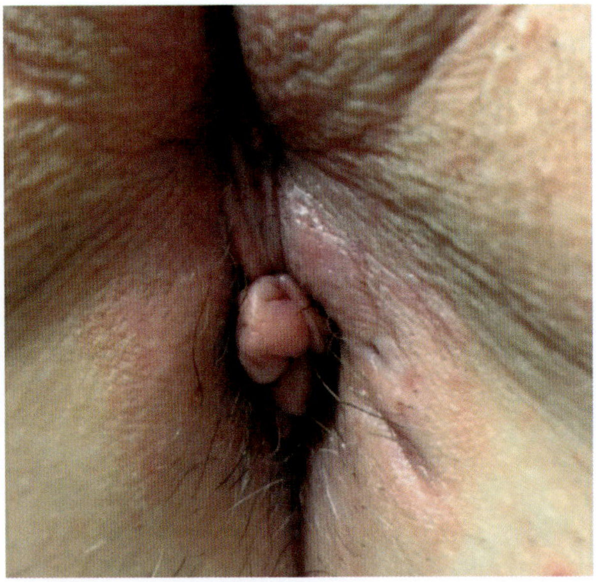

FIGURA 1
Candidíase perianal. Eritema e edema presentes.
Fonte: acervo pessoal da Dra. Denise Gasparetti Drumond.

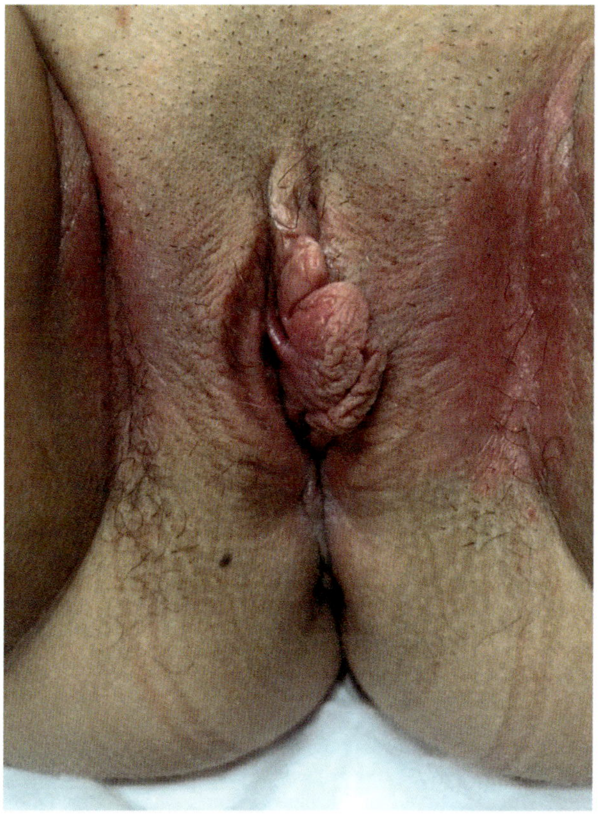

FIGURA 2
Candidíase vulvovaginal em gestante, tratada e com remissão do quadro vaginal. No retorno, observou-se comprometimento de pregas inguinais bilaterais.
Fonte: acervo pessoal da Dra. Denise Gasparetti Drumond.

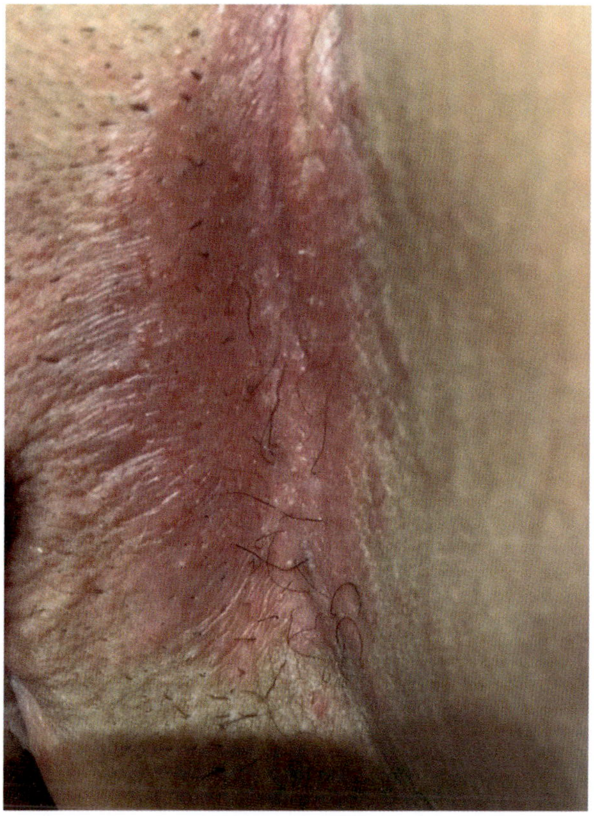

FIGURA 3
Detalhe da Figura 2: placa com hiperemia e edema em prega inguinal.
Fonte: acervo pessoal da Dra. Denise Gasparetti Drumond.

- Tioconazol 6,5%, creme vaginal em dose única.
- Butoconazol 2%, creme vaginal em dose única.
- Terconazol creme 0,4% (5 g/noite por 7 dias) ou 0,8% (5 g/noite por 3 dias) ou 80 mg, óvulo vaginal, por 3 dias.
- Fenticonazol creme, 1 aplicação/noite por 7 dias ou óvulo/noite em dose única.
- Antimicótico poliênico como nistatina creme 5 g/noite (12 dias).

Medicamentos orais

- Fluconazol: 150 mg via oral em dose única.
- Cetoconazol: 200-400 mg/dia durante 5 dias.
- Itraconazol: 200 mg 2 vezes ao dia por 1 ou 3 dias.

Para a candidíase recorrente vulvovaginal, fluconazol 150 mg via oral a cada 72 horas por 3 vezes. Depois, manter a medicação 1 vez por semana por 6 meses.

Para pacientes com candidíase por Cândida não *albicans,* diabéticas ou imunossuprimidas, óvulo de ácido bórico 600 mg por dia durante 14 dias ou creme intravaginal (clotrimazol, miconazol ou terconazol) por 7-14 dias.

Para gestantes, utiliza-se miconazol ou clotrimazol durante 7 dias.

TÍNEA *CRURIS*

Trata-se de infecção fúngica causada pelo *Trichophyton rubrum.* É uma dermatofitose cujos fatores predisponentes incluem sudorese copiosa, obesidade, diabetes e imunodeficiência.

Diagnóstico

Apresenta-se como uma placa eritematodescamativa com a parte central mais clara e borda levemente elevada, hiperpigmentada e infiltrada que pode acometer a vulva, a região perianal e as pregas inguinais (Figura 4).

Para diagnóstico, pode-se realizar microscopia do raspado da borda da lesão em KOH 10% ou cultura. Deve-se examinar pele, cabelo e unhas, por ser comum existirem outros sítios de dermatofitose.

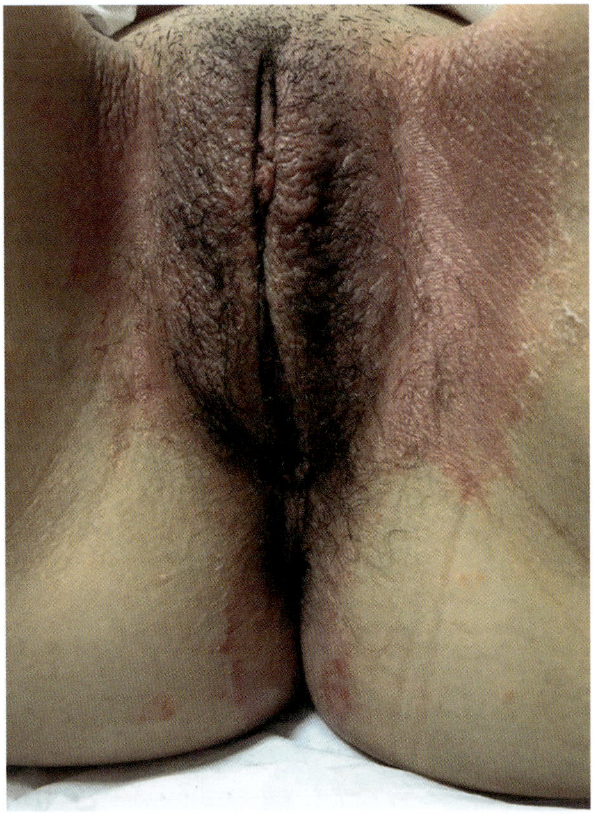

FIGURA 4
Tínea *cruris*. Placa vermelha bem delimitada, eritematodescamativa, com borda periférica infiltrada.
Fonte: acervo pessoal das Dras. Denise Gasparetti Drumond e Fernanda Souza Sampaio.

Tratamento

Há boa resposta clínica aos antifúngicos tópicos. Podem ser utilizados:

- Clotrimazol creme 1% 2 vezes ao dia.
- Cetoconazol creme 2% 2 vezes ao dia.
- Miconazol creme 2% 2 vezes ao dia.
- Terbinafina creme 1% 1-2 vezes dia.

Em lesões extensas e refratárias a medicação tópica, pode-se utilizar medicação oral como terbinafina (250 mg/dia) ou griseofulvina (500 mg, 2 vezes ao dia) por 2-4 semanas. Itraconazol (200 mg/dia por 1 semana) e fluconazol (150 mg/semana por 2-4 semanas) são outras opções terapêuticas.

REFERÊNCIAS BIBLIOGRÁFICAS

1. Cardial MFT, Campaner AB, Santos ALF, Speck NMG, Barbosa MTA, Martins CMR. Manual de diagnóstico e condutas em patologia do trato genital inferior. Rio de Janeiro: Atheneu; 2018.
2. Collins LM, Moore R, Sobel JD. Prognosis and long-term outcome of women with idiopathic recurrent vulvovaginal candidiasis caused by Candida albicans. J Low Genit Tract Dis. 2020;24:48.
3. Donders GG, Sobel JD. Candida vulvovaginitis: a store with a buttery and a show window. Mycoses. 2017;60:70.
4. El-Gohary M, van Zuuren EJ, Fedorowicz Z, Burgess H, Doney L, Stuart B, et al. Topical antifungal treatments for tinea cruris and tinea corporis. Cochrane Database Syst Rev. 2014;CD009992.
5. Mendling W, Brasch J, German Society for Gynecology and Obstetrics, et al. Guideline vulvovaginal candidosis (2010) of the German Society for Gynecology and Obstetrics, the Working Group for Infections and Infectimmunology in Gynecology and Obstetrics, the German Society of Dermatology, the Board of German Dermatologists and the German Speaking Mycological Society. Mycoses. 2012;55(Suppl 3):1.
6. Pappas PG, Kauffman CA, Andes D, Benjamin DK, Calandra TF, Edwards Jr, JE, et al. Clinical practice guidelines for the management of candidiasis: 2009 update by the Infectious Diseases Society of America. Clin Infect Dis. 2009;48:503.
7. Pasternak B, Wintzell V, Furu K, et al. Oral fluconazole in pregnancy and risk of stillbirth and neonatal death. JAMA. 2018;319:2333.
8. Pitsouni E, Iavazzo C, Falagas ME. Itraconazole vs fluconazole for the treatment of uncomplicated acute vaginal and vulvovaginal candidiasis in nonpregnant women: a metaanalysis of randomized controlled trials. Am J Obstet Gynecol. 2008;198:153.
9. Sobel JD, Chaim W, Nagappan V, Leaman D. Treatment of vaginitis caused by Candida glabrata: use of topical boric acid and flucytosine. Am J Obstet Gynecol. 2003;189:1297.
10. Solomon M, Greenbaum H, Shemer A, Barzilai A, Baum S. Toe web infection: epidemiology and risk factors in a large cohort study. Dermatology. 2021;237:902.
11. van Zuuren EJ, Fedorowicz Z, El-Gohary M. Evidence-based topical treatments for tinea cruris and tinea corporis: a summary of a Cochrane systematic review. Br J Dermatol. 2015;172:616.

9.2

Infecções vulvares bacterianas – estafilococos e eritrasma

Ana Carolina Silva Chuery
Jefferson Alfredo de Barros

INTRODUÇÃO

Infecções comuns causadas por *S. aureus* incluem a foliculite, isto é, infecção superficial do folículo piloso, e a furunculose, na qual há infecção mais profunda que envolve o tecido circundante. São predispostas por depilação, uso de roupa íntima justa por longo período, higiene precária, obesidade, imunossupressão e diabetes *mellitus*.

Celulite e erisipela são mais frequentemente causadas por estreptococos, porém alguns tipos de *S. aureus* que afetam a derme e o tecido celular subcutâneo também podem ser a causa.

Diabetes, obesidade, imunossupressão, gravidez, má higiene e trauma iatrogênico são fatores predisponentes. Outra infecção causada por estafilococo, isoladamente ou combinado com estreptococo, é o impetigo, que pode ser mais frequente em crianças e pacientes imunossuprimidos, acometendo axilas e região inguinal. Geralmente surge em áreas de prurido (dermatite atópica, picada de insetos) ou após pequenos traumas.

Eritrasma é infecção superficial da pele causada pela *Corynebacterium minutissimum*, uma bactéria aeróbica Gram-positiva componente da flora normal da pele. São considerados fatores predisponentes: clima quente e úmido, higiene precária, hiperidrose, obesidade, diabetes *mellitus* e imunossupressão. Na maioria das vezes é assintomática, ou ocasiona prurido vulvar crônico. O eritrasma vulvar é pouco comum, com prevalência de 0,3%.

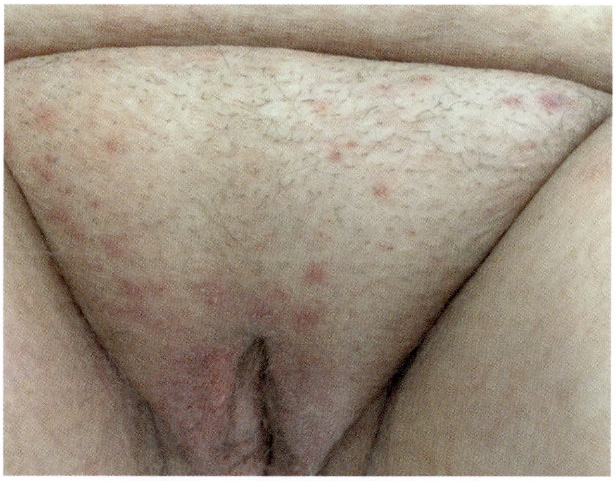

FIGURA 1
Foliculite. Múltiplas pápulas avermelhadas e pústulas no monte púbico.
Fonte: acervo pessoal do Dr. Jefferson Alfredo de Barros.

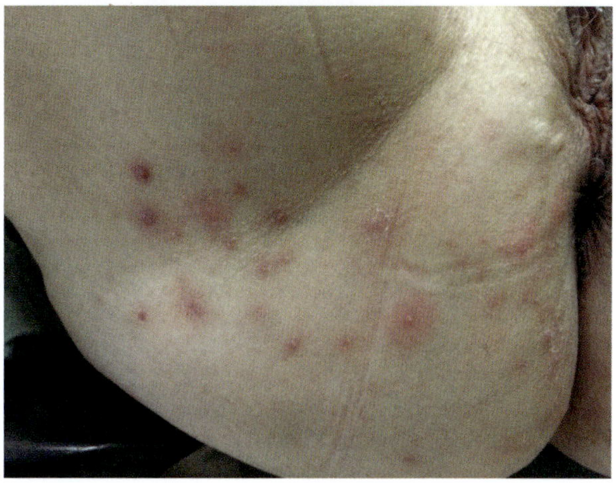

FIGURA 2
Foliculite. Múltiplas pápulas avermelhadas e pústulas na região glútea direita.
Fonte: acervo pessoal do Dr. Jefferson Alfredo de Barros.

DIAGNÓSTICO

O diagnóstico das infecções por estafilococo é essencialmente clínico. Foliculite apresenta-se como pápula eritematosa ou pústula (Figuras 1 e 2); já o furúnculo se inicia como nódulo eritematoso e doloroso que evolui com flutuação e eliminação de material purulento, principalmente no monte púbico e nos grandes lábios.

Na celulite vulvar, observa-se eritema mal definido, doloroso, edema e calor local, às vezes com bolhas (Figuras 3 a 5), enquanto na erisipela há eritema marginal bem demarcado que aumenta progressivamente. Em ambas as condições, frequentemente há sintomas sistêmicos como febre, náuseas, mal-estar e calafrios. No impetigo, formam-se pústulas que se rompem e liberam exsudato que origina, ao secar, crosta amarelada "cor de mel", muitas vezes com rápida extensão para a pele adjacente.

No eritrasma, o diagnóstico é clínico, caracterizado pela presença de placa eritematosa amarronzada irregular, de margens bem definidas e fina descamação, com a confirmação pelo exame com a lâmpada de Wood (luz ultravioleta de baixo comprimento de onda), que mostra fluorescência vermelho-coral brilhante decorrente da produção de porfirina pelas bactérias. Diagnóstico diferencial é feito com vulvite por cândida, tínea *cruris*, eczema de contato, eczema atópico e psoríase. A biópsia pode ser necessária em casos duvidosos.

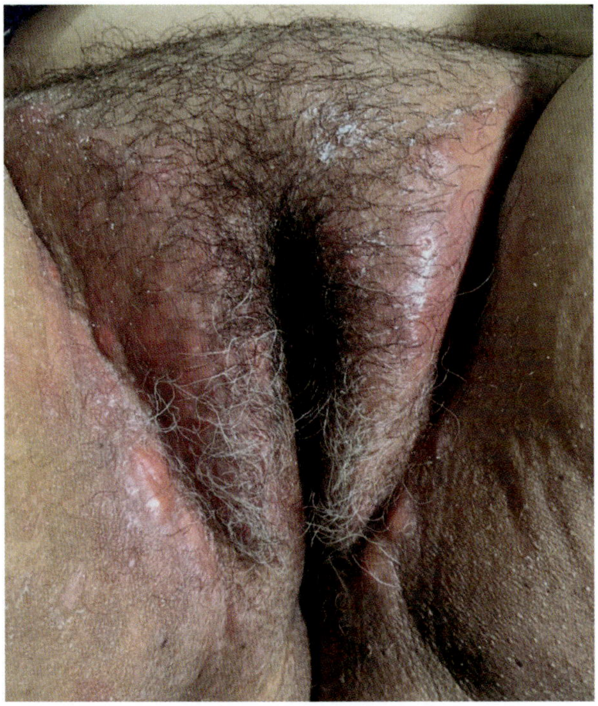

FIGURA 4
Paciente com celulite vulvar: hiperemia, dor, edema locais.
Foto: acervo pessoal da Dra. Luiza de Rezende Mizuno.

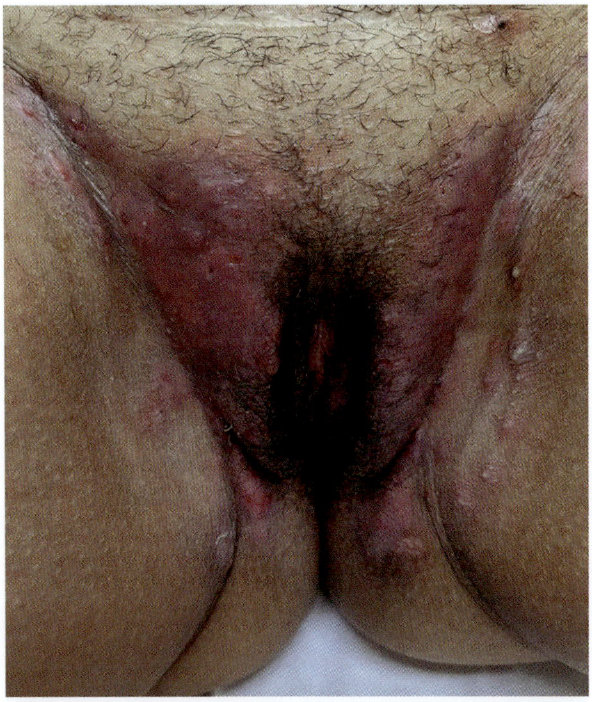

FIGURA 3
Celulite vulvar. Paciente com histórico de depilação com lâmina, há 18 dias iniciou quadro de hiperemia, dor, edema e evolução com drenagem purulenta, piora progressiva, sendo atendida no pronto-socorro.
Fonte: acervo do Pronto-Socorro do Hospital São Paulo (Universidade Federal de São Paulo – Unifesp).

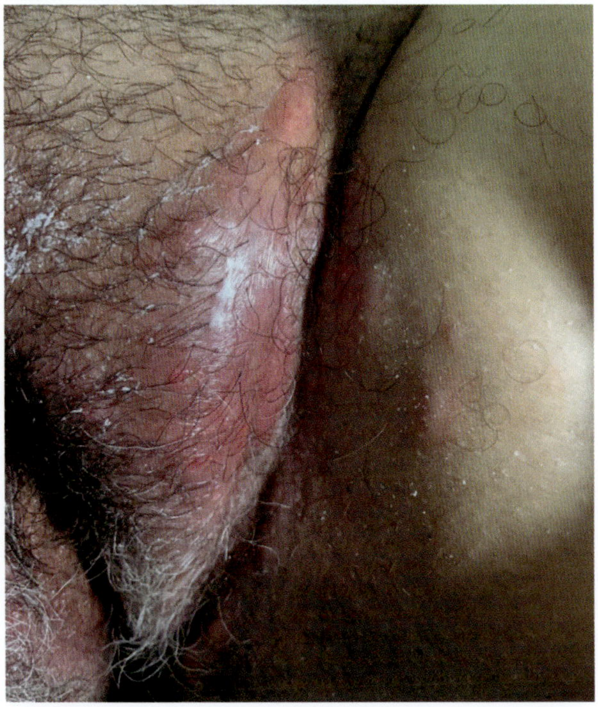

FIGURA 5
Paciente da Figura 4 em maior aumento.
Foto: acervo pessoal da Dra. Luiza de Rezende Mizuno.

DIAGNÓSTICO SUBSIDIÁRIO

Quanto aos exames complementares, recomenda-se excluir doenças imunossupressoras, com exames direcionados a depender da história clínica e de exame físico, sorologia para o vírus da imunodeficiência humana (HIV), além de rastrear diabetes *mellitus* com glicemia de jejum e/ou hemoglobina glicada.

CONDUTA TERAPÊUTICA

- Foliculite e furunculose: clorexidina tópica, gel de clindamicina a 1% ou pomada de mupirocina a 2%, 2 vezes ao dia, por 7-10 dias. Se lesões persistentes ou recidivantes, cefalexina ou clindamicina oral.
- Celulite e erisipela: penicilina G benzatina 1,2 milhão UI, intramuscular, em dose única, ou eritromicina oral para pacientes alérgicas à penicilina. Outras opções para casos de celulite: cefalexina ou clindamicina por 10 dias.
- Impetigo: pomada de mupirocina a 2% ou creme de ácido fusídico a 2%, 3 vezes ao dia, por 7 dias. Casos mais extensos, cefalexina ou clindamicina oral.
- Eritrasma: tratamento tópico com creme de ácido fusídico, pomada de mupirocina a 2% ou gel de clindamicina a 1%, 2 vezes por dia por 1-2 semanas. Antibioticoterapia sistêmica nas infecções mais graves ou lesões extensas com eritromicina 250 mg a cada 6 horas ou tetraciclina 500 mg a cada 12 horas, por 2 semanas.

REFERÊNCIAS BIBLIOGRÁFICAS

1. Bárcenas AL, Canchola VHO, Arenas R. Eritrasma. Revisión y actualización. Med Int Mex. 2006;22:107-12.
2. Hussain SH, Sterling J. Skin diseases affecting the vulva. Obstet Gynaecol Reprod Med. 2014;24(5):141-7.
3. Lewis FM, Neill SM. Capítulo 4: Infecciones de transmisión no sexual de la vulva. In: Neill SM, Lewis FM. Ridley's la vulva. 3.ed. Venezuela: Amolca; 2011. p.71-84.
4. Martins CMR, Robial R. Infecções vulvares. In: Campaner AB, Cardial MTF, Kamilos MF, Santos ALF, Martins CMR, Speck NMG, et al. Manual ilustrado de doenças da vulva. Rio de Janeiro: Atheneu; 2020. p.157-65.
5. Millett CR, Halpern AV, Reboli AC, Heyman WR. Doenças bacterianas. In: Bolognia JL, Jorizzo JL, Schaffer JV. Dermatologia. 3.ed. Rio de Janeiro: Elsevier; 2015. p.1187-20, cap. 74.
6. Wilson BB, Wagenseller A, Noland M-MB. An atypical presentation of erythrasma. J Am Acad Dermatol. 2012;67(5):e217-e218.

9.3

Infecções vulvares virais – molusco contagioso e condiloma

Denise Gasparetti Drumond
Fernanda Souza Sampaio

MOLUSCO CONTAGIOSO

Trata-se de infecção crônica causada pelo poxvírus, localizada na pele, com presença de pápulas firmes locais, medindo 2-5 mm de diâmetro, superfície brilhante e umbilicação central (Figuras 1 e 2). Podem ser únicas ou múltiplas. Como sintomas, pode-se ter o prurido eventual e ocasional processo inflamatório na região. A umbilicação central pode ser difícil de ser identificada em crianças pequenas, tendo aspecto acneiforme.

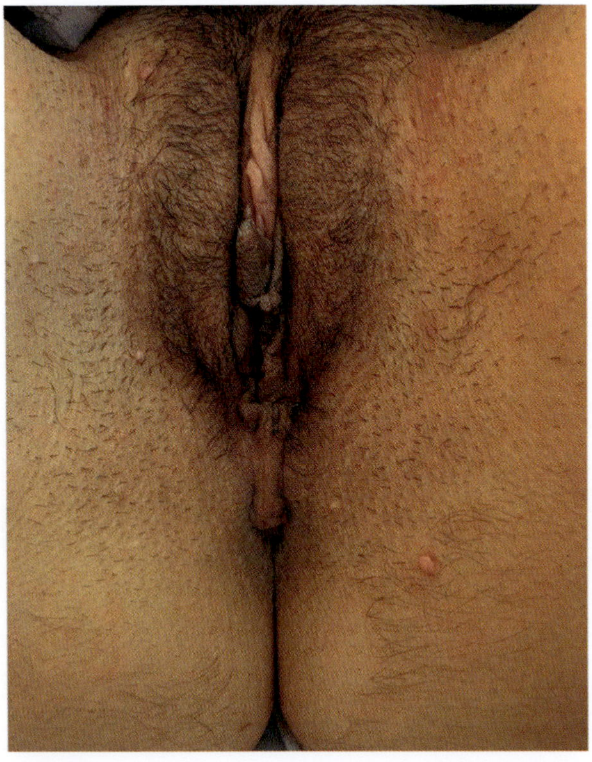

FIGURA 1
Molusco contagioso vulvar.
Fonte: acervo pessoal da Dra. Fernanda Souza Sampaio.

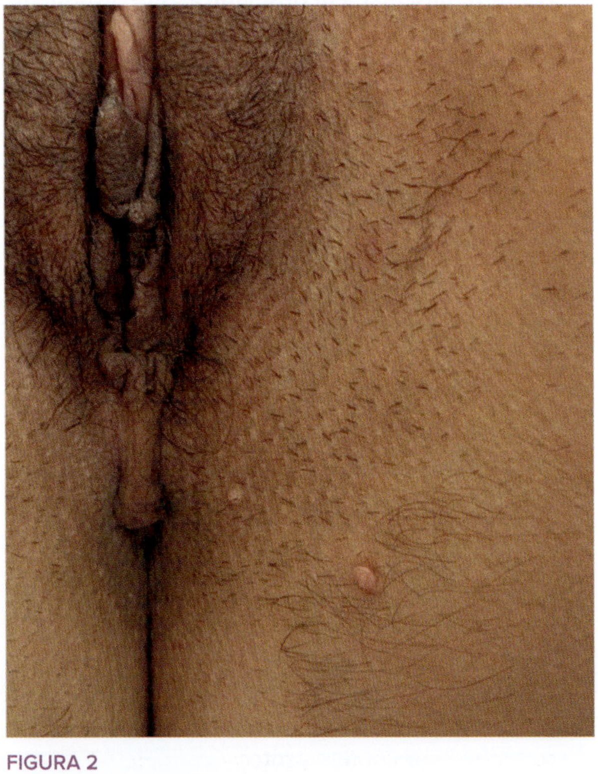

FIGURA 2
A mesma paciente da Figura 1, com a lesão em maior aumento. Notar a umbilicação da pápula.
Fonte: acervo pessoal da Dra. Fernanda Souza Sampaio.

Trata-se de doença comum na infância e na adolescência, podendo ocorrer em adultos jovens saudáveis ou em adultos imunocomprometidos. É transmitida por contato direto com a pele.

Diagnóstico

O diagnóstico é clínico. O diagnóstico diferencial é feito com várias outras condições clínicas, como:

criptococose, histoplasmose, condiloma acuminado, verrugas planas, granuloma piogênico, carcinoma basocelular, dentre outros. O exame histopatológico da lesão ajuda a diferenciar essas afecções.

Tratamento

Adolescentes e adultos com molusco sexualmente transmissível devem ser tratados para evitar a transmissão para os parceiros sexuais. Os indivíduos imunocomprometidos também devem ser tratados, para evitar uma infecção grave. Já para crianças imunocompetentes, o tratamento é opcional.

As terapias incluem: crioterapia, curetagem e *laser*. O uso de podofilina, ácido tricloroacético, solução de hidróxido de potássio a 5% e imiquimode (*off label*) estão entre outras opções terapêuticas.

Na crioterapia, um cotonete com ponta de algodão é embebido em nitrogênio líquido e aplicado nas lesões individuais por 6-10 segundos. É uma terapia eficaz, mas que pode causar dor local, cicatrizes e hipopigmentação temporária da pele. A curetagem é a retirada física da lesão. A resolução imediata da lesão faz com que esse método de tratamento seja o preferido pelos especialistas.

CONDILOMA ACUMINADO

O papilomavírus humano (HPV) tipo 6 e o tipo 11 são considerados de baixo risco e são responsáveis pela maioria dos casos de condiloma acuminado, também conhecido como verruga genital. Apresentam-se como pápulas ou placas, únicas ou múltiplas, agrupadas, podendo proliferar no formato de couve-flor (Figuras 3 a 13). Na vulva, as regiões mais frequentemente acometidas são pequenos e grandes lábios e a região da fúrcula vaginal. Imunocomprometidas tendem a apresentar quadros mais exuberantes.

O HPV é responsável pela infecção sexualmente transmissível mais frequente no mundo. O uso de preservativo não confere proteção completa em relação à aquisição do vírus. As vacinas quadrivalente e nonavalente conferem imunidade contra os principais responsáveis pelo condiloma acuminado. O período de incubação varia de 3 semanas a 8 meses.

Diagnóstico

A biópsia da lesão antes de se iniciar o tratamento não é obrigatória, mas está indicada quando o diagnóstico clínico for incerto, diante de pacientes imunossuprimidos e perante lesões refratárias à terapia medicamentosa (Figuras 3 a 13). Ela deve ser realizada na região mais comprometida, retirando-se a base da

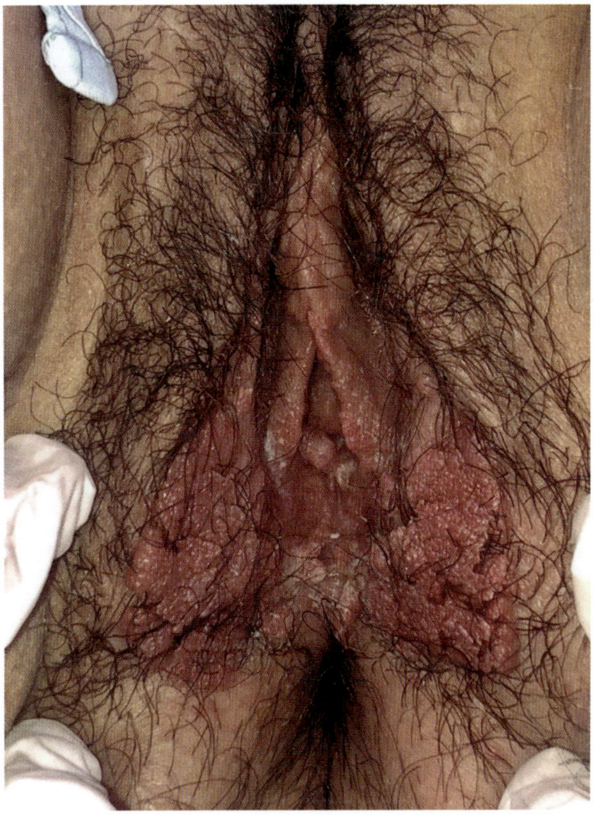

FIGURA 3
Lesões condilomatosas em pequenos e grandes lábios, introito vaginal e períneo.
Fonte: acervo pessoal da Dra. Fernanda Souza Sampaio.

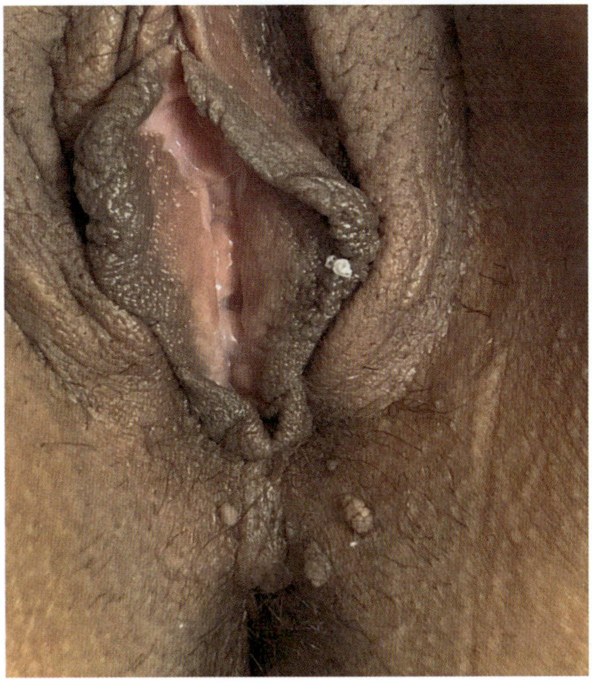

FIGURA 4
Lesões condilomatosas em períneo.
Fonte: acervo pessoal da Dra. Fernanda Souza Sampaio.

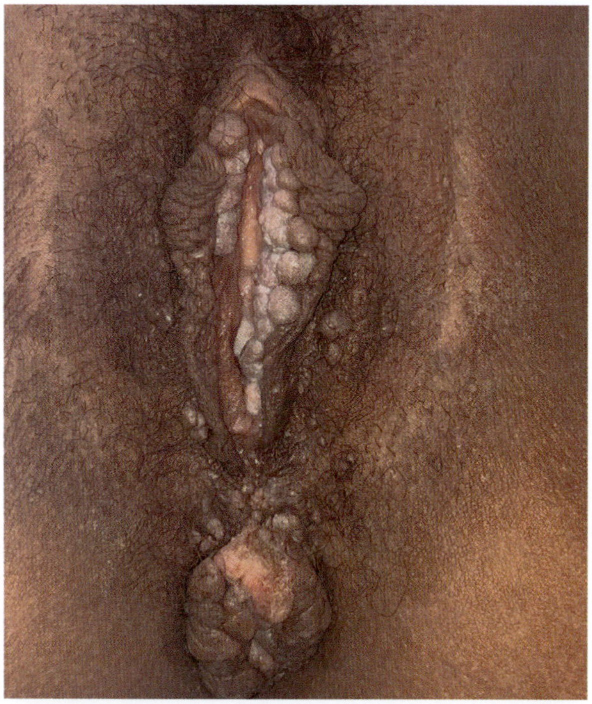

FIGURA 5

Lesões condilomatosas em pequenos e grandes lábios, introito vaginal, períneo e ânus em paciente HIV-positiva.

Fonte: acervo pessoal da Dra. Fernanda Souza Sampaio.

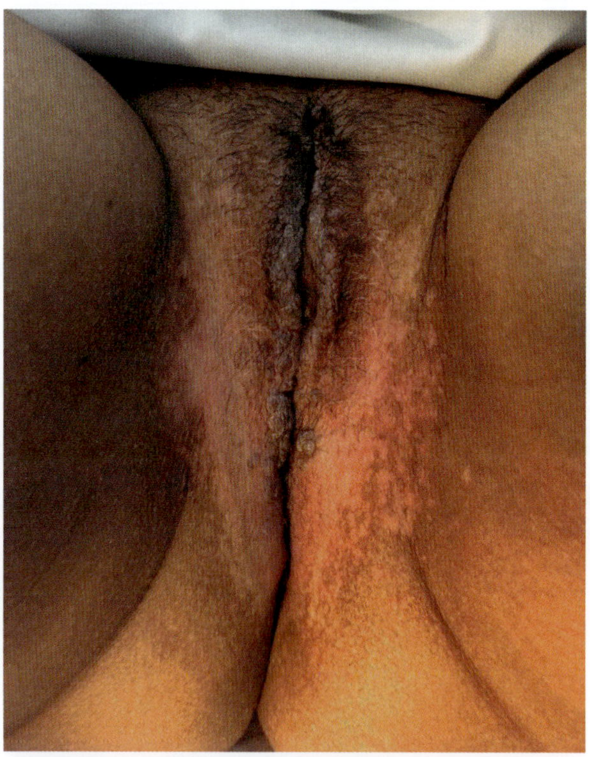

FIGURA 6

Lesões condilomatosas em pequenos e grandes lábios, introito vaginal e períneo.

Fonte: acervo pessoal da Dra. Denise Gasparetti Drumond.

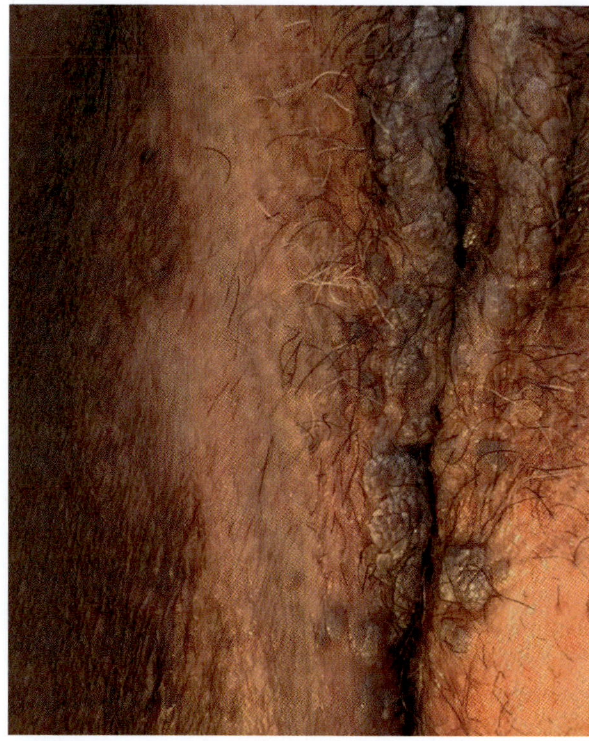

FIGURA 7

A mesma paciente da Figura 6 com as lesões em maior aumento.

Fonte: acervo pessoal da Dra. Denise Gasparetti Drumond.

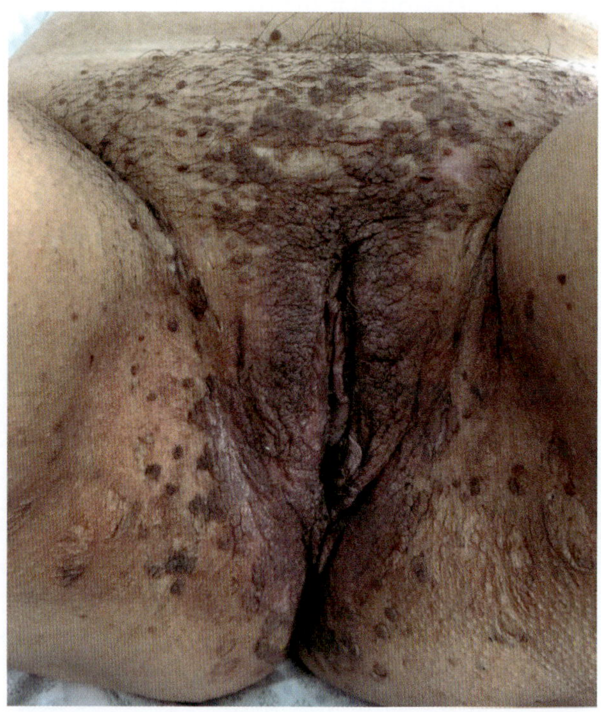

FIGURA 8

Múltiplos condilomas disseminados na vulva, raiz das coxas, perianais e em glúteos em paciente HIV-positiva.

Fonte: acervo pessoal da Dras. Denise Gasparetti Drumond e Fernanda Souza Sampaio.

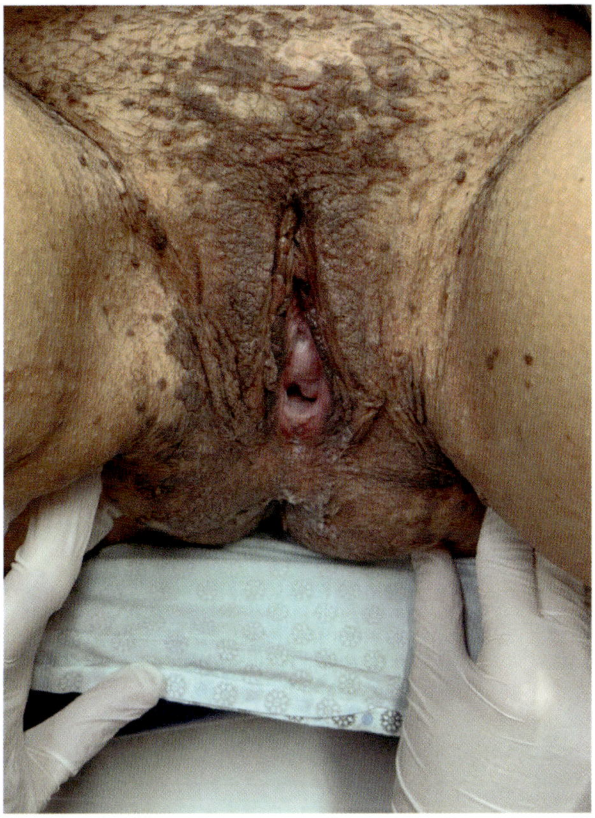

FIGURA 9
A mesma paciente da Figura 8 sob outro ângulo.
Fonte: acervo pessoal das Dras. Denise Gasparetti Drumond e Fernanda Souza Sampaio.

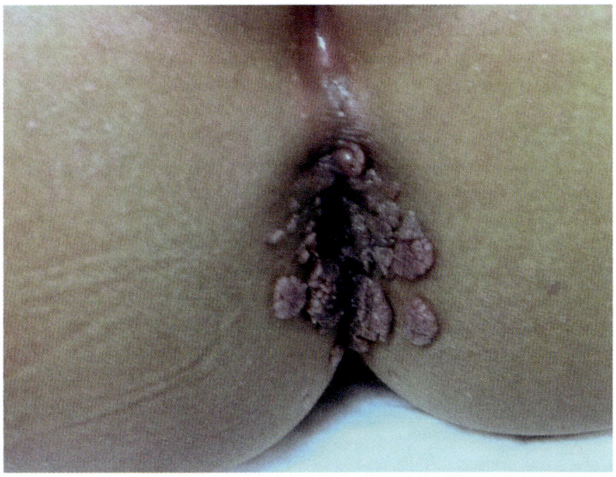

FIGURA 10
Múltiplos condilomas perianais em criança.
Fonte: acervo pessoal da Dra. Denise Gasparetti Drumond.

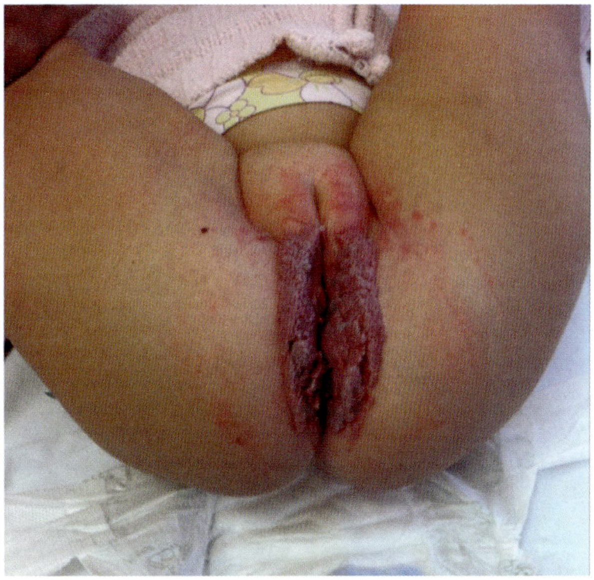

FIGURA 11
Condiloma acuminado vulvar em criança de 9 meses.
Fonte: acervo pessoal da Dra. Denise Gasparetti Drumond.

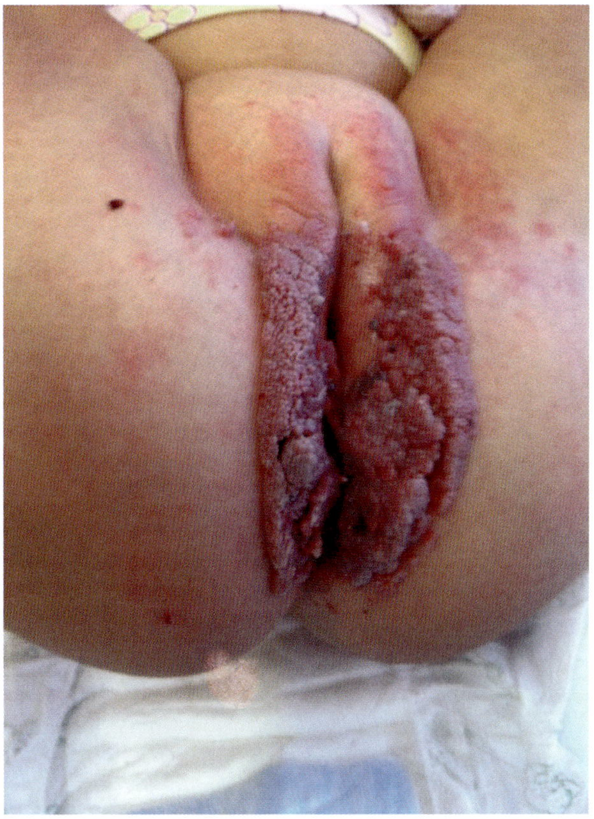

FIGURA 12
A mesma criança da Figura 11 em maior aproximação.
Fonte: acervo pessoal da Dra. Denise Gasparetti Drumond.

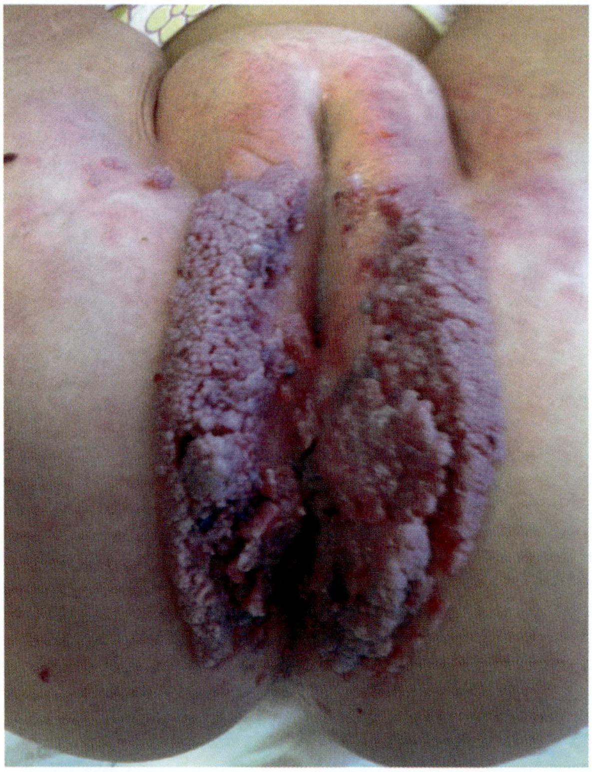

FIGURA 13
A mesma criança das Figuras 11 e 12 em maior aproximação.
Fonte: acervo pessoal da Dra. Denise Gasparetti Drumond.

lesão. Atentar para solicitação de sorologias para sífilis, HIV e hepatites B e C.

Tratamento

A maioria das infecções condilomatosas genitais apresenta resolução espontânea. As terapias farmacológicas ou cirúrgicas levam à eliminação de verrugas em 35-100% dos pacientes em 3-16 semanas, mas pode haver recorrência da lesão em 20-30% dos casos.

As terapias cirúrgicas, ablativas e excisionais, são reservadas para pacientes que apresentem lesões extensas, ou para aquelas que não responderam bem à terapia medicamentosa. A taxa de recorrência é semelhante em ambos os modelos de tratamento. Os condilomas podem ser removidos com bisturi, tesoura ou eletrocauterização. Vaporização com *laser* de CO_2 e crioterapia estão entre os métodos eficazes. Ácido tricloroacético (70-90%): aplicações semanais até o desaparecimento das lesões. Pode ser utilizado em gestantes.

- Podofilotoxina (creme a 0,15%): aplicar nas verrugas genitais externas 2 vezes ao dia por 3 dias consecutivos. Repetir esse ciclo semanalmente até 4 vezes. Contraindicada na gestação.
- Resina de podofilina (10 e 25%): não deve ser utilizada em mucosas e é contraindicada em gestantes pelo potencial teratogênico. A região deve ser lavada após 1-4 horas, após a aplicação semanal.
- 5-fluorouracil (creme a 5%): indicado em pacientes imunossuprimidos, em casos selecionados, com lesões multicêntricas e multifocais, em combinação com laserterapia. Aplicar 2 vezes por semana nas lesões e remover após 4 horas. Droga de categoria X durante a gestação.
- Imiquimode (creme 5%): é terapia imunomediada que estimula a produção de citocinas locais e aumenta a produção de interferon, reduzindo assim a carga viral do HPV. Recomenda-se lavar as mãos antes e depois da aplicação do creme. Essa área deve ser lavada 6-10 horas depois. O contato sexual deve ser evitado enquanto o creme estiver na pele. Aplicar em dias alternados (3 vezes por semana) por até 16 semanas. Se ocorrer inflamação grave, a medicação deve ser interrompida até que a inflamação se resolva e possa ser reiniciada com uma frequência menor.

REFERÊNCIAS BIBLIOGRÁFICAS

1. Chen X, Anstey AV, Bugert JJ. Molluscum contagiosum virus infection. Lancet Infect Dis. 2013;13:877.
2. Clanner-Engelshofen BM, Marsela E, Engelsberger N, Guertler A, Schauber J, French LE, Reinholz M. Condylomata acuminata: a retrospective analysis on clinical characteristics and treatment options. Heliyon. 2020;6(3):e03547.
3. Fuchs W, Brockmeyer NH. Sexually transmitted infections. J Dtsch Dermatol Ges. 2014;12 (6):451-63.
4. Hebert AA, Siegfried EC, Durham T, de León EN, Reams T, Messersmith E, et al. Efficacy and tolerability of an investigational nitric oxide-releasing topical gel in patients with molluscum contagiosum: a randomized clinical trial. J Am Acad Dermatol. 2020;82:887.
5. Kaderli R, Schnüriger B, Brügger LE. The impact of smoking on HPV infection and the development of anogenital warts. Int J Colorectal Dis. 2014;29:899.
6. Marsela E, Fischbeck AJ, Hildebrand JA, Aoki R, French LE, Wollenberg A, et al. Coexistence of oncogenic human papillomavirus genotypes in condylomata acuminata among children and adolescents. Acta Derm Venereol. 2020;100(4):adv00061.
7. Nguyen HP, Tyring SK. An update on the clinical management of cutaneous molluscum contagiosum. Skin Therapy Lett. 2014;19(2):5-8.
8. Olsen JR, Piguet V, Gallacher J, Francis N. Molluscum contagiosum and associations with atopic eczema in children: a retrospective longitudinal study in primary care. Br J Gen Pract. 2016;66:53-8
9. Patel H, Wagner M, Singhal P, Kothari S. Systematic review of the incidence and prevalence of genital warts. BMC Infect Dis. 2013;13:39.
10. Speck NMG, Ribalta JCL, Focchi J, Costa RRL, Kesselring F, Freitas VG. Low dose 5-fluoracil adjuvant in laser therapy for HPV lesions in immunossupressed patients and cases of difficult control. Eur J Gynaec Oncol. 2004;25(5):597-9.
11. Tso FK, Speck NMG. Condiloma acuminado. In: Campaner AB, Cardial MFTC, Kamilos MF et al. Manual ilustrado de doenças da vulva. São Paulo: Atheneu; 2020. p.187-98.

12. Van der Wouden JC, van der Sande R, Kruithof EJ, Sollie A, Suijlekom LWv, Koning S. Interventions for cutaneous molluscum contagiosum. Cochrane Database Syst Rev. 2017;5:CD004767.
13. Workowski KA, Bachmann LH, Chan PA, Johnston CM, Muzny CA, Park I, et al. Centers for Disease Control and Prevention. Sexually transmitted infections treatment guidelines, 2021. MMWR Recomm Rep. 2021 Jul 23;70(4):1-187.
14. Zorec TM, Kutnjak D, Hošnjak L, Kusar B, Trcko K, Kocjan BJ, et al. New insights into the evolutionary and genomic landscape of molluscum contagiosum virus (MCV) based on Nine MCV1 and Six MCV2 complete genome sequences. Viruses. 2018;10(11):586.

10.1

Úlceras genitais infecciosas

Denise Gasparetti Drumond
Fernanda Souza Sampaio
Silvana Maria Quintana
Fernanda Kesselring Tso

INTRODUÇÃO

As úlceras genitais representam uma síndrome clínica e manifestam-se como lesões nas quais ocorre perda da superfície cutânea da área anogenital, atingindo pelo menos a derme, geralmente associada a sinais inflamatórios. São precedidas ou não por pústulas e/ou vesículas, acompanhadas ou não de dor, ardor, prurido, drenagem de material mucopurulento, sangramento e linfadenopatia regional.

As infecções sexualmente transmissíveis (IST) são a causa mais frequente de úlceras genitais, com exceção das populações pediátrica e geriátrica, acometidas mais comumente por outras infecções, doenças inflamatórias e autoimunes, neoplásicas ou idiopáticas.

HERPES GENITAL

O herpes genital é uma infecção viral crônica na qual o vírus permanece nos gânglios sensoriais do hospedeiro, às vezes sem causar nenhum sintoma, às vezes com surtos de lesões vulvares dolorosas, autolimitadas e recorrentes. Dois tipos de herpes simples vírus (HSV) podem causar essa infecção: o herpes vírus tipo 1 (HSV-1) e o mais frequente, o tipo 2 (HSV-2).

O HSV é transmitido por meio do contato direto com um indivíduo soropositivo que está ativamente eliminando o vírus. O contágio pode ocorrer mesmo quando os sinais e sintomas estão ausentes. Tem período de incubação médio de 6 dias. Após a infecção inicial, o que ocorre em torno de 10-14 dias, o vírus entra em latência depois de ascender pelos nervos periféricos sensoriais e penetrar nos núcleos das células ganglionares. A reativação viral pode ocorrer devido a menstruação, traumas locais, antibioticoterapia prolongada e estados de deficiência imunológica.

Diagnóstico

O diagnóstico é baseado na anamnese e em exame físico. O primeiro episódio é clinicamente indistinguível se causado pelo HSV-1 ou pelo HSV-2. O tipo 2 causa mais lesões periódicas recorrentes se comparado ao tipo 1.

Surgem lesões maculares ou papulares eritematosas na pele ou mucosa, evoluindo para vesículas, que se rompem, dando origem a ulcerações (Figuras 1 a 5). Em alguns casos, as úlceras podem sofrer infecção secundária. Linfadenopatia dolorosa, febre, mal-estar, mialgia e cefaleia também podem estar presentes. O primeiro episódio normalmente dura mais tempo, entre 2-3 semanas na ausência de terapia antiviral, podendo ser mais grave, além de apresentar com mais frequência os sintomas sistêmicos.

Após a infecção primária, as manifestações clínicas tendem a ser mais brandas e podem ser precedidas por prurido, "fisgadas", "queimação" e dolorimento nos quadris, genitália e pernas.

Pacientes imunossuprimidos podem apresentar manifestações atípicas, com úlceras de maiores dimensões.

O exame complementar preferível é a reação em cadeia de polimerase (PCR), que detecta o DNA viral na lesão. Pode-se também realizar cultura, imunofluorescência e citologia com o raspado da lesão. Os testes citológicos utilizando métodos de coloração convencionais, como células de Tzanck, apresentam baixa sensibilidade e especificidade.

TRATAMENTO

Parceiros sexuais sintomáticos devem ser avaliados e tratados da mesma forma que os pacientes que têm herpes genital. Já os assintomáticos devem ser questionados sobre histórias de lesões genitais e podem

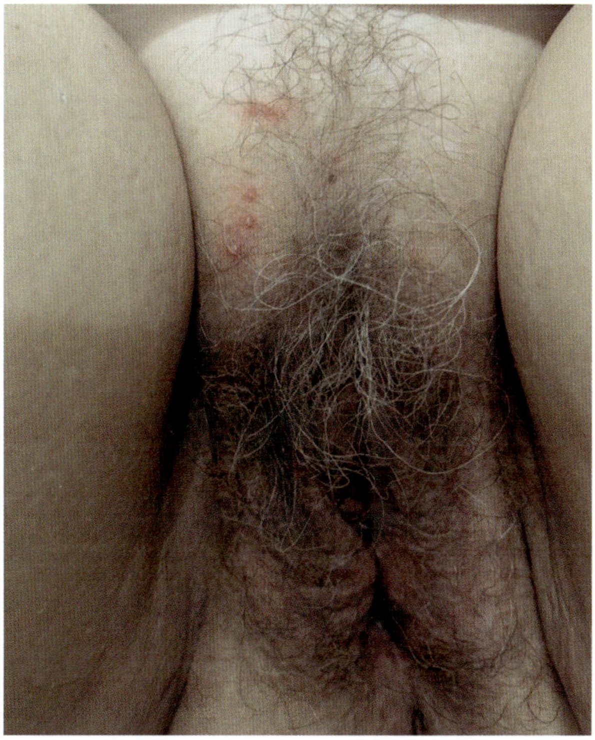

FIGURA 1
Pequenas vesículas em monte pubiano em paciente com herpes genital.
Fonte: acervo pessoal da Dra. Denise Gasparetti Drumond.

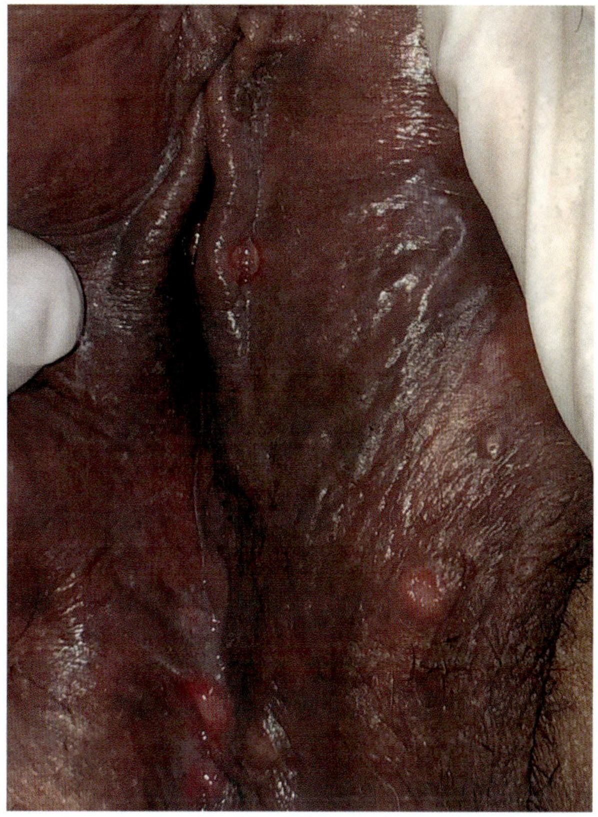

FIGURA 3
Úlceras herpéticas em pequeno lábio esquerdo, grande lábio esquerdo e introito vaginal.
Fonte: acervo pessoal da Dra. Denise Gasparetti Drumond.

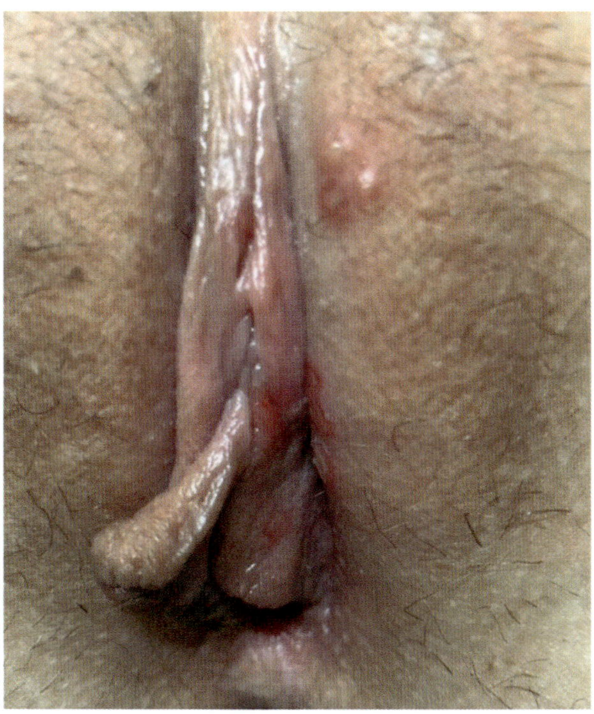

FIGURA 2
Vesículas em grande lábio esquerdo. Úlceras em pequeno lábio esquerdo.
Fonte: acervo pessoal da Dra. Denise Gasparetti Drumond.

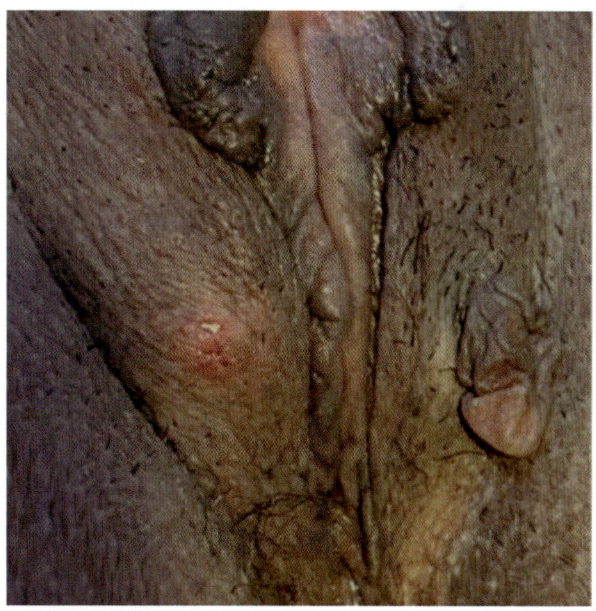

FIGURA 4
Pequena úlcera herpética em fase de cicatrização em grande lábio direito.
Fonte: acervo pessoal da Dra. Denise Gasparetti Drumond.

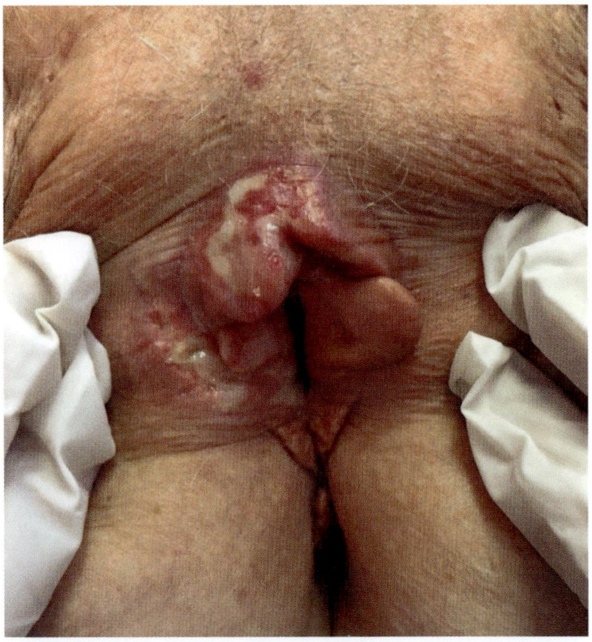

FIGURA 5
Úlcera herpética com infecção secundária comprometendo capuz de clitóris, pequeno e grande lábios direito.
Fonte: acervo pessoal da Dra. Denise Gasparetti Drumond.

ser submetidos a testes sorológicos específicos para a infecção pelo HSV. O protocolo clínico e as diretrizes terapêuticas para atenção integral às pessoas com IST do Ministério da Saúde (2020) e os do Centro de Controle e Prevenção de Doenças dos EUA (CDC) de 2021 são apresentados no Quadro 1.

SÍFILIS

Causada pelo *Treponema pallidum*, a sífilis apresenta diferentes fases clínicas e é classificada em recente e tardia, de acordo com sua evolução menor ou maior do que 1 ano, respectivamente.

A sífilis primária é representada pelo cancro duro; em média, 3 semanas após a contaminação ocorre o aparecimento de uma úlcera que corresponde ao local de inoculação do treponema. Essa fase caracteriza-se por úlcera arredondada, geralmente única, indolor, com base limpa, que pode ser acompanhada de adenopatias inguinais, não dolorosas, sem flutuação e não aderentes aos planos profundos. A borda é sobrelevada e endurecida, justificando o nome clínico de cancro duro. A localização mais comum é a região genital, mas pode ocorrer em qualquer lugar e passar despercebida, principalmente se ocorrer na vagina, no colo uterino e/ou no canal anal (Figuras 6 a 9).

Os testes diagnósticos mais adequados à sífilis recente primária são a microscopia de campo escuro, a sorologia treponêmica e a técnica de proteína C reativa (PCR). Deve-se lembrar que em alguns casos a sorologia ainda pode apresentar-se negativa na fase inicial da sífilis primária, levando 1-4 semanas após o surgimento do cancro para se tornar reativa; as primeiras a positivarem são as reações treponêmicas. Dessa maneira, os testes devem ser repetidos 4-12 semanas após o teste inicial para que se tenha certeza do diagnóstico.

O tratamento padrão é a penicilina benzatina, e a dose na fase do cancro é de 2.400.000 UI intramuscular (IM) em dose única (dividida em 1.200.00 UI em cada nádega). Em casos de alergia a penicilina, pode-se empregar em não gestantes doxiciclina (100 mg por via oral (VO), 2 vezes ao dia por 14 dias) e tetraciclina (500 mg, VO, 4 vezes ao dia por 14 dias). As parcerias sexuais devem ser tratadas e a notificação é compulsória.

CANCROIDE (CANCRO MOLE)

Infecção sexualmente transmissível causada pela bactéria *Haemophilus ducreyi*, mais frequente em países tropicais. Após um período de incubação de 2-10 dias, múltiplas úlceras genitais dolorosas aparecem, apresentando-se com exsudado purulento e hemorrágico na base. Associam-se a eritema e adenomegalias inguinais (bubões) uni ou bilaterais, dolorosos, que podem ter flutuação com drenagem espontânea de conteúdo purulento. A doença é também designada por cancro mole porque, ao contrário do cancro duro sifilítico, não existe endurecimento da superfície cutânea em que a úlcera está localizada.

O diagnóstico definitivo é realizado por isolamento do agente em cultura a partir da úlcera ou do aspirado ganglionar semeado em meio de cultura apropriado imediatamente após a coleta. No entanto, a cultura não está amplamente disponível em fontes comerciais; mesmo quando esses meios são usados, a sensibilidade é < 80%. Na ausência de cultura, o diagnóstico baseia-se principalmente nos sinais clínicos, na negatividade da pesquisa de *Treponema pallidum* e do herpes simples no exsudado da lesão e na sorologia negativa para sífilis.

O tratamento é a antibioticoterapia, a analgesia e a higiene das lesões. Os bubões podem ser aspirados por agulha grossa, mas não se recomenda a drenagem cirúrgica por incisão local, pelo risco de fístula crônica. Os principais antibióticos utilizados são:

- Azitromicina 1 g, VO, dose única.
- Ciprofloxacina, comprimido 500 mg, VO, de 12 em 12 horas, por 3 dias.
- Ceftriaxona, 250 mg, IM, dose única.
- Eritromicina base, 500 mg, VO, 3 vezes ao dia, por 7 dias.

QUADRO 1 Protocolo terapêutico do herpes genital, segundo o Ministério da Saúde e o CDC

	MS, 2020	CDC, 2021
Primoinfecção	Deve-se iniciar o tratamento o mais precocemente possível. O tratamento pode ser prolongado se a cicatrização estiver incompleta após 10 dias de terapia. Aciclovir 200 mg, 2 comprimidos, VO, 3 vezes ao dia, por 7-10 dias, ou Aciclovir 200 mg, 1 comprimido, VO, 5 vezes ao dia (7 horas, 11 horas, 15 horas, 19 horas, 23 horas, 7 horas...), por 7-10 dias.	1. Aciclovir 400 mg, VO, 3 vezes ao dia, por 7-10 dias, ou 2. Valaciclovir 1 g, VO, 2 vezes ao dia, por 7-10 dias, ou 3. Fanciclovir 250 mg, VO, 3 vezes ao dia, por 7-10 dias.
Recidiva	O tratamento deve ser iniciado preferencialmente no período prodrômico (aumento de sensibilidade local, ardor, dor, prurido e hiperemia da região genital). Aciclovir 200 mg, 2 comprimidos, VO, 3 vezes ao dia, por 5 dias, ou Aciclovir 200 mg, 4 comprimidos, VO, 2 vezes ao dia, por 5 dias.	1. Aciclovir 800 mg, VO, 2 vezes ao dia, por 5 dias, ou 2. Aciclovir 800 mg, VO, 3 vezes ao dia, por 2 dias, ou 3. Valaciclovir 500 mg, VO, 2 vezes ao dia, por 3 dias, ou 4. Valaciclovir 1 g, VO, 1 vez ao dia, por 5 dias, ou 5. Fanciclovir 125 mg, VO, 2 vezes ao dia, por 5 dias, ou 6. Fanciclovir 1 g, VO, 2 vezes ao dia, por 1 dia, ou 7. Fanciclovir 500 mg, 1 dose VO, seguido por 250 mg, VO, 2 vezes ao dia, por 2 dias.
Supressiva	Consideram-se elegíveis para o tratamento supressivo pacientes com episódios repetidos de herpes genital (mais de 6 ao ano). Indicada avaliação periódica de função renal e hepática. Aciclovir 200 mg, 2 comprimidos, VO, 2 vezes ao dia, por até 6 meses, podendo o tratamento ser prolongado por até 2 anos.	1. Aciclovir 400 mg, VO, 2 vezes ao dia, ou 2. Valaciclovir 500 mg, VO, 1 vez ao dia, ou 3. Valaciclovir 1 g, VO, 1 vez ao dia, ou 4. Fanciclovir 250 mg, VO, 2 vezes ao dia.
Imunossuprimido	Em caso de lesões extensas em pacientes com imunossupressão (usuários crônicos de corticoide, pacientes em uso de imunomoduladores, transplantados de órgãos sólidos e PVHIV), pode-se optar pelo tratamento endovenoso. Aciclovir endovenoso, 5-10 mg/kg de peso, EV, de 8 em 8 horas, por 5-7 dias, ou até a resolução clínica.	Aciclovir 5-10 mg/kg de peso, EV, de 8 em 8 horas.
Gestante	Tratar o primeiro episódio em qualquer trimestre da gestação, conforme o tratamento para o primeiro episódio. Se a primoinfecção ocorreu na gestação ou se recidivas foram frequentes no período gestacional, deve-se realizar terapia supressiva, a partir da 36ª semana, com aciclovir 400 mg, 3 vezes ao dia.	A partir da 36ª semana, com aciclovir 400 mg, 3 vezes ao dia, ou Valaciclovir 500 mg, VO, 2 vezes ao dia.
Gerais	O tratamento com antivirais é eficaz para a redução da intensidade e duração dos episódios, quando realizado precocemente. Higienizar as lesões com compressas de solução fisiológica ou degermante em solução aquosa. Utilizar analgésicos quando necessário.	

CDC: Centro de Controle e Prevenção de Doenças dos EUA; EV: endovenoso; MS: Ministério da Saúde do Brasil; VO: via oral.
Fonte: elaborado pelas autoras.

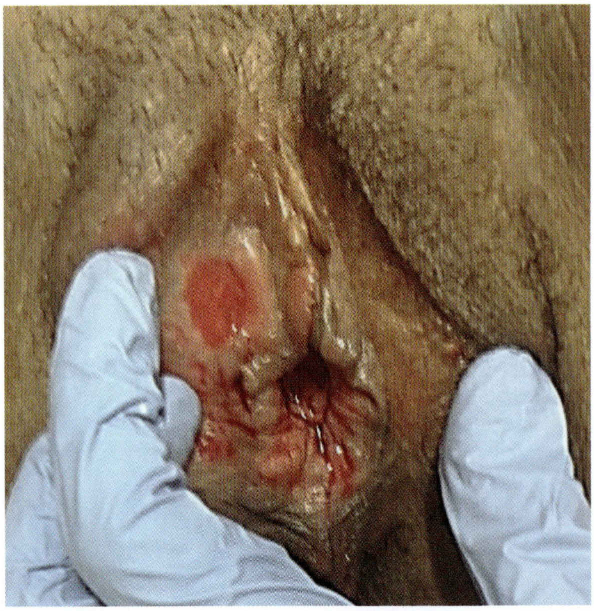

FIGURA 6
Cancro duro.
Fonte: acervo do Serviço de Combate às Infecções Sexualmente Transmissíveis da Escola Paulista de Medicina – Universidade Federal de São Paulo (SCIST/EPM-Unifesp).

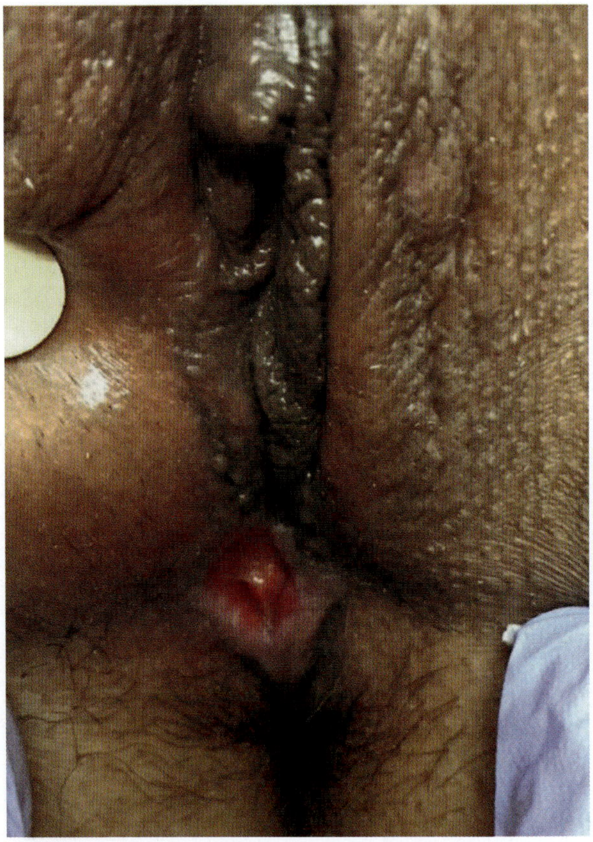

FIGURA 7
Cancro duro.
Fonte: acervo do Serviço de Combate às Infecções Sexualmente Transmissíveis da Escola Paulista de Medicina – Universidade Federal de São Paulo (SCIST/EPM-Unifesp).

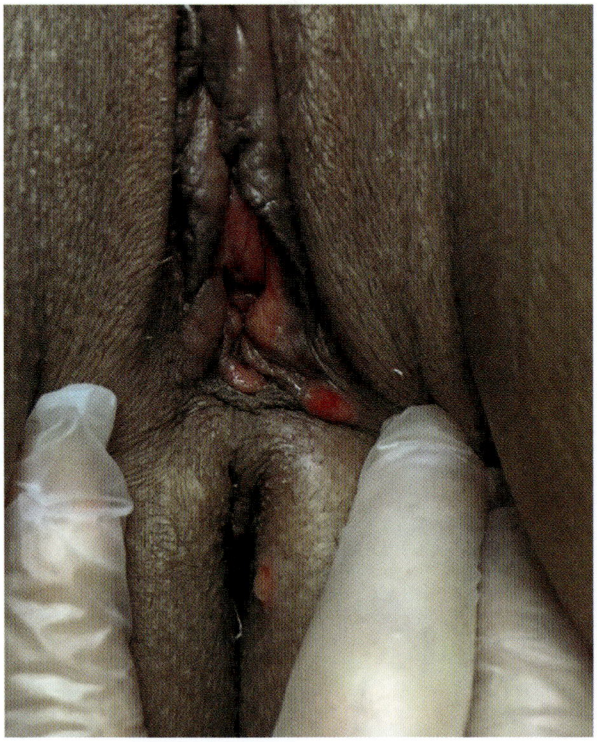

FIGURA 8
Várias lesões de cancro duro.
Fonte: acervo do Serviço de Combate às Infecções Sexualmente Transmissíveis da Escola Paulista de Medicina – Universidade Federal de São Paulo (SCIST/EPM-Unifesp).

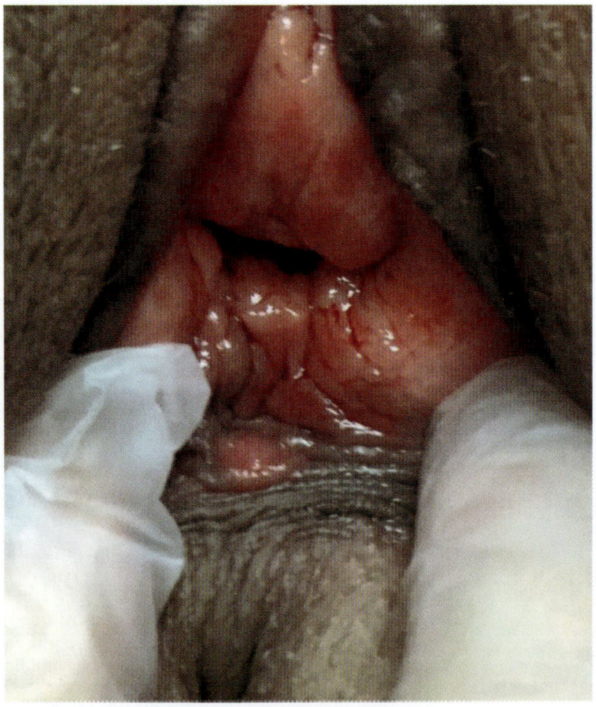

FIGURA 9
Detalhe de lesão em fúrcula – cancro duro.
Fonte: acervo do Serviço de Combate às Infecções Sexualmente Transmissíveis da Escola Paulista de Medicina – Universidade Federal de São Paulo (SCIST/EPM-Unifesp).

O tratamento das parcerias sexuais é recomendado, mesmo assintomáticas.

DONOVANOSE

É uma infecção sexualmente transmissível crônica progressiva, causada pela bactéria *Klebsiella granulomatis* (anteriormente conhecida como *Calymmatobacterium granulomatis*), pouco frequente, que ocorre na maioria das vezes em climas tropicais e subtropicais. Acomete preferencialmente a pele e mucosas das regiões genitais, da virilha e do ânus, destruindo a pele infectada e causando úlceras (Figura 10).

Após um período de incubação de 1-12 semanas, surgem nódulos subcutâneos ou pápulas que evoluem para úlceras indolores e confluentes com extensa destruição tecidual e sangramento fácil, pois são muito vascularizadas. A infecção secundária é frequente pela grande área acometida.

O diagnóstico é clínico. A visualização microscópica dos corpos de Donovan, isto é, microrganismos em vacúolos nos macrófagos, com sua forma em alfinete de dama, após biópsia e coloração de Giemsa ou Wright, complementa o diagnóstico. O isolamento do microrganismo em cultura é difícil.

Os tratamentos recomendados são:

1. Primeira escolha: azitromicina, comprimido 500 mg, 1 g por semana durante 3 semanas ou até a cicatrização das lesões.
2. Alternativos:
   A. Doxiciclina, 1 comprimido 100 mg a cada 12 horas por 3 semanas ou até a cicatrização das lesões; OU
   B. Sulfametoxazol + trimetoprima (400/80 mg) a cada 12 horas por 3 semanas ou até a cicatrização das lesões; OU
   C. Eritromicina base, 500 mg VO, 4 vezes ao dia por 3 semanas e até que todas as lesões tenham cicatrizado completamente

Deve-se evitar contato sexual até que os sinais e sintomas tenham desaparecido e o tratamento seja finalizado. As parcerias sexuais também precisam ser tratadas.

LINFOGRANULOMA VENÉREO (LGV)

Infecção exclusivamente de transmissão sexual, com evolução crônica, causada pela bactéria *Chlamydia trachomatis*, sorotipos L1, L2 e L3, que atinge os órgãos genitais e os linfonodos inguinofemorais. É rara e popularmente conhecida como "mula".

A lesão inicial aparece após um período de incubação de 3-30 dias e consiste em pápula ou pústula anogenital que evolui para úlcera de pequena dimensão. Esta pode passar despercebida, cicatrizando espontaneamente. Nesse estádio pode existir corrimento mucopurulento uretral ou cervical. Entre 2-6 semanas após a lesão primária surgem adenomegalias inguinofemorais, geralmente unilaterais, dolorosas, com flutuação e que podem

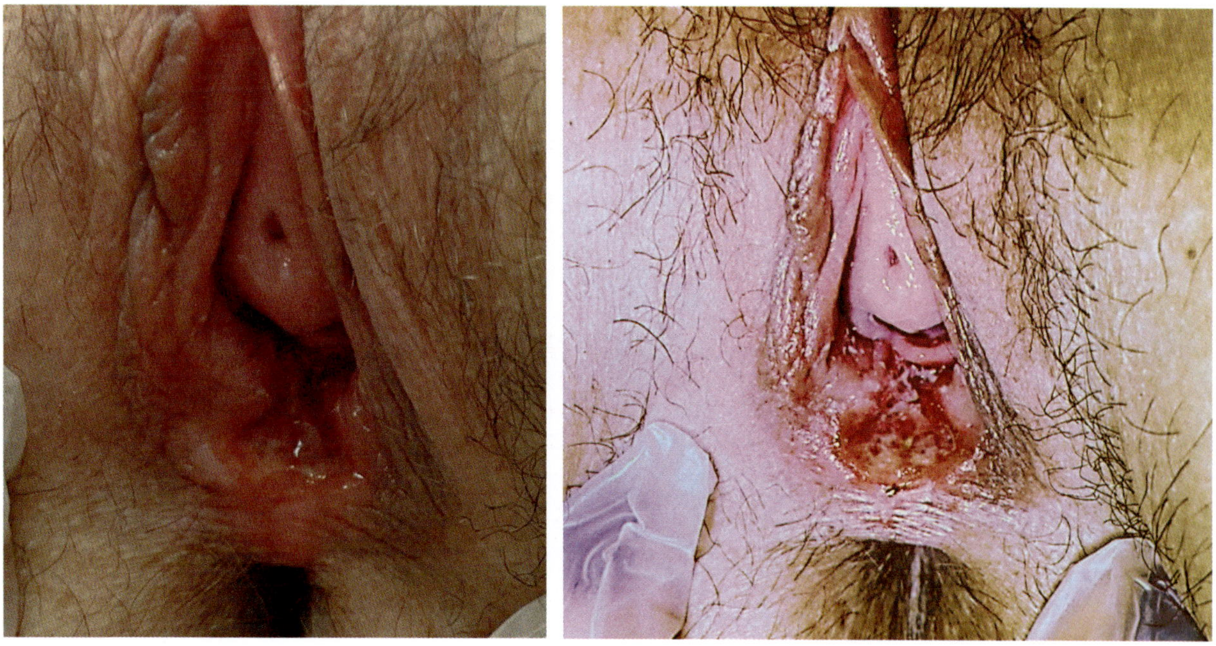

FIGURA 10
Donovanose.
Fonte: acervo pessoal da Dra. Cristina Nishimura.

drenar espontaneamente, com ou sem a formação de fístulas. Duas adenomegalias separadas pelo ligamento inguinal são características dessa doença, correspondendo ao sinal do sulco, que também pode ocorrer no cancro mole. Esse estádio pode estar associado a febre, artralgias e mal-estar geral.

O diagnóstico é baseado no quadro clínico e em exames laboratoriais para *Chlamydia trachomatis*, como cultura celular ou PCR do material obtido da úlcera.

O tratamento é com antibióticos, e a recomendação é:

- Primeira escolha: doxiciclina100 mg a cada 12 horas por 3 semanas.
- Alternativos:
  - Azitromicina 500 mg, 2 comprimidos, VO, 1 vez por semana, por 3 semanas (preferencial nas gestantes).
  - Eritromicina base, 500 mg, VO, 4 vezes ao dia, por 21 dias.

A infecção não diagnosticada e não tratada adequadamente evolui cronicamente, causando elefantíase (acúmulo de linfa na vulva, pênis e escroto).

Parcerias sintomáticas devem receber o mesmo tratamento do caso-índice. Parcerias assintomáticas devem receber um dos tratamentos a seguir:

- Azitromicina 500 mg, 2 comprimidos, VO, dose única; OU
- Doxiciclina 100 mg, 1 comprimido, VO, 2 vezes ao dia, por 7 dias.

O prolongamento da terapia pode ser necessário até a resolução da sintomatologia. A antibioticoterapia não tem efeito expressivo na duração da linfadenopatia inguinal.

REFERÊNCIAS BIBLIOGRÁFICAS

1. Barrow RY, Ahmed F, Bolan GA, Workowski KA. Recommendations for providing quality sexually transmitted diseases clinical services, 2020. MMWR Morb Mortal Wkly Rep. 2020;68(RR-5):1-20.
2. Bibbins-Domingo K, Grossman DC, et al. Serologic screening for genital herpes infection: US Preventive Services Task Force Recommendation Statement. JAMA. 2016;316:2525.
3. Biskup UG, Ursic T, Petrovec M. Laboratory diagnosis and epidemiology of herpes simplex 1 and 2 genital infections. Acta Dermato Venerol APA. 2015;24:31-5.
4. Bohl T. Vulvar ulcers and erosions. A dermatologist's viewpoint. Dermatol Ther. 2004;17:55-67
5. Brasil. Ministério da Saúde. Protocolo clínico e diretrizes terapêuticas para atenção integral às pessoas com infecções sexualmente transmissíveis (IST). Brasília: Ministério da Saúde; 2020.
6. Campaner AB, Giraldo PC. Úlceras genitais femininas: diagnóstico diferencial e tratamento. In: Manual de diagnóstico e condutas em patologia do trato genital inferior. Rio de Janeiro: Atheneu; 2018.
7. Centers for Disease Control and Prevention. A guide to taking a sexual history. Atlanta, GA: US Department of Health and Human Services, CDC. Disponível em: www.cdc.gov/std/treatment/SexualHistory.pdf (acesso 2020).
8. Centers for Disease Control and Prevention (CDC). Genital herpes. Sexually transmitted infections treatment guidelines, 2021. Disponível em: www.cdc.gov/genital Herpes.pdf.
9. Farrel N. Genital ulcers, stigma, HIV and STI control in sub-Saharan Africa. Sex Transm Infect. 2002;78:143-6.
10. Feltner C, Grodensky C, Ebel C, et al. Serologic Screening for genital herpes: an updated evidence report and systematic review for the US Preventive Services Task Force. JAMA. 2016;316:2531.
11. Henderson JT, Senger CA, Henninger M, Bean SI, Redmond N, O'Connor EA. Behavioral counseling interventions to prevent sexually transmitted infections: updated evidence report and systematic review for the US Preventive Services Task Force. JAMA. 2020 Aug 18;324(7):682-99.
12. Johnston C, Magaret A, Stern M, et al. Natural history of genital and oral herpes simplex virus-1 (HSV-1) shedding after first episode genital HSV-1 infection. Sex Transm Infect. 2019;95:A42.
13. Looker KJ, Johnston C, Welton NJ, James C, Vickerman P, Turner KME, et al. The global and regional burden of genital ulcer disease dueto herpes simplex virus: a natural history modeling study. BMJ Glob Health. 2020;5:e001875.
14. Magawa S, Tanaka H, Furuhashi F, Maki S, Nii M, Toriyabe K, et al. A literature review of herpes simplex virus hepatitis in pregnancy. J Matern Fetal Neonatal Med. 2020;33(10):1774-9.
15. New Zealand Herpes Foundation. Guidelines for the management of genital herpes. 2015;10:1-34.
16. Roett MA, Mayor MT, Uduhiri KA. Diagnosis and management of genital ulcers. Am Fam Phys. 2012;85(3):254-62.
17. Schwebke JR, Gaydos CA, Nyirjesy P, Paradis S, Kodsi S, Cooper CK. Diagnostic performance of a molecular test versus clinician assessment of vaginitis. J Clin Microbiol. 2018;56.
18. Tronstein E, Johnston C, Huang ML, et al. Genital shedding of herpes simplex virus among symptomatic and asymptomatic persons with HSV-2 infection. JAMA. 2011;305:1441.
19. Wegenlehner FME, Brockmeyer NH, Discher T, Friese K, Wichelhaus TA. The presentation, diagnosis, and treatment of sexually transmitted infections. Dtsch Arztebl Int. 2016;113:11-22.
20. Workowski KA, Bachmann LH, Chan PA, Johnston CM, Muzny CA, Park I, et al. Sexually transmitted infections treatment guidelines, 2021. MMWR Recomm Rep. 2021 Jul 23;70(4):1-187.

10.2

Úlceras genitais infecciosas não relacionadas a infecções sexualmente transmissíveis

Silvana Maria Quintana

INTRODUÇÃO

As úlceras genitais consistem em lesões em que ocorre perda da superfície cutânea da área anogenital, atingindo pelo menos a derme, geralmente associada a sinais inflamatórios. As infecções sexualmente transmissíveis (IST) são a causa mais frequente de úlceras genitais, com exceção da população pediátrica e geriátrica, na qual podem ser causadas por outras infecções, doenças inflamatórias, autoimunes, neoplásicas ou ainda ser idiopáticas.

As úlceras genitais representam uma síndrome clínica e se manifestam como lesões ulcerativas erosivas, precedidas ou não por pústulas e/ou vesículas, acompanhadas ou não de dor, ardor, prurido, drenagem de material mucopurulento, sangramento e linfadenopatia regional.

Dentre as principais úlceras infecciosas não IST, destacam-se:

- Salmonelose.
- Citomegalovírus e Epstein-Barr.
- Influenza A.
- Tuberculose.

Salmonelose

A bactéria *Salmonella* entérica *serovar typhi* causa a febre tifoide. Após um período de incubação de 1-2 semanas, os pacientes apresentam febre, dor de cabeça e dor abdominal. A partir da terceira semana de evolução da infecção, várias complicações podem ocorrer, incluindo hemorragia/perfuração intestinal, encefalite, endocardite e abscessos metastáticos. As úlceras genitais são raras, mas já foram relatadas como um desses locais metastáticos.

O mecanismo de formação da úlcera é desconhecido, mas acredita-se que seja por meio de êmbolos bacterianos, inoculação direta pela urina ou fezes, ou possivelmente como resultado da produção de endotoxinas. As úlceras genitais resultantes da febre tifoide são raras quando as hemoculturas são negativas.

CITOMEGALOVÍRUS E EPSTEIN-BARR

A família Herpesviridae é composta por DNA vírus, que inclui o citomegalovírus (CMV), Epstein-Barr, os vírus herpes simples (VHS) e o vírus varicela-zóster (VHZ). O dano celular é resultado, além da ação citolítica viral, da resposta imune do hospedeiro, envolvendo a ação de linfócitos citotóxicos CD8+ e de citocinas.

Citomegalovírus

Quando presentes, suas manifestações cutâneas assumem diferentes formas: pápulas, nódulos, placas verrucosas, vesículas, púrpura e úlceras, que ocorrem predominantemente na região genital. As úlceras são descritas na literatura como extensas, com exsudato purulento, não demonstrando tendência para a cura. Podem apresentar semelhanças com as úlceras genitais provocadas por vírus herpes simples nos indivíduos com síndrome da imunodeficiência humana (Aids) (Figura 1).

O citomegalovírus produz vasculite dos pequenos vasos sanguíneos dérmicos, responsável pela formação das lesões purpúricas e ulcerosas. As células mesenquimais são o alvo principal.

Epstein-Barr (EBV)

A úlcera genital aguda (*ulcus vulvae acutum* – UGA) associada ao vírus Epstein-Barr (EBV), caracteriza-se pelo aparecimento de uma ou mais úlceras profundas, muito dolorosas, grandes (maiores de 1 cm), com bordas

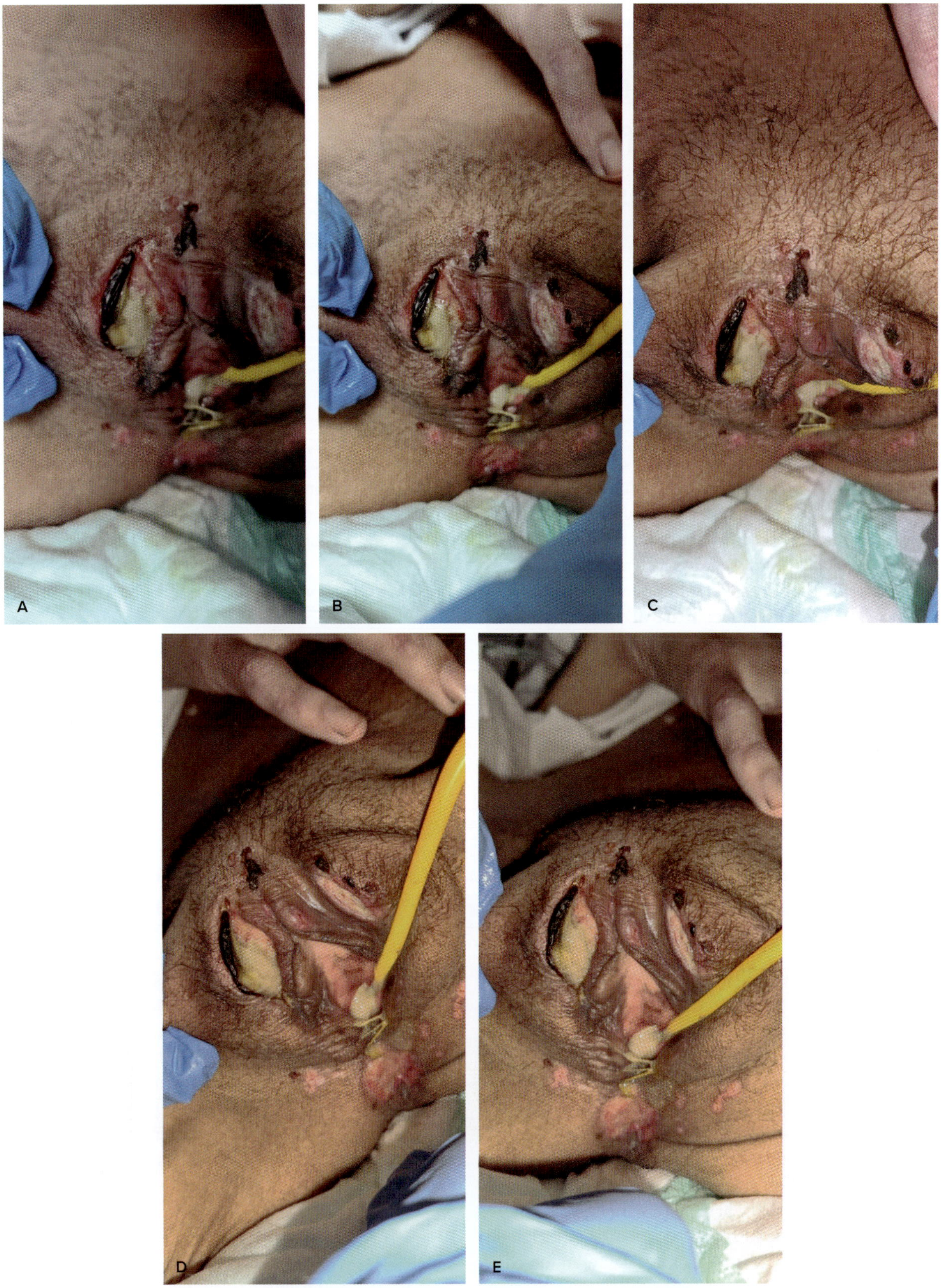

FIGURA 1

A: paciente HIV positiva com múltiplas úlceras vulvares dolorosas por citomegalovírus. B, C, D e E: sequência de imagens sob várias angulações.

Fonte: acervo pessoal da Dra. Silvana Maria Quintana.

vermelho-púrpura, em pacientes jovens (crianças e adolescentes). A localização mais comum é a superfície medial ou externa dos pequenos lábios. Menos comumente, foi relatado envolvimento dos grandes lábios.

Linfadenopatia distante do local da ulceração é comum. Sintomas prodrômicos inespecíficos, incluindo fadiga, anorexia, cefaleia e febre baixa, geralmente precedem o aparecimento de úlceras, podendo-se desenvolver os sintomas característicos da mononucleose infeciosa.

Histologicamente, o EBV se caracteriza por extensa infiltração de células inflamatórias mistas, perivasculares, resultando em vasculite necrosante grave, local e inespecífica. Esse vírus pode ser detectado diretamente nas lesões, no sangue ou em amostras de lavado orofaríngeo.

A fisiopatologia dessas ulcerações permanece incerta. Acredita-se que seja uma complicação da viremia do EBV durante a infecção aguda, que pode atingir a pele genital via infiltração linfocítica, circulação hematogênica, excreção viral na urina ou autoinoculação com saliva ou líquido cervicovaginal. Uma vez que o EBV atinge a mucosa genital, pode resultar em ulceração por um dos seguintes mecanismos: resposta imune citotóxica ao vírus, deposição de imunocomplexos, resultando em hipersensibilidade tipo III, ou citólise direta causada pela replicação do EBV em queratinócitos vulvares.

A resolução espontânea ocorre em 2-6 semanas, sem cicatrizes. O tratamento é de suporte e pode incluir controle da dor, corticosteroides tópicos e cursos curtos de prednisona oral.

INFLUENZA A

Assim como os agentes previamente descritos, esse vírus pode causar úlceras genitais agudas com fisiopatologia incerta.

As úlceras são dolorosas, necróticas e devem ser conduzidas com medidas de suporte e corticoide tópico e/ou via oral (Figura 2).

TUBERCULOSE

Micobactérias (*Mycobacterium tuberculosis* ou *Mycobacterium bovis* e as micobacterioses atípicas) podem causar úlceras de evolução prolongada (mais de 4 semanas), e a biópsia poderá ajudar a esclarecer o diagnóstico.

Na suspeita de tuberculose vulvar deverá ser solicitado raio x de tórax para pesquisa de foco pulmonar da tuberculose.

REFERÊNCIAS BIBLIOGRÁFICAS

1. Atkinson V, Swartz E. Case 1: Fever and a genital ulcer in a recent immigrant. Pediatr Child Health. 2011 Feb;16(2):75-6.
2. Barnes CJ, Alio AB, Cunningham BB, Friedlander SF. Epstein-Barr virus-associated genital ulcers: an under-recognized disorder. Pediatr Dermatol. 2007;24:130-4.
3. Choi Y, Kim J, Jang K, Kim DS, Sim WS, Lee JH, et al. Characteristics of cutaneous cytomegalovirus infection in non-acquired immune deficiency syndrome, immunocompromised patients. Br J Dermatol. 2006;155:977-82.
4. Farhi D, Wendling J, Molinari E, Raynal J, Carcelain G, Morand P, et al. Non-sexually related acute genital ulcers in 13 pubertal girls: a clinical and microbiological study. Arch Dermatol. 2009;145:38-45.
5. Gouveia AI, Borges-Costa J, Soares-Almeida L, Sacramento-Marques M, Kutzner H. Herpes simplex virus and cytomegalovirus co-infection presenting as exuberante genital ulcer in a woman infected with human immmunodeficiency virus. Clin Exp Dermatol. 2014;39:915-7.
6. Halvorsen JA, Brevig T, Aas T, Skar AG, Slevolden EM, Moi H. Genital ulcers as initial manifestation of Epstein-Barr virus infection: two new cases and a review of the literature. Acta Derm Venereol. 2006;86:439-42.

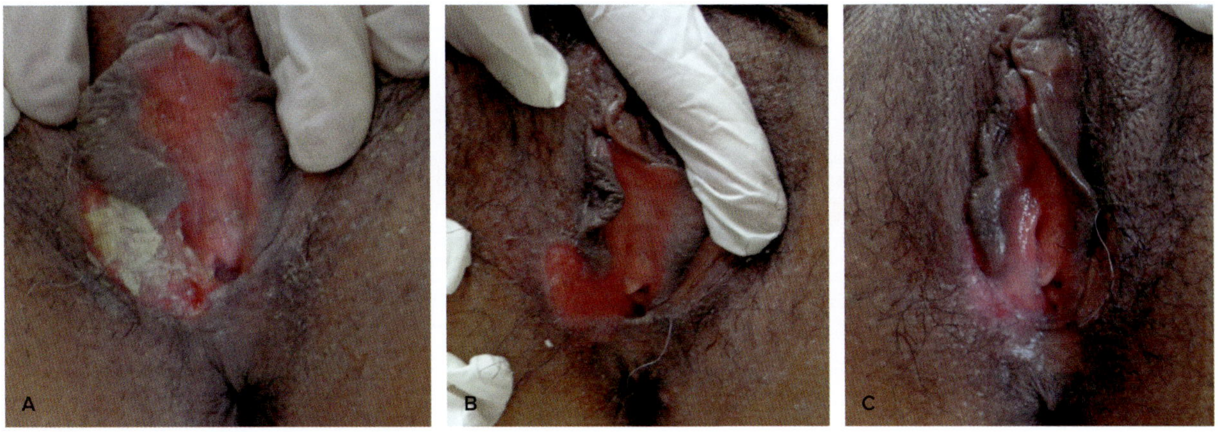

FIGURA 2
Paciente com quadro de *influenza*, aparecimento de úlcera dolorosa (A), fundo necrótico, em hemivulva direita, no quadro (B) com 15 dias de evolução e (C) 1 mês depois.
Fonte: acervo pessoal da Dra. Ana Carolina Silva Chuery.

7. Lehman JS, Bruce AJ, Wetter DA, Ferguson SB, Rogers RS. Reactive nonsexually related acute genital ulcers: review of cases evaluated at Mayo Clinic. J Am Acad Dermatol. 2010;63:44-51.
8. Marcos-Pinto A, Borges-Costa J. Úlceras genitais provocadas pelo Citomegalovírus. Revista SPSDV. 2015;73(3).
9. Mustapha O, Kanj S, Araj G, Mroueh S, Dbeibo G, Seoud M. Genital ulceration associated with typhoid fever. Am J Obstet Gynecol. 2009;200:e6-7.
10. Portnoy J, Ahronheim GA, Ghibu F, Clecner B, Joncas JH. Recovery of Epstein-Barr virus from genital ulcers. N Engl J Med. 1984;311:966-8.
11. Rosman IS, Berk DR, Bayliss SJ, White AJ, Merritt DF. Acute genital ulcers in nonsexually active young girls: case series, review of the literature, and evaluation and management recommendations. Pediatr Dermatol. 2012;29:147-53.
12. Sardy M, Wollenberg A, Niedermeier A, Flaig MJ. Genital ulcers associated with Epstein-Barr virus infection (ulcus vulvae acutum). Acta Derm Venereol. 2011;91:55-9.
13. Sewell CA, Anderson JR. Cytomegalovirus disease in the lower female genital tract. AIDS Patient Care STDS. 2001;15:459-62.
14. Viglioglia PA. Infección por citomegalovirus atención a sus manifestaciones cutáneas. Act Terap Dermatol. 2007;30:298.

10.3

Úlceras genitais não infecciosas

Ana Carolina Silva Chuery
Denise Gasparetti Drumond
Alessandra de Souza Oliveira Tricoti
Samuel Drumond Esperança
Liliana Andrade Chebli
Júlio Maria Fonseca Chebli
Nayara Peres Aguiar
Bárbara de Oliveira Moreira Vilaça

DOENÇA DE BEHÇET

Introdução

A doença de Behçet caracteriza-se por aftas orais recorrentes (Figura 1A) e qualquer uma das várias manifestações sistêmicas, incluindo úlceras genitais, doença ocular, lesões cutâneas, envolvimento gastrointestinal, doença neurológica, doença vascular ou artrite.

A causa é desconhecida. A doença é rara e pode representar atividade imune aberrante desencadeada pela exposição a um agente em pacientes com predisposição genética para desenvolver a síndrome. Antígenos de bactérias e vírus, produtos químicos e metais pesados podem desencadear a doença. Acredita-se que a vasculite cause a maioria de suas manifestações clínicas.

Diagnóstico

É feito com base nos achados clínicos, através de um Sistema de Escore (*The International Criteria for Behçet Disease* – ICBD, 2013). Quando o escore for ≥ 4 pontos, tem-se o diagnóstico de doença de Behçet. Esses critérios estão demonstrados no Quadro 1. O teste de patergia (opcional), quando positivo, é considerado como ponto extra.

As aftas genitais recorrentes podem aparecer como ulceração ativa ou em fase de cicatrização (Figuras 1 a 6). As ulcerações podem ser profundas e muito dolorosas ao toque. As lesões na pele podem se apresentar como eritema nodoso, pseudofoliculite, lesões papulopustulares ou nódulos acneiformes (Figuras 6 e 7). As lesões oculares características são a uveíte anterior ou posterior, células vítreas no exame de lâmpada de fenda ou vasculite retiniana.

QUADRO 1 The International Criteria for Behçet Disease (ICBD, 2013). Quando escore ≥ 4 pontos, tem-se diagnóstico de doença de Behçet

Clínica	Pontos
Aftose genital	2
Aftose oral	2
Lesões oculares	2
Lesões da pele	1
Manifestações vasculares	1
Manifestações neurológicas	1
Teste de patergia positivo (opcional)	1

Como diagnóstico diferencial: herpes, sífilis, Aids, penfigoide, doença de Crohn, pênfigos, linfogranuloma venéreo.

Tratamento

A opção terapêutica é baseada na manifestação predominante da doença. Pode ser necessária a ação conjunta com outras especialidades médicas.

Para aftas orais isoladas: creme de triancinolona acetonida (0,1% em orabase) aplicado 3 a 4 vezes ao dia até que a dor da úlcera cesse.

Para úlceras genitais:

- Higiene local.
- Para alívio da dor: lidocaína a 5% (pomada) ou gel de lidocaína a 2%.
- Valerato de betametasona a 0,1% (pomada) 2 vezes ao dia por 1-2 semanas.

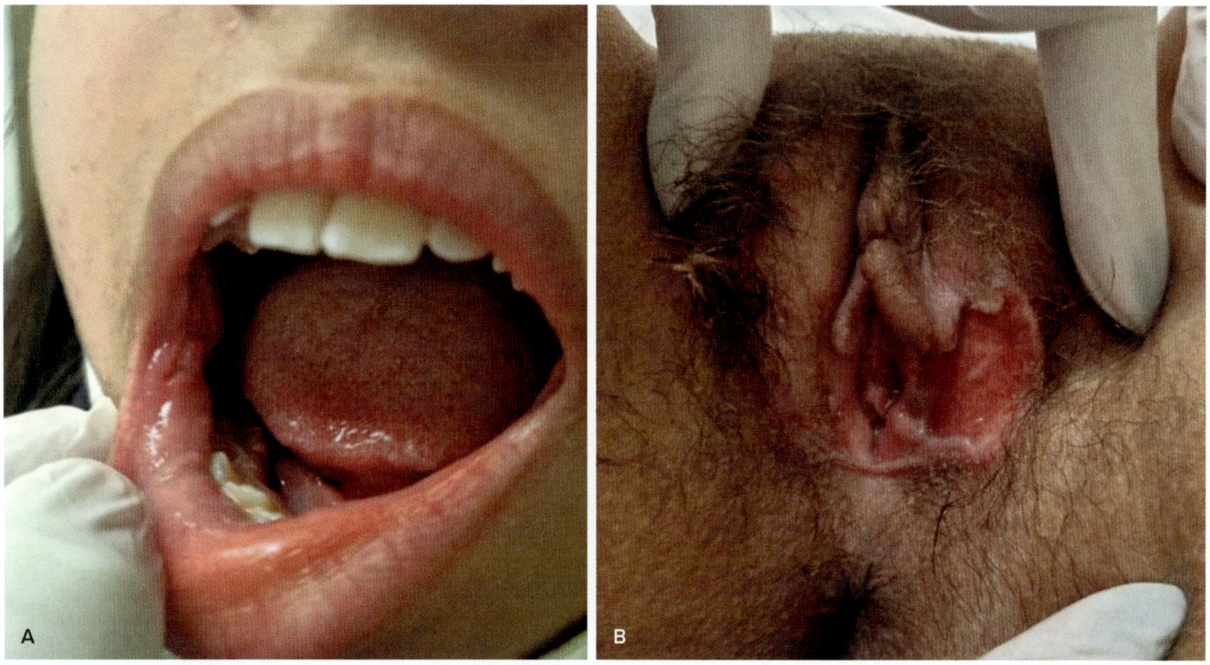

FIGURA 1

Paciente de 14 anos, com episódios recorrentes de úlcera de vulva, já com perda da anatomia como sequela em pequeno lábio direito, atual lesão em hemivulva esquerda e lesão oral.

Fonte: acervos do Serviço de Combate às Infecções Sexualmente Transmissíveis da Escola Paulista de Medicina – Universidade Federal de São Paulo (SCIST/EPM-Unifesp) e do Núcleo de Prevenção de Doenças Ginecológicas da Universidade Federal de São Paulo (Nuprev/Unifesp).

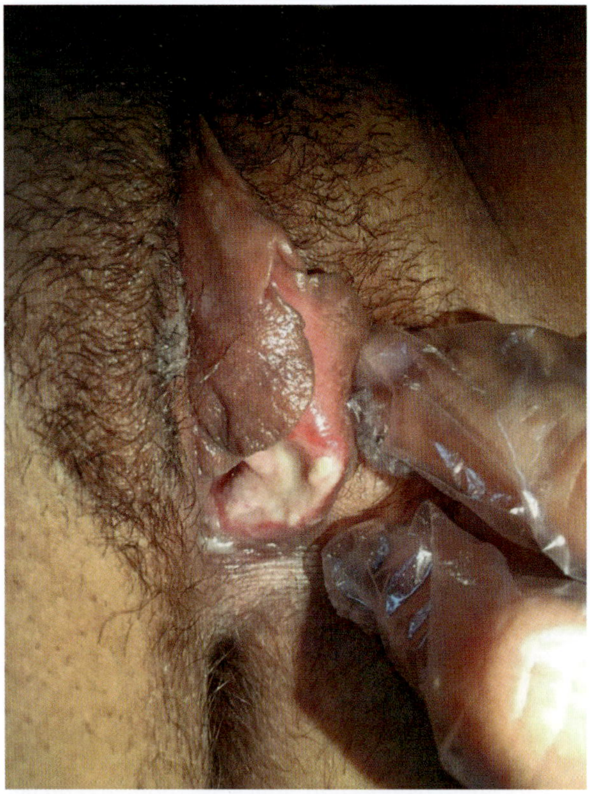

FIGURA 2

Úlcera de Behçet na face interna do pequeno lábio esquerdo.

Fonte: acervo pessoal da Dra. Denise Gasparetti Drumond.

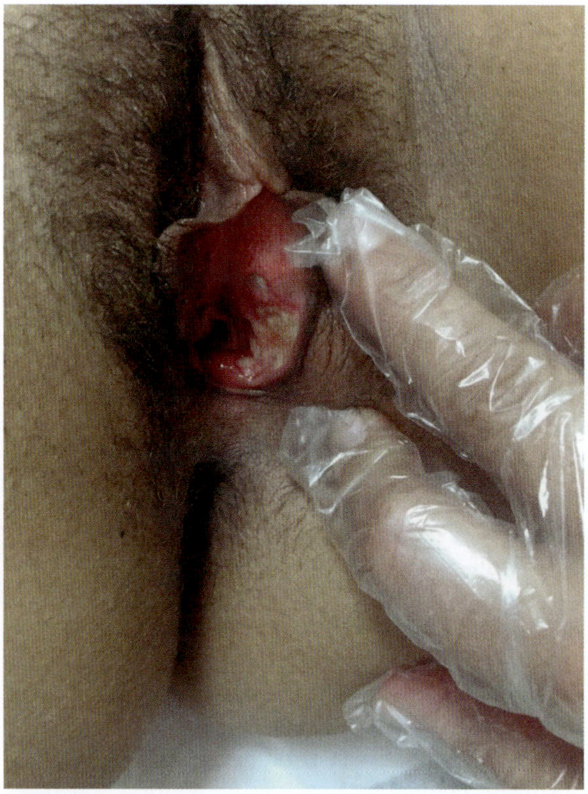

FIGURA 3

A mesma paciente da Figura 1. Úlcera de Behçet após 5 dias de tratamento com corticoterapia.

Fonte: acervo pessoal da Dra. Denise Gasparetti Drumond.

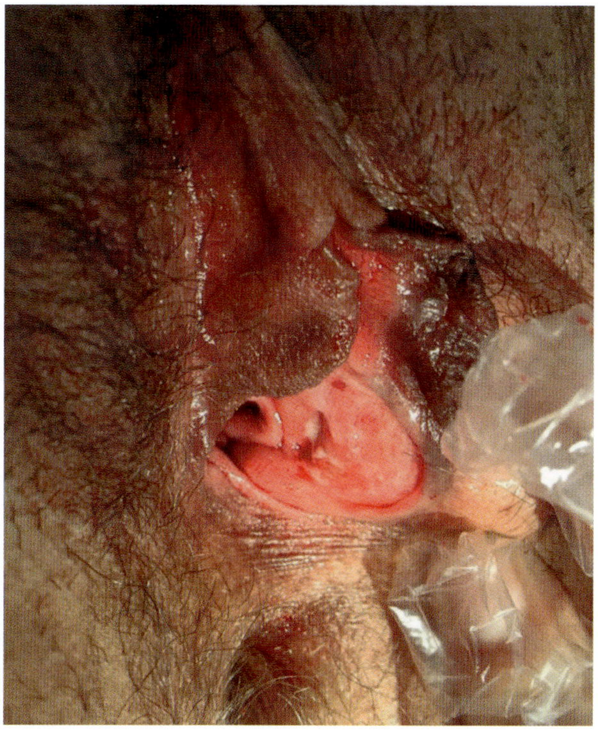

FIGURA 4

A mesma paciente da Figura 1. Úlcera de Behçet após 11 dias de tratamento.

Fonte: acervo pessoal da Dra. Denise Gasparetti Drumond.

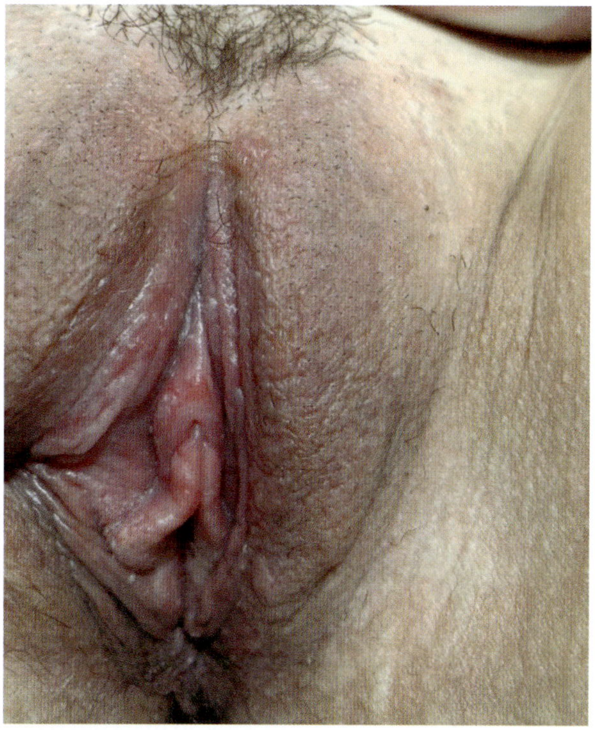

FIGURA 5

Múltiplas úlceras recorrentes em face interna do grande lábio direito e capuz de clitóris.

Fonte: acervo pessoal da Dra. Denise Gasparetti Drumond.

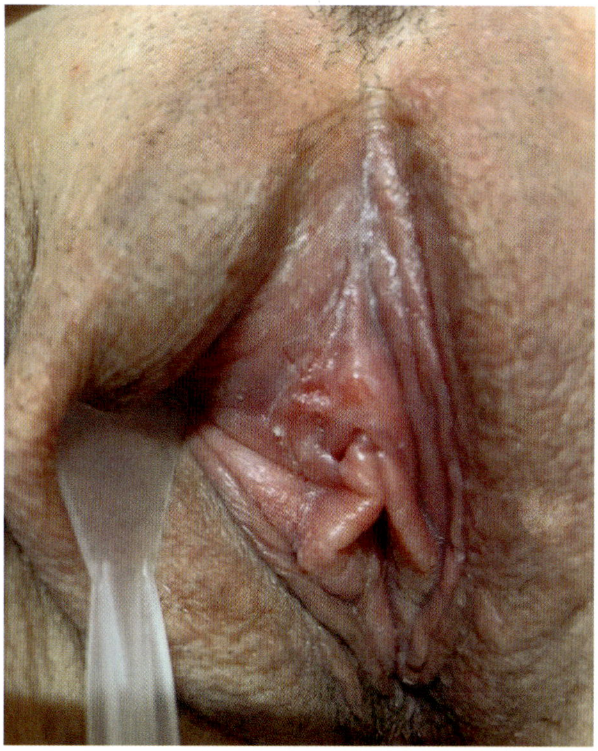

FIGURA 6

A mesma paciente da Figura 5, no detalhe.

Fonte: acervo pessoal da Dra. Denise Gasparetti Drumond.

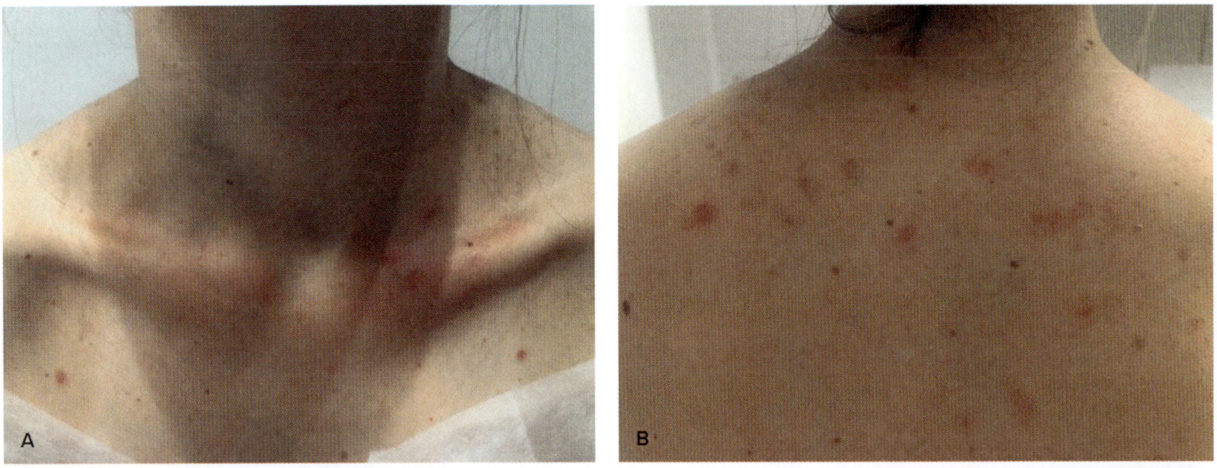

FIGURA 7
A: pápulas eritematosas em paciente com doença de Behçet. B: lesões ulceradas em dorso de paciente com doença de Behçet.
Fonte: acervo pessoal da Dra. Denise Gasparetti Drumond.

Para prevenção de úlceras orais e genitais recorrentes, pode-se utilizar colchicina 1-2 mg ao dia.

Outra opção: prednisona 15 mg ao dia, com redução gradual da dose para 10 mg ao dia após 1 semana e descontinuação do uso após 3 semanas, desde que a paciente fique assintomática. Algumas pacientes podem exigir doses iniciais mais altas. Também existem casos que necessitam de períodos mais longos de tratamento de manutenção com prednisona em baixa dose (5 mg/dia).

Em situações especiais, pode-se utilizar: azatioprina, inibidores do fator de necrose tumoral alfa, ciclosporina, interferon alfa e talidomida.

DOENÇA DE CROHN

Introdução

A doença de Crohn (DC) é afecção idiopática crônica, de caráter recidivante e incidência crescente, caracterizada por inflamação transmural, que pode acometer todo o aparelho digestivo. Cerca de um terço dos pacientes podem ser acometidos por manifestações extraintestinais, sendo as articulares e as mucocutâneas as mais frequentes.

Os sintomas mucocutâneos predominantes são as fístulas e fissuras que surgem através da extensão direta da doença gastrointestinal (Figuras 8 a 12). Mais raramente, tem-se a infiltração cutânea granulomatosa em locais anatomicamente distintos, sem contiguidade com o trato gastrointestinal, sendo conhecida como doença de Crohn metastática (DCM), dividida em genital e não genital. A granulomatose genital (GG) é o subtipo menos frequente e tem a fisiopatologia pouco compreendida, o que contribui para diagnósticos incorretos.

Diagnóstico clínico

Na maior parte das vezes, a DC genital é oligossintomática, sendo possível ocorrer dor, edema, prurido, eritema, ulceração progressiva e dolorosa dos lábios vaginais, dispareunia, corrimento vulvar, além de sintomas urinários, como disúria.

A descrição clássica da úlcera genital é lesão linear ao longo das pregas genitocrurais que se assemelha a corte de faca (*knife-cut*), muito específica de DC extraintestinal (Figura 13).

Na avaliação perineal, pode ser evidenciada área localizada endurecida, edema difuso dos lábios vulvares, além de úlceras que podem se estender para a virilha (Figura 14A e B). Diante dessas alterações, que não respondem à terapia padrão, é necessária a realização do estudo anatomopatológico.

O diagnóstico diferencial inclui: dermatite alérgica de contato, doenças sexualmente transmissíveis (herpes simples, gonorreia ou linfogranuloma venéreo), sarcoidose, tuberculose e doença de Behçet.

A realização de testes sorológicos, radiografia de tórax, PPD (*purified protein derivative*, ou derivado proteico purificado), cultura de secreção ou tecido auxilia na exclusão de algumas doenças.

Conduta terapêutica

O tratamento de primeira linha é a associação de esteroides com antibióticos, ciprofloxacino e metronidazol e/ou imunossupressores, com boa evolução relatada em até 85% dos pacientes. Outra opção é terapia biológica, com apenas 15% de refratariedade. A literatura já comprovou o sucesso da terapia anti-TNF (antifator

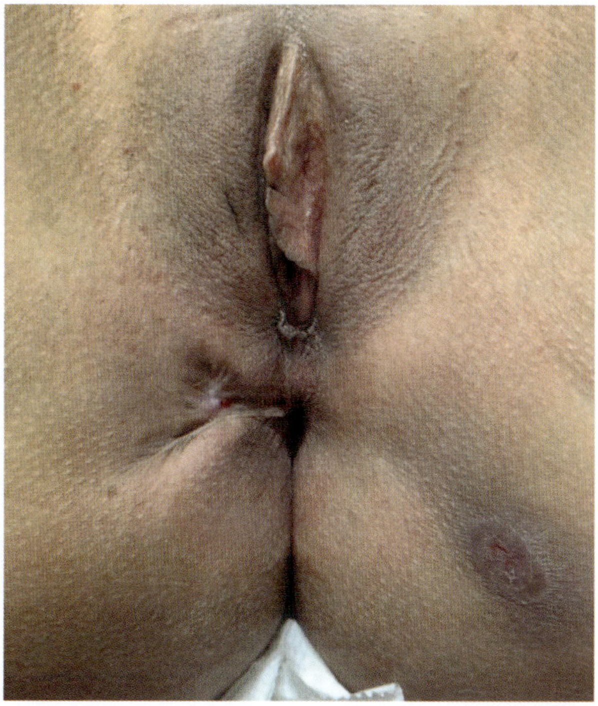

FIGURA 8

Úlcera perianal em corte de faca oriunda de fístula anal em paciente portadora de doença de Crohn extraintestinal. Junto ao glúteo esquerdo observa-se outra úlcera proveniente de trajeto fistuloso.

Fonte: acervo pessoal da Dra. Denise Gasparetti Drumond.

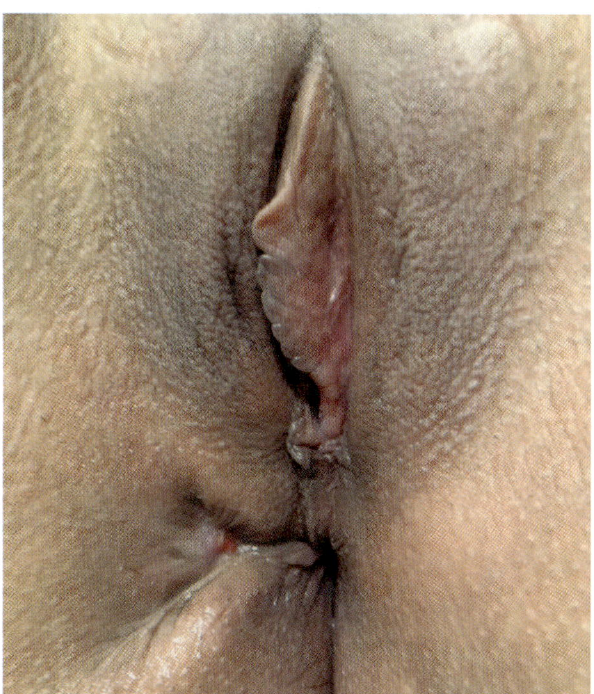

FIGURA 9

Detalhe da úlcera perianal referida na Figura 8. Observa-se exteriorização de fluido fecal através do orifício fistuloso.

Fonte: acervo pessoal da Dra. Denise Gasparetti Drumond.

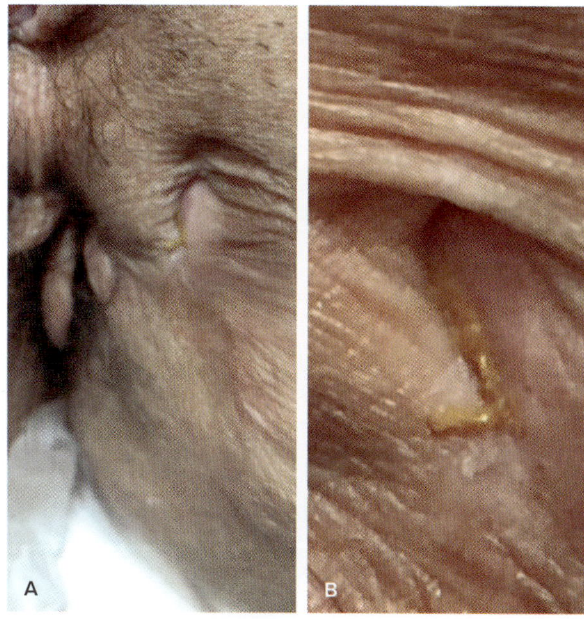

FIGURA 10

A: úlcera perianal oriunda de fístula anal. B: detalhe do orifício fistuloso com exteriorização de material fecaloide em paciente com doença de Crohn extraintestinal.

Fonte: acervo pessoal da Dra. Denise Gasparetti Drumond.

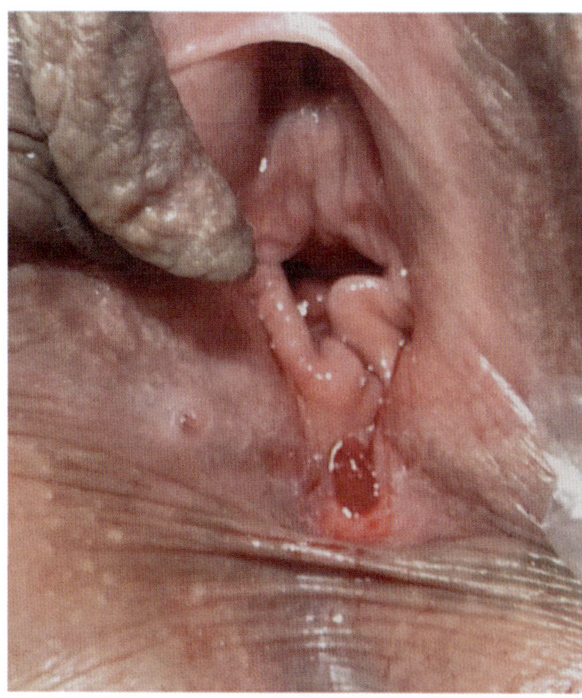

FIGURA 11

Pequenas úlceras junto ao introito vaginal resultantes de trajetos fistulosos retais em paciente com doença de Crohn extraintestinal.

Fonte: acervo pessoal da Dra. Denise Gasparetti Drumond.

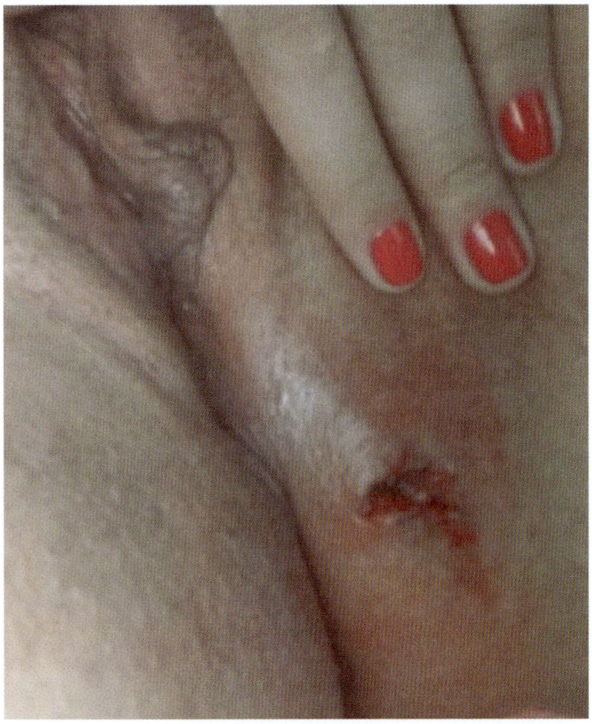

FIGURA 12
A mesma paciente da Figura 11 com outra úlcera próxima ao ânus oriunda de fístula retal.
Fonte: acervo pessoal da Dra. Denise Gasparetti Drumond.

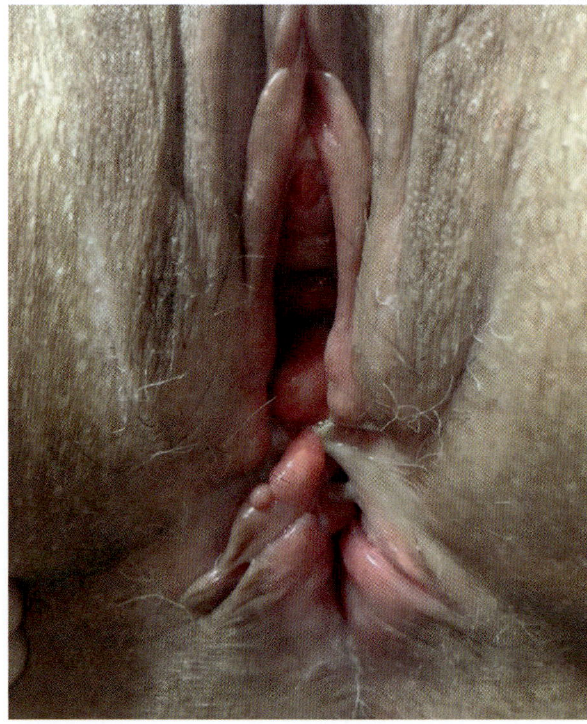

FIGURA 13
Úlceras em corte de faca perineal em paciente portadora de doença de Crohn extraintestinal.
Fonte: acervo pessoal da Dra. Denise Gasparetti Drumond.

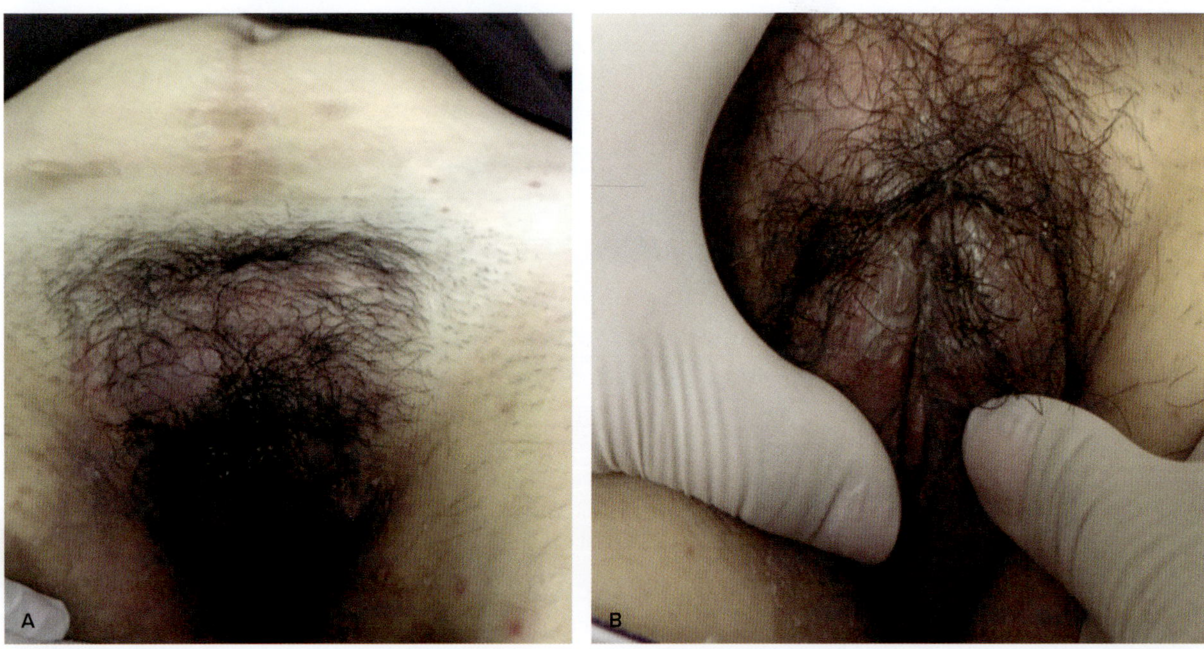

FIGURA 14
A: doença de Crohn genital: edema importante de grandes lábios e clitóris. B: presença de ulceração medindo 5 mm em região do grande lábio direito.
Fonte: acervo pessoal dos Drs. Liliana Andrade Chebli e Julio Maria Fonseca Chebli.

de necrose tumoral alfa) para o tratamento da DCM. Contudo, há poucos trabalhos descrevendo o uso de outras terapias imunobiológicas como o ustequinumabe, um agente anti-interleucina 12 e 23, para o tratamento de DCM genital (Figura 15).

Ainda em fase de pesquisa, o tratamento com *laser* fracionado de CO_2 pode ser um recurso terapêutico para casos de úlceras vulvares decorrentes de trajetos fistulosos provenientes de doença de Crohn (Figura 16). A vulvectomia tem sido descrita como opção terapêutica radical, entretanto é uma opção de tratamento definitiva.

AFTOSE BIPOLAR DE NEWMANN

Introdução

Descrita por Newmann, em 1895, a aftose bipolar caracteriza-se pela presença concomitante de úlceras aftosas orais e genitais, recidivantes. Acomete principalmente mulheres, e dados epidemiológicos exatos não estão disponíveis. A etiologia não está bem definida, e muitos autores consideram o quadro uma forma frustra da doença de Behçet, enquanto outros, uma doença diferente. Alguns estudos comparativos mostram similaridade entre as características das aftas em termos de número, localização, recidivas e presença de cicatrizes, em pacientes com aftose bipolar e doença de Behçet, suportando a hipótese de um espectro contínuo ligando essas duas condições. Dessa forma, as pacientes com aftose bipolar devem ser acompanhadas para o desenvolvimento de doença de Behçet.

Os sintomas são principalmente locais em decorrência das lesões orais e vulvares, sem apresentar manifestações sistêmicas.

Diagnóstico

A aftose bipolar caracteriza-se por úlceras localizadas, rasas, dolorosas, arredondadas a ovaladas, frequentemente cobertas por material fibromembranoso acinzentado e circundadas por halo eritematoso, que acometem a região vulvar e a mucosa oral (Figuras 17 e 18). Nas mulheres, as aftas genitais tendem a ser maiores e mais profundas, porém geralmente menores que 1-2 cm. Essas úlceras raramente se estendem para o tecido mais profundo e, quando localizadas na vagina, podem levar à formação de fístula urinária ou intestinal. Na maioria das mulheres há regressão das aftas genitais sem formar cicatrizes.

As úlceras genitais da aftose bipolar podem mimetizar aquelas do herpes genital, tanto no aspecto morfológico quanto na tendência à recidiva. O diagnóstico é clínico. A biópsia não é específica, mas pode ser útil para descartar outras causas de úlceras.

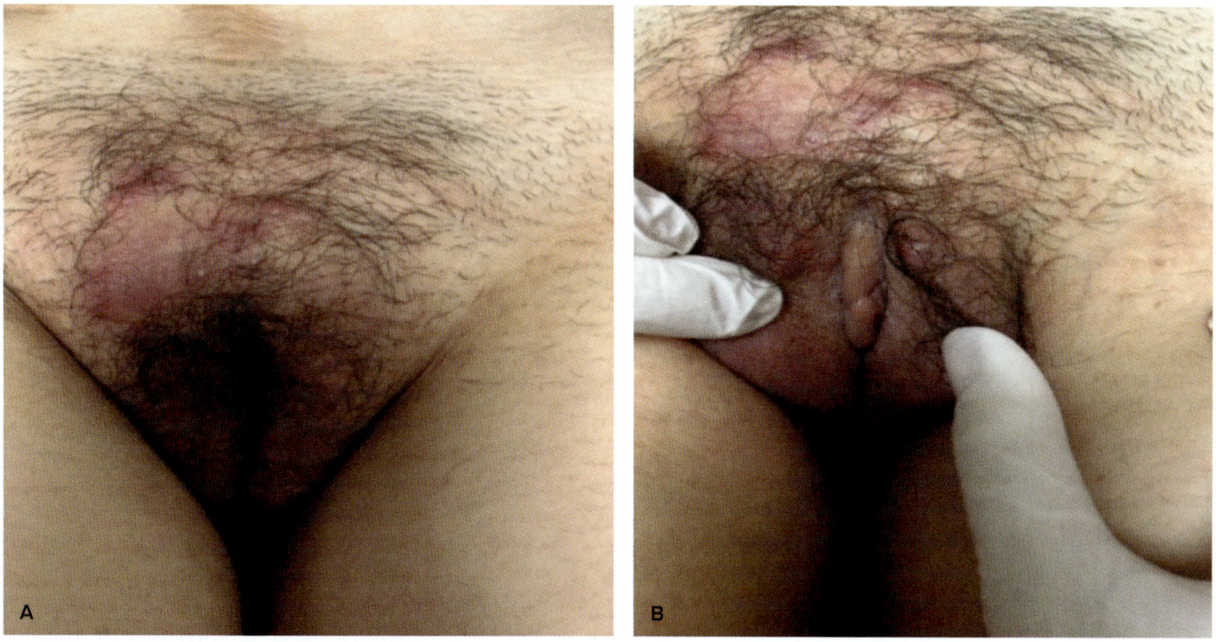

FIGURA 15

A e B: 20ª semana após o início de inibidor de interleucinas 12/23 (ustequinumabe) e azatioprina 2 mg/kg/dia para o tratamento de doença de Crohn genital, notando-se nítida redução do edema de grandes lábios e cicatrização da úlcera vulvar; permanece clitoromegalia.

Fonte: acervo pessoal dos Drs. Liliana Andrade Chebli e Julio Maria Fonseca Chebli.

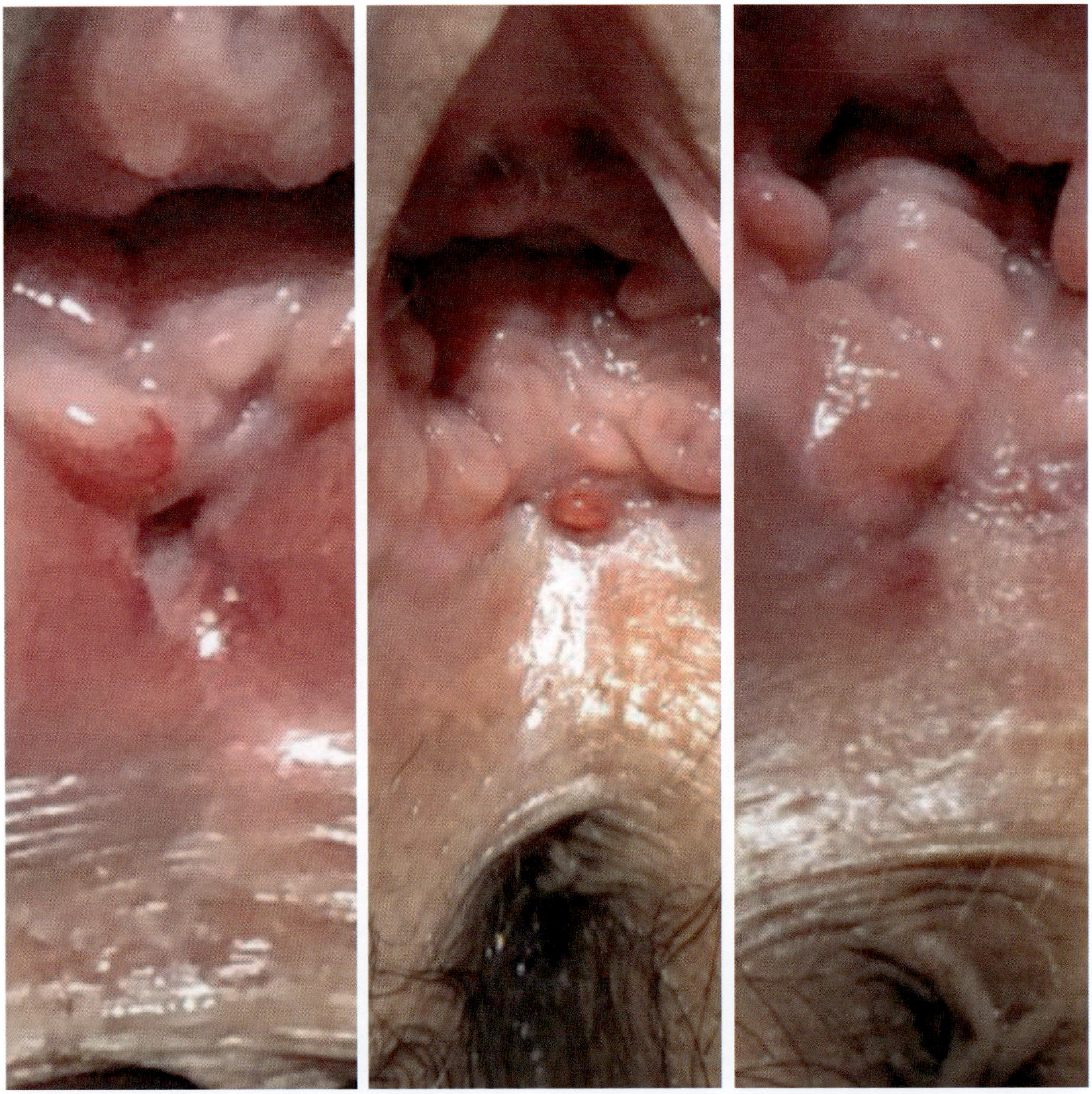

FIGURA 16
Paciente com úlcera no introito vaginal oriunda de fístula anovaginal por doença de Crohn tratada com *laser* fracionado de CO_2.
Fonte: acervo pessoal da Dra. Denise Gasparetti Drumond.

Diagnóstico subsidiário

Pacientes com quadros recidivantes devem ser avaliadas quanto à doença de Behçet: avaliação oftalmológica, avaliação dermatológica e teste de patergia. Também pode ser pedida dosagem de proteína C-reativa, VHS e HLA-B51.

Conduta terapêutica

- Corticoide por via oral: prednisona 20-40 mg/dia.
- Na ausência de melhora com o corticoide: colchicina 1-1,5 mg/dia.
- Para as úlceras orais podem ser acrescentados bochechos com solução oral de corticoide, como dexametasona, 1 vez ao dia, até melhora clínica, ou soluções de anestésico com corticoide.
- Outros tratamentos relatados incluem azatioprina e talidomida.

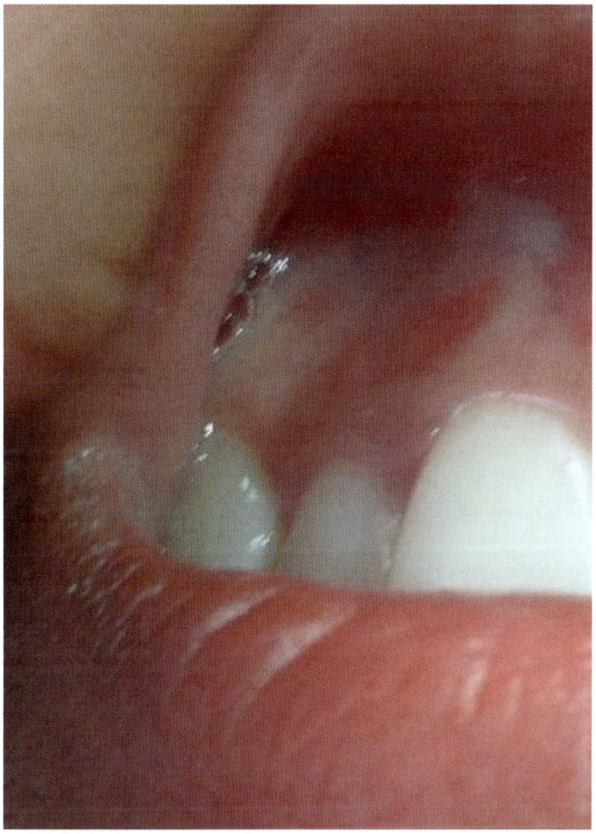

FIGURA 17
Úlcera aftosa oral, rasa, com formato ovalado.
Fonte: acervo pessoal do Dr. Jefferson Alfredo de Barros.

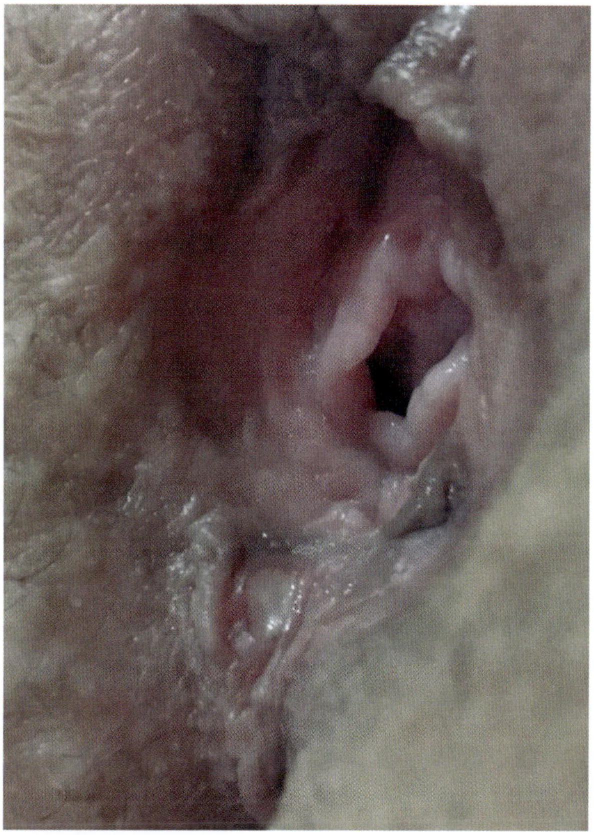

FIGURA 18
Mesma paciente da Figura 17 apresentando úlcera aftosa na região perineal, recoberta por material de fibrina.
Fonte: acervo pessoal do Dr. Jefferson Alfredo de Barros.

ÚLCERA DE LIPSCHÜTZ

Introdução

A úlcera de Lipschütz ou úlcera genital aguda (*ulcus vulvae acutum*) é uma desordem rara caracterizada pelo aparecimento agudo de úlceras aftosas dolorosas, sem relação com transmissão sexual. Tipicamente ocorre em meninas e adolescentes sem vida sexual, após um episódio de infecção sistêmica viral ou bacteriana, ou uso de antibiótico e anti-inflamatórios. A condição também é observada em mulheres com vida sexual ativa.

Infecções pelo vírus Epstein-Barr, influenza, citomegalovírus, micoplasma, *Streptococcus* do grupo A, *Salmonella* e Sars-CoV-2 já foram associadas com úlcera de Lipschütz. As evidências sugerem que a úlcera genital é um processo reativo desencadeado pela infecção a distância. Sintomas sistêmicos como febre, mialgia, cefaleia, diarreia, aftas orais, linfadenopatias, amigdalite ou sintomas respiratórios podem estar presentes.

Diagnóstico

A úlcera vulvar inicia-se com pápula hemorrágica que cresce rapidamente e ulcera, formando lesões profundas, de tamanho variável (geralmente > 1 cm), bem delimitadas, dolorosas, única ou múltiplas, com borda vermelho-violácea, elevada e bem demarcada. A base da úlcera é necrótica, coberta por exsudato acinzentado ou escara cinza-preta (Figura 19). Também se observam edema, eritema vulvar e linfadenopatia inguinal.

Geralmente as úlceras situam-se nas regiões mediais dos lábios menores, mas também podem ser observadas nos lábios maiores, períneo e região inferior da vagina. Ocasionalmente podem ocorrer em superfícies opostas (úlceras que se beijam) (Figura 20). As úlceras são autolimitadas e resolvem-se espontaneamente em torno de 2-6 semanas, sem deixar cicatriz. Recidivas ocorrem em 30-50% dos casos. O diagnóstico é essencialmente clínico, de exclusão, e a biópsia é reservada apenas para os casos recidivantes.

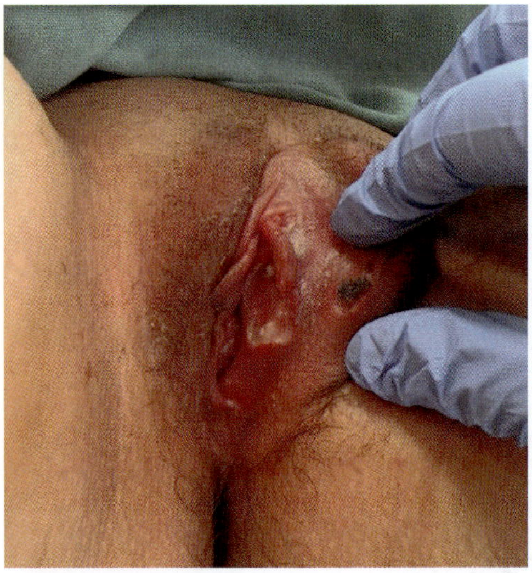

FIGURA 19

Paciente de 18 anos, *virgo*, com odinofagia e febre 3 dias antes do aparecimento de úlceras vulvares. Sorologia para Epstein-Barr positiva. Apresenta úlceras profundas, de bordas bem demarcadas, com exsudato acinzentado em úlcera em lábio menor esquerdo e crosta cinza-preta em úlcera de grande lábio esquerdo.

Fonte: acervo do Núcleo de Prevenção de Doenças Ginecológicas da Universidade Federal de São Paulo (Nuprev/Unifesp); Rosin et al., 2019.

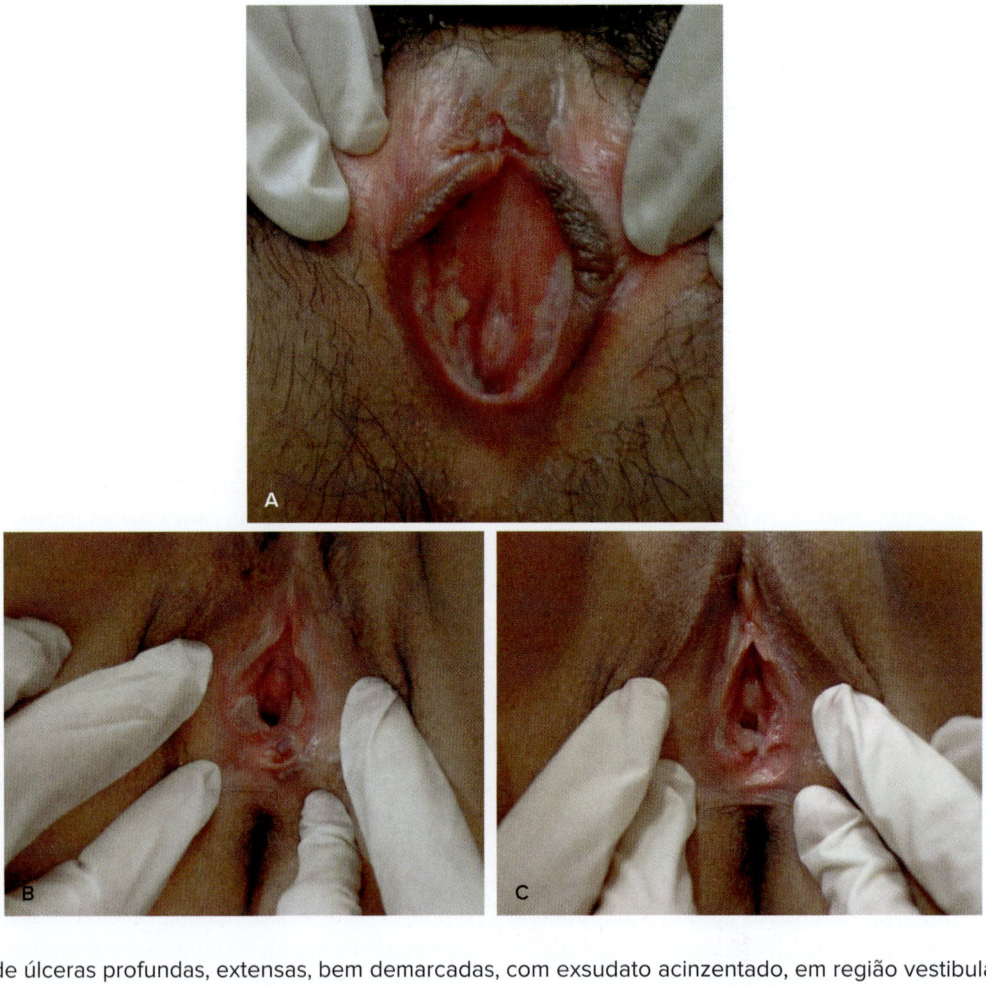

FIGURA 20

Presença de úlceras profundas, extensas, bem demarcadas, com exsudato acinzentado, em região vestibular bilateralmente, simétricas (úlceras que se beijam) (A). Observa-se a resolução gradual das lesões após 7 dias (B) e 14 dias (C) com prednisona por via oral 40 mg/dia.

Fonte: acervo do Núcleo de Prevenção de Doenças Ginecológicas da Universidade Federal de São Paulo (Nuprev/Unifesp).

Diagnóstico subsidiário

Sugere-se pesquisa de IgM e IgG para Epstein-Barr, embora tenha valor questionável para alguns autores. Podem ser solicitados proteína C reativa, enzimas hepáticas e hemograma, especialmente se houver sintomas sistêmicos graves. Recomenda-se afastar infecções sexualmente transmissíveis na paciente com vida sexual e excluir doença de Behçet nos casos recidivantes.

Conduta terapêutica

O tratamento é sintomático para reduzir a dor e evitar infecção secundária.

- Corticoide tópico de potência alta ou média, para quadros mais leves, com úlceras pequenas e superficiais: pomada de propionato de clobetasol a 0,05% (0,05 mg/g) ou de furoato de mometasona a 0,1% (1 mg/g), 1-2 vezes ao dia, até a resolução.
- Corticoide por via oral, para quadros mais graves, com úlceras profundas e múltiplas: prednisona 0,5-1 mg/kg/dia por 7-10 dias, com redução da dose nas próximas 2 semanas.
- Banho de assento com solução de permanganato de potássio na diluição de 1:4.000 mL: ajuda na cicatrização e eliminação de material necrótico. Anestésicos tópicos (gel de lidocaína a 2% ou pomada a 5%) e analgésicos orais podem ser associados ao tratamento.

LÚPUS ERITEMATOSO SISTÊMICO

Introdução

O lúpus eritematoso sistêmico (LES) é doença inflamatória crônica autoimune que acomete várias regiões do organismo, como coração, articulações, pele, sistema digestório, pulmões, vasos sanguíneos, rins e sistema nervoso central. A doença tem incidência de 1,8-8,7 casos por 100 mil habitantes e é comumente vista em mulheres da faixa etária de 15-35 anos. É menos comum em homens. A média etária ao diagnóstico é em torno de 30 anos.

As manifestações genitais do LES têm prevalência estimada em 5%, considerando outras formas de lúpus eritematoso, como o discoide, sendo mais raras no LES. Há poucos casos descritos na literatura, e acredita-se que a condição seja subdiagnosticada. Mecanismos intrínsecos, bem como fatores como o fenômeno de Köebner, podem ser responsáveis pelo envolvimento da genitália.

Os sintomas incluem úlceras, dor, dispareunia, prurido, desconforto para urinar e evacuar. Alguns casos, especialmente aqueles com manifestação de lúpus eritematoso discoide, podem ser assintomáticos. Pode haver sintomas sistêmicos associados com exacerbação da doença.

Diagnóstico

O LES pode se apresentar na região genital com úlceras e erosões que acometem principalmente vagina, vestíbulo, lábios menores, regiões perineal e perianal. As úlceras podem mimetizar aquelas encontradas em infecções sexualmente transmissíveis (IST), úlceras aftosas e doença de Behçet.

Outro tipo de manifestação corresponde a placas atróficas eritematosas difusas, bem definidas, com perda característica de pelos, típica do lúpus eritematoso discoide. Alguns relatos de casos descreveram placas atróficas hipopigmentadas e placas reticulares rendilhadas semelhantes ao líquen plano na mucosa vaginal. Tanto as úlceras quanto as placas típicas de lúpus eritematoso discoide podem aparecer nos pacientes com LES ou lúpus eritematoso discoide. Outros diagnósticos diferenciais incluem eritema multiforme, erupção fixa por drogas, doenças imunobolhosas e líquen plano.

A biópsia poderá ajudar na confirmação do diagnóstico. Nas pacientes que já apresentam diagnóstico de LES e um quadro de ulceração vulvovaginal, a biópsia poderá ser dispensada.

Diagnóstico subsidiário

No diagnóstico diferencial, é útil a pesquisa de IST e a exclusão de outras doenças que causam úlceras aftosas, como líquen plano, eritema pigmentar fixo e doença de Behçet. Na paciente com suspeita de LES, recomenda-se solicitar hemograma, análise de urina, função renal e fator antinúcleo (FAN).

Conduta terapêutica

- Corticoide tópico de alta potência, como propionato de clobetasol pomada a 0,05% (0,5 mg/g), 1 vez ao dia, durante 30-60 dias.
- Se não houver resposta, hidroxicloroquina por via oral: 400 mg por dia, sendo a dose reduzida no tratamento de manutenção, ou prednisona por via oral em doses baixas (< 0,5 mg/kg/dia) por curto período.
- Nos casos refratários são utilizados metotrexato, azatioprina ou talidomida. Como a paciente geralmente tem manifestações em outros locais, é importante o acompanhamento multidisciplinar com a reumatologia.

VULVITE DE ZOON

Introdução

A vulvite circunscrita plasmocitária, também conhecida por vulvite de Zoon, é uma desordem inflamatória crônica benigna que acomete a mucosa vulvar. Por ser uma condição rara, não há dados sobre sua incidência e prevalência. Afeta mulheres entre 28-79 anos de idade, com maior frequência após a menopausa. A etiologia é desconhecida, tendo sido implicado um possível fator hormonal. Alguns fatores desencadeantes foram sugeridos, como higiene precária, calor local, infecções crônicas (herpes simples e *Mycobacterium smegmatis*), coçadura ou fricção, que desencadeiam uma resposta inflamatória ou imunológica.

Apresenta-se com lesões recidivantes e de extensão variável. Seu diagnóstico é difícil e provavelmente há casos subdiagnosticados. Não há descrição de progressão para malignidade. Contudo, já foram descritas lesões com displasia moderada. As pacientes podem ser assintomáticas, porém é mais comum apresentarem sintomas de dor vulvar, desconforto, prurido, dispareunia, disúria, corrimento vaginal rosado e, ocasionalmente, sangramento ao se limpar.

Diagnóstico

Clinicamente, a vulvite de Zoon apresenta-se com placas eritematosas brilhantes, de formato irregular, bem circunscritas e com distribuição bilateral e simétrica, com tendência à coalescência e, menos frequentemente, erosões e úlceras (Figuras 21 a 30). Afeta qualquer local da vulva, mas os principais sítios de acometimento são os lábios menores, a fúrcula, o clitóris, o meato uretral e o introito vaginal.

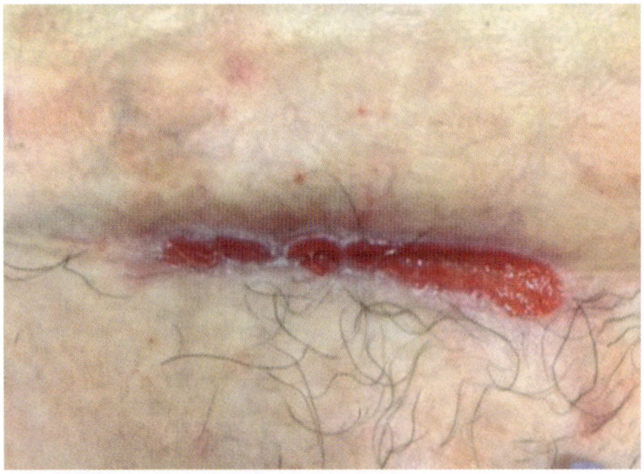

FIGURA 21
Úlceras circunscritas em monte púbico. Diagnóstico histopatológico confirmou vulvite de Zoon.
Fonte: acervo do Núcleo de Prevenção de Doenças Ginecológicas da Universidade Federal de São Paulo (Nuprev/Unifesp).

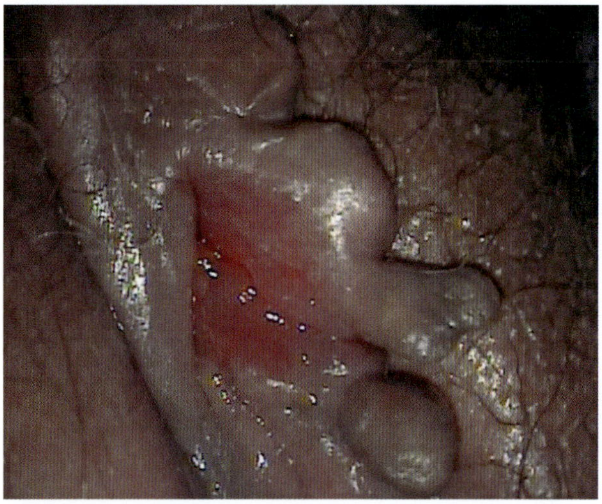

FIGURA 22
Úlceras circunscritas em pequenos lábios. Diagnóstico histopatológico confirmou vulvite de Zoon.
Fonte: acervo do Núcleo de Prevenção de Doenças Ginecológicas da Universidade Federal de São Paulo (Nuprev/Unifesp).

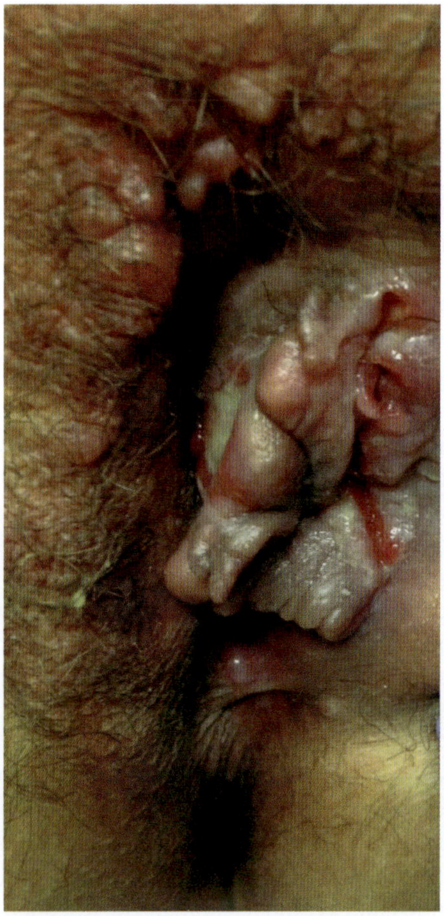

FIGURA 23
Úlceras circunscritas em pequenos lábios. Diagnóstico histopatológico confirmou vulvite de Zoon.
Fonte: acervo do Núcleo de Prevenção de Doenças Ginecológicas da Universidade Federal de São Paulo (Nuprev/Unifesp).

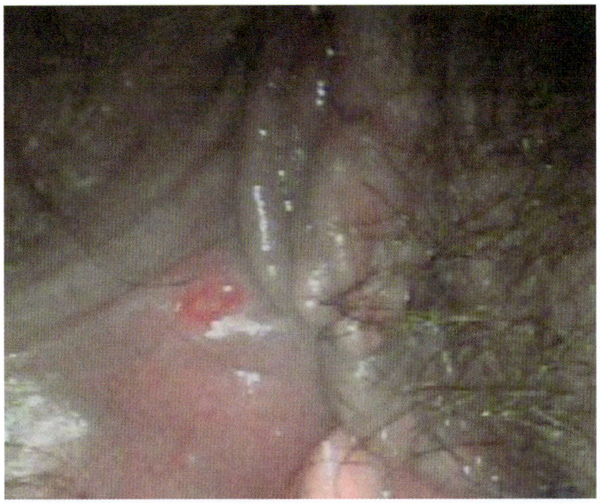

FIGURA 24
Úlceras circunscritas em pequeno lábio. Diagnóstico histopatológico confirmou vulvite de Zoon.
Fonte: acervo do Núcleo de Prevenção de Doenças Ginecológicas da Universidade Federal de São Paulo (Nuprev/Unifesp).

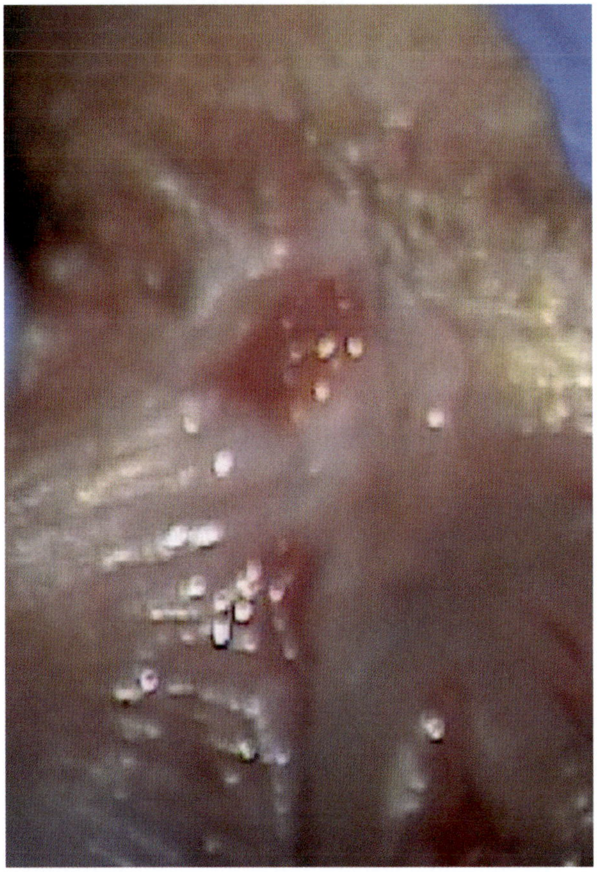

FIGURA 25
Úlceras circunscritas em monte púbico. Diagnóstico histopatológico confirmou vulvite de Zoon.
Fonte: acervo do Núcleo de Prevenção de Doenças Ginecológicas da Universidade Federal de São Paulo (Nuprev/Unifesp).

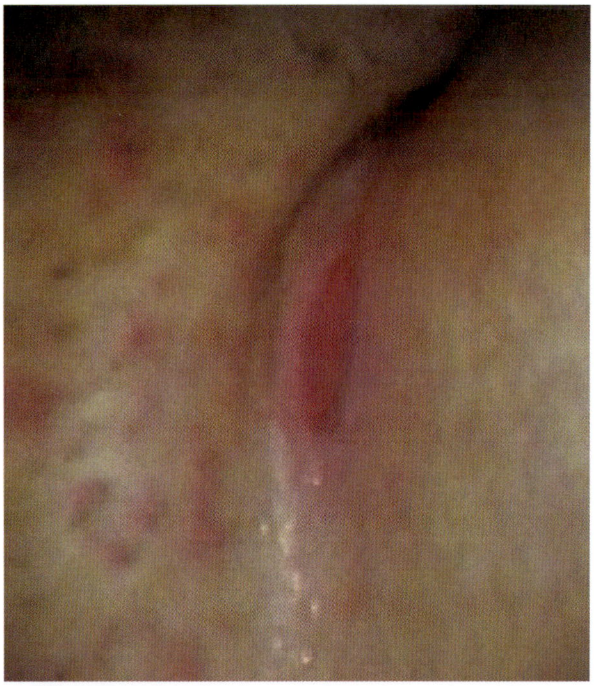

FIGURA 26
Úlceras circunscritas em monte púbico, sulco genitocrural, com eritema local. Diagnóstico histopatológico confirmou vulvite de Zoon.
Fonte: acervo do Núcleo de Prevenção de Doenças Ginecológicas da Universidade Federal de São Paulo (Nuprev/Unifesp).

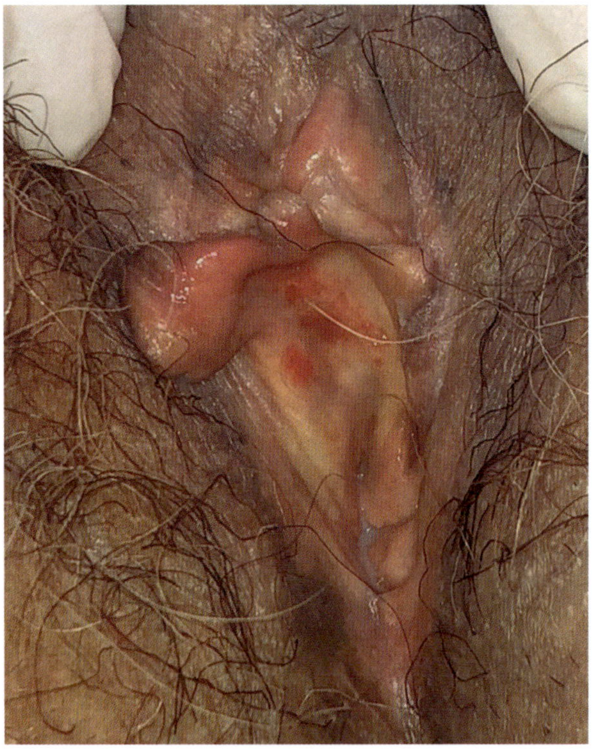

FIGURA 27
Vulvite de Zoon.
Fonte: acervo pessoal das Dras. Denise Gasparetti Drumond e Fernanda Souza Sampaio.

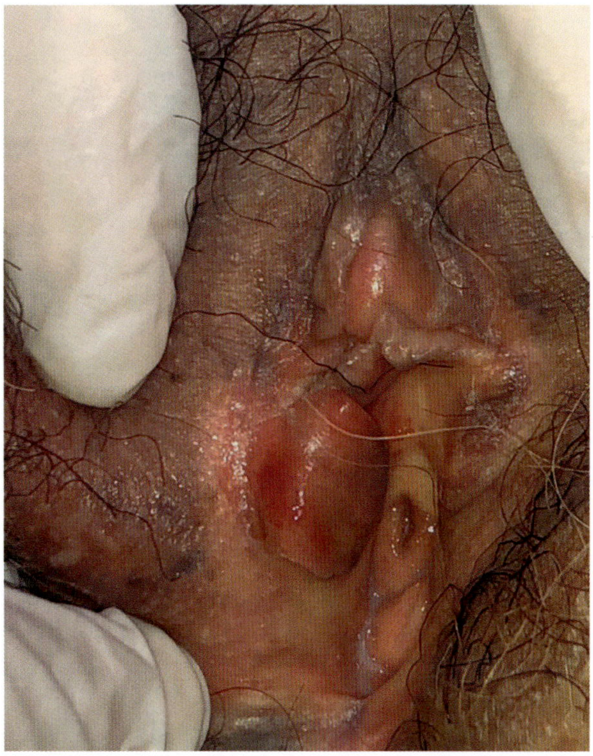

FIGURA 28
Vulvite de Zoon.
Fonte: acervo pessoal das Dras. Denise Gasparetti Drumond e Fernanda Souza Sampaio.

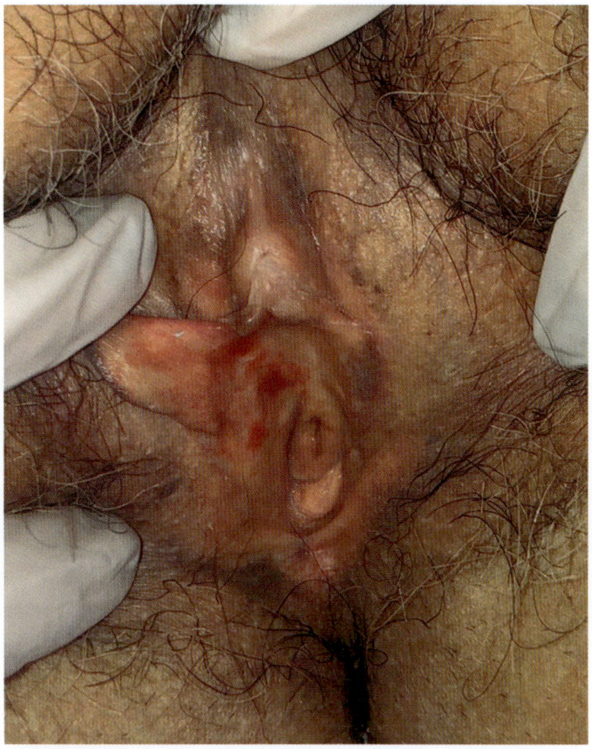

FIGURA 29
Vulvite de Zoon.
Fonte: acervo pessoal das Dras. Denise Gasparetti Drumond e Fernanda Souza Sampaio.

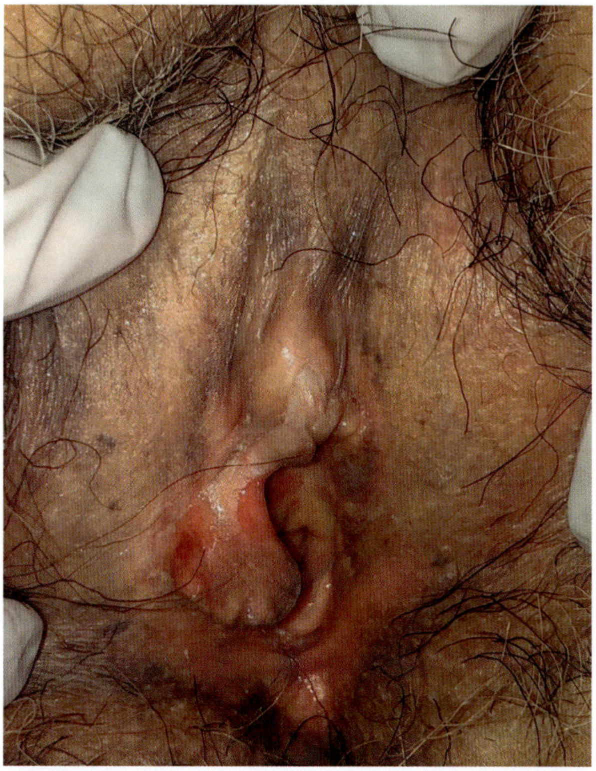

FIGURA 30
Vulvite de Zoon.
Fonte: acervo pessoal das Dras. Denise Gasparetti Drumond e Fernanda Souza Sampaio.

O diagnóstico é clínico e histopatológico, sendo este último essencial para a confirmação diagnóstica. Principais diagnósticos diferenciais: líquen plano erosivo, carcinoma escamoso, doença de Paget, candidíase, herpes simples, pênfigo vulgar, erupção fixa por drogas, doença de Behçet e sífilis.

Diagnóstico subsidiário

Pesquisa de etiologia infecciosa (infecção sexualmente transmissível – IST – e não IST) e não infecciosa de úlceras vulvares. Se houver infecção secundária, pode ser feita cultura de secreção.

Conduta terapêutica

- Tratamento de primeira linha: corticoides tópicos de alta potência, como o propionato de clobetasol a 0,05% (5 mg/g) pomada, 1 vez ao dia ou 3 vezes por dia por 3 semanas, seguindo-se de 1 vez ao dia por 2 meses.
- Tratamento alternativo: uso tópico de tacrolimo a 0,1%, 2 vezes ao dia.
- Outras opções terapêuticas relatadas: estrogênio, antifúngicos (fluconazol), antibióticos (tetraciclina), associação tópica de corticoide com antibiótico

(betametasona e gentamicina), corticoides intralesionais, interferon, imiquimode, *laser* e excisão cirúrgica. Há relatos de tratamento com sucesso com plasma rico em plaquetas.

- Preparações de barreira, como vaselina, são úteis para a disúria, e lidocaína tópica a 5% para alívio da dor vulvar.

HIDRADENITE SUPURATIVA

Introdução

A hidradenite supurativa, também conhecida como acne inversa ou doença de Verneuil, é doença inflamatória crônica recidivante do folículo piloso terminal. Acomete as mulheres em geral, após a puberdade, mais comumente na faixa etária entre 20-30 anos, e apresenta prevalência estimada de 0,05-4%. Tende a regredir após a menopausa. A doença causa grande impacto na qualidade de vida da paciente, em decorrência da dificuldade de tratamento e formação de tecidos cicatriciais.

Fatores genéticos e hereditários exercem um papel no aumento do risco de hidradenite supurativa. Outros fatores de risco importantes são a obesidade e o tabagismo. A hipersensibilidade a androgênios também foi sugerida como possível etiologia.

Os sintomas incluem formigamento, queimação, dor, prurido, hiperidrose e sensação de calor, que podem aparecer cerca de 2 dias antes do surgimento das lesões. Dependendo da extensão da doença, pode haver dispareunia.

Diagnóstico

O diagnóstico é essencialmente clínico. As lesões se iniciam com a formação de nódulos dolorosos que duram cerca de 1-2 semanas, podendo diminuir ou, na maioria das vezes, se romper e transformar em abscessos, com ulcerações e saída de secreção (Figuras 31 a 33).

Com a evolução da doença, há formação de abscessos extensos, cicatrizes, fístulas e perda da arquitetura vulvar (Figuras 34 a 38).

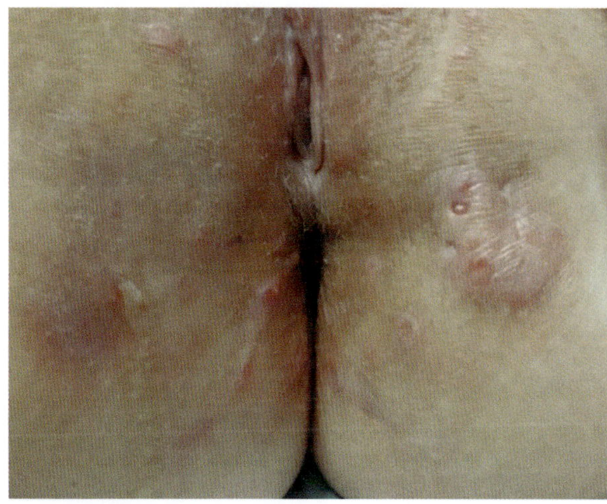

FIGURA 31
Nódulos e abscessos, com saída de secreção piosserosa, localizados em terço posterior de grande lábio direito, região perineal, região perianal e nádegas.
Fonte: acervo do Núcleo de Prevenção de Doenças Ginecológicas da Universidade Federal de São Paulo (Nuprev/Unifesp).

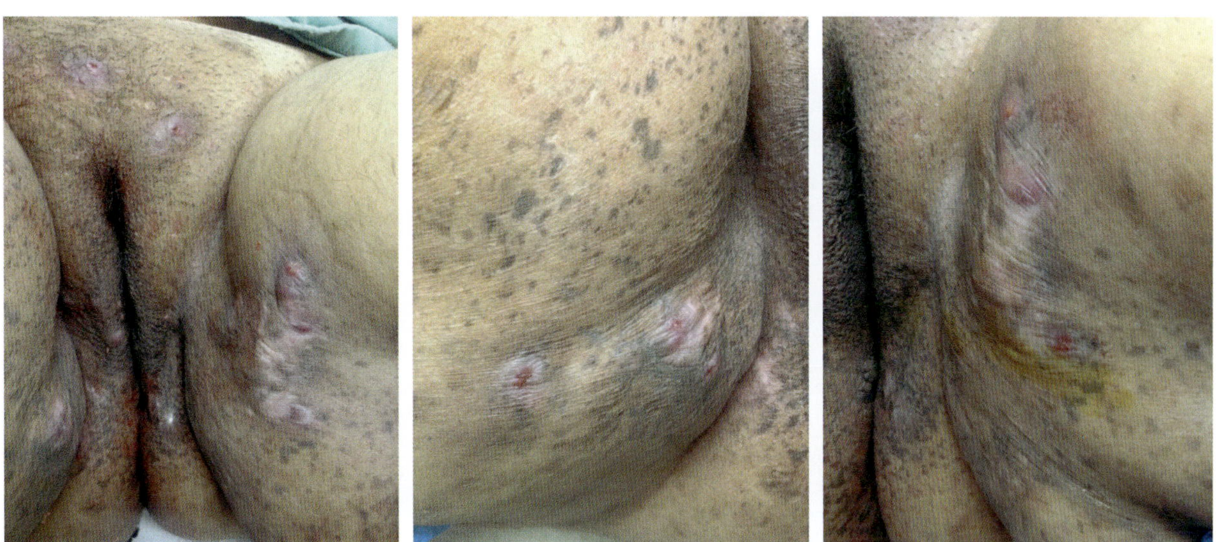

FIGURA 32
Múltiplos nódulos, úlceras e cicatrizes localizados em monte púbico, grandes lábios, região perineal e coxas direita e esquerda.
Fonte: acervo do Núcleo de Prevenção de Doenças Ginecológicas da Universidade Federal de São Paulo (Nuprev/Unifesp).

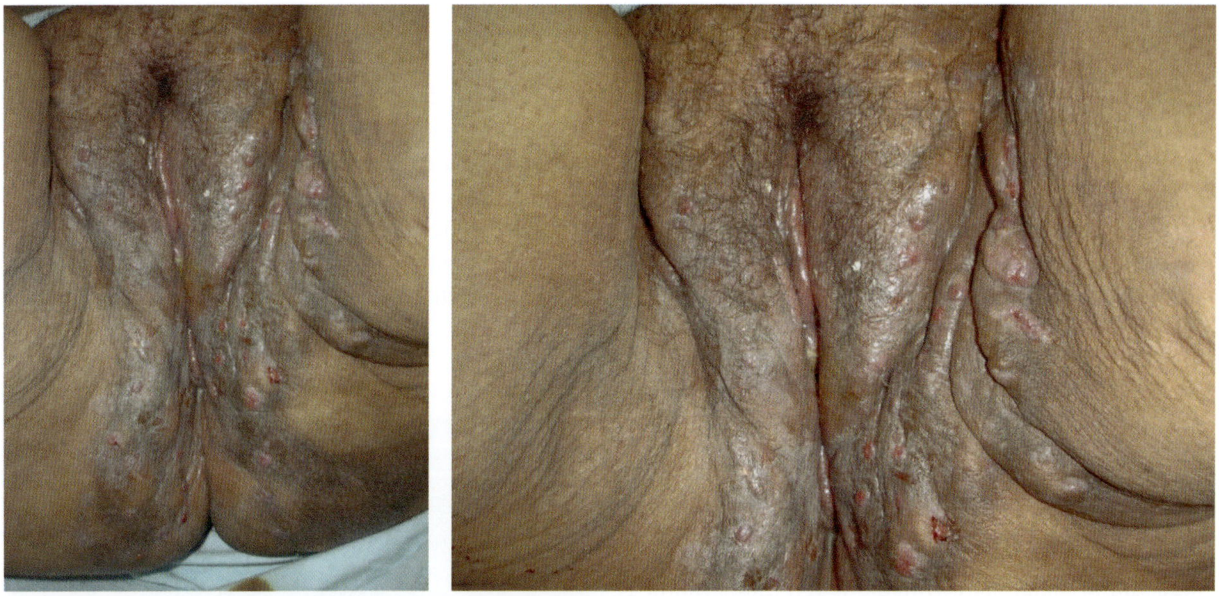

FIGURA 33

Quadro de hidradenite supurativa caracterizado por múltiplos nódulos, úlceras e cicatrizes localizados em grandes lábios, região perineal, região perianal, sulco genitocrural esquerdo e coxa esquerda.

Fonte: acervo do Núcleo de Prevenção de Doenças Ginecológicas da Universidade Federal de São Paulo (Nuprev/Unifesp).

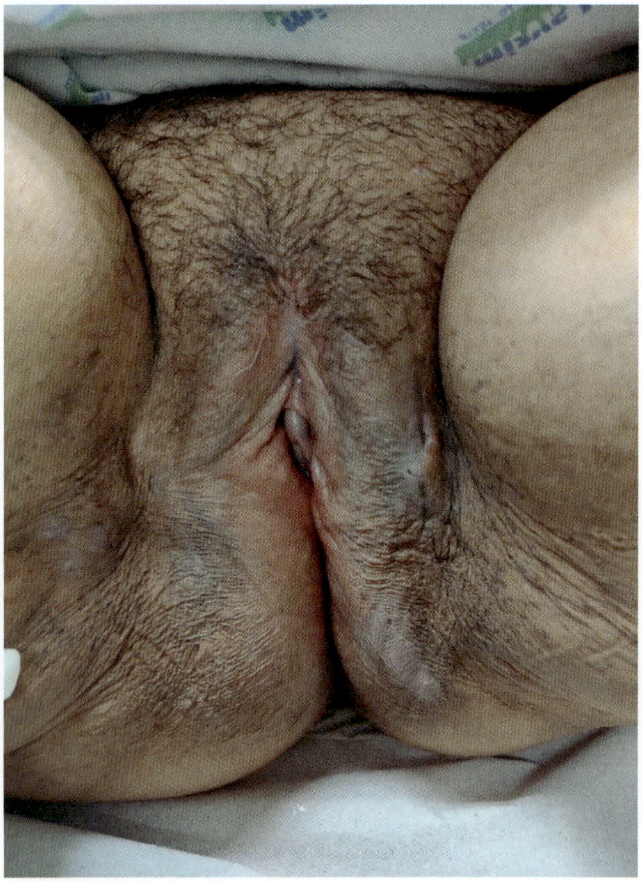

FIGURA 34

Presença de nódulos e cicatrizes em sulco genitocrural esquerdo, nádega esquerda e coxa direita.

Fonte: acervo do Núcleo de Prevenção de Doenças Ginecológicas da Universidade Federal de São Paulo (Nuprev/Unifesp).

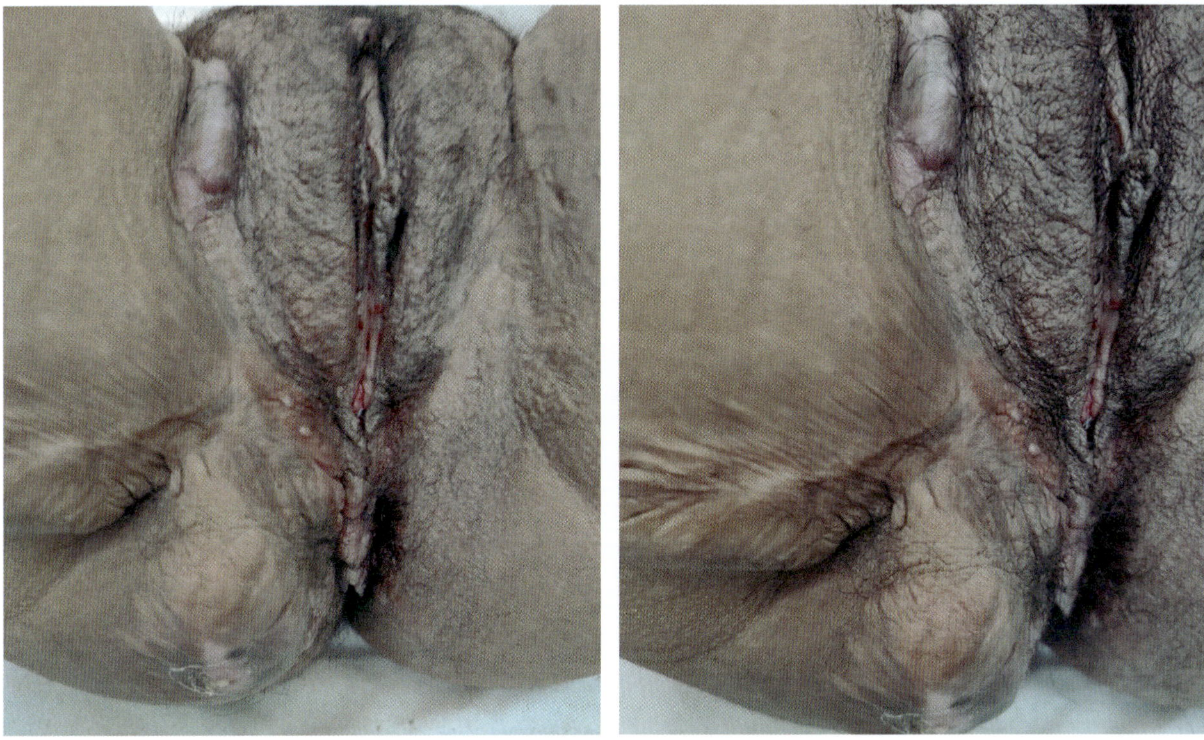

FIGURA 35
Presença de cicatrizes extensas no sulco genitocrural direito e nádega direita.
Fonte: acervo do Núcleo de Prevenção de Doenças Ginecológicas da Universidade Federal de São Paulo (Nuprev/Unifesp).

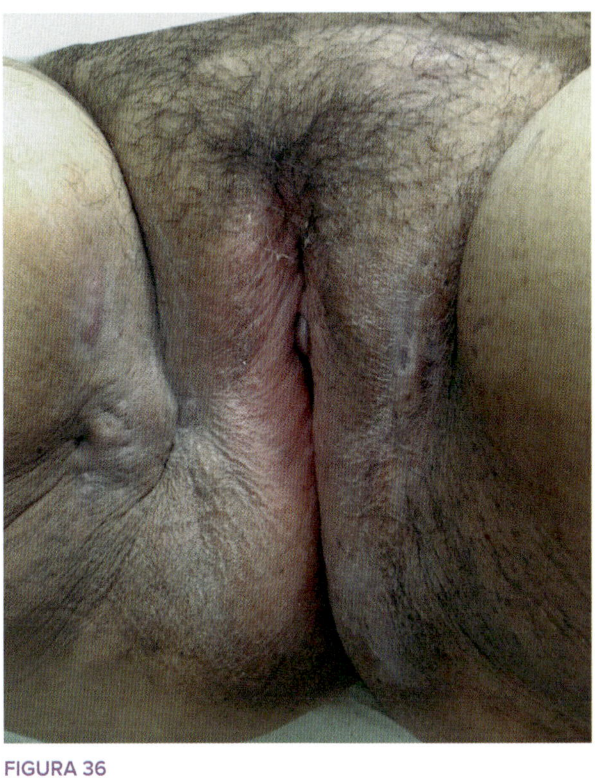

FIGURA 36
Presença de cicatrizes no sulco genitocrural esquerdo e coxa direita. Presença de eritema em grandes lábios.
Fonte: acervo do Núcleo de Prevenção de Doenças Ginecológicas da Universidade Federal de São Paulo (Nuprev/Unifesp).

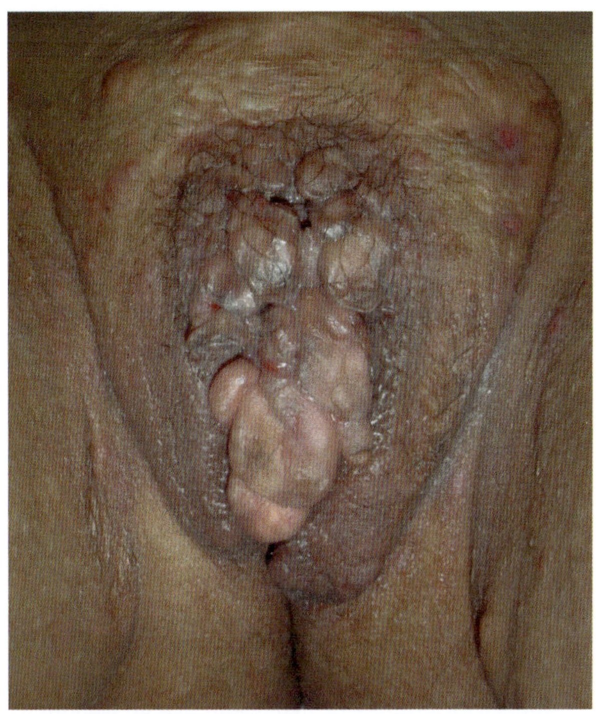

FIGURA 37
Nódulos, cicatrizes e úlceras em monte púbico, cicatrizes e linfedema em lábios maiores e lábios menores, com perda importante da arquitetura vulvar.
Fonte: acervo do Núcleo de Prevenção de Doenças Ginecológicas da Universidade Federal de São Paulo (Nuprev/Unifesp).

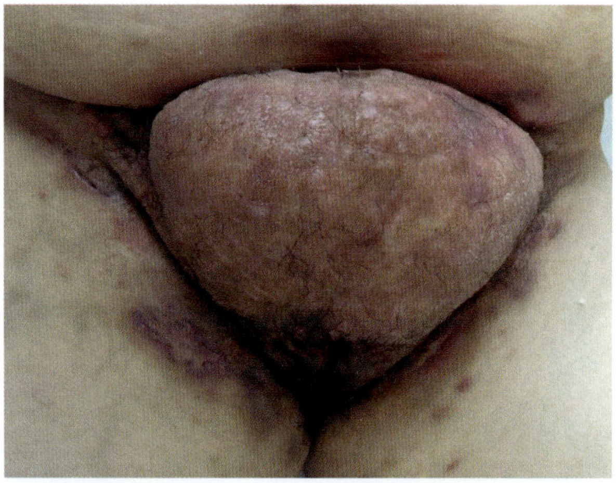

FIGURA 38
Nódulos, linfedema, cicatrizes e úlceras em monte púbico com comprometimento importante da arquitetura vulvar. Úlceras e cicatrizes em sulcos genitocrurais e coxas bilateralmente.
Fonte: acervo da Dra. Denise Gasparetti Drumond.

As lesões ocorrem em áreas que contêm glândulas sudoríparas apócrinas, como vulva, região inguinal e axilas. Os locais principais de acometimento vulvar são monte púbico, sulcos genitocrurais, lábios maiores, região perineal e nádegas.

Diagnóstico subsidiário

Recomendam-se cultura e antibiograma se houver sinais de infecção secundária, ultrassonografia de pele para avaliar a extensão de abscessos e fístulas e ressonância magnética na avaliação de fístulas. Pode ser solicitada dosagem de VHS e proteína C reativa.

Conduta terapêutica

Recomendações do Consenso Brasileiro da Sociedade Brasileira de Dermatologia para o tratamento da hidradenite supurativa:

- Gel de clindamicina a 1%, 2 vezes por dia por até 3 meses: doença leve (abscesso único ou múltiplos, sem fístulas ou cicatrizes) localizada ou lesões superficiais, nos casos de reagudização.
- Tetraciclina por via oral, 500 mg a cada 12 horas por até 12 semanas: doença leve com lesões difusas, doença localizada que não respondeu ao tratamento tópico. O ciclo pode ser repetido por mais 12 semanas.
- Associação de clindamicina 300 mg com rifampicina 300 mg, por via oral, a cada 12 horas, por 10 semanas: casos não responsivos à tetraciclina, doença moderada a grave (fístulas e cicatrizes, com envolvimento de mais de uma área anatômica). O ciclo pode ser repetido por mais 10 semanas.
- Adalimumabe (anticorpo monoclonal): pacientes com intolerância ou contraindicação aos antibióticos sistêmicos, falta de resposta aos antibióticos por via oral.
- Tratamentos alternativos incluem: pomada de mupirocina a 2%, doxiciclina 100 mg a cada 12 horas por via oral, associação de sulfametoxazol 800 mg com trimetoprima 160 mg a cada 12 horas (2-3 meses), corticoide tópico ou intralesional, *laser* de CO_2, excisão cirúrgica, além de tratamento sintomático tópico ou sistêmico para dor.

REFERÊNCIAS BIBLIOGRÁFICAS

1. Abboud ME, Frasure SE. Vulvar inflammation as a manifestation of Crohn's disease. World J Emerg Med. 2017;8(4):305-7.
2. Abdat R, Markova A, Farraye FA, Lichtman MK. Ustekinumab for treatment of cutaneous Crohn's disease. Dermatol Online J. 2016 Oct;22(10):1-4.
3. Aberumand B, Howard J, Howard J. Metastatic Crohn's disease: an approach to an uncommon but important cutaneous disorder Biomed Res Int. 2017;2017:8192150.
4. Aeschlimann FA, Batu ED, Canna SW, Go E, Gül A, Hoffman P, et al. A20 haploinsufficiency (HA20): clinical phenotypes and disease course of patients with a newly recognised NF-kB-mediated autoinflammatory disease. Ann Rheum Dis. 2018;77:728.
5. Aguiar LM, Venâncio GR, Cardial MFT. Úlceras vulvares de etiologia não infecciosa. In: Campaner AB, Cardial MTF, Kamilos MF, Santos ALF, Martins CMR, Speck NMG, et al. Manual ilustrado de doenças da vulva. Rio de Janeiro: Atheneu; 2020. p.177-86.
6. Amarapurkar DN, Sonavane A, Amarapurkar AD. Metastatic Crohn's disease. J Assoc Physicians India. 2017 Apr;65(4):86-8.
7. Andreani SM, Ratnasingham K, Dang HH, Gravante G, Giordano P. Crohn's disease of the vulva. Int J Surg. 2010;8(1):2-5.
8. Assar S, Sadeghi B, Davatchi F, Ghodsi SZ, Nadji A, Shahram F, et al. The association of pathergy reaction and active clinical presentations of Behçet's disease. Reumatologia. 2017;55:79.
9. Bandon GD. Diagnosis and management of vulvar ulcers. Dermatol Clin. 2010;28(4):753-63.
10. Barret M, De Parades V, Battistella M, Sokol H, Lemarchand N, Marteau P. Crohn's disease of the vulva. J Crohns Colitis. 2014 Jul;8(7):563-70.
11. Batista RR, Pozzobon BHZ, Lopes JM, Albuquerque ICD, Formiga GJS. Use of biological therapy in metastatic Crohn's disease: a case report and literature review. Revista Brasileira de Coloproctologia. 2009;29(3):372-6.
12. Bender-Heine A, Grantham JT, Zaslau S, Jansen R. Metastatic Crohn disease: a review of dermatologic manifestations and treatment. Cutis 2017 Jun;99:E33-E40.
13. Bennji SM, du Preez L, Griffith-Richards S, Smit DP, Rigby J, Koegelenberg CFN, et al. Recurrent pulmonary aneurysms: hughes-stovin syndrome on the spectrum of Behçet disease. Chest. 2017;152:e99.
14. Bilenchi R, Pisani C, Poggiali S, Andreassi A, de Padova LA, di Perri T. Discoid lupus erythematosus of the vulva. Lupus. 2004;13:815-6.
15. Botros SM, Dieterich M, Sand PK, Goldberg RP. Successful treatment of Zoon's vulvitis with high potency topical steroid. Int Urogynecol J Pelvic Floor Dysfunct. 2006 Feb;17(2):178-9.

16. Boyvat A, Ekmekçi P, Gürgey E. Bipolar aphthosis: a forme fruste of Behçet's disease. Long term follow-up of 26 cases. Adv Exp Med Biol. 2003;528:321-2.
17. Brito MFDS, Furtado VLL, Guiotti IF, Teixeira AOB, Neto MG, Teixeira EB. Síndrome de Behçet ou úlcera de Lipschütz: desafio diagnóstico. Femina. 2021;49(3):187-92.
18. Bussy RF, Nipoti J, Rodriguez P, Piccirili G, Gorosito MD, Bussy RAF. Vulvitis plasmocitaria circunscrita de Zoon: a propósito de un caso. Med Cutan Iber Lat Am. 2017;45(1):45-7.
19. Cardoso FA, Campaner AB, D'Ávila FS, Barcelos AS. Doenças vulvares na infância. In: Campaner AB, Cardial MTF, Kamilos MF, Santos ALF, Martins CMR, Speck NMG, et al. Manual ilustrado de doenças da vulva. Rio de Janeiro: Atheneu; 2020. p.69-90.
20. Chams-Davatchi C, Barikbin B, Shahram F, Nadji A, Moghaddassi M, Yousefi M, et al. Pimecrolimus versus placebo in genital aphthous ulcers of Behcet's disease: a randomized double-blind controlled trial. Int J Rheum Dis. 2010;13:253.
21. Damiani L, Quadros M, Posser V, Minotto R, Boff AL. Zoon vulvitis. An Bras Dermatol. 2017;92(5 Suppl 1):166-8.
22. Dederichs F, Iesalnieks I, Sladek M, Tzivinikos C, Hansen R, Muñoz C, et al. Genital granulomatosis in male and female patients with Crohn's disease: clinical presentation and treatment outcomes. J Crohns Colitis. 2017 Sept;12(2):197-203.
23. del Alcázar-Viladomiu E, López-Pestaña A, Tuneu-Valls A. Lupus eritematoso con afectación genital: una localización inusual. Actas Dermosifiliogr. 2018;109:78-80.
24. Drumond DG, Speck NMG, Chebli JMF, Condé CMS, Chebli LA, Pannain GD, et al. Treatment of rectovaginal fistula using fractionate CO2 vaginal laser: a case series. Photobiomodul Photomed Laser Surg. 2021 Sep;39(9):622-9.
25. Duan D, Stevenson ML, Malter LB, Pomeranz MK. Cutaneous Crohn's disease of the vulva. BMJ Case Rep. 2014 Mar;1-2.
26. Femiano F, Buonaiuto C, Gombos F, Lanza A, Cirillo LN. Pilot study on recurrent aphthous stomatitis (RAS): a randomized placebo-controlled trial for the comparative therapeutic effects of systemic prednisone and systemic montelukast in subjects unresponsive to topical therapy. Oral Surg Oral Med Oral Pathol Oral Radiol Endod. 2010;109:402.
27. Fernández-Aceñero MJ, Córdova S. Zoon's vulvitis (vulvitis circumscripta plasmacellularis). Arch Gynecol Obstet. 2010;282(3):351-2.
28. Gorial FI, Jabbar MA. Impact of disease activity on health related quality of life in patients with Behçet's disease: a cross-sectional study. Ann Med Surg (Lond). 2020;54:43.
29. Gupta S, Ajith C, Malhotra S, Kumar B. Bipolar aphthosis presenting as mutilating genital ulcers in women. Indian J Dermatol Venereol Leprol. 2004;70:357-60.
30. Gurumurthy M, Cairns M, Cruickshank M. Case series of Zoon vulvitis. J Low Genit Tract Dis. 2010;14(1):56-8.
31. Hatemi G, Christensen R, Bang D, Bodaghi B, Celik AF, Fortune F, et al. 2018 update of the EULAR recommendations for the management of Behçet's syndrome. Ann Rheum Dis. 2018;77:808.
32. Hendricks AJ, Hsiao JL, Lowes MA, Shi VY. A comparison of international management guidelines for hidradenitis suppurativa. Dermatology. 2021;237(1):81-96.
33. Huppert, JS. Lipschutz ulcers: evaluation and management of acute genital ulcers in women. Dermatol Ther. 2010;23(5):533-40.
34. International Study Group for Behçet's Disease. Criteria for diagnosis of Behçet's disease. Lancet. 1990;335:1078.
35. Jacyntho CMA, Lacerda MI, Carvalho MSR, Ramos MRMS, Vieira-Baptista O, Bandeira SHAD. Covid-19 related acute genital ulcer: a case report. Einstein (São Paulo). 2022;20:eRC6541.
36. Jo JH, Park SJ, Cheon JH, Kim TI, Kim WH. Rediscover the clinical value of small intestinal bacterial overgrowth in patients with intestinal Behçet's disease. J Gastroenterol Hepatol. 2018;33:375.
37. Kalra S, Silman A, Akman-Demir G, Bohlega S, Borhani-Haghighi A, Constantinescu CS, et al. Diagnosis and management of neuro-Behçet's disease: international consensus recommendations. J Neurol. 2014;261:1662.
38. Kavanagh GM, Burton PA, Kennedy CT. Vulvitis chronica plasmacellularis (Zoon's vulvitis). Br J Dermatol. 1993 Jul;129(1):92-3.
39. Khabbazi A, Ebrahimzadeh Attari V, Asghari Jafarabadi M, Malek Mahdavi A. Quality of life in patients with Behçet disease and its relation with clinical symptoms and disease activity. Reumatol Clin. 2019.
40. Laftah Z, Bailey C, Zaheri S, Setterfield J, Fuller LC, Lewis F. Vulval Crohn's disease: a clinical study of 22 patients. J Crohns Colitis. 2015;9(4):318-25.
41. Lanka P, Lanka LR, Sylvester N, Lakshmi MD, Ethirajan N. Metastatic Crohn's disease. Indian Dermatol Online J. 2014 Jan-Mar;5(1):41-3.
42. Lewis FM, Neill SM. Capítulo 4: Infecciones de transmisión no sexual de la vulva. In: Neill SM, Lewis FM. Ridley's la vulva. 3.ed. Venezuela: Amolca; 2011. p.71-84.
43. Magalhães RF, Rivitti-Machado MC, Duarte GV, Souto R, Nunes DH, Chaves M, et al. Consensus on the treatment of hidradenitis suppurativa – Brazilian Society of Dermatology. An Bras Dermatol. 2019; 94(2 Suppl 1):S7-19.
44. Martinetti C, Leiro V, Maronna E, Coringratto M. Vulvitis de Zoon. Dermatol Argent. 2011;17(3):243-5.
45. Martins CMR, Robial R. Infecções vulvares. In: Campaner AB, Cardial MTF, Kamilos MF, Santos ALF, Martins CMR, Speck NMG, et al. Manual ilustrado de doenças da vulva. Rio de Janeiro: Atheneu; 2020. p.157-65.
46. Monteiro DAS, Vasconcellos BO, Fialho SCAV, Nascimento AMR, Guimarães ICCV, Bravo RS. Zoon vulvitis as a differential diagnosis of ulcerative lesions on the vulva: case report. J Bras Doenças Sex Transm. 2017;29(1):22-4.
47. Neill SM, Lewis FM. Capítulo 5: Condiciones cutáneas no infecciosas de la vulva. In: Neill SM, Lewis FM. Ridley's la vulva. 3.ed. Venezuela: Amolca; 2011. p.85-144.
48. Neri I, Patrizi A, Marzaduri S, Marini R, Negosanti M. Vulvitis plasmacellularis: two new cases. Genitourin Med. 1995 Oct;71(5):311-3.
49. Ozguler Y, Leccese P, Christensen R, Esatoglu SN, Bang D, Bodaghi B, et al. Management of major organ involvement of Behçet's syndrome: a systematic review for update of the EULAR recommendations. Rheumatology (Oxford). 2018;57:2200.
50. Paidi G, Himaja J. A rare case of systemic lupus erythematosus manifesting as genital ulcers. Cureus. 2022;14(4):e23818.
51. Perazzio SF, Souza AWS, Sato EI. Doença de Behçet: lúpus eritematoso sistêmico. In: Prado FC, Ramos JA, Valle JR. Atualização terapêutica: diagnóstico e tratamento. 26.ed. São Paulo: Artes Médicas; 2018. p.1840-4.
52. Reis Neto ET, Sato EI. Lúpus eritematoso sistêmico. In: Prado FC, Ramos JA, Valle JR. Atualização terapêutica: diagnóstico e tratamento. 26.ed. São Paulo: Artes Médicas; 2018. p.1814-20.
53. Rosin E, Vanomark ION, Chuery AC, Speck NMG. Úlcera genital aguda (Lipschutz): relato de caso. Revista Brasileira de Patologia do Trato Genital Inferior. 2019;4:17-9.
54. Saadoun D, Wechsler B, Terrada C, Hajage D, Huong DLT, Resche-Rigon M, et al. Azathioprine in severe uveitis of Behçet's disease. Arthritis Care Res (Hoboken). 2010;62:1733.
55. Sara D, Ziani J, Issoual K, Douhi Z, Elloudi S, Baybay H, et al. Lupus erythematosus affecting the genitalia: an unusual site. Dermatol Open J. 2020;5(1):26-7.
56. Sattler S, Elsensohn NA, Mauskar MM, Kraus CN. Plasma cell vulvitis: a systematic review. Int J Womens Dermatol. 2021;7(5Part B):756-62.
57. Saunte DML, Jemec GBE. Hidradenitis supurativa: advances in diagnosis and treatment. JAMA. 2017;318(20):2019-32.
58. Savey L, Resche-Rigon M, Wechsler B, Comarmond C, Piette JC, Cacoub P, et al. Ethnicity and association with disease

manifestations and mortality in Behçet's disease. Orphanet J Rare Dis. 2014;9:42.

59. Shi J, Huang X, Li G, Wang Li, Liu J, Xu Y, et al. Cerebral venous sinus thrombosis in Behçet's disease: a retrospective case-control study. Clin Rheumatol. 2018;37:51.
60. Suarez JJ, Conde LV, Robles RC, Gomez JG, Díaz VM, Rodriguez OP, et al. Zoon vulvitis treated successfully with platelet-rich plasma: first case reported. J Low Genit Tract Dis. 2017 Oct;21(4):e48-e51.
61. Taylor J, Glenny AM, Walsh T, Brocklehurst P, Riley P, Gorodkin R, et al. Interventions for the management of oral ulcers in Behçet's disease. Cochrane Database Syst Rev. 2014;CD011018.
62. Tchero H, Herlin C, Bekara F, Fluieraru S, Teot L. Hidradenitis suppurativa: a systematic review and meta-analysis of therapeutic interventions. Indian J Dermatol Venereol Leprol. 2019;85:248-57.
63. The International Criteria for Behçet Disease – ICBD: a collaborative study of 27 countries on the sensitivity ans specificity of a new criteria. J European Acad Dermatol Venereol. 2013;28:338-47.
64. Toeima E, Sule M, Warren R, Igali L. Diagnosis and treatment of Zoon's vulvitis. J Obstet Gynaecol. 2011;31(6):473-5.
65. Vieira-Baptista P, Lima-Silva J, Beires J, Martinez-de-Oliveira H. Lipschutz ulcers: should we rethink this? An analysis of 33 cases. Eur J Obstet Gynecol Reprod Biol. 2016;198:149-52.
66. Virgili A, Mantovani L, Lauriola MM, Marzola A, Corazza M. Tacrolimus 0.1% ointment: is it really effective in plasma cell vulvitis? Dermatology. 2008;216(3):243-6.
67. Wester A, Seamens A, Champion R. Genital plaques in a patient with SLE. J Am Acad Dermatol. 2019;81(4):(Suppl 1), abstract 216.
68. Wilkinson EJ, Stone IK. Atlas de doenças da vulva. Rio de Janeiro: Revinter; 1997.

11

Neoplasia intraepitelial vulvar

Vivian de Oliveira Rodrigues Brum
Denise Gasparetti Drumond
Neila Maria de Góis Speck

INTRODUÇÃO

As neoplasias intraepiteliais vulvares (NIV) são classificadas em lesão intraepitelial vulvar de baixo grau (LSIL vulvar, condiloma plano viral), lesão intraepitelial vulvar de alto grau (HSIL vulvar, NIV usual) e neoplasia intraepitelial vulvar diferenciada (NIVd).

As LSIL são benignas, associadas à infecção pelo Papilomavírus Humano (HPV) de baixo risco oncogênico (ver Capítulo 9.3 Infecções vulvares virais). A HSIL é associada à infecção persistente pelo HPV de alto risco, com outros cofatores associados, incluindo tabagismo, maior número de parceiros sexuais e imunossupressão. Acomete mulheres jovens. A NIVd independe do HPV e está frequentemente associada ao líquen escleroso vulvar ou a outras dermatoses inflamatórias crônicas. Ocorre tipicamente na pós-menopausa, com alta taxa de progressão para carcinoma escamoso vulvar (Quadro 1).

QUADRO 1 Diferenciais entre NIVd e HSIL vulvar

NIVd	HSIL vulvar
Menos frequente – 2-5% dos casos.	Mais frequente
Mulheres acima dos 60 anos de idade.	Mais jovens – 30-40 anos de idade.
NÃO relacionada ao HPV.	Relacionada com HPV, condilomas anogenitais, 50% coexistência NIC, NIVA ou câncer no TGI.
Associação com líquen escleroso vulvar ou outras dermatoses.	Associação com tabagismo, imunossupressão.
Potencial de malignidade (> 20 a 30%).	Baixo potencial evolutivo (< 20%).
Geralmente unilateral e unifocal.	Multicêntrica, multifocal, confluente.
Principalmente áreas com pelos.	Lesões em áreas sem pelos.
Geralmente as lesões não se modificam ao ácido acético a 5%.	As lesões ficam intensamente brancas ao ácido acético a 5%.

HPV: Papilomavírus Humano; HSIL: lesão intraepitelial vulvar de alto grau; NIC: neoplasia intraepitelial cervical; NIVA: neoplasia intraepitelial vaginal; NIVd: neoplasia intraepitelial vulvar diferenciada; TGI: trato genital inferior.
Fonte: elaborado pelas autoras.

DIAGNÓSTICO CLÍNICO

A apresentação clínica da HSIL consiste em máculas ou pápulas hipocrômicas ou eritematosas, algumas vezes hipercrômicas, com tons amarronzados ou acinzentados (Figura 1), que podem coalescer em placas verrucosas. Apresentam acetorreação e até dois terços são multifocais (Figura 2). Acometem áreas de maior atrito na atividade sexual, como introito, períneo e sulcos interlabiais.

A apresentação clínica mais comum da NIVd é de placa hiperqueratótica, resistente ao tratamento clínico, associada a alguma dermatose inflamatória, sendo o líquen escleroso vulvar o mais frequente (Figura 3). Outras características incluem pápulas atróficas ou nódulos com relevo. São unicêntricas e acometem, principalmente, a região da pele vulvar.

Como as lesões são de apresentação clínica, a vulvoscopia normalmente não é necessária. A biópsia é obrigatória para diferenciar entre as neoplasias e também nas áreas suspeitas para afastar microinvasão subjacente.

DIAGNÓSTICO SUBSIDIÁRIO

Ao estudo imuno-histoquímico, as HSIL apresentam positividade para a proteína p16, um marcador prognóstico associado à infecção pelo HPV de alto risco. Já

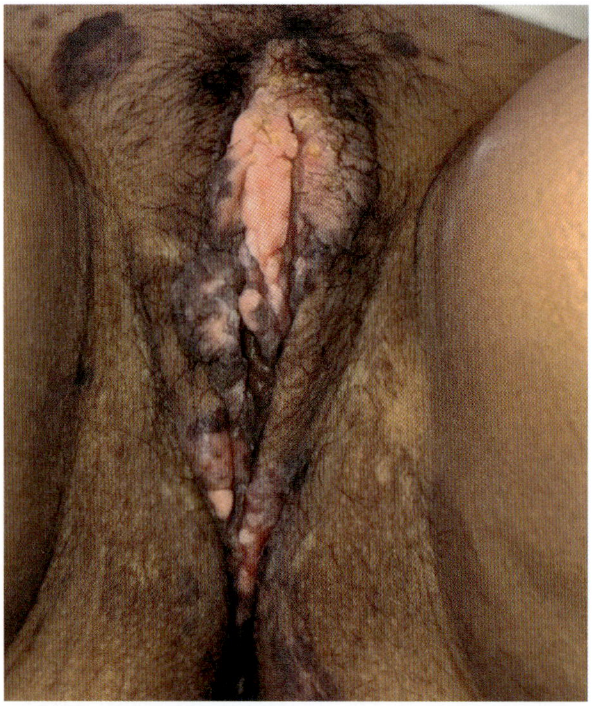

FIGURA 1
HSIL vulvar. Pápulas e placas hipo e hipercrômicas vulvares.
HSIL: lesão intraepitelial vulvar de alto grau.
Fonte: acervo pessoal das Dras. Denise G. Drumond e Fernanda Sampaio.

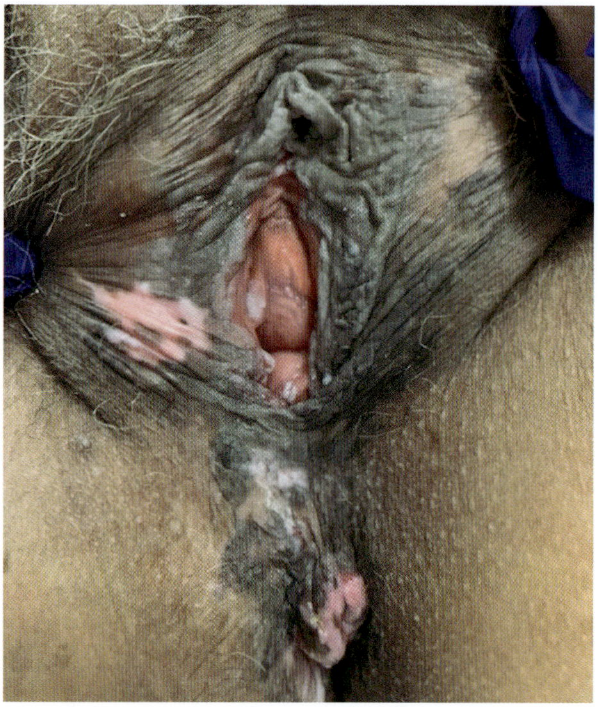

FIGURA 2
HSIL vulvar em paciente transplantada renal, com AIN de alto grau associada. Placas pigmentadas difusas na região anogenital, entremeadas com áreas hipocrômicas.
HSIL: lesão intraepitelial vulvar de alto grau. AIN: neoplasia intraepitelial anal.
Fonte: acervo do Núcleo de Prevenção de Doenças Ginecológicas da Universidade Federal de São Paulo (Nuprev/Unifesp).

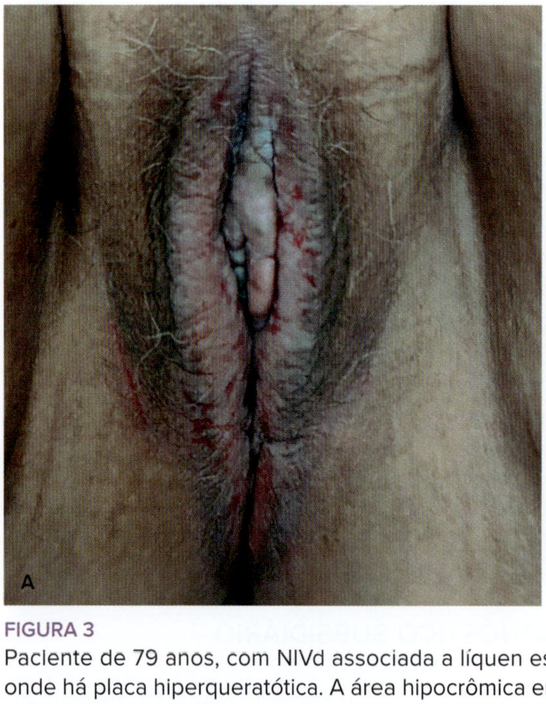

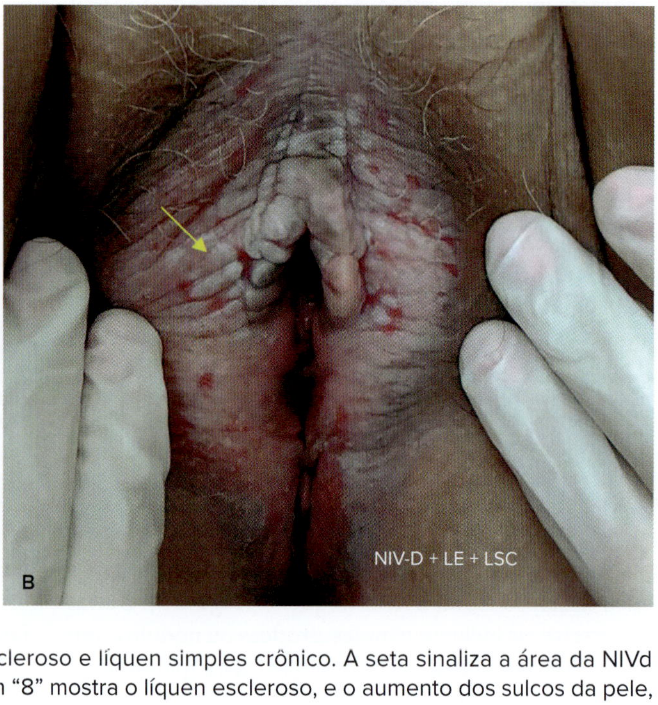

FIGURA 3
Paciente de 79 anos, com NIVd associada a líquen escleroso e líquen simples crônico. A seta sinaliza a área da NIVd onde há placa hiperqueratótica. A área hipocrômica em "8" mostra o líquen escleroso, e o aumento dos sulcos da pele, o líquen simples crônico.
NIVd: neoplasia intraepitelial vulvar diferenciada.
Fonte: acervo do Núcleo de Prevenção de Doenças Ginecológicas da Universidade Federal de São Paulo (Nuprev/Unifesp).

nas NIVd ocorre a positividade para a proteína p53 em mais de 80% dos casos.

CONDUTA TERAPÊUTICA

Lesão intraepitelial vulvar de alto grau (HSIL)

Pode-se optar por excisão simples (bisturi frio, alça de radiofrequência – Figura 4 –, ou *laser*) com margem. Em casos selecionados, pode-se fazer *skinning* vulvectomia ou a vulvectomia simples (Figura 5).

No entanto, como essa lesão tem ocorrido cada vez mais em jovens, prefere-se o tratamento conservador, que pode ser realizado com uso tópico de: imiquimode a 5% (*off label)* (1 sachê de 250 mg, 3 vezes por semana por até 16 semanas); 5-fluorouracil (2 vezes por semana durante 6-10 semanas); ácido tricloroacético 70-80% (lesões focais e pequenas); cidofovir creme 1% (1 vez a cada 48 horas durante 6 meses).

Vaporização das lesões com *laser* de CO_2 (Figura 6) e radiofrequência pulsada.

O acompanhamento clínico rigoroso é recomendado independentemente da modalidade terapêutica.

Neoplasia intraepitelial vulvar diferenciada (NIVd)

A excisão (bisturi frio ou radiofrequência) da lesão é a recomendada, devido ao risco de invasão estromal. Margem de segurança de 1 cm e em profundidade de 1 mm para lesões de mucosa e de 3 mm quando em pele. Deve ser seguida com acompanhamento clínico rigoroso.

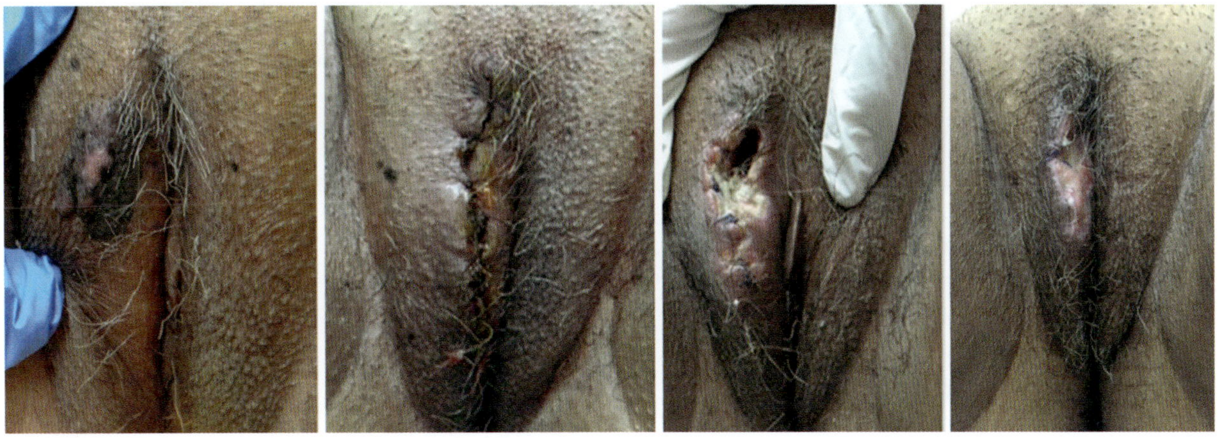

FIGURA 4
HSIL vulvar com lesão localizada em grande lábio direito, excisada com alça de alta frequência.
HSIL: lesão intraepitelial vulvar de alto grau.
Fonte: acervo do Núcleo de Prevenção de Doenças Ginecológicas da Universidade Federal de São Paulo (Nuprev/Unifesp)

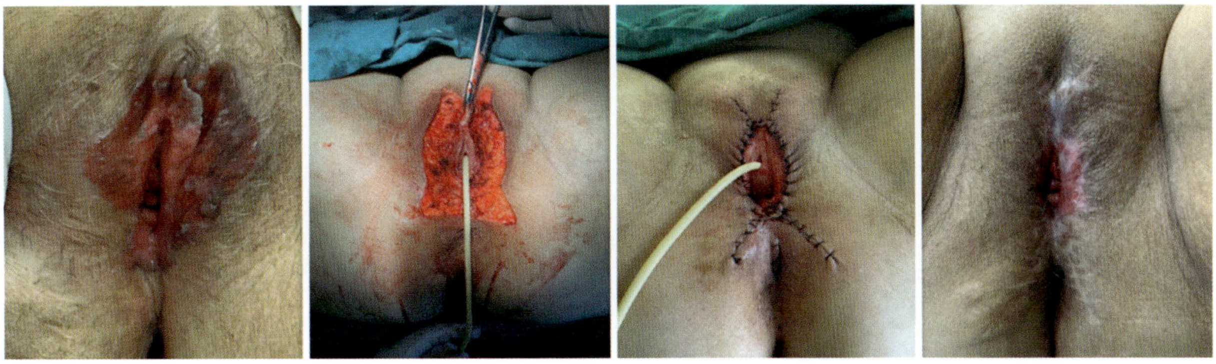

FIGURA 5
Paciente com HSIL vulvar extensa, submetida a vulvectomia; última imagem com 2 meses de pós-operatório.
HSIL: lesão intraepitelial vulvar de alto grau.
Fonte: acervo do Núcleo de Prevenção de Doenças Ginecológicas da Universidade Federal de São Paulo (Nuprev/Unifesp).

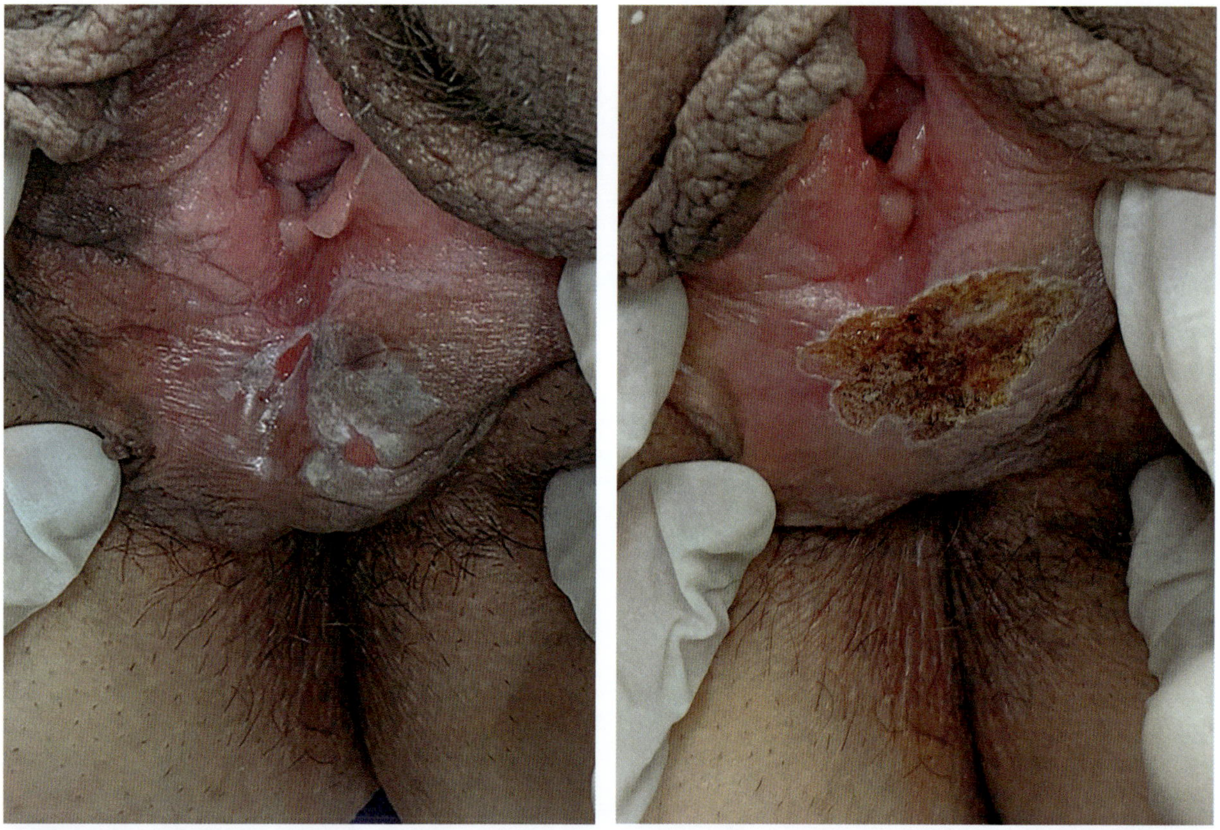

FIGURA 6
HSIL vulvar em introito, com imagem imediata após vaporização a *laser* de CO_2.
Fonte: acervo do Núcleo de Prevenção de Doenças Ginecológicas da Universidade Federal de São Paulo (Nuprev/Unifesp).

REFERÊNCIAS BIBLIOGRÁFICAS

1. Allbritton JI1. Vulvar neoplasms, benign and malignant. Obstet Gynecol Clin North Am. 2017 Sep;44(3):339-52.
2. Bornstein J, Bogliatto F, Haefner HK, Stockdale CK, Preti M, Bohl TG, Reutter J; ISSVD Terminology Committee. The 2015 International Society for the Study of Vulvovaginal Disease Terminology of Vulvar Squamous Intraepithelial Lesions. Obstet Gynecol. 2016 Feb;127(2):264-8.
3. Campaner AB, Cardial MFTC, Kamilos MF, et al. Manual ilustrado de doenças da vulva. In: Kamilos MF, Campaner AB. Lesões intraepiteliais escamosas. São Paulo: Atheneu; 2020. p.235-56.
4. Cohen PA, Anderson L, Eva L, Scurry J. Clinical and molecular classification of vulvar squamous pre-cancers Int J Gynecol Cancer. 2019 May;29(4):821-8.
5. del Pino M, Rodriguez-Carunchio L, Ordi J. Pathways of vulvar intraepithelial neoplasia and squamous cell carcinoma. Histopathology. 2013;62:161-75.
6. Goffin F, Mayrand MH, Gauthier P, Alobaid A, Lussier C, Provencher D, et al. High-risk human papilomavírus infection of the genital tract of women with a previous history or current high-grade vulvar intraepithelial neoplasia. J Med Virol. 2006;78:814-9.
7. Hoang LN, Park KJ, Soslow RA, Murali R. Squamous precursor lesions of the vulva: current classification and diagnostic challenges. Pathology. 2016 Jun;48(4):291-302.
8. Jin C, Liang S. Differentiated vulvar intraepithelial neoplasia: a brief review of clinicopathologic features. Arch Pathol Lab Med. 2019;143:768-71.
9. Preti M, Scurry J, Marchitelli CE, Micheletti L. Vulvar intraepithelial neoplasia. Best Pract Res Clin Obstet Gynaecol. 2014;28(7):1051-62.
10. Regauer S, Reich O, Eberz B. Vulvar cancers in women with vulvar lichen planus: a clinicopathological study. J Am Acad Dermatol. 2014;71(4):698-707.
11. Tristram A, Hurt CN, Madden T, Powell N, Man S, Hibbitts S, et al. Activity, safety, and feasibility of cidofovir and imiquimod for treatment of vulval intraepithelial neoplasia (RT^{3}VIN): a multicentre, open-label, randomised, phase 2 trial. Lancet Oncol. 2014;15:1361.
12. van der Avoort IAM, Shirango H, Hoevenaars BM, Grefte JMM, de Hullu JA, Bulten J, et al. Vulvar squamous cell carcinoma is a multifactorial disease following two separate and independent pathways. Int J Gynecol Pathol. 2006;25:22-9.
13. van der Meijden WI, Boffa MJ, Ter Harmsel WA, Kirtschig G, Lewis FM, Moyal-Barracco M, et al. 2016 European guideline for the management of vulval conditions. J Eur Acad Dermatol Venereol. 2017 Jun;31(6):925-41.
14. Weinberg D, Gomez-Martinez RA. Vulvar cancer. Obstet Gynecol Clin N Am. 2019;46(1):125-35.
15. Williams A, Syed S, Velangi S, Ganesan R. New directions in vulvar cancer pathology. Curr Oncol Rep. 2019 Aug 15;21(10):88.

12

Tumores benignos da vulva

Rita Maira Zanine
Yara Lúcia Mendes Furtado de Melo
Fernanda Kesselring Tso
Neila Maria de Góis Speck
José Humberto Belmino Chaves
Marcia Fuzaro Terra Cardial
Denise Gasparetti Drumond
Angelina Farias Maia

INTRODUÇÃO

A vulva é uma região completa que apresenta muitos elementos, além da pele, que são capazes de produzir uma variedade de tumores benignos. O estroma fibroso do trato genital inferior feminino é constituído por mesênquima diferenciado, com propriedades miofibroblásticas e fenótipo peculiar. Os tumores benignos podem ser classificados de acordo com o tecido de origem.

TUMORES EPITELIAIS

Queratose seborreica

A queratose seborreica (QS) pode se apresentar como um conjunto de tumores epidérmicos benignos que se caracterizam pela proliferação dos queratinócitos imaturos. Eles ocorrem em várias partes do corpo, como tronco, face e nas extremidades. Mais raramente podem acometer a região anogenital, restritos à pele queratinizada; não acometem mucosas. O fator genético pode estar associado ao desenvolvimento de formas extensas da QS, mas o mecanismo precisa ainda ser elucidado. A patogênese não está completamente estabelecida.

Apresentam-se como lesão única ou múltiplas lesões, com pápulas bem demarcadas, bordas elevadas, escurecidas, coloração que varia entre marrom e preta, com cerca de 10-15 mm de largura por 2-10 mm de espessura. A superfície é rugosa e em alguns casos carrega aspecto de pele oleosa. A presença de escama pode ser detectada quando a superfície é escarificada com uma lâmina. Sua presença é importante para a diferenciação dos nevos, lentigos e melanomas (Figuras 1 e 2).

As lesões são geralmente assintomáticas, mas irritação crônica ou fricção constante podem causar prurido, dor ou sangramento. As variantes clínico-patológicas da

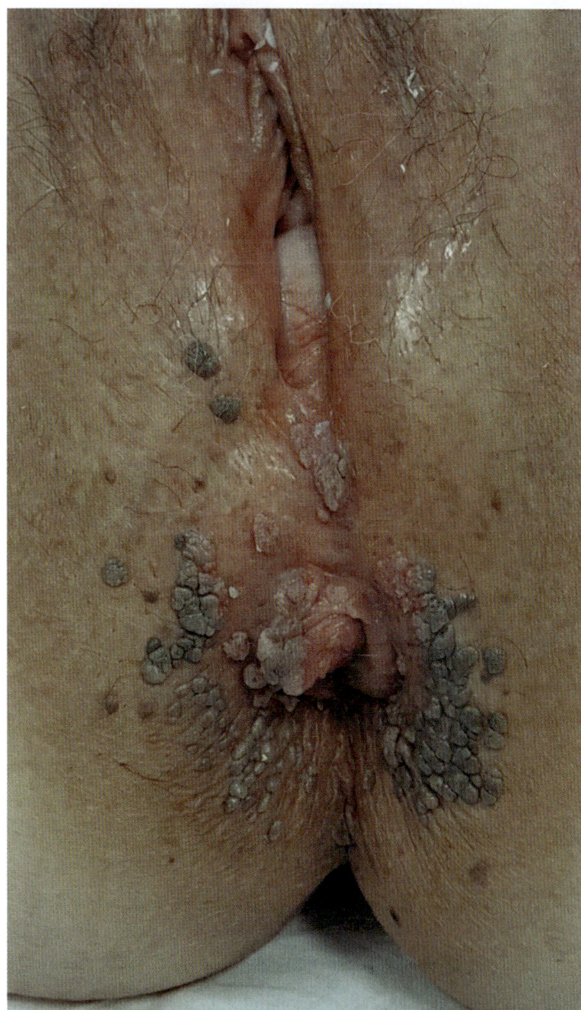

FIGURA 1
Queratose seborreica: pápulas elevadas bem demarcadas com superfície rugosa e coloração cor da pele, como observado no vestíbulo, associadas a outras de coloração marrom-escura em topografia perianal.
Fonte: acervo pessoal da Dra. Rita Maira Zanine.

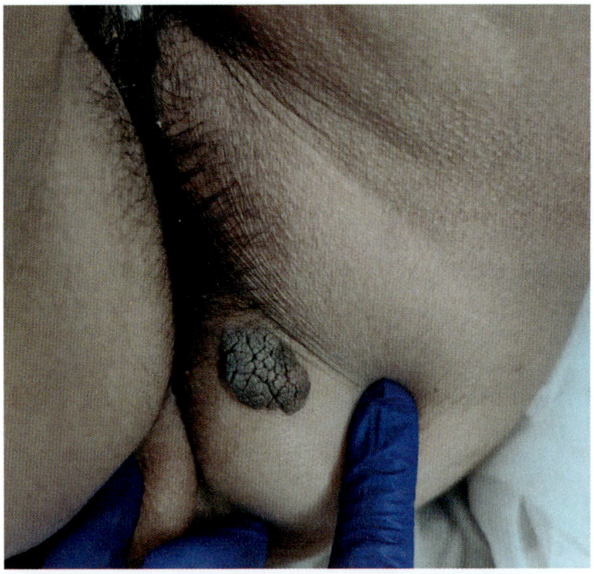

FIGURA 2
Queratose seborreica em região anogenital com superfície oleosa.
Fonte: acervo do Núcleo de Prevenção de Doenças Ginecológicas da Universidade Federal de São Paulo (Nuprev/Unifesp).

QS incluem a dermatose papulosa nigra, o acantoma de grandes células e a queratose seborreica irritativa. O diagnóstico diferencial é feito com o carcinoma pigmentado de células basais, nevos normais, nevos displásicos e melanomas.

Uma inspeção detalhada com lupa irá demonstrar a presença de cistos cornificados. Na dermatoscopia serão vistos múltiplos cistos córneos e orifícios pseudocomedônicos, placas fissuradas e papilomatosas formando um padrão cerebroide. A biópsia é necessária quando não se pode afastar neoplasia, lembrando que existem casos raros de QS associados a carcinoma de células basais ou melanomas. Na histologia evidencia-se a proliferação bem demarcada de queratinócitos com pequenos cistos preenchidos por queratina. Infiltrado dermal de linfócitos é frequente nas lesões inflamadas ou irritadas. Não há necessidade de tratamento, somente nos casos de prurido intenso ou de alterações cosméticas importantes.

O tratamento pode ser realizado de diversas maneiras, por exemplo, crioterapia, eletrodissecção, excisional, *laser* e peróxido de hidrogênio. Os efeitos pós-procedimento incluem eritema, dor e formação de bolhas. Poderá haver também hipopigmentação ou hiperpigmentação na área cicatricial. Em 2017, a Food and Drug Administration (FDA) aprovou o uso do peróxido de hidrogênio (HP40%) tópico para uso nas lesões da QS. O peróxido age diretamente na oxidação dos tecidos orgânicos e pode gerar altas concentrações de oxigênio, que são tóxicas para as células da QS. O tratamento é efetivo nas lesões faciais (65%), no tronco (46%) e nas extremidades (38%). O número de aplicações necessárias para a efetiva resolução das lesões ainda não foi estabelecido.

Cistos epidermoides

Os cistos epidermoides são os achados mais comuns na área anogenital. Caracterizam-se pela presença de pápulas ou nódulos subepidérmicos, benignos, encapsulados, preenchidos com queratina, colesterol ou calcificações. As lesões podem ser únicas ou múltiplas, com diâmetro que poderá variar entre 0,5 mm e 5 cm, e podem crescer lentamente durante os anos ou permanecer com o mesmo volume. Os cistos epidermoides são mais frequentes na terceira ou quarta décadas de vida, e a transformação maligna poderá ocorrer em 1% dos casos.

Localizam-se mais frequentemente nas áreas pilosas da região anogenital, sendo comuns na bolsa escrotal e nos grandes lábios vulvares. Podem apresentar-se em grupamentos de até 20 lesões (Figura 3). Esses cistos são assintomáticos na maioria das vezes e não necessitam de tratamento. Quando se rompem, podem provocar reação inflamatória intensa, que exigirá intervenção terapêutica. O diagnóstico é feito pelo aspecto clínico da lesão, podendo outros tipos de cistos epiteliais entrar

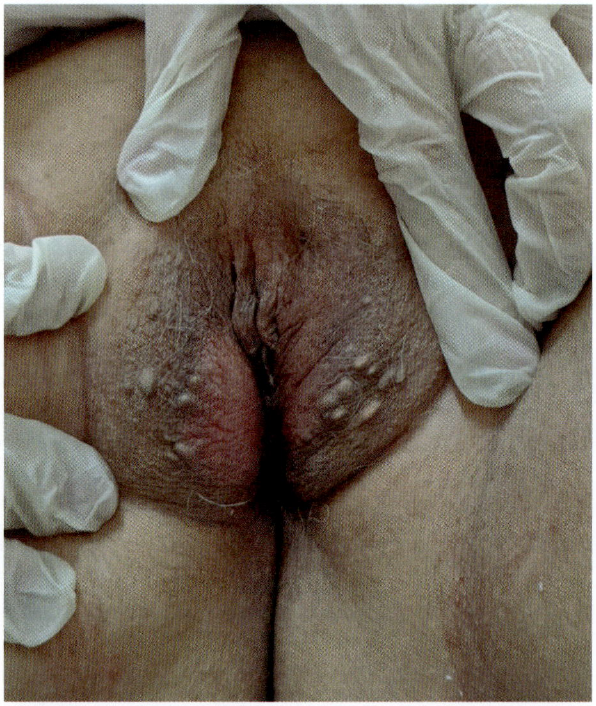

FIGURA 3
Cisto epidermoide: múltiplos nódulos contíguos de coloração levemente amarelada e diâmetro variável em grandes lábios direito e esquerdo da vulva.
Fonte: acervo pessoal da Dra. Rita Maira Zanine.

como diagnóstico diferencial, ou seja, o cisto pilar, dermoide, milia e esteatocistoma.

Raramente o cisto epidérmico está associado com o carcinoma de células basais, necessitando de estudo histopatológico. O diagnóstico histopatológico mostra presença de cavidade fechada cercada por uma camada de epiderme. Essa cavidade é preenchida por queratina ou material gorduroso arranjado em camadas.

Tratamento

Os cistos epidérmicos assintomáticos não necessitam de tratamento a não ser que não sejam cosmeticamente aceitáveis. A melhor abordagem terapêutica é a excisional, que permite a retirada total da cápsula, evitando dessa maneira a recidiva. No caso da presença de inflamação, esta deverá ser tratada anteriormente a qualquer procedimento cirúrgico.

Outra opção terapêutica para os cistos epidérmicos é o uso do *laser* de CO_2. Estudos apontam resultados satisfatórios tanto em relação ao aspecto cicatricial final como ao menor tempo de cirurgia e ao pequeno número de recorrências (Figura 4).

Nevo epidérmico verrucoso linear

Os nevos epidérmicos são lesões benignas que representam hamartomas da pele e são resultado de mutações mosaiciformes pós-zigóticas. Podem estar presentes já no nascimento ou mais tardiamente na vida adulta. A lesão pode estar isolada ou associada a outros órgãos, de outros sistemas, como cérebro, olho e esqueleto, o que constitui a síndrome do nevo epidérmico.

As lesões são heterogêneas, e entre elas o nevo verrucoso epidérmico é a mais comum. Podem se apresentar como lesão única ou múltiplas lesões, de tamanho variado e coloração entre a cor da pele e tons amarronzados. São pápulas bem demarcadas que podem coalescer formando placas (Figura 5).

O diagnóstico diferencial inclui o papiloma escamoso, o condiloma viral, a verruga vulgar, o linfangioma e o carcinoma verrucoso. O diagnóstico é confirmado por meio do estudo histopatológico da lesão.

Existem várias modalidades terapêuticas para o nevo epidérmico verrucoso, como a excisional, as destrutivas e as tópicas. O tratamento cirúrgico deve ter como foco a

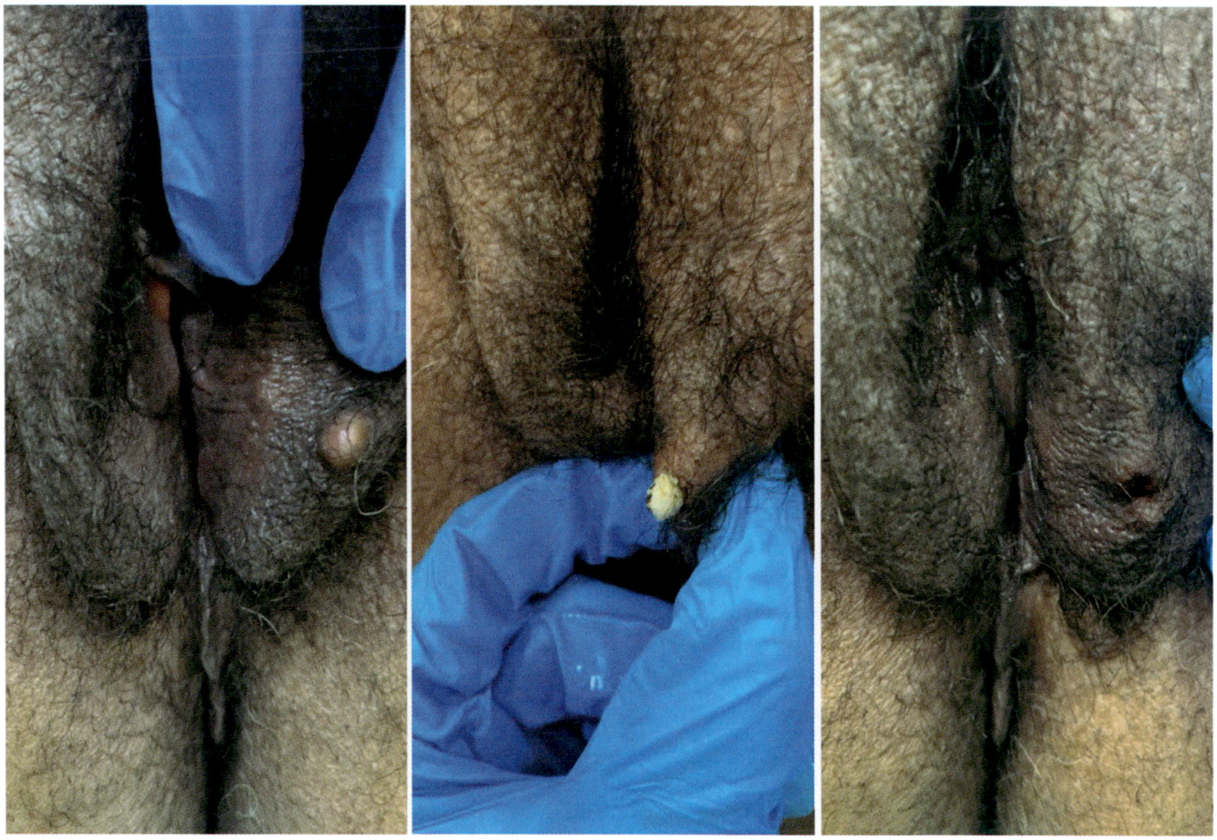

FIGURA 4
Cisto epidermoide em grande lábio esquerdo tratado com *laser* de CO_2, com abertura da cápsula, drenagem do conteúdo e vaporização de toda a cápsula interna.
Fonte: acervo do Núcleo de Prevenção de Doenças Ginecológicas da Universidade Federal de São Paulo (Nuprev/Unifesp).

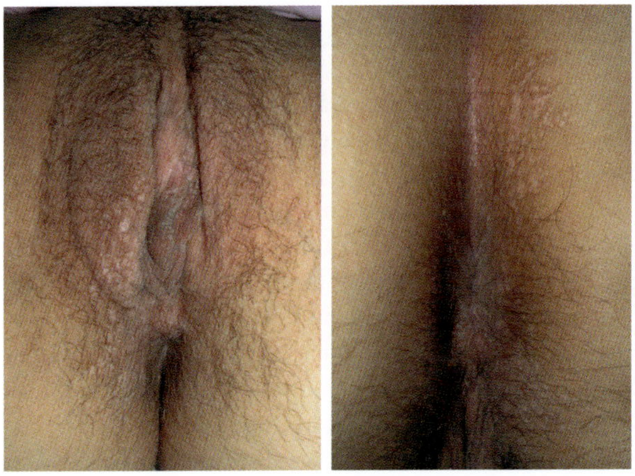

FIGURA 5
Nevo verrucoso linear. Pápulas verrucosas com disposição linear em faixa, acometendo grandes lábios e se estendendo ao períneo, periânus e sulco interglúteo.
Fonte: acervo pessoal do Dr. Jefferson Alfredo de Barros.

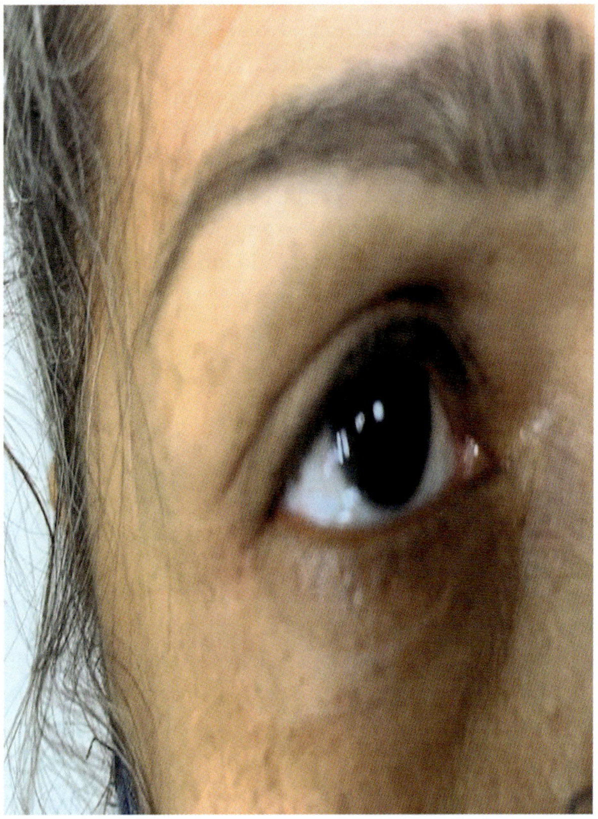

FIGURA 6
Siringoma na região dos cílios.
Fonte: acervo do Núcleo de Prevenção de Doenças Ginecológicas da Universidade Federal de São Paulo (Nuprev/Unifesp).

excisão, que se estende profundamente dentro da derme para evitar recidivas. O procedimento excisional tem indicações limitadas pela extensão da área acometida e pela possibilidade de formação de escaras.

As modalidades destrutivas, como *laser*, criocirurgia e eletrofulguração, mostraram efetividade, mas à custa de formação de escara pós-tratamento. Para as lesões muito extensas, a terapêutica de eleição é a tópica, por meio do uso da tretinoína, 5-FU a 5%, corticoides e anti-histamínicos. A terapêutica dessas lesões é um desafio. Sua extensão, o grau de hiperqueratose e a localização das lesões deverão ser levados em conta antes da escolha da modalidade de tratamento.

TUMORES DAS GLÂNDULAS SUDORÍPARAS ÉCRINAS

Siringoma

Trata-se de tumor benigno das glândulas sudoríparas écrinas que se manifesta clinicamente como múltiplas pápulas, de pequenas dimensões, com a coloração da pele. Podem acometer várias partes do corpo, principalmente a região dos cílios (Figura 6), pescoço e tronco. Sua localização na vulva é mais rara, mas acomete principalmente adolescentes e mulheres jovens.

A aparência clássica do siringoma vulvar compreende pápulas macias ou endurecidas, cor da pele ou transparentes, com localização bilateral e simétrica nos lábios maiores da vulva (Figuras 7 e 8) As lesões são assintomáticas na maioria das vezes, e o principal sintoma, quando relatado, consiste em prurido que se intensifica durante a menstruação, no calor e na gestação.

Dado que os siringomas da vulva não têm aparência específica, seu diagnóstico é feito por meio do estudo histopatológico da peça de biópsia, no qual poderão ser visualizadas formações ductais dilatadas pequenas, bordeadas por uma dupla fila de células cuboides. O diagnóstico diferencial deverá ser feito com os cistos epidérmicos, angiomas, calcinose distrófica, xantomas, esteatocitomas, fibromas e condiloma acuminado.

Não existe tratamento padrão para o siringoma vulvar; tanto o uso de corticoides e retinoides tópicos como o de anti-histamínicos orais estão indicados como medicação prescrita na primeira linha. Um estudo realizado por Iwao et al., utilizando o transilat 300 mg, via oral, 3 vezes por dia, mostrou um bom resultado no manejo do siringoma vulvar. Esse composto tem atividade anti-inflamatória potente e é considerado um modificador da resposta imune. Ele atua no padrão de expressão das citocinas e quimiocinas, resultando na

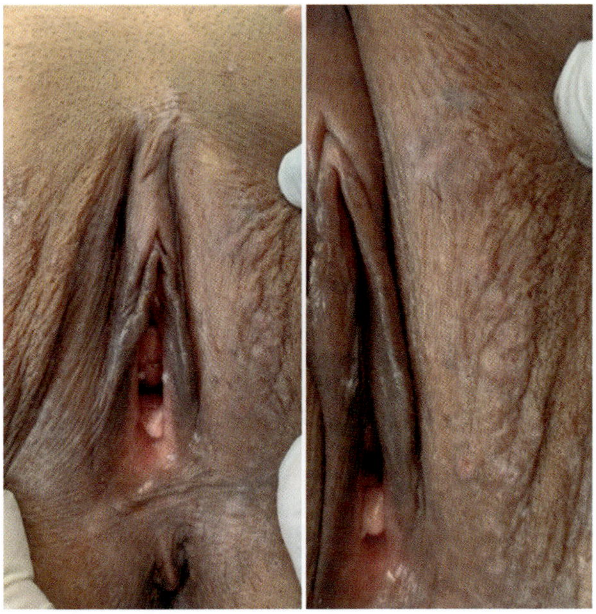

FIGURA 7
A mesma paciente da Figura 6, com manifestação vulvar do siringoma.
Fonte: acervo do Núcleo de Prevenção de Doenças Ginecológicas da Universidade Federal de São Paulo (Nuprev/Unifesp).

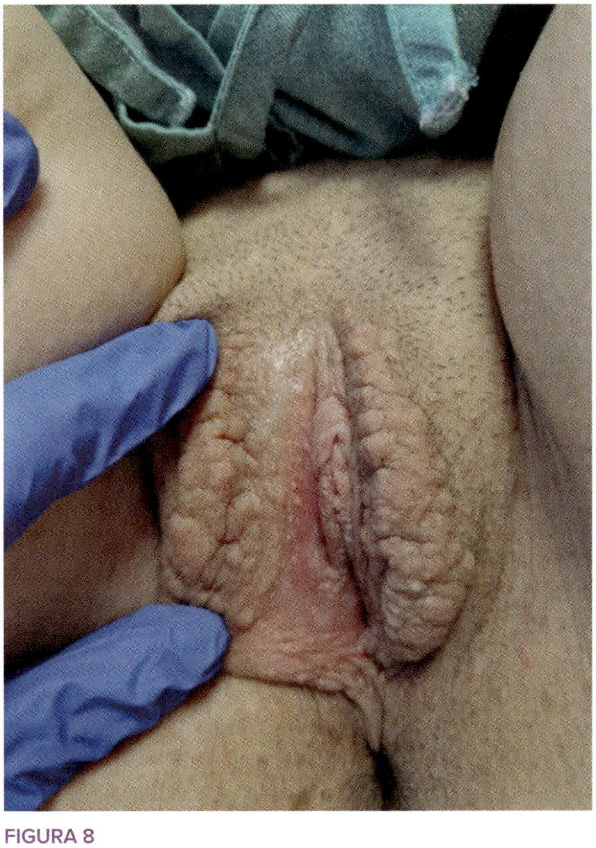

FIGURA 8
Siringoma: pápulas macias cor da pele disseminadas em grande lábio direito e esquerdo com localização simétrica.
Fonte: acervo pessoal da Dra. Rita Maira Zanine.

melhora do prurido e agindo também na supressão da proliferação do tecido conectivo estromal

No caso de lesões extensas ou que não responderam às terapias de primeira linha, poderá ser realizado *laser*, crioterapia, eletrocirurgia e excisão com bisturi. Os procedimentos excisionais devem abordar a totalidade do tumor para evitar recidivas. A ocorrência de cicatriz hipertrófica pós-excisional deve ser lembrada.

Hidradenoma nodular

O hidradenoma nodular é um tumor raro das glândulas sudoríparas. Foi descrito como originário das glândulas sudoríparas écrinas, mas também é aceita sua origem apócrina. Também é conhecido como hidradenoma de células claras, hidradenoma sólido-cístico e acrospiromaécrino. É mais comum no sexo feminino, em uma proporção de 2:1 em relação aos homens, sendo mais frequente na quarta década de vida.

A apresentação clínica é com nódulo dérmico bem delimitado, sólido ou cístico, que varia entre 0,5-3 cm de diâmetro (Figura 9). Muitas vezes apresenta áreas circunjacentes hipopigmentadas ou mesmo ulceradas e pode ter drenagem líquida ou sanguinolenta. A localização preferencial pode ser o couro cabeludo, face, tronco e extremidades proximais. Geralmente é assintomático, com queixa rara de dor ou descarga serosa. Essas lesões têm crescimento lento e endofítico, mas algumas vezes podem ter uma apresentação exofítica.

O diagnóstico diferencial inclui cisto epidérmico, cisto ganglionar, malformações vasculares e carcinoma de células basais. A confirmação diagnóstica é feita por meio do estudo histopatológico da peça cirúrgica. No exame microscópico serão observados lóbulos tumorais na derme, compostos por blocos celulares separados por material eosinófilo homogêneo.

O tratamento de eleição é o excisional, que deverá ter como foco principal a obtenção de 2-3 cm de margens livres para evitar as recorrências. A transformação maligna é rara.

TUMORES POR DIFERENCIAÇÃO DE GLÂNDULA SUDORÍPARA APÓCRINA

Hidradenoma papilífero

O hidradenoma papilífero é uma neoplasia benigna que tem origem nas glândulas apócrinas, sendo mais comum nas mulheres na meia-idade. Apresenta-se como nódulos sólidos, de crescimento lento, bem delimitados, de coloração vermelha ou cor da pele, com tamanho que varia entre 0,5-1 cm de diâmetro, mais comum em mulheres caucasianas com idade entre 25-66 anos. Cerca

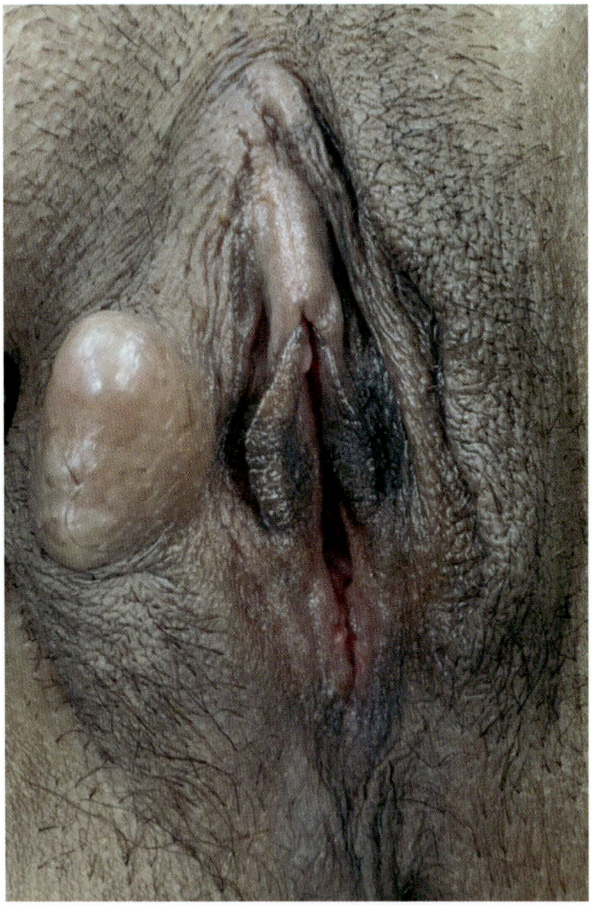

FIGURA 9
Hidradenoma nodular em grande lábio direito.
Fonte: acervo pessoal da Dra. Patricia Napoli Belfort.

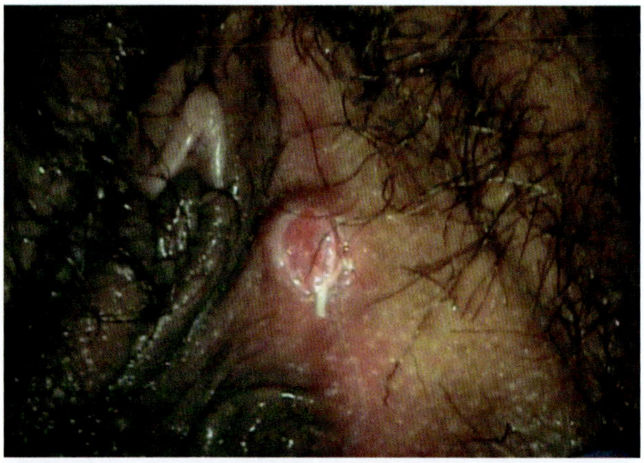

FIGURA 10
Hidradenoma papilífero. Nódulo sólido bem delimitado, amarelado, em sulco interlabial esquerdo, apresentando leve ulceração em sua superfície.
Fonte: acervo pessoal da Dra. Ana Carolina Chuery.

de 15% das lesões poderão ser ulceradas (Figura 10). Em decorrência de sua morfologia clínica ser muitas vezes pleomórfica e heterogênea, poderá mimetizar outras neoplasias vulvares. O diagnóstico final deverá ser confirmado pela histologia.

O lugar mais comum para sua localização é a região anogenital, especialmente nos grandes lábios vulvares. A lesão também poderá ser vista no sulco interlabial, clitóris, fúrcula, períneo e região anal. O hidradenoma papilífero poderá se apresentar nas formas ectópicas em locais onde se encontram as glândulas apócrinas modificadas, como pele sacral, pescoço, mamas e pálpebras.

O diagnóstico padrão ouro é a histopatologia, que irá revelar nódulo dérmico bem circunscrito, sem conexão com a epiderme, com pouca reação inflamatória a menos que haja ulceração. A apresentação clássica se traduz pela presença de estrutura arboriforme com combinação de áreas sólidas ou císticas composta de estruturas glandulares tubulares e projeções papilares alinhadas por duas camadas de células epiteliais secretoras colunares ou cuboides. A presença de camada mioepitelial ajuda a distinguir o hidradenoma papilífero do adenocarcinoma, que tipicamente não tem essa camada. Nos casos difíceis estará indicado o estudo imuno-histoquímico.

O diagnóstico diferencial deve ser feito com doença hemorroidária, abscesso anorretal, lesões verrucosas virais, cisto sebáceo, lipomas e com neoplasias malignas, como carcinoma de células escamosas, melanomas da vulva e carcinoma metastático papilar. A transformação maligna é rara, e o tratamento excisional é o mais apropriado (Figura 11). Essa abordagem permite o diagnóstico, o tratamento e a cura do processo. Cuidados deverão ser adotados durante o procedimento para que toda a lesão seja retirada, evitando assim a recidiva.

TUMORES DE DIFERENCIAÇÃO SEBÁCEA

Doença de Fox-Fordyce

Miliária apócrina ou doença de Fox-Fordyce (DFF), como é mais conhecida, é uma condição crônica pruriginosa da pele, com intermitentes reagudizações. A verdadeira causa da DFF não é conhecida, mas fatores hormonais parecem ter associação com o desenvolvimento da doença.

A doença em geral ocorre em mulheres após a adolescência. A patogênese parece ser a oclusão dos ductos das glândulas sudoríparas apócrinas da pele. A condição provoca grave irritação e prurido sobre o local das lesões. Infecção e foliculite podem se desenvolver, secundariamente, pelo trauma da coçadura. A pele próxima à área afetada começa a ficar escurecida e ressecada. Múltiplas e pequenas pápulas podem se desenvolver. Os folículos pilosos da área comprometida pela DFF podem ser danificados, resultando na perda do pelo.

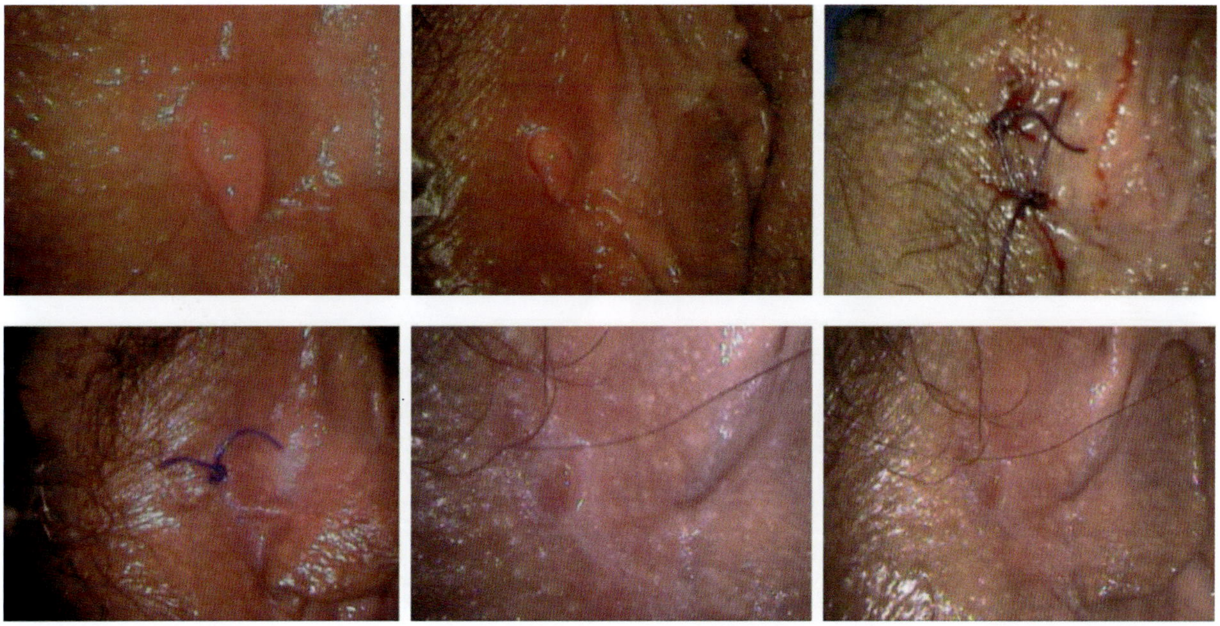

FIGURA 11
Hidradenoma papilífero em sulco interlabial direito, excisado com radiofrequência. Aspecto cirúrgico inicial, com 15 e 30 dias.
Fonte: acervo pessoal da Dra. Neila Maria de Góis Speck.

A resposta ao tratamento é insatisfatória e inclui esteroides tópicos e intralesionais, clindamicina tópica, raio ultravioleta (UV), ácido retinoide tópico e oral, inibidores da calcineurina tópicos (pimecrolimo) e contraceptivos orais.

O tratamento pode ser realizado por meio de excisão local, mas crioterapia, eletrocauterização ou aplicação de substâncias cáusticas também demonstram ser boas modalidades terapêuticas.

Hiperplasia sebácea

As glândulas sebáceas (glândulas halócrinas) estão presentes em toda a pele, com exceção da palma das mãos e das plantas dos pés, e formam secreção por desintegração celular total. São encontradas em associação com a estrutura capilar. Na vulva, os apêndices da pele, como glândulas sebáceas e sudoríparas, podem estar presentes na porção lateral dos lábios menores.

Apesar de denominada hiperplasia, já ficou concluído que se trata de uma neoplasia de natureza benigna rara. Em geral, a média de idade de observação é entre 19-37 anos. É vista como minúsculas pápulas, rosadas para amareladas, com umbilicação central, na junção dos lábios menores e maiores e apresentando vascularização não arborizada, com medida usual de 2-3 mm (Figuras 12 e 13). Na dermatoscopia, aparece como pápulas bem definidas, estruturas amareladas, com material em seu interior ovoide branco, leitoso, ligeiramente transparente. A hiperplasia sebácea pode clinicamente se confundir com carcinoma basocelular, grânulos de Fordyce e outras condições inflamatórias da vulva. A patogênese não está esclarecida.

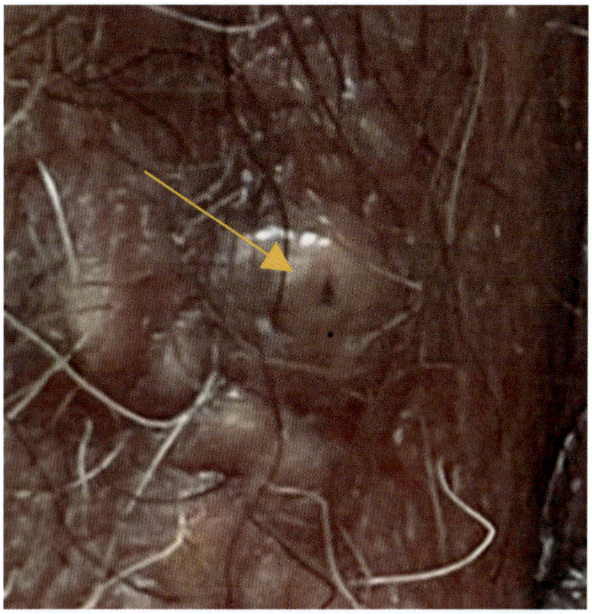

FIGURA 12
Hiperplasia sebácea com umbilicação central na seta, com pápulas amareladas.
Fonte: acervo do Núcleo de Prevenção de Doenças Ginecológicas da Universidade Federal de São Paulo (Nuprev/Unifesp).

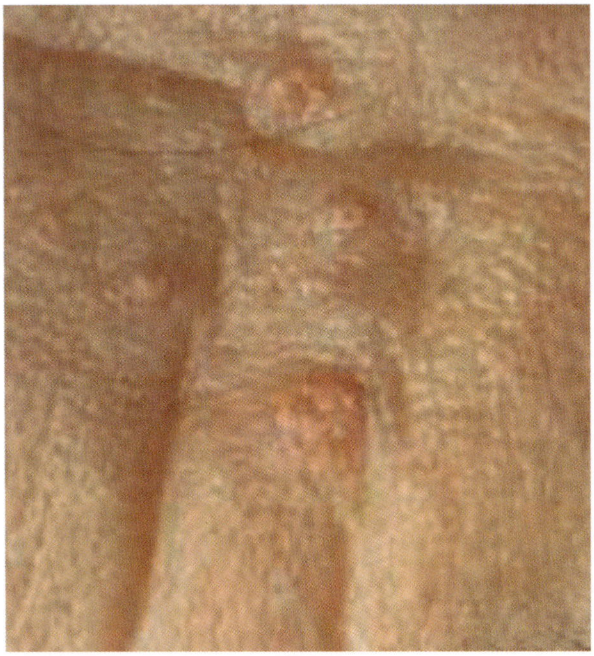

FIGURA 13
Hiperplasia sebácea com pápulas rosadas.
Fonte: acervo pessoal do Dr. Jefferson Alfredo de Barros.

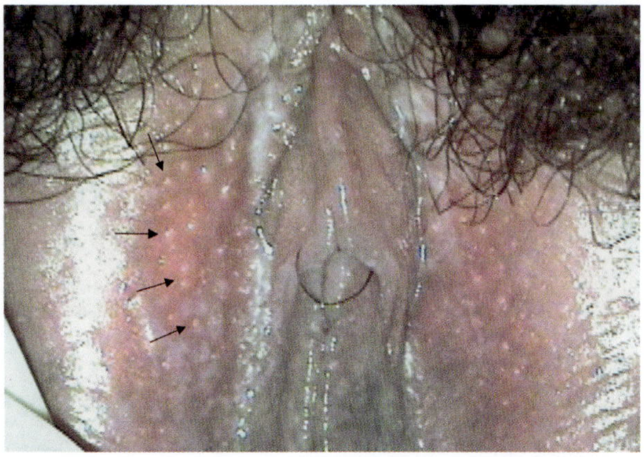

FIGURA 14
Grânulos de Fordyce.
Fonte: acervo pessoal da Dra. Neila Maria de Góis Speck.

Grânulos de Fordyce

Os grânulos de Fordyce ou "condição de Fordyce" são glândulas sebáceas ectópicas, que podem ser visualizadas nos lábios e na mucosa do pênis e da vulva (glande do pênis e lábios menores) (Figuras 14 e 15). Essas glândulas sebáceas estão associadas em 90% ao folículo piloso, mas algumas glândulas podem estar fora do folículo, assim como os grânulos de Fordyce.

A fisiopatologia dos grânulos de Fordyce não está bem elucidada. Entretanto, como a incidência aumenta com a idade (mais frequente em pessoas idosas), a hipótese é de influência hormonal na formação, mas também existem suposições de disposição anormal na embriogênese.

A maioria dos pacientes é assintomática, o que mostra baixa demanda para o tratamento. Algumas mulheres consideraram tratar por questões estéticas, já que não existe remissão espontânea. O *laser* de CO_2 e o uso da isotretinoína oral podem ser considerados como opções terapêuticas. Outras modalidades terapêuticas propostas foram a terapia fotodinâmica e o ácido tricloracético, podendo-se associar este ao *laser.*

TUMORES POR DIFERENCIAÇÃO FOLICULAR

Mília

Mília (singular *milium*) são pequenos cistos epidermoides superficiais, revestidos por epiderme e

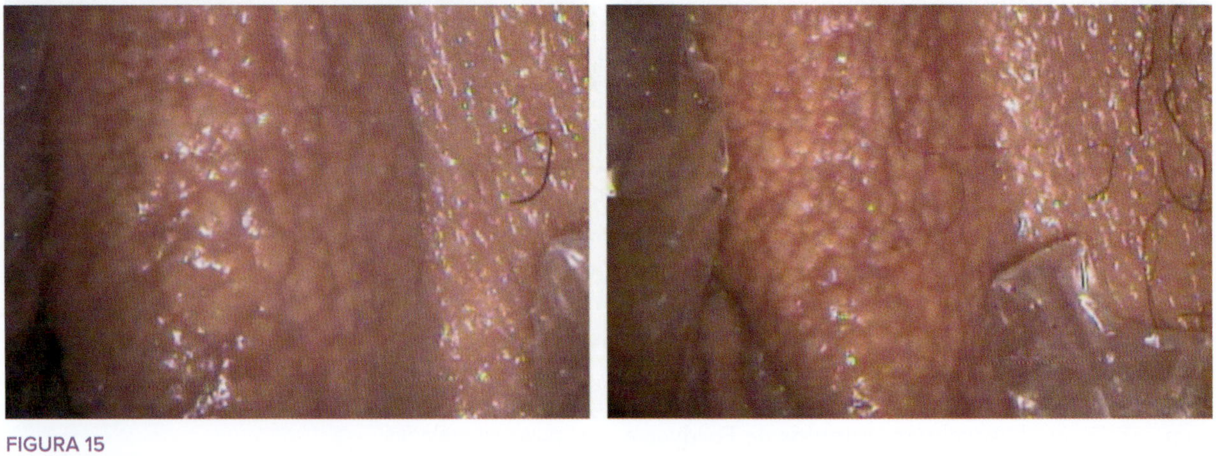

FIGURA 15
Grânulos de Fordyce.
Fonte: acervo pessoal da Dra. Neila Maria de Góis Speck.

preenchidos por queratina, que resultam da obstrução do ducto do complexo pilossebáceo ou glândula sudorípara écrina. Podem ser vistos na face, próximo aos olhos, mas podem afetar a pele vulvar (Figuras 16 e 17).

Medem cerca de 1-2 mm. Poucos trabalhos investigaram a origem das mília. Podem ser lesões císticas primárias ou secundárias. As primárias se originam das glândulas sebáceas do folículo piloso (infundíbulo inferior), enquanto as secundárias, advindas de trauma na pele da região afetada, originam-se, provavelmente, dos ductos de glândulas écrinas. Essa origem é mais comum que a da epiderme sobrejacente, folículo piloso ou glândula sebácea.

O tratamento é indicado por questões estéticas. Pode ser realizada eletrodissecção ou expressão da queratina após incisão com bisturi frio.

TUMORES DÉRMICOS

Acrocórdon ou pólipo fibroepitelial

O nome acrocórdon se origina do grego *akrokhordon*, que significa verruga. É um tumor de tecido mesenquimal, sendo também conhecido como pólipo fibroepitelial. É frequente a partir da quinta década, mas, na maioria dos casos (59%), é observado na sétima. Ocorre em geral em obesos e diabéticos, e pode ser visto tanto em homens quanto em mulheres. O tamanho varia entre 2-5 mm e, em alguns casos, pode ter tamanho que chega a 5 cm (Figuras 18 a 20). Sua forma é do tipo pápula, pólipo ou lesão filiforme. Na região do trato genital inferior, o acrocórdon assume a forma pediculada. É tumor considerado benigno, único ou múltiplo, com baixa probabilidade de malignidade.

O tratamento é cirúrgico e indicado por cunho estético. A terapêutica de escolha é a excisão local ou o uso de um método destrutivo, como crioterapia ou eletrocauterização. Por ser geralmente tumor benigno, o prognóstico é bom. Em raras situações há associação com carcinoma basocelular, espinocelular ou queratoacantoma, observando-se nesses casos ulcerações e crescimento rápido.

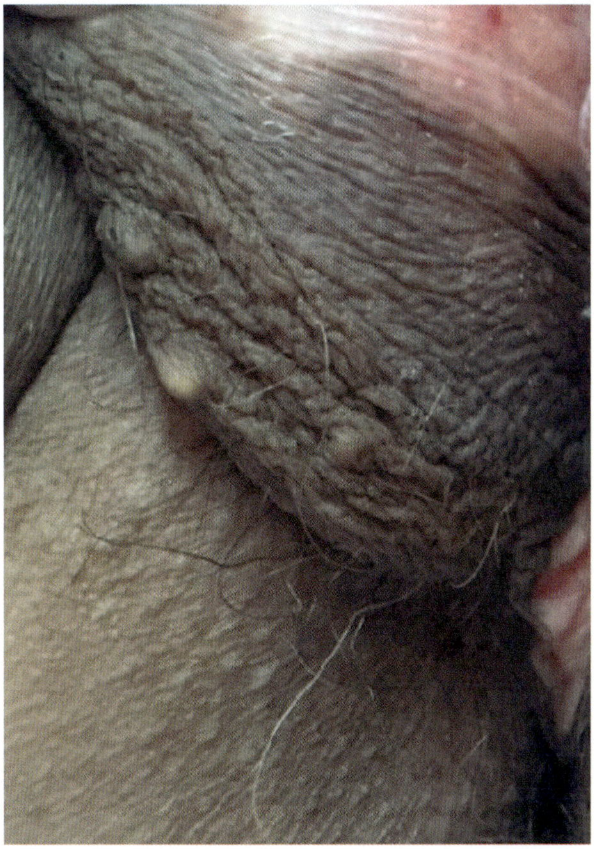

FIGURA 16
Mília.
Fonte: acervo pessoal do Dr. Jefferson Alfredo de Barros.

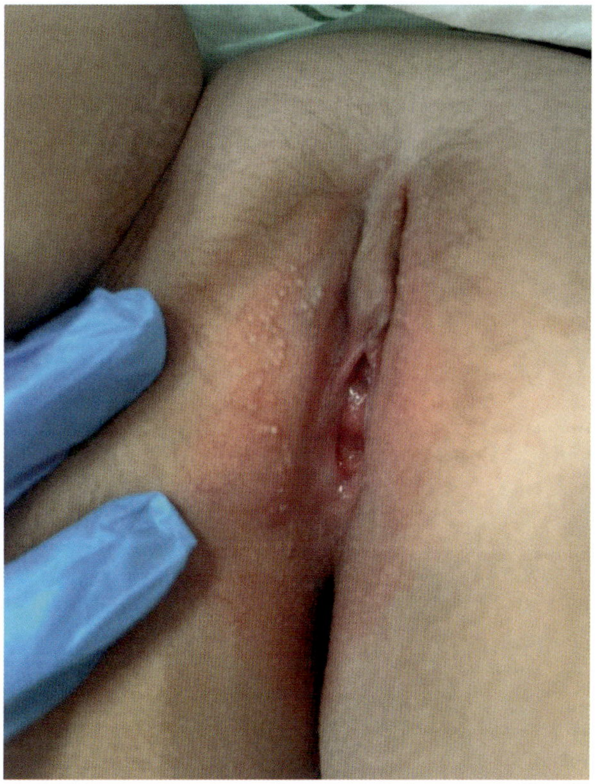

FIGURA 17
Mílias dispersas nos grandes lábios.
Fonte: acervo do Núcleo de Prevenção de Doenças Ginecológicas da Universidade Federal de São Paulo (Nuprev/Unifesp).

Nevo molusco (molusco pêndulo)

Fibroma constituído de fibras colágenas frouxas, único ou múltiplo. Pode crescer e alcançar grandes

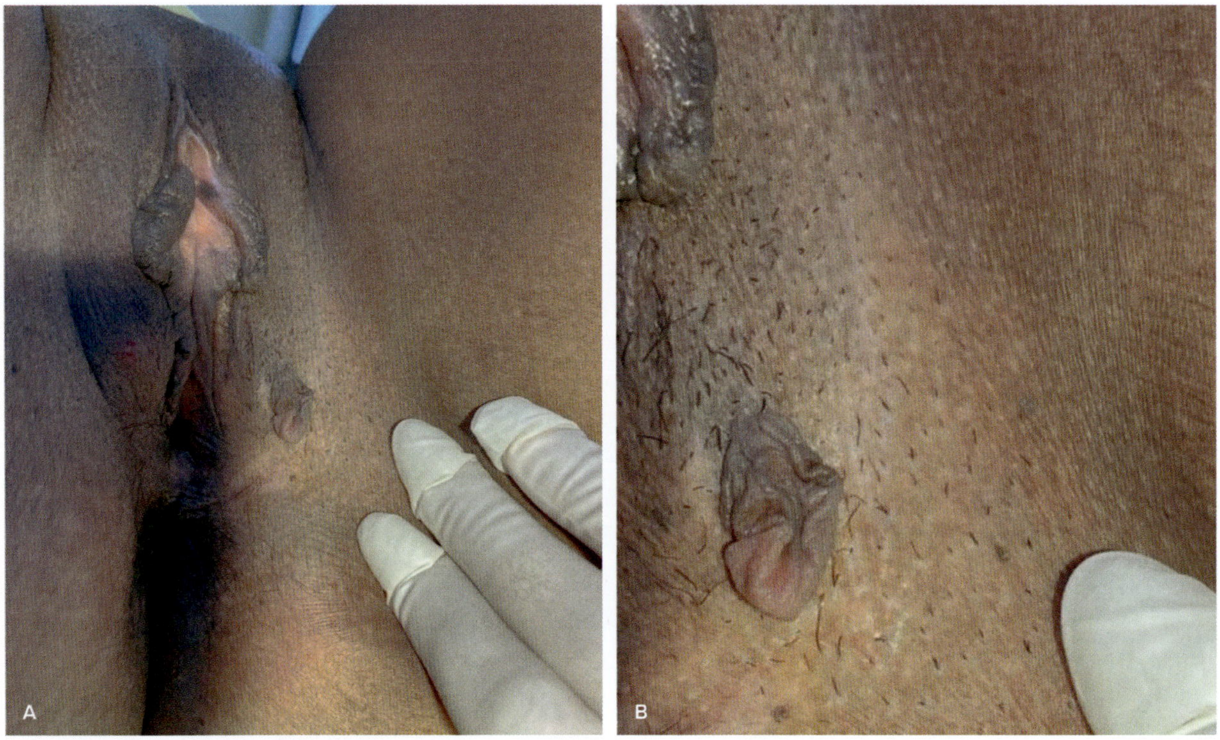

FIGURA 18
A: pólipo fibroepitelial em grande lábio esquerdo. B: detalhe do pólipo fibroepitelial.
Fonte: acervo pessoal da Dra. Denise Gasparetti Drumond.

proporções, podendo ainda ser pedunculado, único ou múltiplo. O diagnóstico diferencial deve ser feito com ceratose seborreica, fibroepitelioma, nevo melanocítico e neurofibroma.

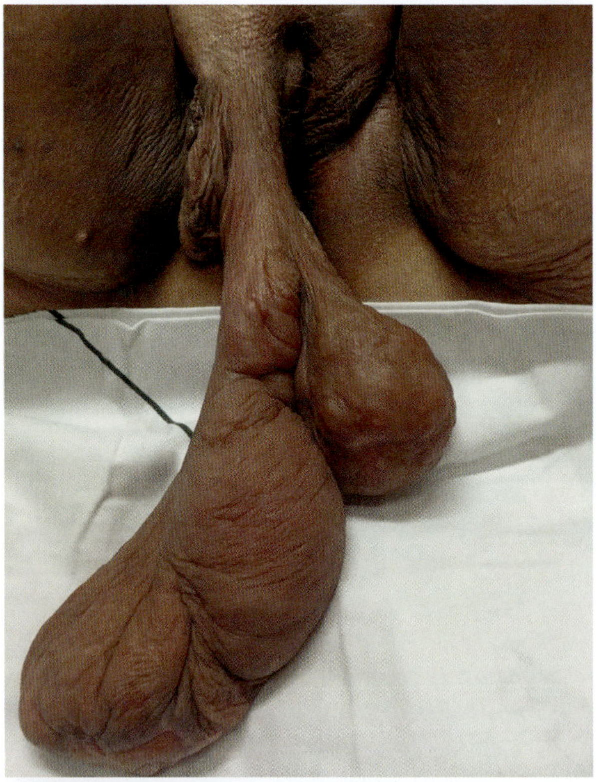

FIGURA 19
Volumoso pólipo fibroepitelial em grande lábio direito.
Fonte: acervo do Núcleo de Prevenção de Doenças Ginecológicas da Universidade Federal de São Paulo (Nuprev/Unifesp).

TUMORES DE ORIGEM MELANOCÍTICA

Nevo melanocítico

Nevo melanocítico é a proliferação benigna de melanócitos específicos que se agrupam e não possuem processos dendríticos, também denominados células névicas. Pode ser congênito ou adquirido, sendo este último dividido em comum e atípico.

Nevo melanocítico adquirido

O nevo adquirido apresenta como fatores de risco para seu aparecimento: hereditariedade, exposição solar e fototipo de pele. Quanto mais clara a pele, maior o número de lesões encontradas. A nomenclatura dos nevos adquiridos relaciona-se com a localização dos melanócitos agrupados.

- Nevo juncional: os melanócitos situam-se na junção derme/epiderme na camada basal, resultando em mácula com pigmentação uniforme. Relaciona-se

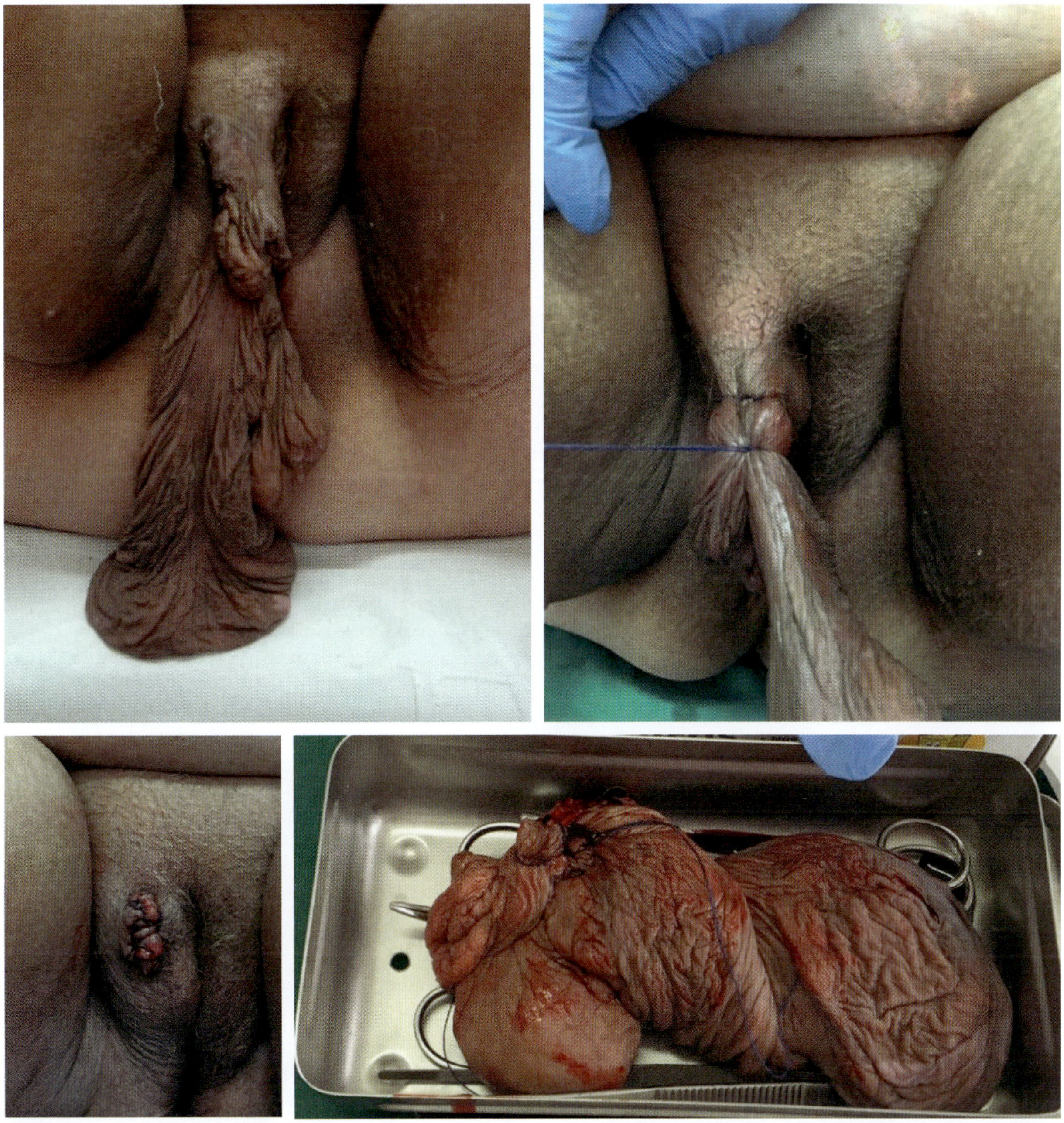

FIGURA 20
Caso da Figura 19 submetido a exérese ambulatorial com cirurgia de alta frequência.
Fonte: acervo do Núcleo de Prevenção de Doenças Ginecológicas da Universidade Federal de São Paulo (Nuprev/Unifesp).

com exposição solar e é pouco frequente na vulva (Figura 21).

- Nevo intradérmico: as células névicas agrupam-se na derme papilar, e a lesão apresenta-se como pápula com pigmentação uniforme, superfície lisa ou rugosa, podendo conter pelos (Figuras 22 e 23).
- Nevo composto: os melanócitos agrupam-se tanto na derme quanto na junção derme/epiderme, e aparecem como pápulas pequenas marrom-claras (Figura 24).

As lesões vão se tornando mais claras e com mais relevo quando os melanócitos vão da epiderme em direção profunda para a derme.

O nevo adquirido comum caracteriza-se por superfície e pigmentação homogêneas, margem bem delimitada, diâmetro de até 6 mm e se concentra principalmente nas áreas expostas ao sol. Sua natureza é benigna, sendo rara a evolução maligna para melanoma. A história natural

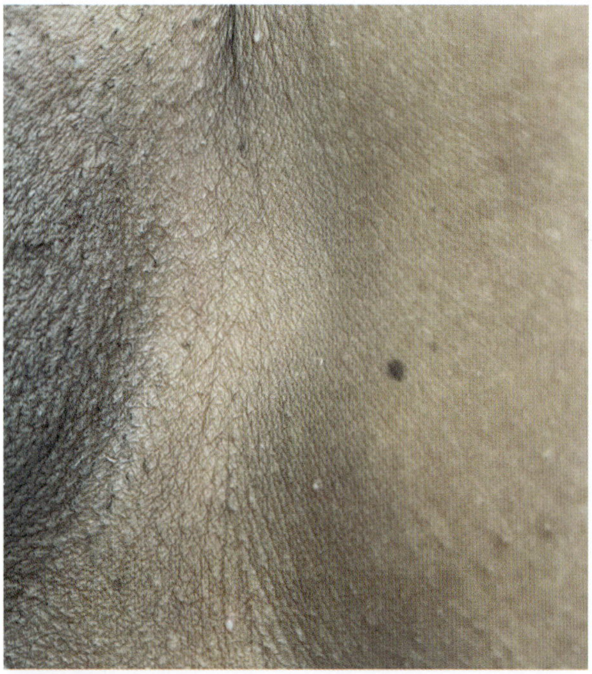

FIGURA 21
Nevo juncional.
Fonte: acervo do Núcleo de Prevenção de Doenças Ginecológicas da Universidade Federal de São Paulo (Nuprev/Unifesp).

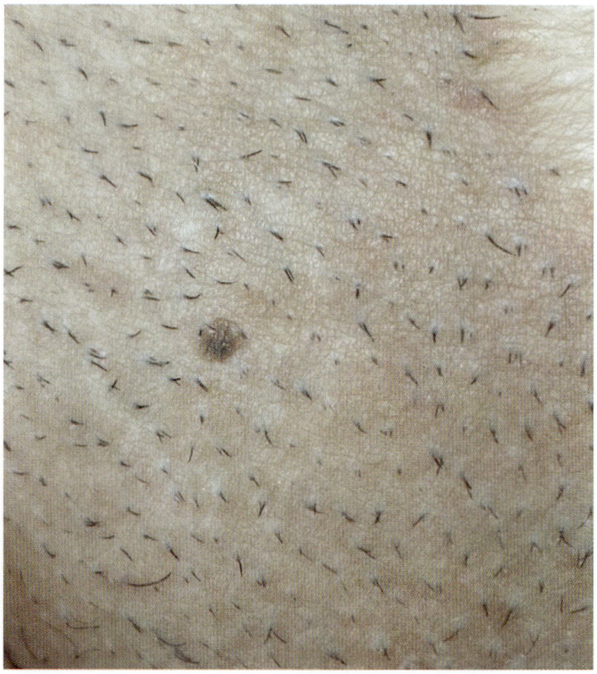

FIGURA 23
Nevo intradérmico em monte pubiano.
Fonte: acervo do Núcleo de Prevenção de Doenças Ginecológicas da Universidade Federal de São Paulo (Nuprev/Unifesp).

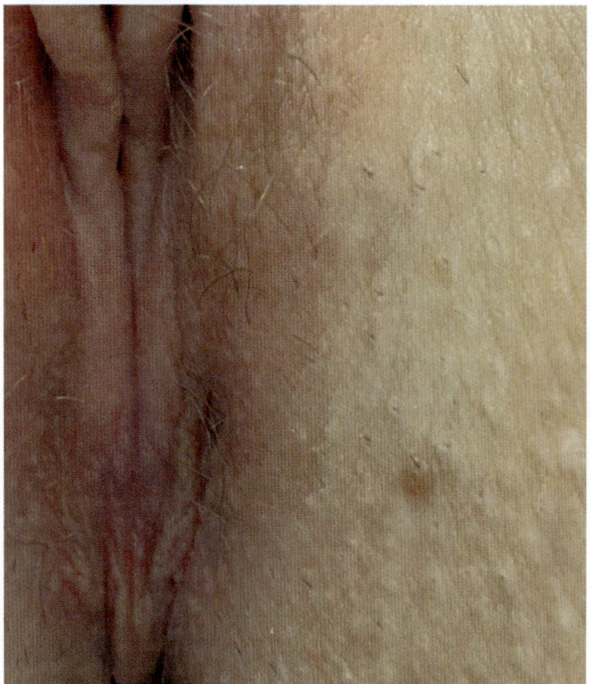

FIGURA 22
Nevo adquirido intradérmico.
Fonte: acervo pessoal da Dra. Fernanda Kesselring Tso.

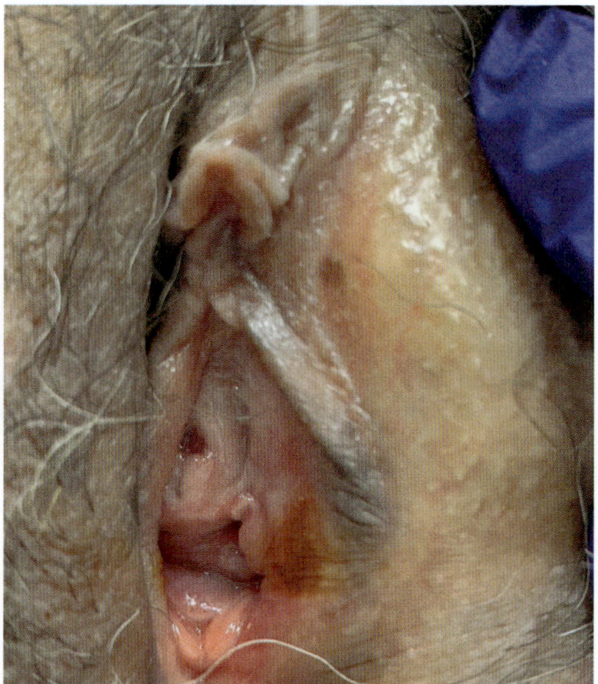

FIGURA 24
Nevo composto na face interna de grande lábio esquerdo.
Fonte: acervo do Núcleo de Prevenção de Doenças Ginecológicas da Universidade Federal de São Paulo (Nuprev/Unifesp).

é caracterizada pelo aparecimento de lesões, a partir dos 6 meses de idade, com aumento progressivo em número, atingindo pico na adolescência e idade adulta. O tratamento é excisional e está reservado a casos de aparência atípica, histórico de melanoma pessoal ou familiar, localização de atrito e estéticos.

Nevo adquirido atípico

Nevo adquirido atípico, ou nevo displásico, é neoplasia benigna que compartilha algumas características com o melanoma. Entre estas, citam-se o diâmetro maior que 6 mm, a borda irregular e várias colorações diferentes na mesma lesão.

O risco de desenvolver melanoma é diretamente proporcional ao número de nevos, históricos pessoal e familiar de melanoma. Topografias mais expostas ao sol são as mais acometidas, porém não exclusivamente. Raramente aparecem antes da adolescência. O diagnóstico é clínico, e as recomendações para biópsia excisional são as mesmas do nevo comum. O acompanhamento, porém, deve ser feito mais amiúde, com intervalos entre 3-12 meses em centro de referência e a qualquer momento, quando houver mudança nas características da lesão.

Nevo congênito melanocítico

Nevo congênito melanocítico é um hamartoma que se desenvolve durante a embriogênese como resultado de mutações somáticas específicas. Costuma atingir maior profundidade e acometer estruturas anexiais. Estima-se sua prevalência em 1% entre os recém-nascidos, mas pode se tornar visível até os 2 anos de vida com as mesmas características fisiopatológicas (Figura 25).

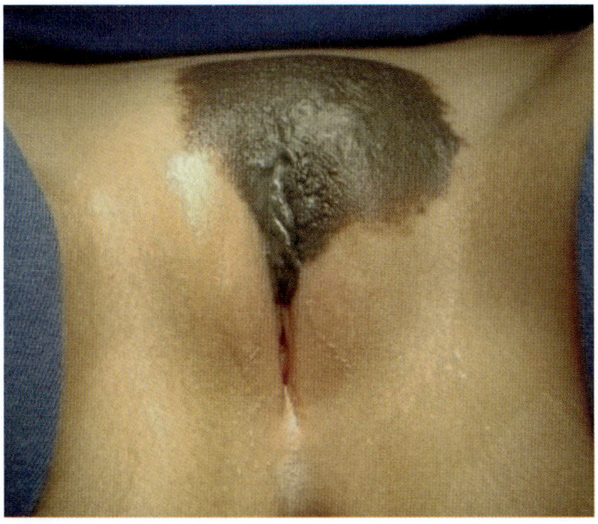

FIGURA 25
Nevo congênito.
Fonte: acervo dos Drs. Marcia F. Terra Cardial e Jefferson Alfredo de Barros.

Diferentemente do adquirido, é classificado de acordo com seu tamanho: pequeno (< 1,5 cm), médio (1,5-20 cm), grande (20-40 cm) e gigante (> 60 cm). Os dois últimos são categorizados de acordo com o número de lesões satélites, heterogeneidade de cor, rugosidade da superfície, hipertricose e região corporal acometida. O diagnóstico das lesões acima de 1,5 cm é geralmente clínico, pelas características e presença desde o nascimento. O risco de evolução para melanoma é diretamente proporcional ao tamanho, sendo 1% nas lesões pequenas e até 20% nas maiores.

A melanose neurocutânea, proliferação de melanócitos no sistema nervoso central, é outra complicação que pode ser assintomática ou evoluir com sinais e sintomas neurológicos como hidrocefalia.

A abordagem terapêutica do nevo congênito depende de vários fatores, como localização, tamanho, sintomatologia e complicações. Tratamentos destrutivos, por exemplo, *laser* e dermoabrasão, são reservados aos casos em que não se consegue a ressecção completa, que é preferível e por vezes exige o uso de expansor e até de rotação de retalho. Ressalta-se que o risco de melanoma não desaparece mesmo após a remoção completa. O acompanhamento rotineiro com dermatoscopia é altamente recomendado.

Nevo azul

Traduz a proliferação de melanócitos dendríticos produtores de melanina na derme. Carateriza-se como pápula única, de coloração homogênea azul-escura a preta azulada, borda bem demarcada, com diâmetro de até 1 cm. O nevo azul relaciona-se com mutações em genes somáticos específicos. Algumas lesões são congênitas, mas a maioria aparece na adolescência. Os locais de maior prevalência são: cabeça e pescoço, dorso das extremidades e região sacral. O principal diagnóstico diferencial é a tatuagem traumática, mas o melanoma e suas metástases também devem ser listados.

O diagnóstico baseia-se na história e na avaliação clínica, e a conduta é expectante nos nevos pequenos. Apenas lesões maiores, com aparecimento súbito ou com mudança de características, devem ser biopsiadas para estudo anatomopatológico, assim como aquelas localizadas em regiões de difícil acompanhamento, como couro cabeludo, merecem a excisão.

TUMORES DE ORIGEM VASCULAR

Hemangioma

Tumor mesenquimal benigno. São lesões vasculares que podem ser divididas em tumores e malformações. No primeiro grupo há proliferação endotelial; no segundo, não. Em geral esses tumores aparecem ao nascimento, crescem e involuem ao longo dos anos. Podem acarretar distúrbio funcional e emocional.

Diagnóstico

Diagnóstico essencialmente clínico. Em geral, a localização vulvar não é comum.

Manifesta-se como pápula ou placa vermelha ou de cor azul púrpura, em geral única (Figura 26), podendo, na evolução, ulcerar. Mais comum em jovens. Pode se aparentar como variz ou como vários pontos varicosos.

Na mulher idosa, pode-se ter um hemangioma adquirido, pequeno, superficial, vermelho púrpura e localizado preferencialmente no grande lábio. Diâmetro em torno de 1 mm, tendendo a ser múltiplo.

Hemangiomas cavernosos podem ocorrer como uma coleção de vasos dilatados, na derme profunda ou no tecido subcutâneo, porém são raros.

Diagnóstico diferencial: angioqueratoma e granuloma teleangiectásico. Também se faz com infecções sexualmente transmissíveis (IST) nas lesões ulceradas.

Diagnóstico subsidiário

Testes para exclusão de IST, eventual biópsia se faz necessária, principalmente para lesões ulceradas.

Em casos de lesões múltiplas, ultrassom com Doppler pode identificar múltiplos vasos tortuosos, multidirecionais, com fluxo turbulento.

Conduta terapêutica

Expectante na maioria dos casos. Há apenas indicação de tratamento para os hemangiomas sintomáticos, com sangramento, ulceração ou infecção.

- Corticoterapia sistêmica para remissão da resposta inflamatória.
- Injeção intralesional de corticoide.
- Crioterapia.
- Laserterapia – pulsado dye (PDL) ou Nd-Yag.
- Excisão cirúrgica para casos resistentes ao tratamento clínico ou conservadores.

Angioqueratoma

São variantes dos angiomas, com dilatação do vaso na derme com hiperqueratose e acantose do epitélio.

Diagnóstico

O diagnóstico é clínico. Manifestam-se como nódulos vasculares com tamanho de 2-5 mm, usualmente múltiplos e assintomáticos (Figuras 27 e 28). Costumam

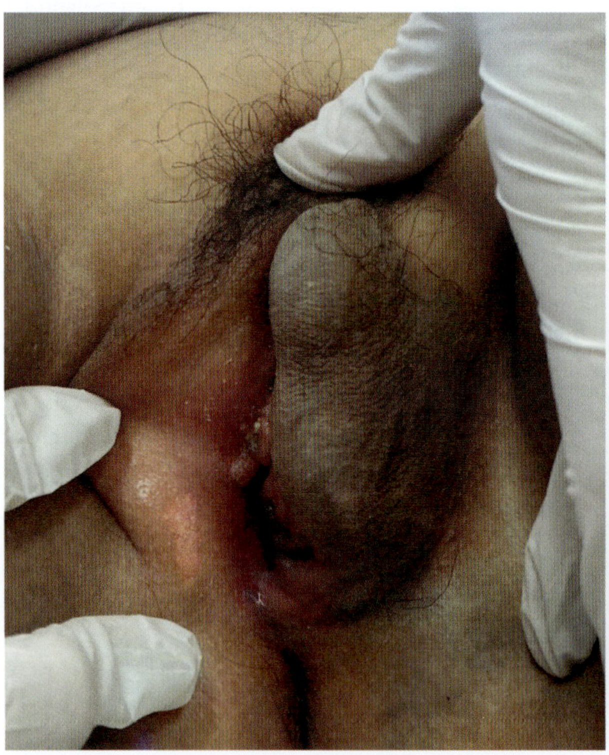

FIGURA 26
Volumoso hemangioma em grande lábio esquerdo.
Fonte: acervo pessoal da Dra. Fernanda Souza Sampaio.

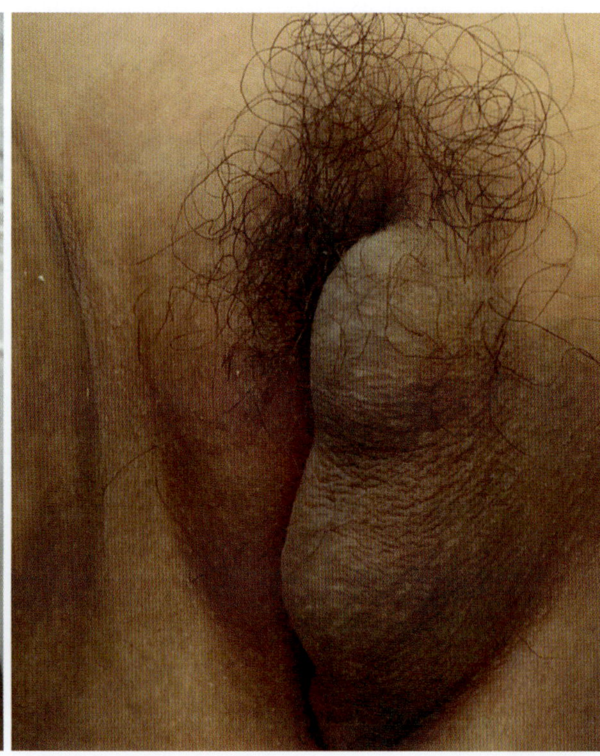

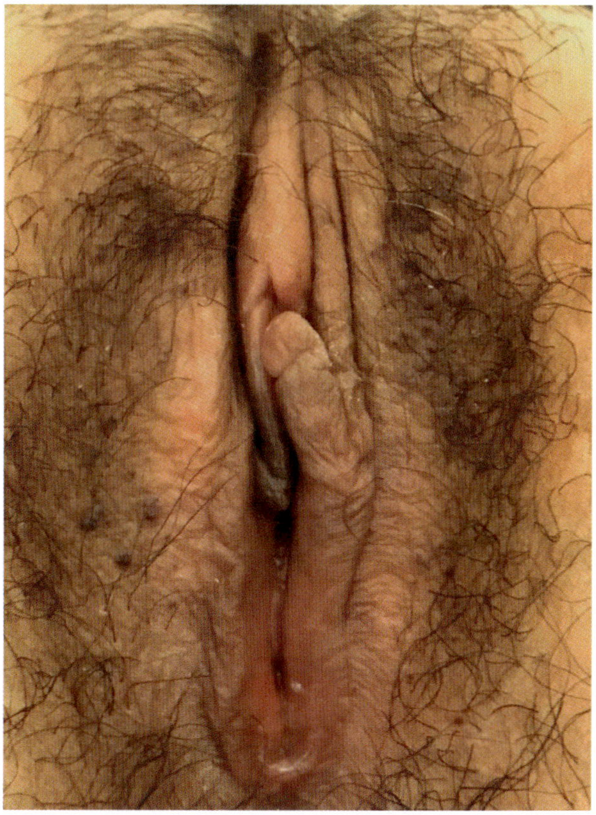

FIGURA 27
Angioqueratomas dispersos nos grandes lábios.
Fonte: acervo pessoal da Dra. Fernanda Kesselring Tso.

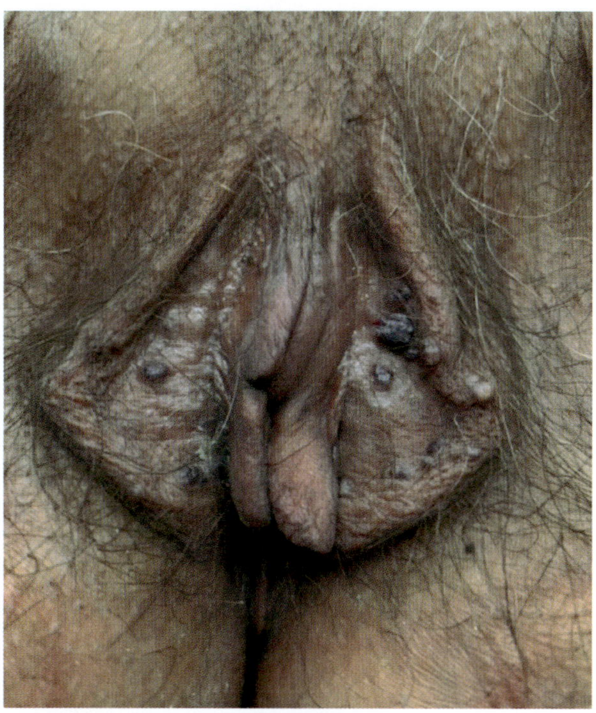

FIGURA 28
Múltiplos angioqueratomas dispersos nos grandes lábios em paciente de 80 anos, com queixa de sangramento eventual no atrito com a roupa.

aparecer nas mulheres mais tardiamente. As portadoras podem se sentir desconfortáveis com o aspecto estético, ou eventualmente ter sangramento ao atrito com a roupa.

Diagnóstico diferencial deve ser feito com nevo de transformação maligna.

Conduta terapêutica

Não requer tratamento, a menos que haja sintomas.

- Excisão cirúrgica.
- *Laser* com Nd-Yag.

Granuloma teleangiectásico

Conhecido como granuloma piogênico, é uma neoformação capilar que pode atingir qualquer parte do corpo revestida de pele. Considerado um grande granuloma consequente de um trauma, acometendo mais comumente crianças.

Diagnóstico

O diagnóstico é clínico, porém na maioria das vezes é subdiagnosticado; só tem a confirmação após exérese e estudo histopatológico.

É raro na vulva. Manifesta-se como lesão papular ou nodular de cor vermelha, com crescimento rápido, menor de 1 cm, e superfície sangrante (Figura 29).

Diagnóstico diferencial deve ser feito com melanoma maligno nodular.

Diagnóstico subsidiário

Quando excisado, enviar a peça para estudo histopatológico.

Conduta terapêutica

Excisão cirúrgica.

Linfangioma

Dilatação dos canais linfáticos que ocorre devido a uma obstrução. É afecção rara, podendo ser congênito ou adquirido. Pode-se identificar após irradiação local ou infecção de extremidades. As infecções que provocam são: filariose, linfogranuloma venéreo e tuberculose.

Diagnóstico

Diagnóstico clínico, manifestando-se como vesículas na superfície da vulva (Figuras 30 a 33). Os canais linfáticos não estão corretamente conectados ao sistema linfático, o que gera acúmulo de linfa na região, produzindo vesículas sobrelevadas, de conteúdo translúcido.

O diagnóstico diferencial deve ser feito com condiloma.

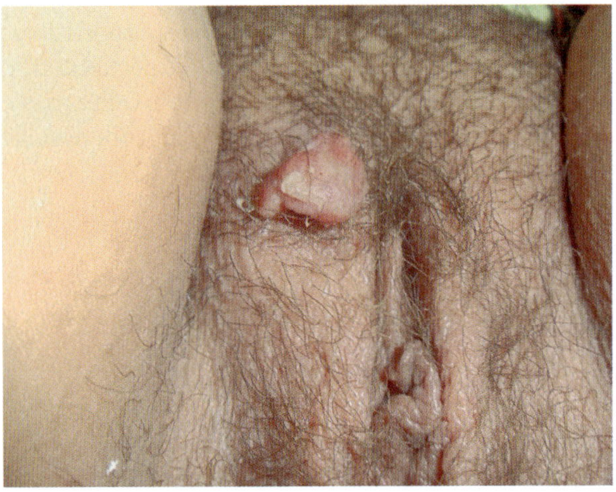

FIGURA 29
Gestante com granuloma piogênico em região púbica, tratado com exérese e cauterização da base.
Fonte: acervo pessoal da Dra. Adriana B. Campaner.

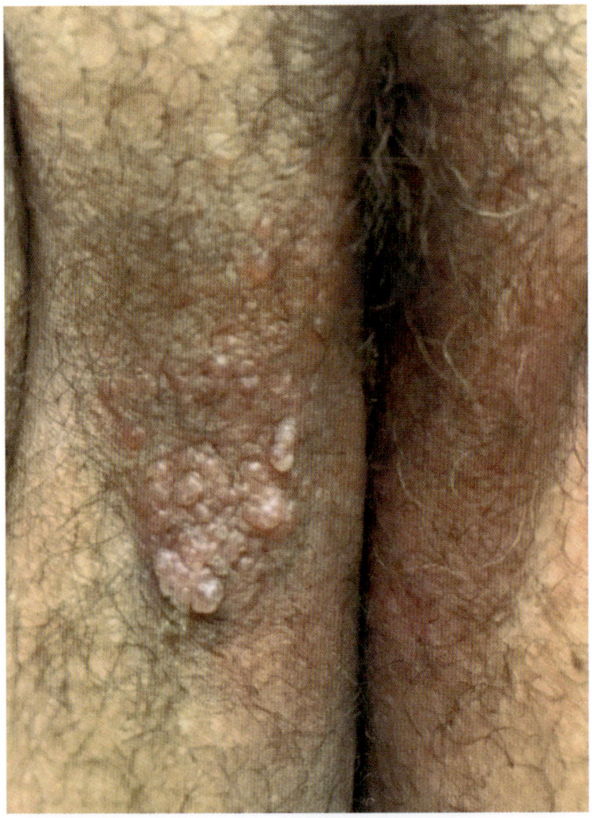

FIGURA 30
Linfangioma. Vesículas ocupando metade inferior do grande lábio direito. Paciente de 68 anos, operada com histerectomia radical e linfadenectomia pélvica por carcinoma de colo uterino e submetida a radioterapia e quimioterapia pós-operatória.
Fonte: acervo pessoal da Dra. Ana Carolina Chuery.

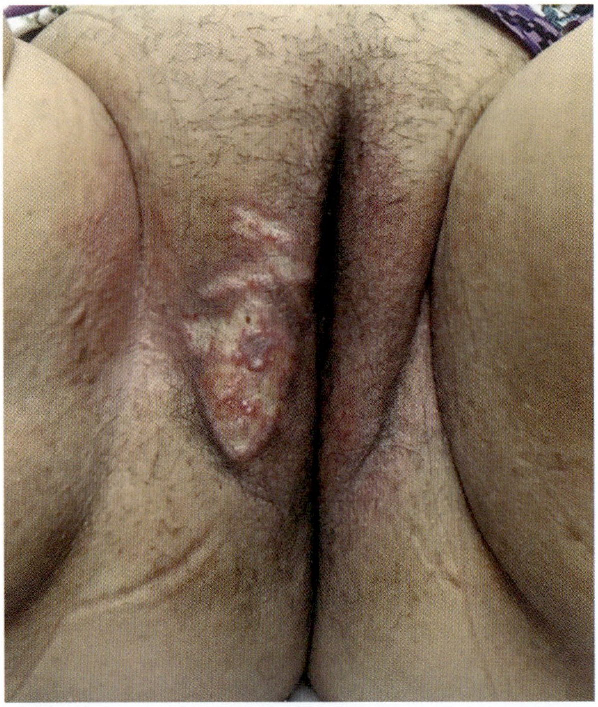

FIGURA 31
Linfangioma (caso da Figura 30) tratado com *laser*, uma semana após o procedimento.
Fonte: acervo pessoal da Dra. Ana Carolina Chuery.

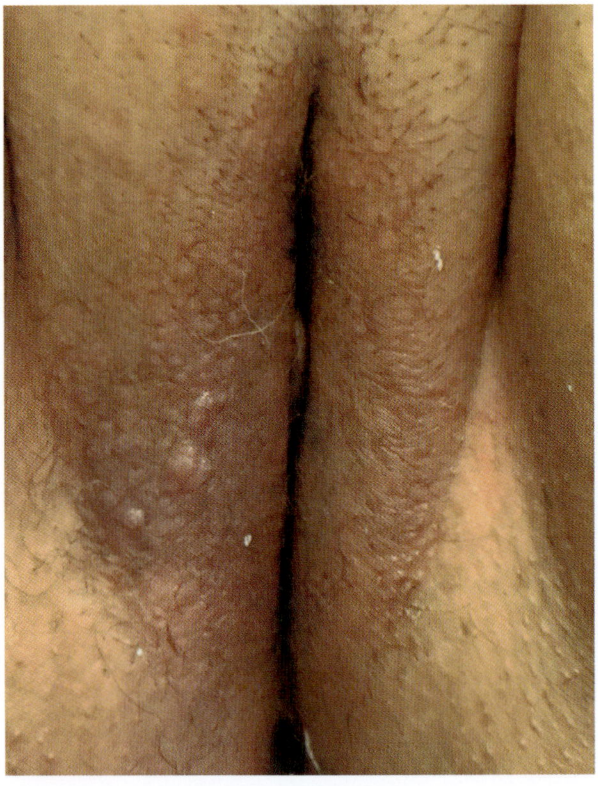

FIGURA 32
Linfangioma em terço inferior do grande lábio direito.
Fonte: acervo pessoal da Dra. Ana Carolina Chuery.

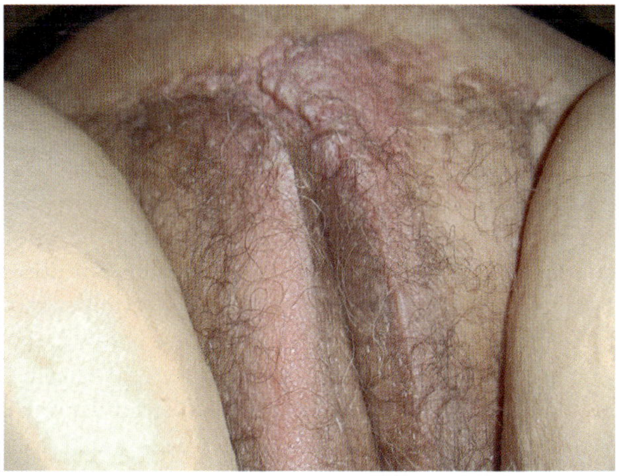

FIGURA 33
Linfangioma vulvar extenso.
Fonte: acervo pessoal da Dra. Adriana B. Campaner.

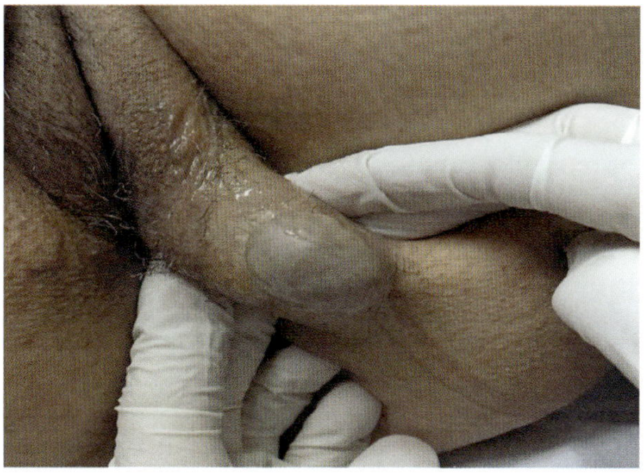

FIGURA 34
Lipoma em face interna de coxa esquerda.
Fonte: acervo pessoal do Dr. José Humberto Belmino Chaves.

Diagnóstico subsidiário

Na dúvida se é condiloma, a biópsia se faz necessária.

Conduta terapêutica

- Eletrocauterização.
- *Laser* ablativo.
- Ressecção cirúrgica.

A recidiva é comum.

TUMORES DE TECIDO SUBCUTÂNEO – LIPOMA

Os lipomas são tumores de tecido subcutâneo compostos de células adiposas, em sua expressiva maioria benignos. São relativamente frequentes, principalmente acima dos 40 anos de idade. As áreas mais comuns do corpo humano afetadas por lipomas são cabeça, pescoço, ombro e dorso. Entretanto, embora mais raramente, podem surgir na superfície interna das coxas, podendo atingir regiões vulvares e perianais, que, apesar de não causarem risco de morte para a paciente, provocam incômodo significativo e se tornam queixas em consultas ambulatoriais.

Diagnóstico clínico

As características dos lipomas permitem o diagnóstico clínico por meio de anamnese e exame físico na maioria dos casos. Eles se apresentam com crescimento lento, aspecto mal definido, bem demarcados, lobulados ou pedunculados, redondos e de consistência macia (Figuras 34 a 38). Além disso, são indolores e não aderem à pele subjacente.

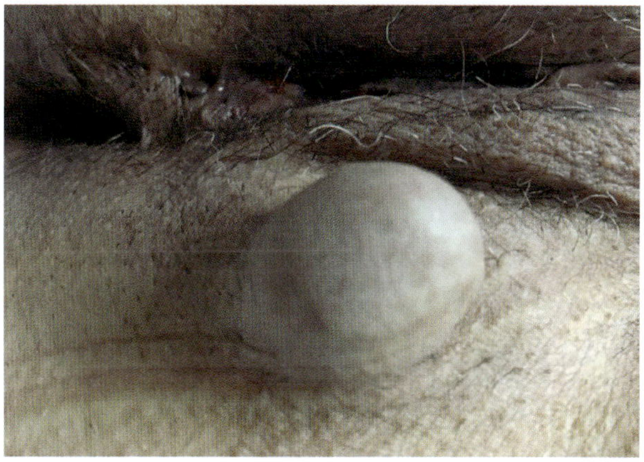

FIGURA 35
Lipoma em face interna de coxa esquerda.
Fonte: acervo pessoal do Dr. José Humberto Belmino Chaves.

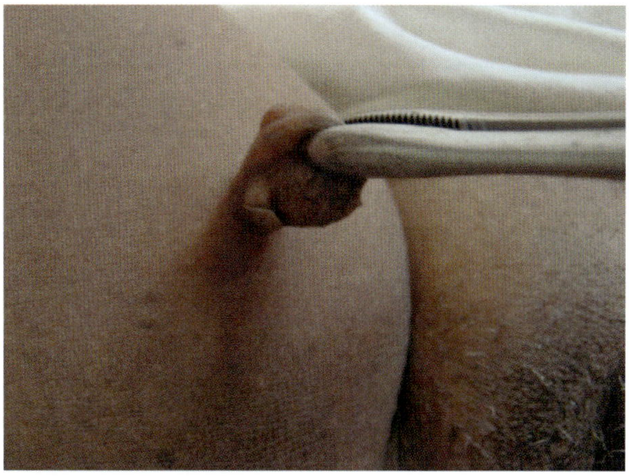

FIGURA 36
Lipoma em face interna de coxa esquerda.
Fonte: acervo pessoal do Dr. José Humberto Belmino Chaves.

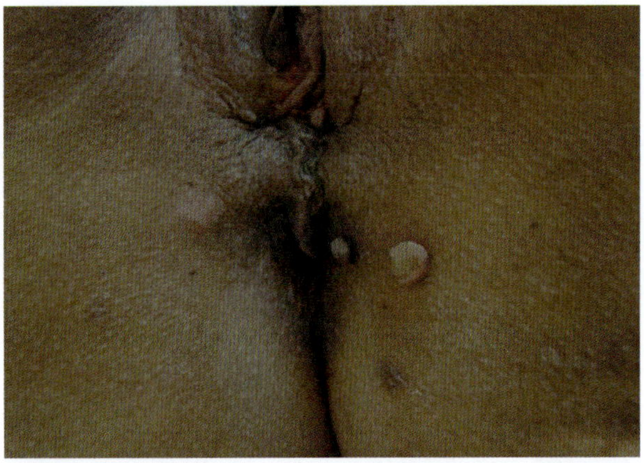

FIGURA 37
Lipoma em região perianal.
Fonte: acervo pessoal do Dr. José Humberto Belmino Chaves.

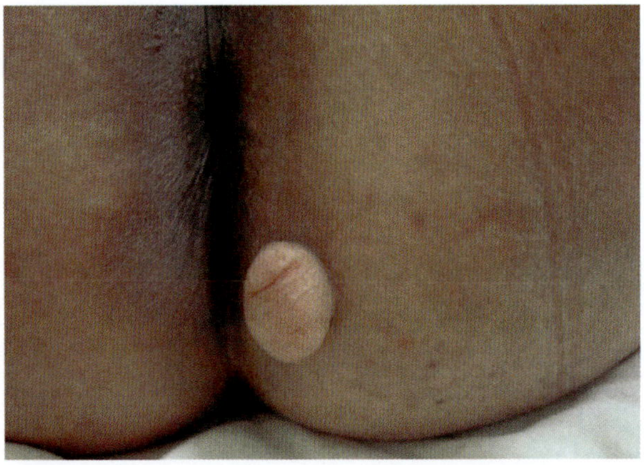

FIGURA 38
Lipoma em região perianal.
Fonte: acervo pessoal do Dr. José Humberto Belmino Chaves.

Diagnóstico subsidiário

Pode-se utilizar a ultrassonografia para diagnóstico diferencial com cistos e abscessos da glândula de Bartholin. Para diferenciar os lipomas de lipossarcomas, utiliza-se tomografia computadorizada ou ressonância magnética, sendo esta última a de maior acurácia.

Conduta terapêutica

Por serem benignos, a conduta pode ser conservadora. Entretanto, muitas pacientes optam pela remoção por sentirem incômodo no local ou por razões cosméticas.

O tratamento de escolha é a ressecção cirúrgica completa da massa, por meio de pequenas incisões. Outras opções de tratamento são a injeção de esteroides intralesionais e a lipoaspiração. Em caso de lipectomia, recomenda-se análise histopatológica da peça, melhor método para avaliar possível malignidade da lesão.

TUMORES DE TECIDO MUSCULAR

Leiomioma

Tumores da musculatura lisa, normalmente vistos no útero, na mulher da quarta à quinta década de vida. Na vulva são raros, porém são os tumores benignos sólidos mais frequentes na vulva. Formados por fibras musculares e tecido conjuntivo, podem sofrer degeneração cística, calcificação, raramente necrose e extremamente rara a transformação maligna. Sua origem é de músculo liso oriundo do ligamento redondo, ou de tecido erétil, ou do músculo dartos, que fica abaixo da pele dos grandes lábios.

Os tumores de músculo liso têm três apresentações na vulva: leiomioma, leiomioma atípico e leiomiossarcoma.

Diagnóstico

As pacientes apresentam a queixa de massa dolorosa ou podem ser até mesmo assintomáticas. São tumores bem circunscritos, com localização preferencial em grandes lábios, em geral não excedendo 7 cm, geralmente superficiais, de consistência firme e móveis (Figura 39). O diagnóstico diferencial deve ser feito com cisto da glândula de Bartholin e abscessos, ou mesmo neoplasias malignas. Devido à raridade, o diagnóstico pode ser impreciso.

Diagnóstico subsidiário

Exames de imagem, como ultrassom e ressonância magnética, podem ser úteis para diferenciar a textura e direcionar o diagnóstico, se lesão cística ou sólida.

O estudo histopatológico do tumor excisado é fundamental para confirmar o diagnóstico da lesão.

Conduta terapêutica

Exclusivamente tratamento cirúrgico.

Recidiva da lesão pode ocorrer.

Rabdomioma

Tumor mesenquimal benigno proveniente do músculo estriado, extremamente raro na vulva. Tem predileção pela região de cabeça e pescoço.

Diagnóstico

Aparece como nódulo subcutâneo, e em submucosa como lesão polipoide. Pode ocorrer no trato genital em mulheres jovens ou de meia-idade.

Em trabalho de literatura há relato de 12 casos de rabdomioma genital, sendo 9 na vagina e 3 no colo uterino. O diagnóstico foi feito por histopatologia.

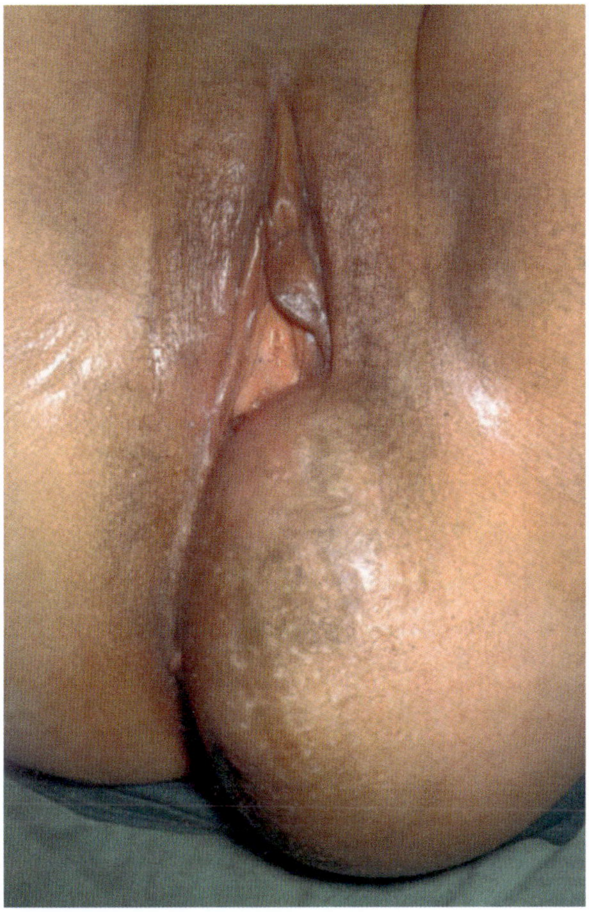

FIGURA 39
Mioma volumoso ocupando terço inferior de vulva à esquerda com extensão para a região glútea.
Fonte: acervo pessoal da Dra. Adriana B. Campaner.

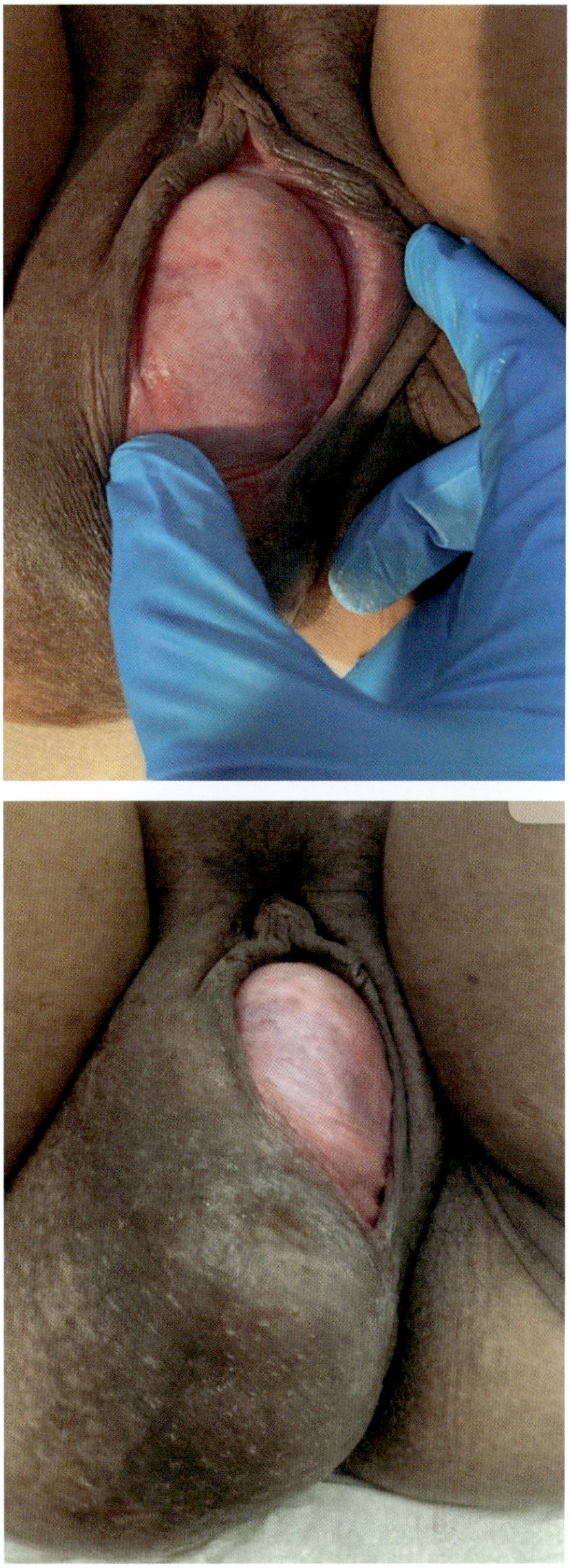

FIGURA 40
Mioma volumoso ocupando região vaginovulvar direita.
Fonte: acervo do Departamento de Ginecologia e Obstetrícia da Faculdade de Medicina da Universidade de São Paulo (USP) de Ribeirão Preto.

Conduta terapêutica

Exérese cirúrgica com exame histopatológico para definição da lesão.

TUMORES DE ORIGEM NEURAL

Introdução

Os tumores de origem neural na vulva são raros, mas têm a possibilidade de malignizar. Seu conhecimento é importante para o correto diagnóstico e manejo.

Tumor de células granulares

Os tumores de células granulares (TCG) ou mioblastomas de células granulares são tumores incomuns de tecidos moles de origem na bainha neural, derivados de nervos periféricos, e podem ocorrer em qualquer parte do corpo. Geralmente são benignos, e o local mais comum no trato genital feminino é o lábio maior.

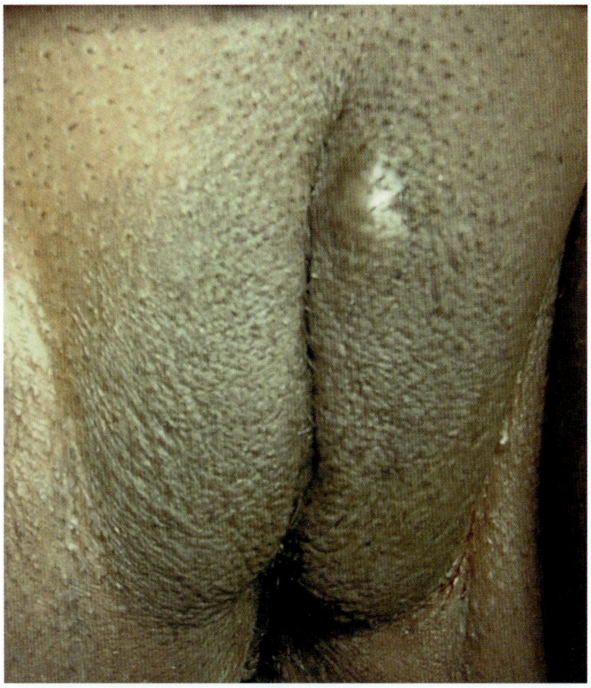

FIGURA 41
Tumor de células granulares.
Fonte: acervo do Dr. Jefferson Alfredo de Barros.

Diagnóstico

A lesão vulvar se desenvolve na derme ou no tecido subcutâneo como nódulo único e pequeno na pele, indolor e de crescimento lento, ao longo de meses ou anos, mas raramente atinge tamanho superior a 4 cm de diâmetro (Figuras 41 e 42A). A massa é móvel, e a pele sobrejacente pode estar despigmentada e, por vezes, ulcerada ou ainda pode estar espessada, com aspecto de "paralelepípedo". Pode também aparecer na coloração entre acastanhado e eritematoso ou recoberto por pele normal. O tumor é mal circunscrito com margens irregulares, o que dificulta sua exérese completa.

Os achados microscópicos geralmente são suficientes para o diagnóstico, mas a imuno-histoquímica pode ser útil para distingui-lo de outras variantes de tumores de células granulares, e seus diagnósticos diferenciais.

Os diagnósticos diferenciais incluem outras variantes de células granulares, como carcinoma basocelular, melanoma, leiomioma, leiomiossarcoma, dermatofibrossarcoma, angiossarcoma, fibroma fibroso, histiocitoma, lipoma, papiloma, cisto epidérmico, cisto de Bartholin e hidradenoma. Não há associação com neurofibromatose. Embora a maioria dos TCG vulvares seja benigna, cerca de 1-2% dos casos são malignos e podem estar associados a metástases regionais ou a distância.

Conduta terapêutica

A cirurgia é o tratamento de escolha dessas neoplasias, com baixos índices de recidiva e bom prognóstico. Aconselha-se excisão local da lesão, com retirada das margens de segurança e exame de congelação intraoperatória, pois a recorrência ocorre em 20%, quando as margens são positivas, e 2-8%, quando negativas. Portanto, recomenda-se reexcisar se as margens mostrarem-se comprometidas (Figura 42B).

Quando a lesão é maligna, a linfadenectomia local é preconizada e a radioterapia pós-cirúrgica pode ser recomendada, apesar de não ter sido estabelecida sua efetividade. O prognóstico é bom, e as recidivas são raras. O seguimento deve ser regular.

Neurofibroma

A neurofibromatose é uma doença neurocutânea hereditária. Trata-se de facomatose (displasia neuroectodérmica), sendo genética autossômica dominante. É rara, incide em 1 a cada 2.500-3.000 nascimentos e afeta órgãos derivados do ectoderma, ou seja, pele, olhos e sistema neurológico.

Caracteriza-se por tumores geralmente benignos ao longo dos nervos que aparecem em qualquer parte do corpo. É caracterizado clinicamente pela presença da tétrade: manchas café com leite na pele, tumores do sistema nervoso periférico, hamartomas nos olhos e displasia óssea.

Diagnóstico

Os neurofibromas cutâneos múltiplos são os tumores mais frequentes em pacientes com neurofibromatose tipo 1 (NF1). As características clássicas do fenótipo clínico da NF1 incluem a presença de manchas café com leite, neurofibromas, sardas axilares e inguinais, nódulos de Lisch (hamartomas) e deformidades do sistema esquelético, bem como o risco de desenvolvimento de múltiplos tumores, especialmente no sistema nervoso central.

A neurofibromatose raramente envolve o trato genital, mas, quando ocorre, na vulva, afeta mais comumente o clitóris com outras áreas do sistema geniturinário e raramente o lábio maior (Figura 43). Pode causar dor, sangramento e comprometimento funcional, especialmente para lesões avançadas e infiltrantes.

O diagnóstico é histopatológico. A ressonância magnética permite a distinção entre tumores superficiais e invasivos, possibilitando o planejamento da ressecção cirúrgica da lesão.

Conduta terapêutica

O manejo desse tipo de lesão inclui uma abordagem multidisciplinar envolvendo ginecologista, cirurgião

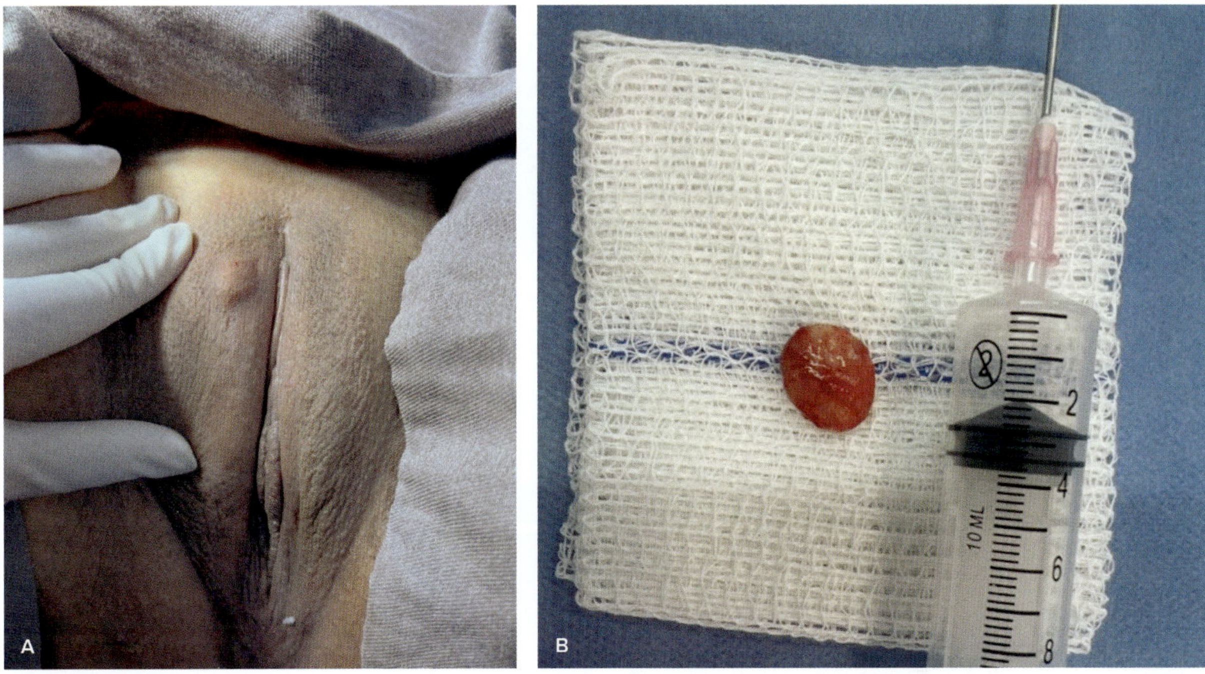

FIGURA 42
A: tumor de células granulares. B: tumor de células granulares excisado.
Fonte: acervo pessoal da Dra. Marcia F. Terra Cardial.

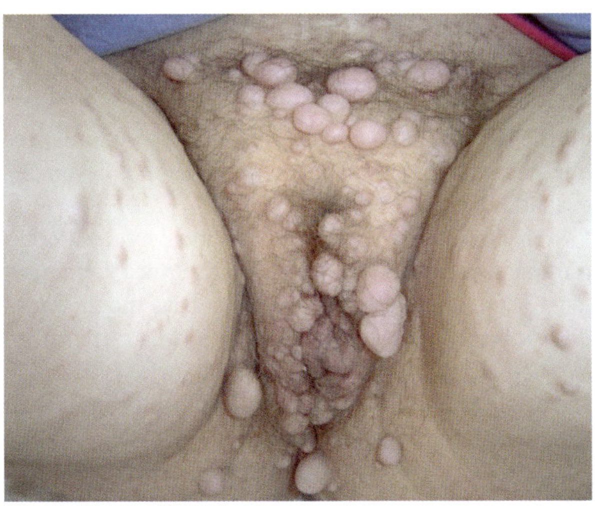

FIGURA 43
Múltiplos neurofibromas vulvares.
Fonte: acervo pessoal da Dra. Marcia F. Terra Cardial.

plástico, dermatologista e histopatologista. Se o tumor for adequado para cirurgia, uma excisão cirúrgica com margens amplas de 3-5 cm de pele normal deve ser realizada. A abordagem clínica nesse tipo de paciente depende de múltiplos fatores, como idade, comorbidade, achados histopatológicos, tamanho, localização e margens da lesão.

Exceto por alguns casos diagnosticados em estágio inicial da doença, a grande maioria dos casos apresentou uma doença rapidamente progressiva e fatal, apesar do emprego de tratamento multimodal com cirurgia radical e radioterapia e/ou quimioterapia adjuvantes.

Schwannoma

Schwannoma (também conhecido como neurilemoma) é um tumor benigno raro originado das células de Schwann, na bainha de mielina dos nervos periféricos. É um tumor solitário, encapsulado, de crescimento lento, caracteristicamente indolor.

Diagnóstico

Caracteriza-se como massas de 1-15 cm de diâmetro, indolores, imóveis e raramente multifocais. Geralmente são benignos, com menos de 1% de malignização (Figura 44). Os diagnósticos diferenciais incluem cisto de Bartholin, cisto labial, cistos epidérmicos vulvares e tumores mesenquimais, como lipoma, lipossarcoma, fibrossarcoma e angiossarcoma. O diagnóstico é histopatológico e imuno-histoquímico.

Conduta terapêutica

O tratamento de escolha para schwannomas benignos é a excisão completa, e o prognóstico geralmente é bom após a exérese. No entanto, a recidiva foi relatada, e parece relacionar-se com ressecção incompleta em schwannoma de grande dimensão.

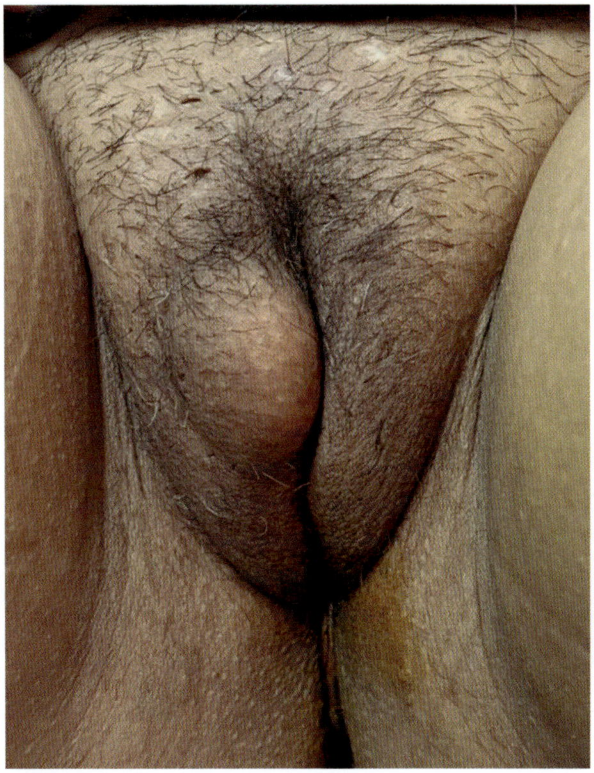

FIGURA 44
Schwannoma em grande lábio direito.
Fonte: acervo pessoal da Dra. Marcia F. Terra Cardial.

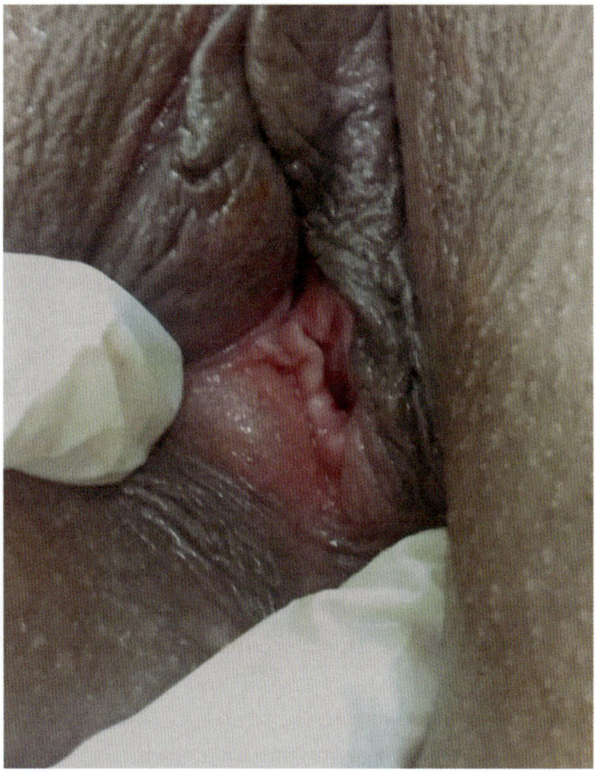

FIGURA 45
Cisto de Bartholin direito.
Fonte: acervo pessoal da Dra. Márcia F. Terra Cardial.

TUMORES CÍSTICOS

Introdução

A vulva apresenta em sua anatomia ductos glandulares que, uma vez obstruídos, podem formar tumores císticos. Diferentes etiologias, tamanhos, conteúdos e complicações devem ser conhecidos para que sejam indicadas condutas apropriadas e individualizadas.

Cisto e abscesso da glândula de Bartholin

As glândulas de Bartholin são responsáveis pela secreção de muco e desempenham um papel importante no sistema reprodutor feminino e na lubrificação genital. A formação de cistos resulta da secreção e do acúmulo de muco na glândula após obliteração do ducto. A tumoração é indolor ou apresenta leve dolorimento (Figura 45). Quando presentes sinais logísticos, mediante processo inflamatório e infeccioso, a dor pode se tornar intensa.

O diagnóstico diferencial se faz com outras afecções da glândula de Bartholin, hiperplasias, adenomas, adenomiomas, carcinomas e lesões mesenquimais de partes moles e raramente com hiperplasia da glândula de Bartholin. A biópsia, quando necessária, define o diagnóstico. Os cistos menores podem ser assintomáticos e acompanhados, enquanto os cistos maiores devem ser avaliados e tratados.

Em cistos persistentes ou sintomáticos, pode-se optar por marsupialização ou drenagem cirúrgica. Optando-se por um tratamento definitivo, várias modalidades estão disponíveis: destruição da cápsula cística com *laser* de CO_2 (Figura 46), radiofrequência (Figura 47) e substâncias químicas. Bartholinectomia com bisturi frio ou eletrocirúrgico.

Os abscessos da glândula de Bartholin podem apresentar agentes infecciosos como *Neisseria gonorrhoeae* e *Chlamydia trachomatis*, mas na maioria dos casos os organismos causadores são da microbiota vaginal, como bacteroides, *Escherichia coli* e *Staphylococcus aureus*. Apresenta-se como tumoração na vulva, muito dolorosa, inicialmente endurecida e depois amolecida.

Diante do abscesso (Figura 48A), pode-se optar por antibioticoterapia prévia e drenagem simples. São opções terapêuticas:

- Azitromicina 1 g via oral em dose única.
- Ceftriaxona 250 mg via intramuscular em dose única.
- Cefalexina 500 mg via oral de 6 em 6 horas durante 5-7 dias.

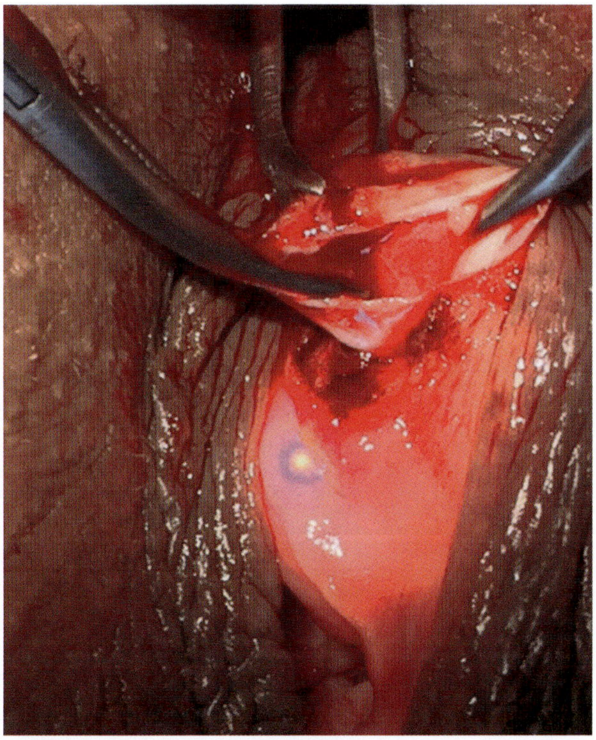

FIGURA 46
Cisto de Bartholin direito. Corte e vaporização da cápsula a *laser* CO_2.
Fonte: acervo pessoal da Dra. Márcia F. Terra Cardial.

- Doxiciclina 100 mg via oral de 12 em 12 horas durante 7 dias.

O tratamento destrutivo pode ser realizado em dois tempos: drenagem (Figura 48B) e antibioticoterapia, com posterior fulguração da cápsula cística após 7-15 dias, com *laser* ou aparelho eletrocirúrgico de alta frequência.

Cisto do ducto de Skene (cisto periuretral)

Trata-se de dilatação cística da glândula de Skene, adjacente ao canal uretral (Figura 49). Pode ser consequente a hipoplasia congênita do ducto de Skene ou processo inflamatório. Geralmente é pequeno e assintomático. Quando doloroso, sugere infecção secundária. Quando o ducto de Skene se encontra aumentado de volume, pode ocorrer desvio do jato urinário.

Cistos pequenos em pacientes assintomáticas sugerem acompanhamento clínico apenas. Cistos maiores podem ser excisados, com a cautela de não se atingir a uretra, o que poderia ocasionar o aparecimento de fístula.

Cistos mucosos

São cistos simples encontrados junto ao vestíbulo vulvar (Figuras 50 e 51). Dilatações císticas das glândulas

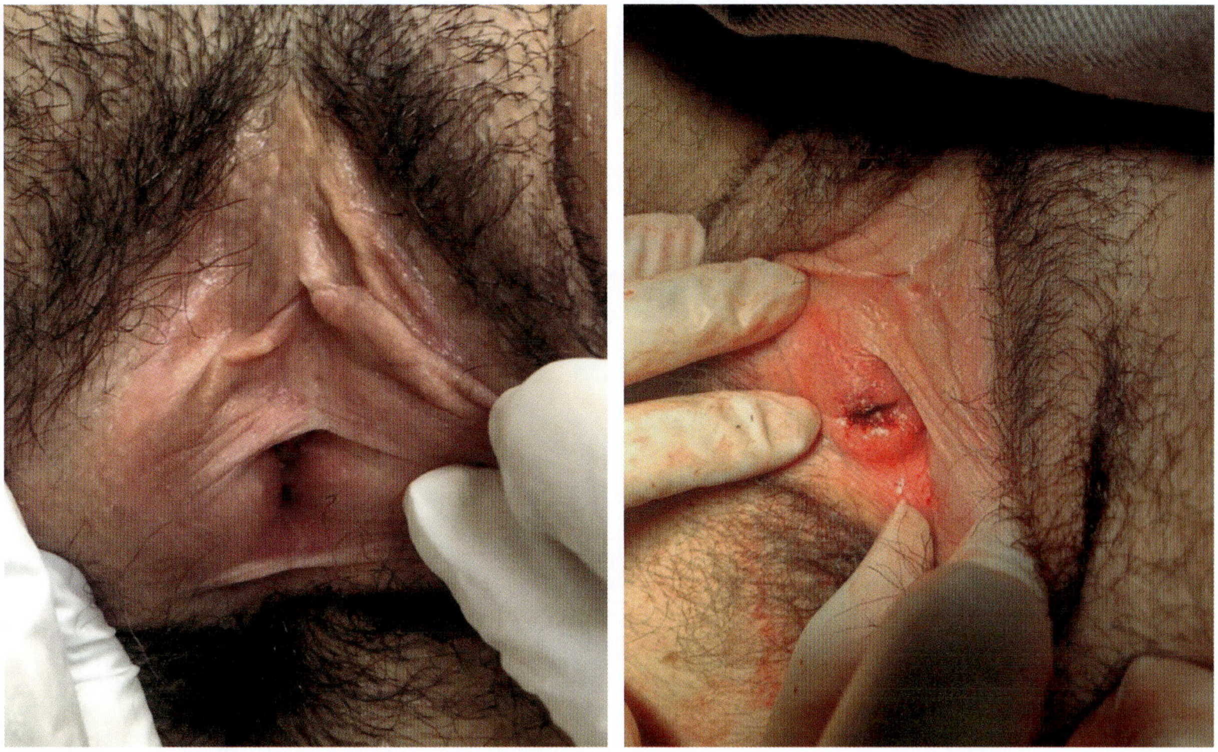

FIGURA 47
Paciente com cisto de Bartholin direito. Antes e após corte e cauterização da cápsula com radiofrequência.
Fonte: acervo pessoal da Dra. Adriana B. Campaner.

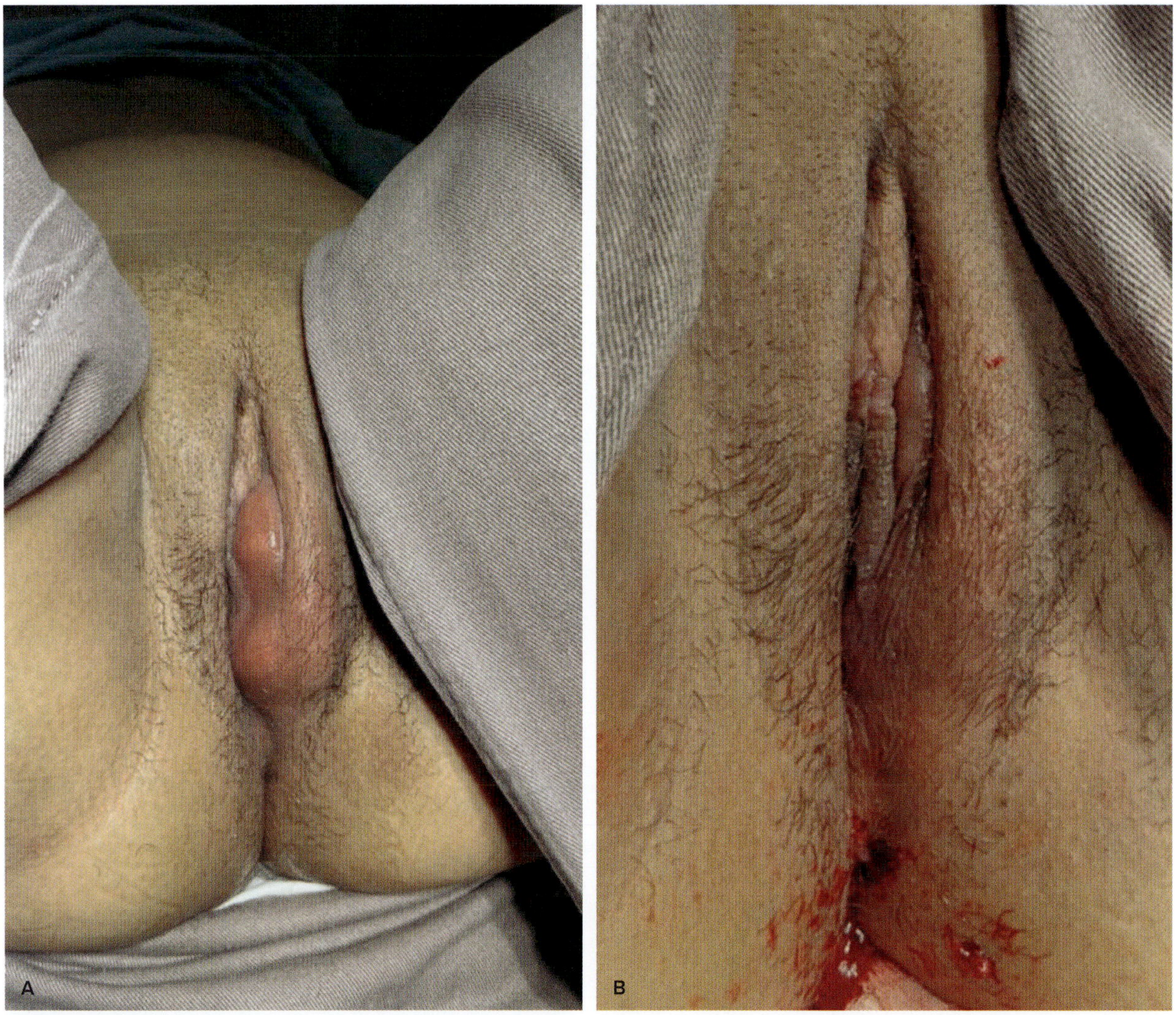

FIGURA 48

A: abscesso de Bartholin à esquerda. B: imagem vulvar imediata à drenagem.

Fonte: acervo pessoal da Dra. Denise Gasparetti Drumond.

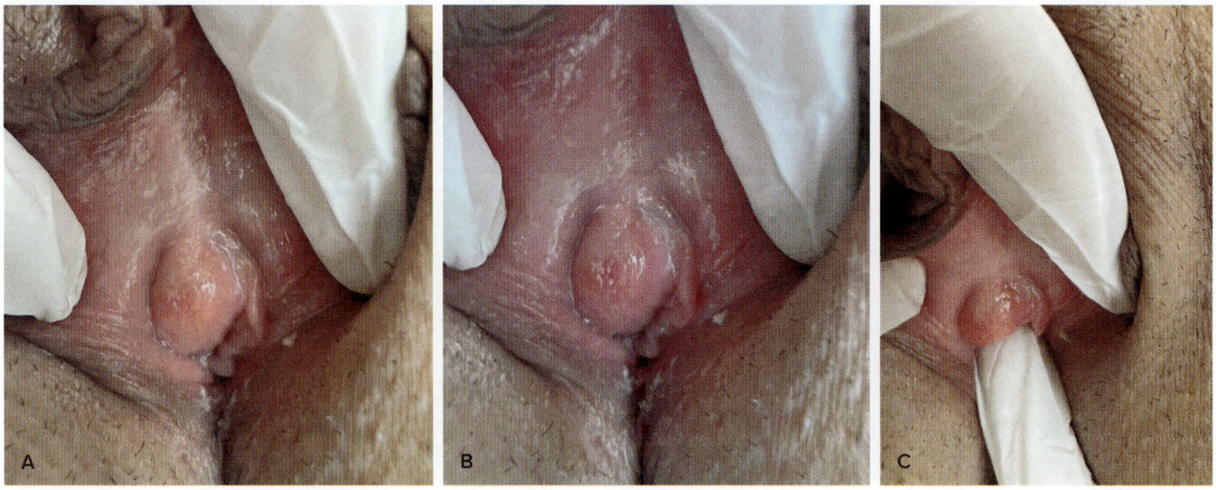

FIGURA 49

A e B: cisto periuretral direito. C: exposição do cisto ao toque unidigital.

Fonte: acervo pessoal da Dra. Denise Gasparetti Drumond.

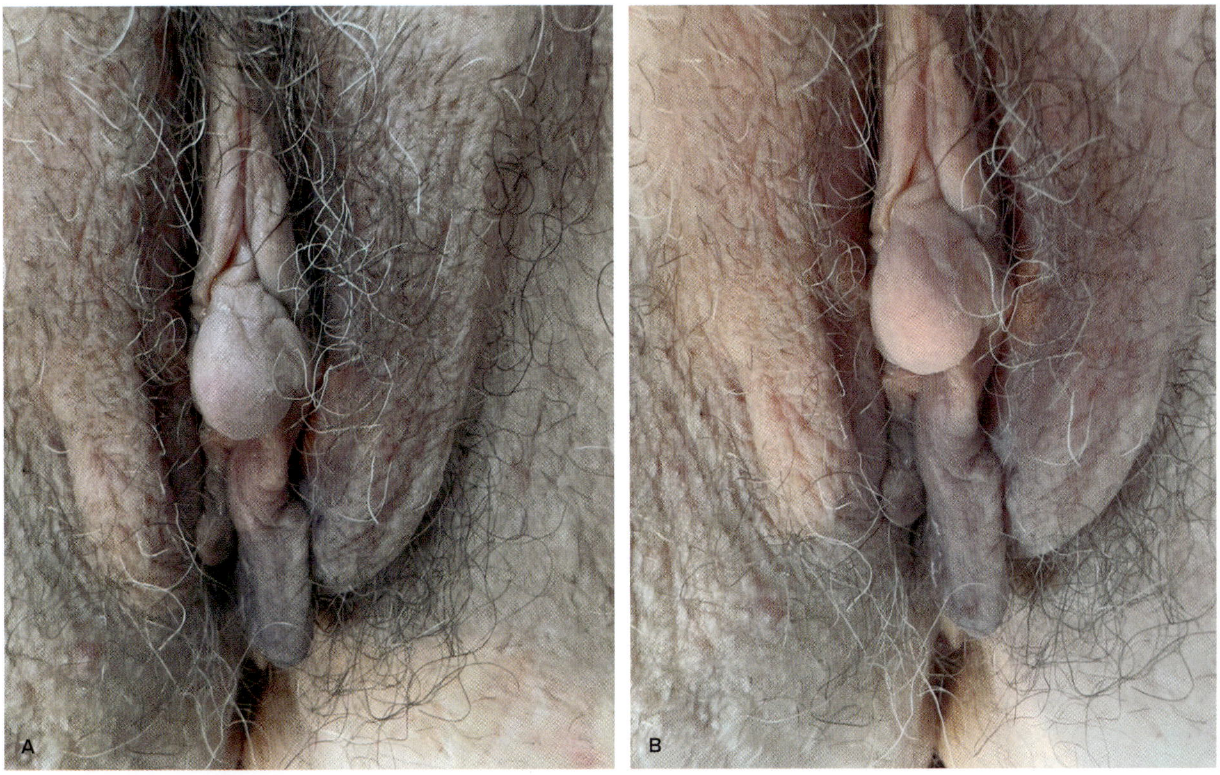

FIGURA 50
A: cisto vestibular localizado sobre a face medial do pequeno lábio. B: o mesmo cisto em aumento maior.
Fonte: acervo pessoal da Dra. Denise Gasparetti Drumond.

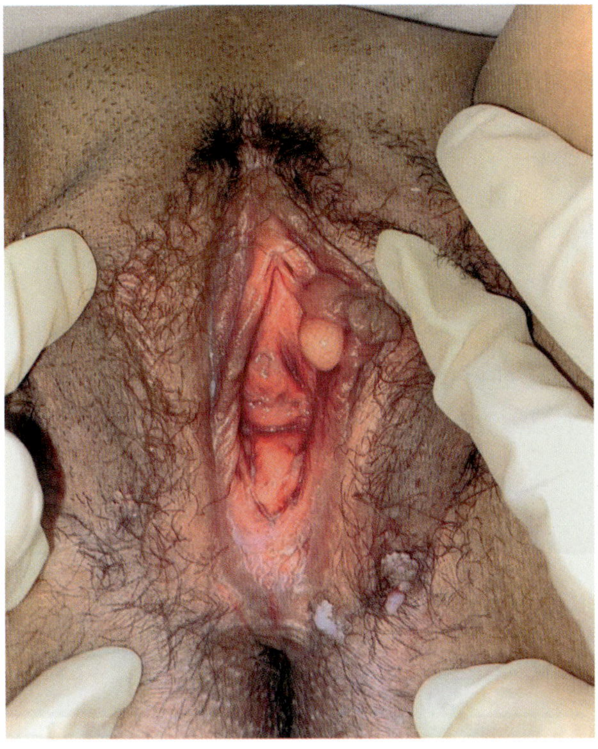

FIGURA 51
Cisto mucoso junto ao pequeno lábio esquerdo.
Fonte: acervo pessoal da Dra. Yara Furtado.

vestibulares menores. Geralmente são assintomáticos e, muitas vezes, descobertos ao exame físico. São moles à palpação, e sua condução pode ser apenas observação ou excisão.

Cistos de inclusão epidérmica

São cistos com revestimento de epitélio escamoso estratificado encontrados na pele vulvar (Figuras 52 a 55). Geralmente são assintomáticos e móveis. O tratamento pode ser apenas observação ou excisão.

Cisto do canal de Nuck

É um cisto simples revestido por peritônio. Descrito como tumefação de aumento gradual, indolor, translúcida, irredutível na região vulvar, livremente móvel (Figura 56). Confirmado o diagnóstico, opta-se por tratamento cirúrgico.

OUTROS TUMORES

Introdução

Os tumores benignos vulvares se originam de vários tecidos, como pele com pelos e anexos cutâneos, pele

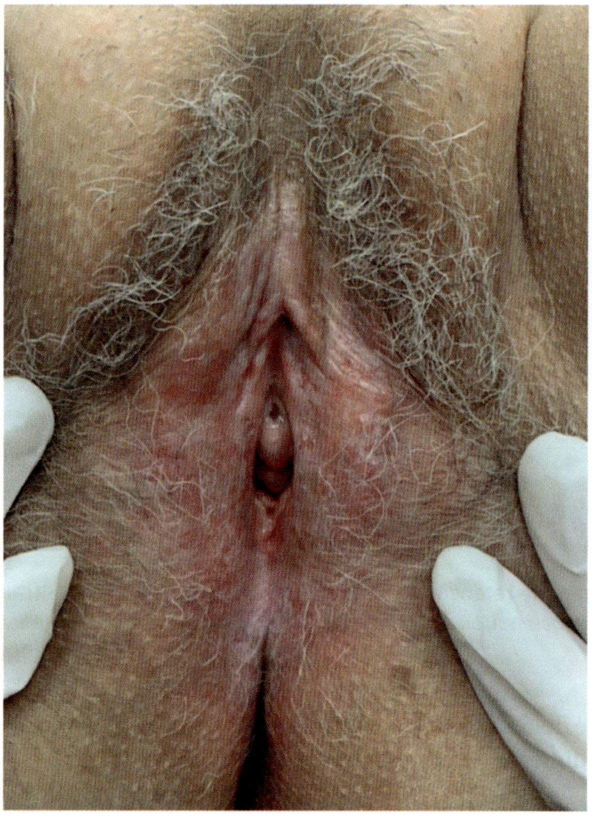

FIGURA 61
Histiocitose de células de Langerhans com pápulas dispersas nos grandes lábios.
Fonte: acervo do Núcleo de Prevenção de Doenças Ginecológicas da Universidade Federal de São Paulo (Nuprev/Unifesp).

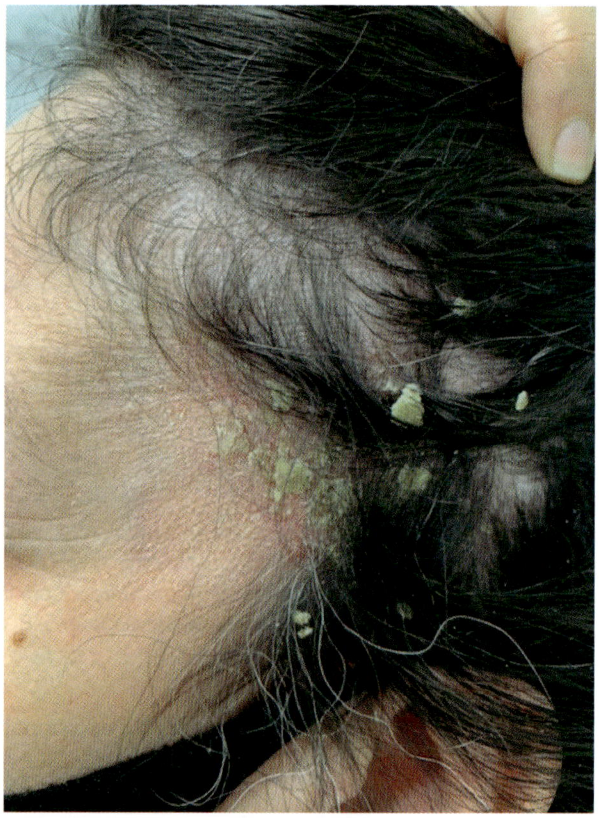

FIGURA 62
A mesma paciente da Figura 60, com manifestação em couro cabeludo, com lesões crostosas.
Fonte: acervo do Núcleo de Prevenção de Doenças Ginecológicas da Universidade Federal de São Paulo (Nuprev/Unifesp).

REFERÊNCIAS BIBLIOGRÁFICAS

1. Baker GM, Selim MA, Hong MP. Vulvar adnexal lesions: a 32-year, single institution review from Massachusetts General Hospital. Arc Pathol Lab Med. 2013 Sep 12;137(9):1237-46.
2. Barros JA, Taniguchi DP. Tumores benignos da vulva: considerações gerais, classificação anatomopatológica e conduta terapêutica. In: Martins NV. Patologia do trato genital inferior, diagnóstico e tratamento. 2.ed. São Paulo: Roca; 2014. p.432-42.
3. Berk DR, Bayliss SJ. Milia: a review and classification. Journal American of Dermatology. 2008;59(6):1050-63.
4. Bhatnagar S, Banerjee SS, Mene AR, Prescott RJ, Eyden BP. Schwannoma with features mimicking neuroblastoma: report of two cases with immunohistochemical and ultrastructural findings. J Clin Pathol. 1998 Nov;51(11):842-5.
5. Birge O, Bahir MS, Karadaj C, Eldorova Z, Simsek T. Hidradenoma papilliferum of the hymen: a case report. J Med Case Report. 2021 Apr 13;15(1):1-4.
6. Calife ER, Cabral JVS, Andrade HPF, Gonçalves AK. Vulvar hemangioma: case report. Rev Bras Ginecol Obstet. 2018;40(06):369-71.
7. Cardial MFT, Campaner AB, Santos ALF, Speck NMG, Barbosa MTA, Martins CMR. Manual de diagnóstico e condutas em patologia do trato genital inferior. Rio de Janeiro: Atheneu; 2018.
8. Caserta NMG, Penachi TJ, Contardi EB, Barbosa RCF, Gomes TL, Martins DL. Conteúdos do canal inguinal: identificação pelos diferentes métodos de imagem. [Contents of the inguinal canal: identification by different imaging methods.] Radiol Bras. 2021 Jan/Fev;54(1):56-61.
9. Chandawarkar RY, Rodriguez P, Roussalis J, Tantri MD. Minimal--scar segmental extraction of lipomas: study of 122 consecutive procedures. Dermatol Surg. 2005;31:59.
10. Chaves JHB, Abreu EMV, Silva VLRC. Atlas de patologia do trato genital inferior em imagens: questões chaves. Brasília: CFM; 2021.
11. Cheung VYT, Tse KY. Vulval hemangioma. J Obstet Gynaecol Can. 2018;40(6):641
12. Chinnadurai, S, Sathe NA, Surawicz T. Laser treatment of infantile hemangioma: a systematic review. Lasers Surg Med. 2016;48(3):221-33.
13. Ciarloni L, Frouin E, Bodin F, Cribier B. Syringoma: a clinicopathological study of 244 cases. Ann Dermatol Venearol. 2016 Aug 15;143(8):521-8.
14. Cornacchia C, Dessalvi S, Boccardo F. Surgical treatment of cyst of the canal of Nuck and prevention of lymphatic complications: a single-center experience. Lymphology. 2019;52(3):143-8.
15. Delancey JO. Fascial and muscular abnormalities in women with urethral hypermobility and anterior vaginal wall prolapse. Am J Obstet Gynecol. 2002;187:93.
16. Dey M, et al. Giant acrochordon of vulva. Medical Science (Turkey). 2014;3:1299-304.
17. Doğan F, Bucak IH. Rare giant angiokeratoma of the vulva: a case report. Balkan Med J. 2017;34(2):163-4.
18. El-Nashar SA, Bacon MM, Kim-Fine S, Weaver AL, Gebhar JB, Klingele CJ. Incidence of female urethral diverticulum: a popu-

lation-based analysis and literature review. Int Urogynecol J. 2014;25:73.

19. Escobar C, Munker R, Thomas JO, Li BD, Burton GV. Update on desmoid tumors. Ann Oncol. 2012;23:562.
20. Fernandez-Flores A. Cutaneous amyloidosis: a concept review. Am J Dermatopathol. 2012;34:1.
21. Figueiredo AC, Duarte PE, Gomes TP, Borrego JM, Marques CA. Bartholin's gland cysts: management with carbon-dioxide laser vaporization. Rev Bras Ginecol Obstet. 2012;34(12):550-4.
22. Funkhouser CH, Coerdt KM, Haidari W, Cordis MA. Hydrogen peroxide 40% for the treatment of seborrheic keratoses. An Pharmac. 2021 Jul 10;55(2):216-21.
23. Galeana C, Casas D, Rodríguez A, Cantú MA, Aguilar F, Moreno V, et al. Tumores benignos de vulva: revisión y caso clínico de acrocordón [Benign tumors of vulva: review and case report of achrocordon]. Medwave. 2014 Jan 17;14(1):e5886.
24. Garman M, Metry D. Vulvar syringoma in a 9-year-old child with review of the literature. Pediatr Dermatol. 2006 Jul 10;23(4):369-72.
25. Ghandi D, Ahujo K, Nepal P, Sowhny H, Sharma P, Kier R. Clear cell hidradenoma of the foot: a case report with literature review. AME Med J. 2020 May 31;5(33):1-5.
26. Garib G, Lullo JJ, Andea A. Vulvarsyringoma. Cutis. 2020 May 5;105(5):7-10.
27. Gerdsen R, Wenzer J, Uerlich M, Petrow W. Periodic genital pruritus caused by syringoma of the vulva. Acta Obstet Gynecol Scand. 2002 Apr 10;81(4):369-70.
28. Gomes RT, Vargas PA, Tomomori J, Lopes MA, Santos-Silva AR. Linear verrucous epidermal nevus with oral manifestations: report of two cases. Dermatol On J. 2020 Jan 5;26(1):1-5.
29. Grimbizis GF, Gordts S, Di Spiezio Sardo A, Brucker S, De Angelis C, Gergolet M, et al. The ESHRE/ESGE consensus on the classification of female genital tract congenital anomalies. Hum Reprod. 2013;28:2032.
30. Gupta A, Roi R. Linear verrucousepidermalnevus. Ind Pediatrc. 2019 Nov 15;5(1):981.
31. Haghighi L, Zanjani MS, Najmi Z, Hashemi N. Bilateral hyperplasia of Bartholin's gland: a case report. Iran J Med Sci. 2017;42(4):412-5.
32. Halpern A, Quigley E. Atypical (dysplasic) nevi. In: Tsao H, Corona R, editors. UpToDate. Waltham, Mass.: UpToDate, 2022. Disponível em: www.uptodate.com/contents/benign-pigmented-skin-lesions--other-than-melanocytic-nevi-moles (acesso 29 abr 2022).
33. Han Y, Qiu XS, Li QG, HanYX, Lin XY, Zhang QF, et al. Epididymis rhabdomyoma: a case report and literature review. Diagn Pathol 2012;20(7):47.
34. Herlin M, Bjørn AM, Rasmussen M, Trolle B, Petersen MB. Prevalence and patient characteristics of Mayer-Rokitansky-Küster-Hauser syndrome: a nationwide registry-based study. Hum Reprod. 2016;31:2384.
35. Hunt R, Schaffer JV, Bolognia JL. Congenital melanocytic nevi. In: Levy ML, Tsao H, Corona R, editors. UpToDate. Waltham, Mass.: UpToDate, 2022. Disponível em: www.uptodate.com/contents/benign-pigmented-skin-lesions-other-than-melanocytic-nevi-moles (acesso 29 abr 2022).
36. Iwao F, Onozuka T, Kavashima T. Vulval syringoma successfully treated with transilat. Br J Dermatol. 2005 Nov 5;153(6):1228-30.
37. Jang SJ, Cho HD, Lee JH, Lee HJ, Hong SA, Ahn H, et al. Vulvar epithelioid leiomyoma with myxoid change: a case report and literature review. Medicine (Baltimore). 2019;98(42):e17423.
38. Jeffrey S, et al. Fox-Fordyce disease (apocrine miliari). Journal of Pediatric Adolescent Gynecology. 2011;24:108-9.
39. Jovic A, Popovic D, Cekic S, Vidovic N, Tiodorovic D. Vulvar hidroadenoma papilliferum dermoscopically mimicking basal cell carcinoma. Dermatol Practical Concep. 2021 Oct 1;11(4):1104-7.
40. Kamat D, Keshavamurthy V. Dermatoscopy of nonvenereal genital dermatoses: a brief review. Indian Journal of Sexually Transmitted Dis. 2019;40:13-9.
41. Kambil SM, Bihat RM, D'Souza DC. Hidradenoma papilliferum of the vulva. Int Dermatol J. 2014 Oct 10;5(4):523-24.
42. Kamilos MF. Cisto e abcesso ducal da glândula de Bartholin. In: Campaner AB, Cardial MFTC, Kamilos MF, et al. Manual ilustrado de doenças da vulva. São Paulo: Atheneu; 2020. p.219-34.
43. Kamilos MF, Roa CL. Tumores benignos da vulva. In: Cardial MFT, Campaner AB, Santos ALF, Speck NMG, Barbosa MTA, Martins CMR. Manual de diagnóstico e condutas em patologia do trato genital inferior. Rio de Janeiro: Atheneu; 2018. p.65-82.
44. Kaur R, Atrejo CB, Singl S, Gupta S. Giant seborrheic keratosis: a case report and review of literature. Indian J Case Repor. 2020 Apr 6;6(5):232-4.
45. Kim HK, Kim SM, Lee SH, Rocadio JM, Shin MJ. Sebaceous epidermal inclusion cysts: ultrasound (US) and MR imaging findings. Skel Radiol. 2011 Nov 4;40(11):1415-9.
46. Kim TI, Juang KH, Shin MK. Verrucous epidermal nevus (VEN) successfully treated with indocyanine green (ICG) photodynamic therapy (PDT). JAAD Case Report. 2015 Sep 23;1(2):312-4.
47. Kokcu A, Sari S, Kefeli M. Primary vulvar lymphangioma circumscriptum: a case report and review of literature. J Low Genit Tract Dis. 2015;19(1):e1-5.
48. Lakmishpriya G, Jegadeesan M, Jayakumar S. Fox-Fordyce disease of vulva. Indian Journal of Sexually Transmitted Dis. 2016;37:65-7.
49. Lee JH, Lee JH, Kwon NH, Yu DS, Kim GM, Park CP, et al. Clinicopathologic manifestations of patients with Fordyce's spots. Ann Dermatologic. 2012;24(1):103-6.
50. Lee MY, Dalpiaz A, Schwamb R, Miao Y, Waltzer W, Khan A. clinical pathology of Bartholin's glands: a review of the literature. Curr Urol. 2015 May;8(1):22-5.
51. Lynch P. Alterações da pigmentação In: Edwards L, Lynch P. Atlas de dermatologia genital. Rio de Janeiro: Revinter; 2012. p.206-7 e 231.
52. Maldonado VA. Benign vulvar tumors. Best Practice & Research Clinical Obstetrics and Gynaecology. 2014;28:1088-97.
53. Mama ST, Darche R. Canal of Nuck cyst presenting as a syntomatic vulvar mass; oral abstract. Journal of Pediatric & Adolescent Gynecology. 2013 Apr 01;26,2,E52-53.
54. Mondal PC, Chakraborty B, Mandal D, Char D, Sahana R, Murmu SS. Vulvar pyogenic granuloma (lobular capillary hemangioma). J Reprod Med. 2017;62(1-2):92-4.
55. Mora M, Boccardo F, Campisi C, Carli C, Ricca R, Fulcheri E. Vulvar sebaceous hyperplasia associated with limphedema of external genitalia. International Journal of Dermatology. 2010;49:70-4.
56. Moscarella E, Brancaccio J, Briatico G, Ronchi A, Piana S, Argengiano G. Differential diagnosis and management on seborrheic keratosis in elderly patients. Clin Cosmet Investigat Dermatol. 2021 Apr 28;14(1):395-406.
57. Murzaku EC, Penn LA, Hale CS, Pomeranz MK, Polsky D. Vulvar nevi, melanosis, and melanoma: an epidemiologic, clinical, and histopathologic review. Journal American Academic of Dermatology. 2014;71(6):1241-9.
58. Musella A, Palaia I, Domenici L, Casorelli A, Martoccia A, Panici PB. Vulvar malignancy in neurofibromatosis syndrome. Case Rep Obstet Gynecol. 2013;2013:217924.
59. Ortiz-Rey JA, Martín-Jiménez A, Alvarez C, De La Fuente A. Sebaceous gland hyperplasia of the vulva. Obstetric Gynecology. 2002;99:919-21.
60. Pardela S, Del Pozo J, Fernandez-Jorge B, Lozano J, Fonseca E. Epidermal nevi treated by carbono dioxide laser vaporization: a serie of 25 patients. J Dermatol Treat. 2007 Mar 8;18(3):169-74.
61. Park MJ, Seong GH, Park M, Choi MS, Hong SP, Park BC, et al. giant plexiform neurofibroma of the perineum and pelvic cavity manifesting as segmental neurofibromatosis. Ann Dermatol. 2019 Jun;31(3):331-4.

62. Park ST, Kim HM, Shin MK, Kim JW. An unusual case of vulvar schwannoma. World J Surg Oncol. 2015;13:139.
63. Patabendige M, Wickramasooriya DJ, Dasanayake L. Granular cell tumor over the mons pubis: an uncommon tumor case. Rep Obstet Gynecol. 2019;1279137.
64. Pfarr N, Sinn HP, Klauschen F, Weichert W, Stenzinger A. Mutations in genes encoding PI3K-AKT and MAPK signaling define anogenital papillary hidradenoma. Gen Chromos Cancer. 2016 Feb 20;55(2):113-9.
65. Rahmani G, McCarthy P, Bergin D. The diagnostic accuracy of ultrasonography for soft tissue lipomas: a systematic review. Acta Radiol Open. 2017;6:2058460117716704.
66. Rasmi M, Bang D, Nagar A, Bilimoria F. Rare sweat gland tumors of vulva: report of two cases. Indian Journal of Sexually Transmitted Dis. 2012;33(2):124-7.
67. Rivlin ME, Meeks GR, Ghafar MA, Lewin JR. Vulvar granular cell tumor. World J Clin Cases. 2013 Jul 16;1(4):149-51.
68. Rogers M, McCrossin I, Commens C. Epidermal nevi and epidermal nevus syndrome: a review of 131 cases. J Am Acad Dermatol. 1989 Mar 2;20(3):476-88.
69. Saeedi-Boroujeni A, Mahmoudian-Sani M, Khodadadi A. Transilat: a potential anti-inflamatory and NLRP3 inflammosome inhibitor drug for Covid-19. Inmuno Pharmacol Immunotoxicl. 2021 Apr 23;43(3):247-58.
70. Saini S, Shah M, Patni S. Vaginal neurilemmoma: case report with brief review. Indian J Surg Oncol. 2015 Sep;6(3):313-5.
71. Salah B, Makseei M, Al-Ali Z, Gaith A, Aldwan T. Giant perianal seborrheic keratosis: a case report. Int J Surg Case Repor. 2018 Sep 12;51(1):296-01.
72. Salete SR, Pereira LCR, Santos CB, Chen ACR, Chen JR, Vogt MFB. Conservative treatment and follow-up of vaginal Gartner's duct cysts: a case series. Journal of Medical Case Reports. 2016;10:147.
73. Sampaio PRL, Damasio AA, Rezende DF, Silva LLF. Acrocórdon de vulva: relato de 2 casos. Brasília Med. 2012;49(2):138-41.
74. Sand FL, Thomsen SF. Clinician's update on the benign, premalignant, and malignant skin tumours of the vulva: the dermatologist's view. Int Sch Res Notices. 2017 Jul 25;2017:2414569.
75. Schoolmeester JK, Xing D, Keeney GL, Sukov WR. Genital rhabdomyoma of the lower female genital tract: a study of 12 cases with molecular cytogenetic findings. Int J Gynecol Pathol. 2018;37(4):349-55.
76. Simeonovski V, Kostovski M, Gjoric I, Damevska S, Igor P. Acquired lymph angiectasia: a rare mimic of genital warts. Dermatol Online J. 2020;15;26(12):13030/qt3hk6b0vq.
77. Sobral ACL, Olesko ALM, Kim HJS, Francisco JAFC, Takada LFI, Paulique NGMP. Relato de caso: tumor de células granulares na vulva. Rev Méd Paraná. 2017;75(2):59-61.
78. Solivetti FM, Desiderio F, Elia F, Guerrisi A, Coto C, Morrone A. Sonographic appearence of sebaceous cysts: our experience and a review of the literature. Int J Dermatol. 2019 Jun 17;58(12):1353-59.
79. Sousa VB, Lacerda VC, D'Elia MEL, Alves NRM, Silva SCMC. Hidradenoma de células claras: apresentação atípica no couro cabeludo. Surg Cosmet Dermatol. 2016 Aug 14;8(4):573-5.
80. Speck NM, Boechat KP, Santos GM, Ribalta JC. Treatment of Bartholin gland cyst with CO2 laser. Einstein São Paulo. 2016 Jan-Mar;14(1):25-9.
81. Sun C, Zou J, Wang Q, Wang Q, Han L, Batchu N, et al. Review of the pathophysiology, diagnosis, and therapy of vulvar leiomyoma, a rare gynecological tumor. J Int Med Res. 2018;46(2):663-74.
82. Thapa BD, Regmi MC. Gartner's duct cyst of the vagina: a case report. JNMA J Nepal Med Assoc. 2020 Jul 31;58(227):505-7.
83. Theodosiou G, Zafeiriadou V, Popageorgiou M, Lafaki-Mandekou I. An unusual lesion in the right place. Dermatol Practical Cocep. 2016 Jul 31;6(3):7-9.
84. Tosti G, Salvini C, Barisani A, Gogi R, Pirola S, Vaccari S, Madnani N. Vulval hidradenoma papilliferum: a clinical and dermatoscopic study. Clin Ex Dermatol. 2020 Dec 2;45(8):1035-39.
85. Tso FK, Chuery ACS. Lesões hipercrômicas. In: Campaner AB, et al., editors. Manual ilustrado de doenças da vulva. Rio de Janeiro: Atheneu; 2020.
86. Wang Z, Zhao W, Fang Q, Wu L, Tan W. CO2 laser punch-assisted minimally invasive surgery for sebaceous cysts. Lasers Surg Med. 2020 Oct 20;52(8):743-46.
87. WHO Classification of Tumours of Haematopoietic and Lymphoid Tissues, revised 4th edition, Swerdlow SH, Campo E, Harris NL, et al., editors. International Agency for Research on Cancer (IARC), Lyon, 2017.
88. Wilkelmann RK, Wolff K. Solid-cystic hidradenoma of the skin. Arch Dermatol. 1968 Jun 12;97(6):651-61.
89. Wilkinson EJ, Stone IK. Atlas de doenças da vulva. 2.ed. Rio de Janeiro: Revinter; 2011.
90. Wollina U. Seborrheic keratosis: the most commom benign tumor of humans. Clinical presentation and an update on pathogenesis and treatment options. Mac J Med Sci. 2018 Nov 25;25(11):2270-75.
91. Yu BR, Lee GE, Cho DH, Jeong YJ, Lee JH. Genital tract cavernous hemangioma as a rare cause of post partum hemorrhage. Obstet Gynecol Sci. 2017;60(5):473-6.
92. Zanine RM. Condilomatose do trato genital inferior In: Zanine RM. Doenças do trato genital inferior e colposcopia. Rio de Janeiro: Revinter; 2021. p.65.

13

Câncer da vulva

Homero Gonçalves Júnior
Agnaldo Lopes da Silva Filho

INTRODUÇÃO

O carcinoma de vulva (CV) corresponde a 3-5% dos tumores malignos ginecológicos e acomete, principalmente, mulheres idosas na pós-menopausa. Porém, devido às infecções causadas pelo papilomavírus humano (HPV), o quadro vem se tornando mais frequente e surgindo em pacientes mais jovens.

Os carcinomas de células escamosas (CEC) são responsáveis pela maioria dos cânceres vulvares, em mais de 80% dos casos, sendo os melanomas o próximo câncer mais comum. Tipos histológicos mais raros incluem: carcinoma basocelular, carcinoma verrucoso, adenocarcinoma relacionado à doença de Paget extramamária, carcinoma da glândula de Bartholin (escamoso, adenocarcinoma ou carcinoma de células transicionais) e sarcoma.

Duas vias etiopatogênicas são admitidas para o surgimento do CV, ambas relacionadas às condições pré-malignas denominadas neoplasias intraepiteliais vulvares (NIV):

1. Tumores relacionados às NIV usuais, ou HPV-dependentes, atualmente chamadas de lesões de alto grau vulvar ou HSIL. Detectados em idades mais precoces, em geral na perimenopausa. Muitas vezes há relatos prévios, e/ou detecção de verrugas genitais. São considerados menos agressivos e tendem a evoluir melhor (Figuras 1 e 2).
2. Tumores relacionados às NIV diferenciadas, que não têm ligação com o HPV. Relacionam-se a histórias de infecções vulvares persistentes e prolongadas, que causam o líquen escleroso (LE). Admite-se que, após uma fase curta de neoplasia intraepitelial, o processo caminhe com hiperplasias e atipias, associadas à disceratose e à paraceratose, que vão evoluir para o carcinoma escamoso queratinizado (Figuras 3 e 4).

São dois grupos de diferentes de doenças moleculares, com manifestações clínicas semelhantes.

CARACTERÍSTICAS DA DOENÇA

O sintoma mais comum é o prurido intenso, associado a dor e a tumorações, ou ulcerações de bordas infiltrantes (Figuras 5 e 6), em áreas queratinizadas que sangram ao atrito, localizadas principalmente em grandes e pequenos lábios. Muitas pacientes exibem, já na primeira consulta, aumento uni ou bilateral dos linfonodos inguinais. A idade, as inflamações crônicas e distrofias vulvares, bem como a predisposição genética, são os elementos de risco para a maioria dos tumores. A multiplicidade de parceiros, a precocidade na vida sexual e o tabagismo constituem fatores de risco específicos para os carcinomas HPV-dependentes, que, embora menos comuns, vêm aumentando sua incidência.

DIAGNÓSTICO E ESTADIAMENTO

O exame físico deve ser minucioso, detalhando as características da lesão, palpando linfonodos e descartando lesões primárias associadas. Mediante a suspeita de câncer, realiza-se biópsia incisional ou por *punch* dermatológico. Lesões vulvares múltiplas devem ser biopsiadas separadamente. Citologia cervical e colposcopia do colo do útero e vagina, se aplicável, devido à associação de cânceres relacionados ao HPV com outras lesões intraepiteliais escamosas.

Indicados hemograma completo, perfil bioquímico, perfil hepático, teste de vírus da imunodeficiência

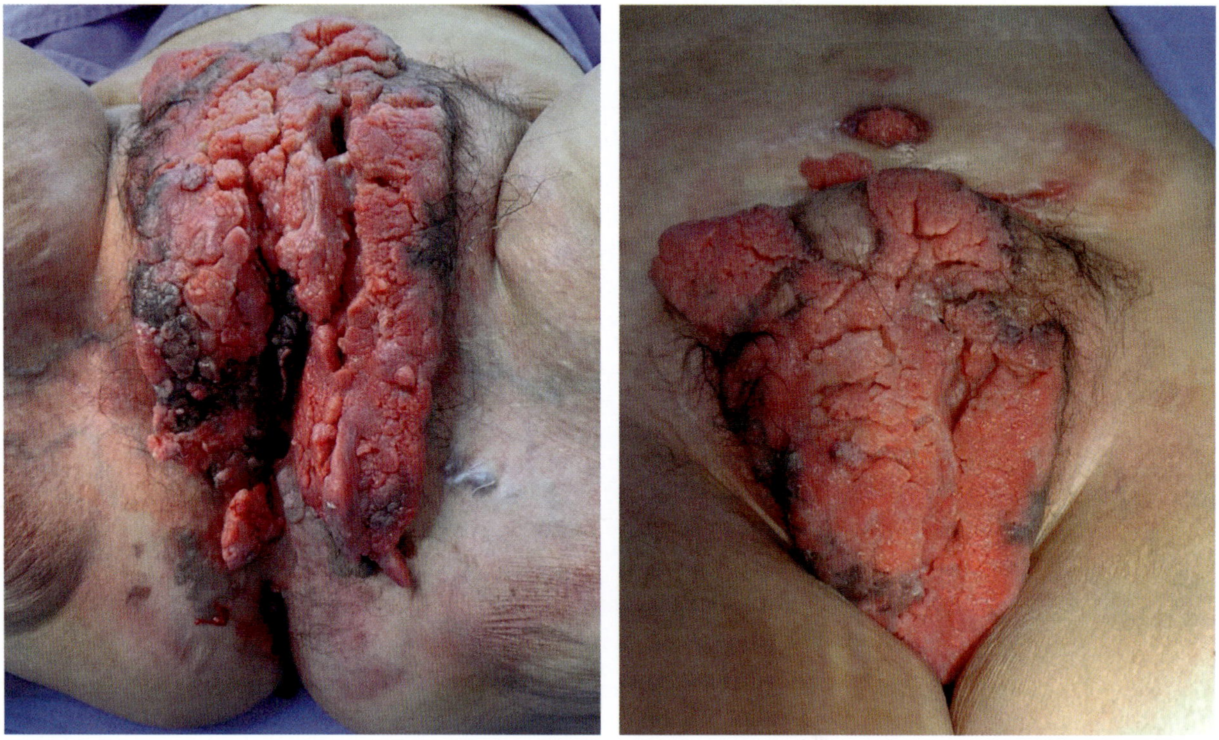

FIGURA 1

Carcinoma de vulva proveniente de infecção por HPV, associado com lesões de alto grau, com aspecto condilomatoso.

HPV: papilomavírus humano.

Fonte: acervo pessoal da Dra. Yara Furtado.

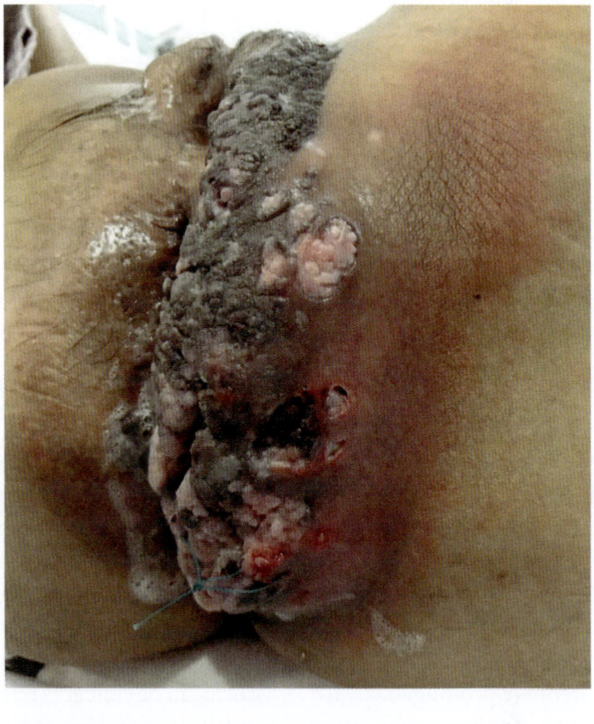

FIGURA 2

Carcinoma de vulva extenso em paciente imunodeprimida, proveniente de infecção por HPV, associado com lesões de alto grau, de aspecto condilomatoso.

HPV: Papilomavírus humano.

Fonte: acervo pessoal da Dra. Yara Furtado.

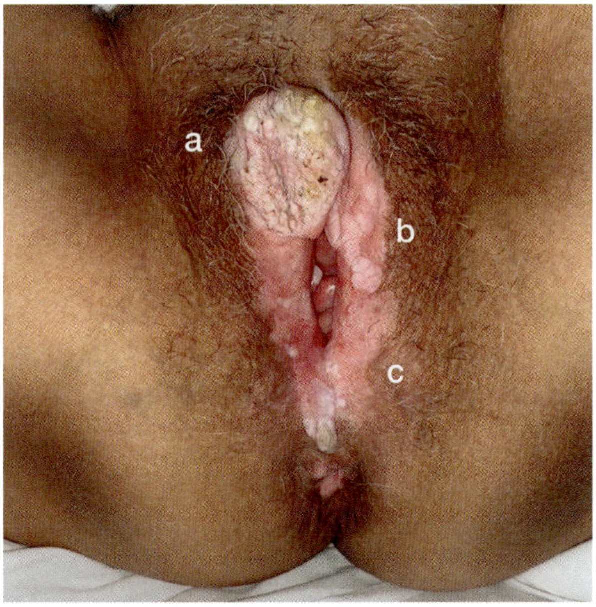

FIGURA 3
(a) carcinoma epidermoide vulvar associado a lesão do tipo (b) neoplasia intraepitelial diferenciada e (c) líquen escleroso.
Fonte: acervo pessoal da Dra. Yara Furtado.

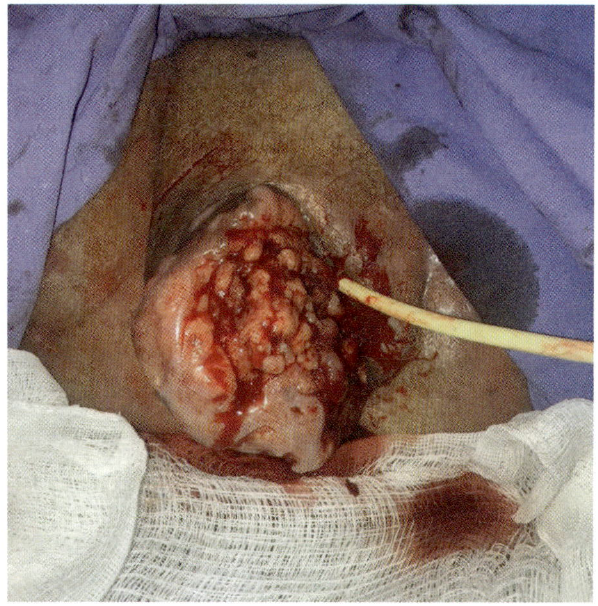

FIGURA 4
Extenso carcinoma em paciente idosa com lesão exulcerativa, destruindo a metade direita da vulva.
Fonte: acervo pessoal da Dra. Yara Furtado.

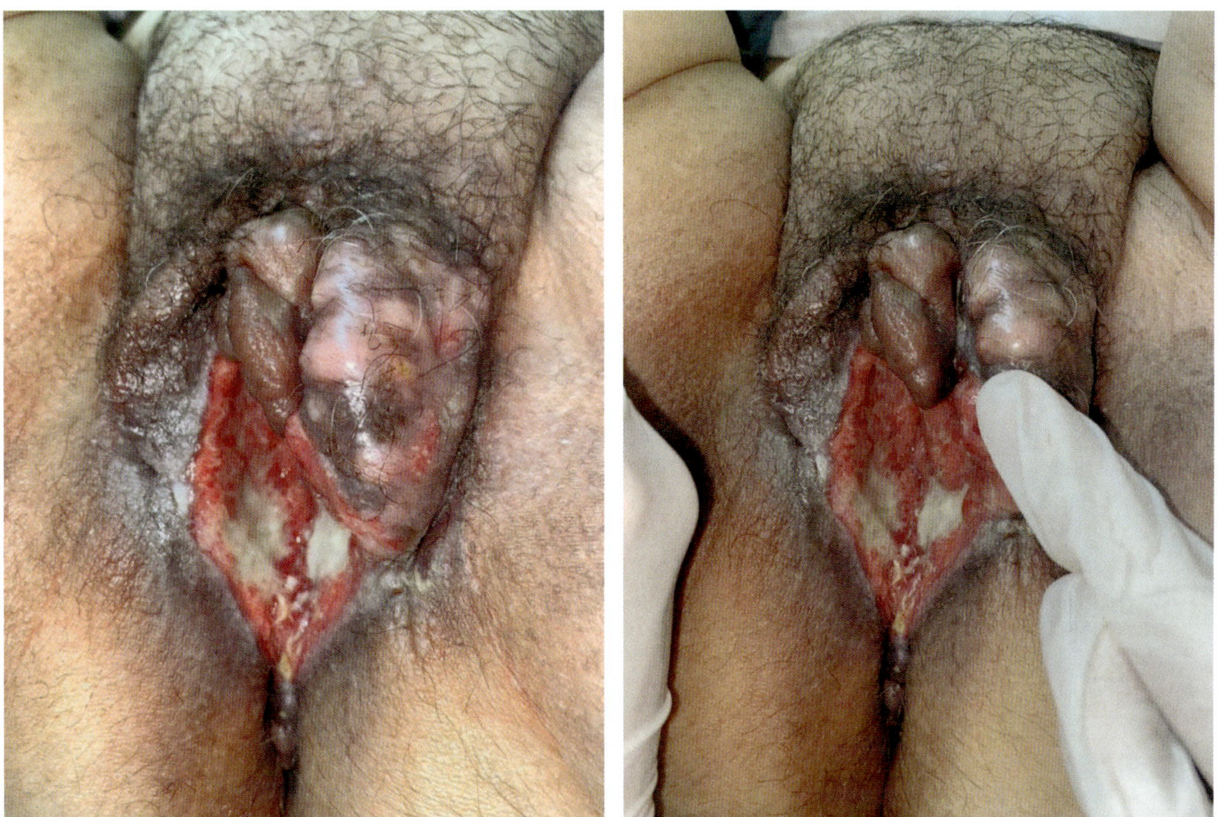

FIGURA 5
Lesão ulcerativa em hemivulva direita e períneo.
Fonte: acervo pessoal da Dra. Yara Furtado.

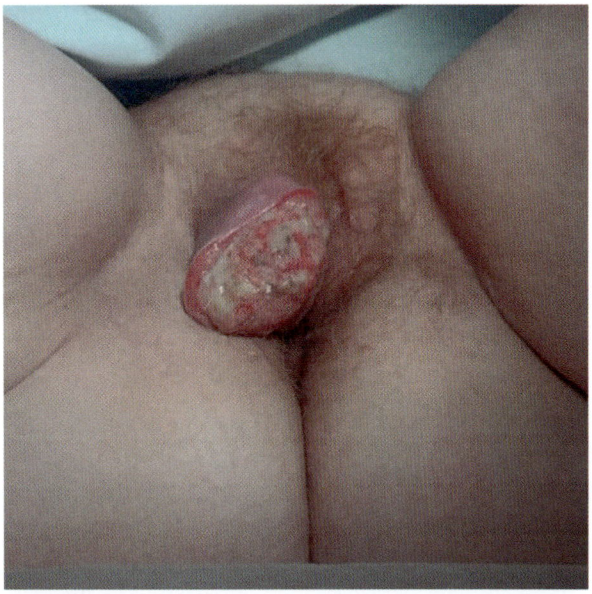

FIGURA 6
Carcinoma de vulva em grande lábio direito. Hipertensa, tabagista 15 anos maço,,prurido intenso, sem dor, tumoração de 4 cm, pediculada, evolução de 1 ano. Linfonodo aumentado fixo à direita; palpáveis móveis e fibroelásticos.
Fonte: acervo pessoal do Dr. Homero Gonçalves Júnior.

humana (HIV) e raio x do tórax. Podem ser utilizados exames de imagem, como: ultrassonografia das regiões inguinais, tomografia computadorizada (TC), ressonância magnética da pelve e das regiões inguinais e tomografia computadorizada por emissão de pósitrons (PET-TC).

O estudo do linfonodo sentinela (LS) tem se mostrado recurso valioso nos tumores unifocais, menores de 4 cm, distantes da linha média (2 cm) e sem comprometimento clínico dos linfonodos inguinais (Figura 7). O recurso é considerado seguro do ponto de vista oncológico, com taxas inferiores a 2% de virilhas falso-negativas, o que permite a confirmação dos estádios iniciais e a realização de cirurgias conservadoras, sem linfadenectomias desnecessárias.

O estadiamento foi revisado em 2021 pela FIGO (Federação Internacional de Ginecologia e Obstetrícia). Aplicável a todos os cânceres de vulva, exceto melanoma.

- Estádio I: doença confinada à vulva.
  - IA: tumor igual ou menor que 2 cm e infiltração do estroma igual ou menor que 1 mm.
  - IB: tumor maior que 2 cm ou infiltração estromal maior que 1 mm.
- Estádio II: tumor de qualquer tamanho, associado à infiltração do terço distal da uretra e/ou terço inferior da vagina; ou do ânus. Sem comprometimento de linfonodos.
- Estádio III: tumor de qualquer tamanho, com extensão à porção superior das estruturas adjacentes; ou com qualquer número de linfonodos não fixos e não ulcerados.
  - IIIA: extensão aos dois terços superiores da vagina, dois terços superiores da uretra, mucosa vesical, mucosa retal ou metástases linfonodais menores ou iguais a 5 mm.
  - IIIB: metástases maiores que 5 mm em linfonodos regionais.
  - IIIC: metástases linfonodais regionais com extravasamento capsular.
- Estádio IV: tumor de qualquer tamanho fixo aos ossos; ou metástases linfonodais fixas e ulceradas; ou metástases a distância.
  - IVA: doença fixa ao osso pélvico, ou metástases linfonodais fixas ou ulceradas.
  - IVB: metástases a distância.

* Regional se refere a linfonodos inguinal e femoral.

TRATAMENTO

Será individualizado, considerando o tamanho e a localização do tumor, as condições da paciente e o estadiamento, sobretudo no que tange ao comprometimento linfático. O tratamento é predominantemente cirúrgico, principalmente para o CEC, embora a quimiorradiação concomitante seja uma alternativa eficaz, principalmente para tumores avançados, e naqueles em que a exenteração seria necessária para alcançar margens cirúrgicas adequadas. O manejo deve ser individualizado e realizado

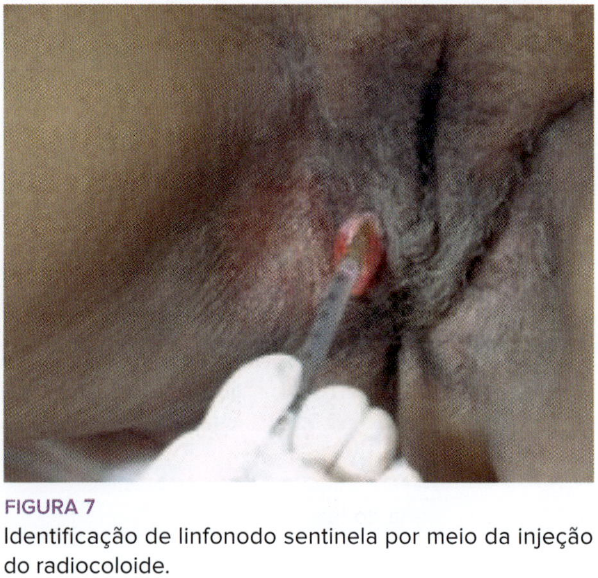

FIGURA 7
Identificação de linfonodo sentinela por meio da injeção do radiocoloide.
Fonte: acervo do Dr. Agnaldo Lopes da Siva Filho.

por equipe multidisciplinar em um centro oncológico experiente no tratamento desses tumores.

Em tumores únicos, menores ou de até 2 cm de tamanho, cuja profundidade de invasão seja igual ou inferior a 1 mm (estádio IA), a excisão ampla da lesão, visando preservar margem de segurança de 1 cm em toda a extensão da ressecção, está indicada. Não há necessidade de linfadenectomia, se o estudo da peça confirmar a microinvasão.

Se a profundidade do processo neoplásico excede 1 mm (IB), há possibilidade de comprometimento linfático. O estudo do LS, se negativo, evita a linfadenectomia. Se positivo, pode-se realizar a linfadenectomia homolateral ao tumor (tumores laterais) ou radioterapia

Tumores de maior dimensão, comprometimento de uretra distal, ou de introito vaginal (estádio II), são indicações para a realização da vulvectomia total com linfadenectomia bilateral, em incisões separadas (vulvectomia radical modificada – VRM). Incisão única e linfadenectomia em monobloco (radical clássica – VRC), só em raras situações. Poderá ser necessária em caso de tumoração localizada na região clitoriana, ou a menos de 2 cm desta no plano lateral (lesões centrais), ou se há mais de um tumor, evidenciando bilateralidade ou multicentralidade.

Para tumores maiores ou iguais a 4 cm e/ou em caso de doença invasiva multifocal, a vulvectomia ampliada tem sido evitada, preferindo-se ressecção ampla e incisões separadas para linfadenectomia (Figuras 8 a 13).

Se os linfonodos inguinais estão clinicamente comprometidos, fixos ou fusionados, ou ainda com positividade previamente definida por punção ou método de imagem (estádio III), estará indicada a exérese bilateral: superficial e profunda. A técnica cirúrgica varia e pode ser realizada em incisões separadas ou em monobloco, a depender da localização e do volume das lesões. A radioterapia tem sido progressivamente mais utilizada, antes ou após a operação, e associada ou não à quimioterapia.

Em doença localmente avançada, a realização da VRC se impõe, a não ser que haja impedimento de ordem clínica. Radioterapia pré-operatória e radioquimioterapia com boas respostas podem reduzir a dimensão do tumor e da área infiltrativa perilesional em casos, a princípio, irressecáveis, permitindo intervenções menos agressivas. Nesses casos (estádio IVA) e na doença a distância, em geral, a qualidade de vida pós-tratamento é o valor a ser preservado e o risco-benefício das intervenções cuidadosamente avaliado. Radioquimioterapias, radioterapia exclusiva e tratamentos alvo vêm ganhando espaço nessas situações especiais e na terapia do CV como um todo.

Outras terapias, como quimioterapia e imunoterapias, geralmente são reservadas para configurações metastáticas ou paliativas, ou para o tratamento de histologias raras. Serviços de aconselhamento psicossexual devem estar disponíveis para todas as mulheres com doença vulvar pré-invasiva e invasiva desde o diagnóstico, durante todo o tratamento e posteriormente.

As complicações dos tratamentos, sobretudo cirúrgicos, não podem ser minimizadas e vão ocorrer a despeito de todo o cuidado das equipes (Figuras 14 a 17). Há necessidade de prévia conscientização da paciente e familiares, da possibilidade de intercorrências e da necessidade de acompanhamento.

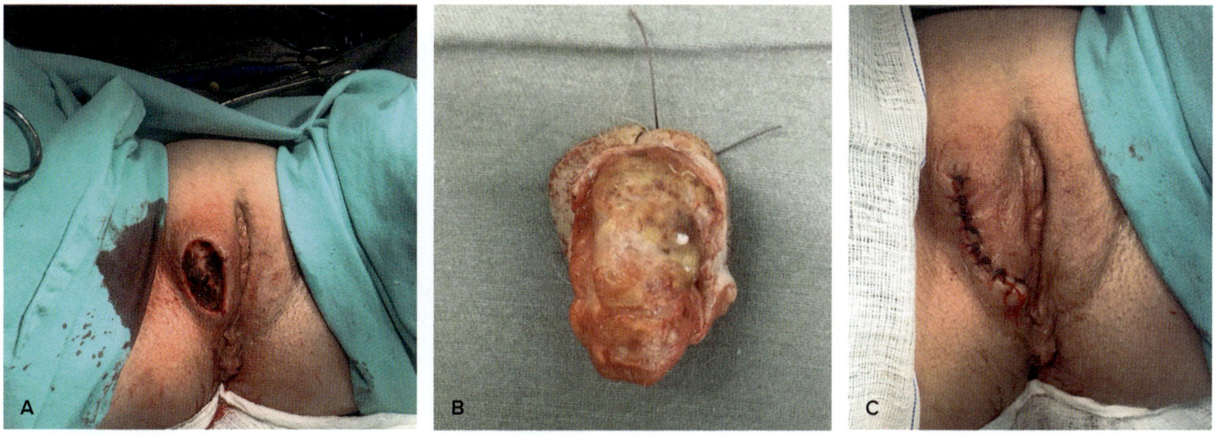

FIGURA 8

A: ressecção ampla do tumor referido na Figura 6. B: espécime excisada com margem de segurança. C: sutura das bordas da lesão.

Fonte: acervo pessoal do Dr. Homero Gonçalves Júnior.

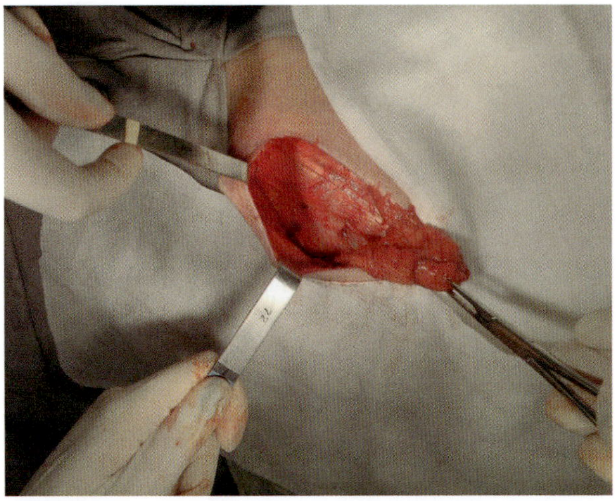

FIGURA 9
Linfadenectomia inguinal superficial à direita.
Fonte: acervo pessoal do Dr. Homero Gonçalves Júnior.

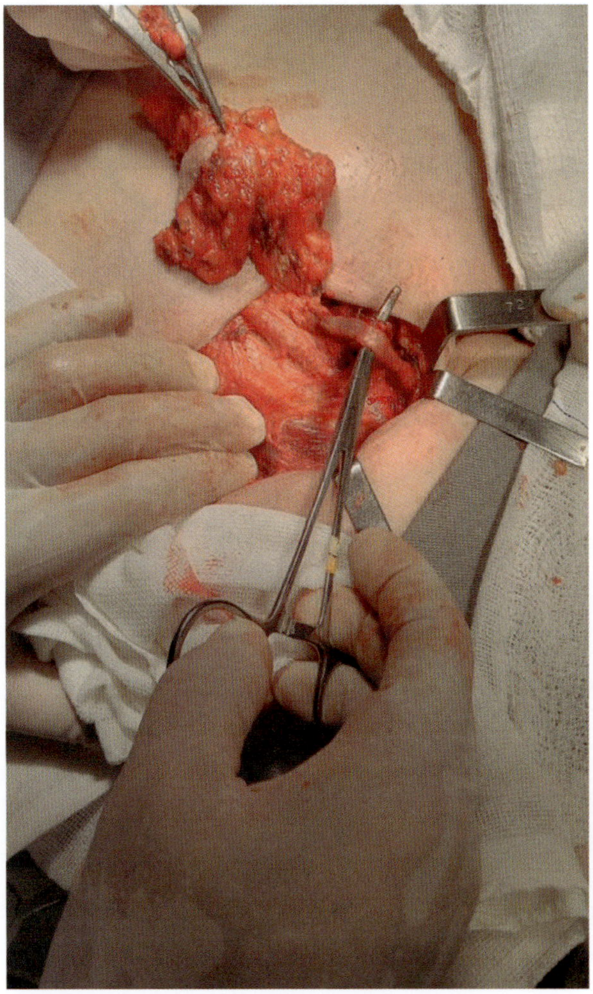

FIGURA 10
Linfadenectomia inguinal profunda à direita: reparo da veia safena e linfadenectomia femoral. Virilha positiva, confirmado ao exame histopatológico.
Fonte: acervo pessoal do Dr. Homero Gonçalves Júnior.

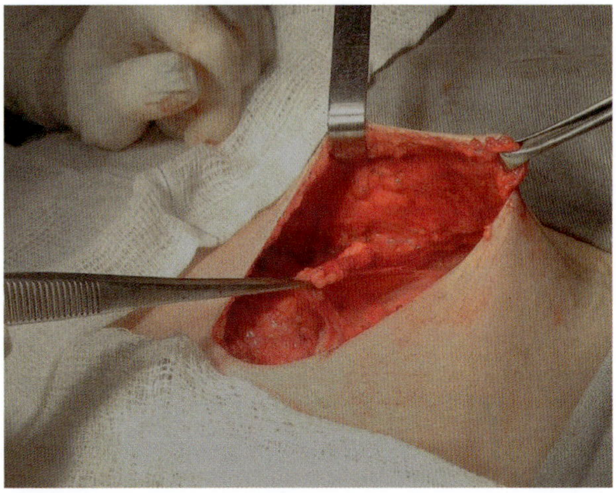

FIGURA 11
Linfadenectomia superficial à esquerda. Virilha negativa.
Fonte: acervo pessoal do Dr. Homero Gonçalves Júnior.

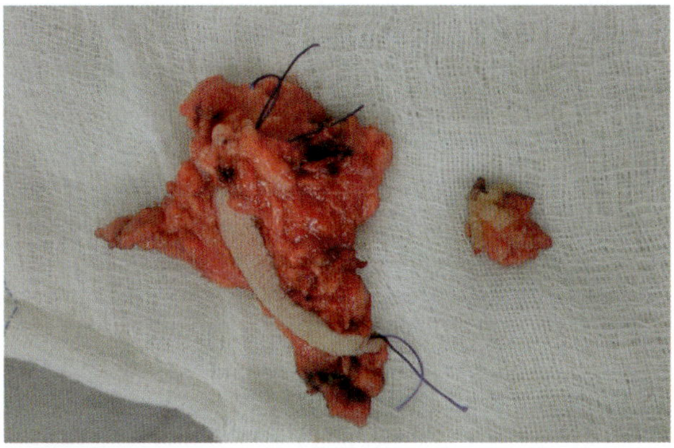

FIGURA 12
Linfáticos inguinais: direita e esquerda.
Fonte: acervo pessoal do Dr. Homero Gonçalves Júnior.

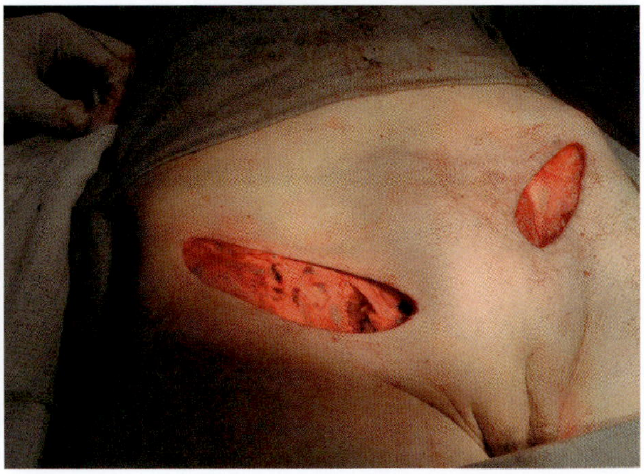

FIGURA 13
Linfadenectomia inguinal bilateral, resultado final. Confirmada a positividade à direita e linfonodos negativos contralaterais.
Fonte: acervo pessoal do Dr. Homero Gonçalves Júnior.

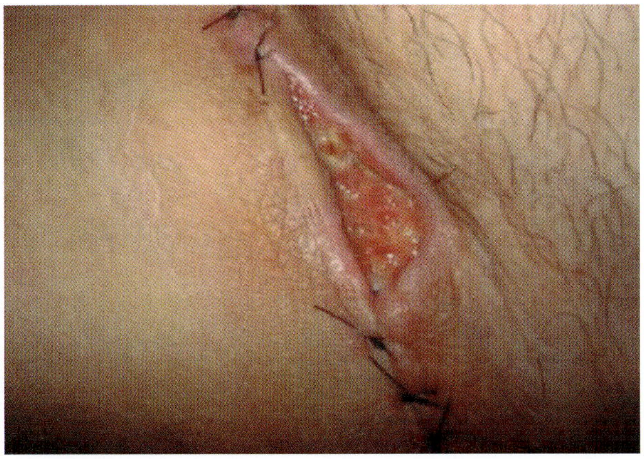

FIGURA 14
Complicação pós-cirúrgica: deiscência e abertura da pele.
Fonte: acervo pessoal do Dr. Agnaldo Lopes da Silva Filho.

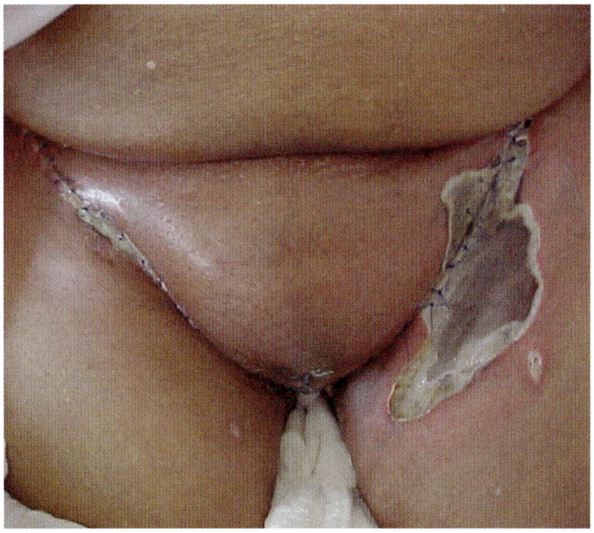

FIGURA 15
Complicações dos tratamentos cirúrgicos: edema, infecção e necrose da pele.
Fonte: acervo pessoal do Dr. Agnaldo Lopes da Silva Filho.

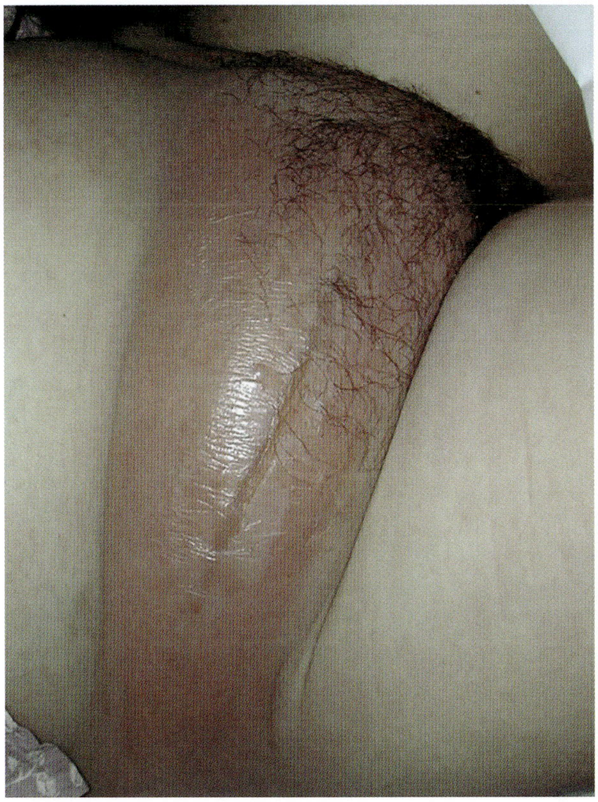

FIGURA 16
Soldadura dos lábios após ressecção tumoral.
Fonte: acervo pessoal do Dr. Agnaldo Lopes da Silva Filho.

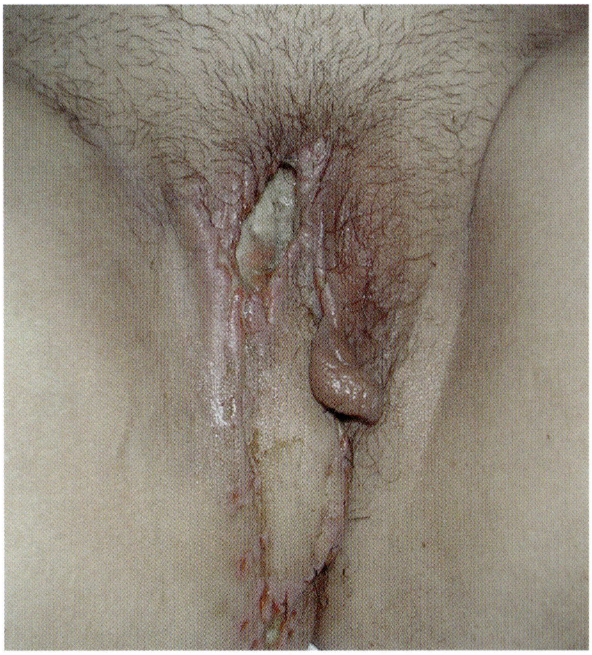

FIGURA 17
Enxerto de pele sobre área de deiscência.
Fonte: acervo pessoal do Dr. Agnaldo Lopes da Silva Filho.

REFERÊNCIAS BIBLIOGRÁFICAS

1. Broach V, Abu-Rustum NR, Sonoda Y, Brown CL, Jewell E, Gardner G, et al. Evolu-tion and outcomes of sentinel linph node mapping in vulvar cancer. Int J Gynecol Can-cer. 2020;3:383-6.
2. Capîlna ME, Szabo B, Nicolau CR, Daniilids A, Neagoe RM, Moldo-van B. The manda-tory role of groin lynphadenectomy in clinical stages IB and II vulvar cancer. Eur J Gynaecol Oncol. 2016;1:86-8.
3. Covens A, Vella ET, Kennedy EB, Reade CJ, Jimenez W, Le T. Sentinel lymph node biopsy in vulvar cancer: systematic review, meta-analysis and guideline recommenda-tions. Gynecol Oncol. 2015;137:351-61.
4. Dellinger TH, Hakim AA, Lee SJ, Wakabayashi MT, Morgan RJ, Han ES. Surgical management of vulvar cancer. J Natl Compr Canc Netw. 2017;15:121-8.
5. ESGO (European Society of Gynaecological Oncology). Guide-lines for the management of patients with vulvar cancer 2018. Disponível em: www.esgo.org (acesso 29 mar 2022).
6. Febrasgo (Federação Brasileira das Sociedades de Ginecologia e Obstetrícia). Manual de orientação de ginecologia oncológica 2010. Disponível em: www.febrasgo.org.br.
7. Olawaiye AB, Cotler J, Cuello MA, Bhatla N, Okamoto A, Wilailak S, et al. FIGO stag-ing for carcinoma of the vulva: 2021 revision. Int J Gynecol Obstet. 2021;155(1).
8. Gui B, Persiani S, Miccò M, Pignatelli V, Rodolfino E, Avesani G, et al. MRI staging in locally advanced vulvar cancer: from anatomy to cinical-radiological findings: a multi-disciplinary VulCan Team point of view. J Pers Med. 2021;11:1219-39.
9. Mazzotta M, Pizzuti L, Krasniqi E, Di Lisa FS, Cappuzzo F, Landi L, Sergi D, et al. Role of chemotherapy in vulvar cancers: time to rethink standard of care? Cancers. 2021;(13):4061-77.
10. Olawaiye AB, Cotler J, Cuello MA, Bhatla N, Okamoto A, Wilailak S, et al. Figo stag-ing for carcinoma of the vulva: 2021 revision. Int J Gynaecol Obstet. 2021;(155)1:43-7.
11. Papadia A, Ehm L, Gasparri ML, Wang J, Radan AP, Mueller MD. Unilateral versus bilateral linphonodal metástases and oncologic outcome in vulvar cancer patients. J Can-cer Res Clin Oncol. 2020; Jul;146(7):1877-81.
12. PDQ® Adult Treatment Editorial Board. PDQ Vulvar Cancer Treat-ment. Bethesda, MD: National Cancer. 2022 Jan 25. Disponível em: https://www.cancer.gov/types/vulvar/hp/vulvar-treatment-pdq (acesso 4 abr 2022).
13. Rogers L. Management of advanced squamous cell carcinoma of the vulva. Cancers. 2022;14(1):167-79.
14. Serrado MA, Horta M, Cunha TM. State of art in vulvar cancer imaging. Radiol Bras. 2019;(52)5:316-24.
15. Van de Nieuwennhof HP, Bulten J, Hollema H, Dommerholt RG, Massuger LF, van der Zee Ate G, et al. Differentiated vulvar intrae-pithelial neoplasia is often found in lesions, previously diagnosed as lichen sclerosus, which have progressed to vulvar squamous cell carcinoma. Mod Pathol. 2011;(24)2:297-305.

14

Doença de Paget vulvar

Adriana Bittencourt Campaner

INTRODUÇÃO

A doença de Paget extramamária (EMPD) é uma neoplasia rara que geralmente se desenvolve em áreas com glândulas sudoríparas apócrinas. Os locais predominantes de desenvolvimento de EMPD são o escroto e o pênis nos homens e a vulva nas mulheres; no entanto, as regiões perianal, axilar ou o umbigo às vezes também podem estar envolvidas. EPMD pode ser multifocal, e casos com mais de duas áreas com glândulas apócrinas, conhecidas como EMPD duplo, triplo ou síncrono, também foram relatados. O termo "doença de Paget vulvar" (DPV) é usado para localização da doença na área genital feminina, incluindo a pele perineal e a perianal; esta inclui preferencialmente pacientes na pós-menopausa.

CLASSIFICAÇÃO

A EMPD, incluindo a DPV, é classificada em primária e secundária (Quadro 1). A doença primária é definida por lesões que se desenvolvem inicialmente como neoplasia intraepitelial da epiderme. Embora a EMPD primária normalmente se desenvolva em áreas com glândulas sudoríparas apócrinas, raramente se desenvolve em áreas com glândulas não apócrinas, como rosto, costas, braços e pernas (doença ectópica). Casos de EMPD ectópica múltipla também foram relatados. Não há diferença clínica ou histológica entre o tipo ectópica e a forma primária clássica (não ectópica), exceto em sua localização.

Já a EMPD secundária é definida por lesões semelhantes à primária, que se desenvolvem a partir da disseminação epidermotrópica de células malignas ou da extensão direta de uma neoplasia interna subjacente, como o carcinoma colorretal e o carcinoma urotelial. Como a estratégia de tratamento e o prognóstico para ambos os tipos de EMPD diferem, é necessário um diagnóstico preciso com base em avaliação histopatológica detalhada. O mecanismo pelo qual a EMPD não contígua pode se desenvolver não é compreendido.

QUADRO 1 Classificação proposta da doença de Paget vulvar

Doença de Paget vulvar primária, neoplasia cutânea primária	Doença de Paget vulvar secundária
▪ Doença de Paget como neoplasia intraepitelial primária (carcinoma *in situ*). ▪ Doença de Paget como neoplasia intraepitelial com invasão. ▪ Doença de Paget como manifestação de adenocarcinoma primário subjacente de apêndice cutâneo ou de glândula vulvar subcutânea.	▪ Doença de Paget secundária a adenocarcinoma anal ou retal. ▪ Doença de Paget secundária a neoplasia urotelial. ▪ Doença de Paget secundária a adenocarcinoma ou tumores relacionados de outros locais.

Fonte: elaborado pela autora.

DIAGNÓSTICO

As lesões da doença de Paget vulvar (DPV) geralmente se apresentam como eritema bem circunscrito ou placas eritematosas com hiperpigmentação ou hipopigmentação ocasionais. Crostas, escamas, hiperceratose ou erosão podem ser observadas nessas lesões, que podem imitar vários outros distúrbios da pele, como eczemas, psoríase, infecção fúngica, líquen escleroso, dermatite de contato, linfoma cutâneo, melanoma, carcinoma espinocelular, dentre outros (Figuras 1 a 9). Em estágios

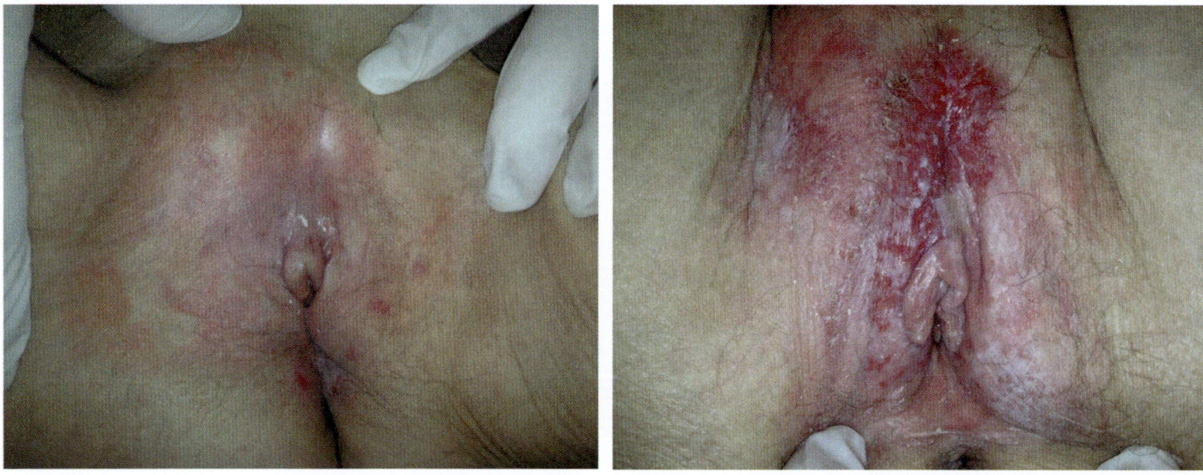

FIGURA 1

Paciente de 81 anos tratada por 1 ano por suspeita de eczema vulvar antes do diagnóstico correto. Apresenta lesão extensa em vulva. A biópsia revelou doença de Paget.

Fonte: acervo pessoal da Dra. Adriana B. Campaner.

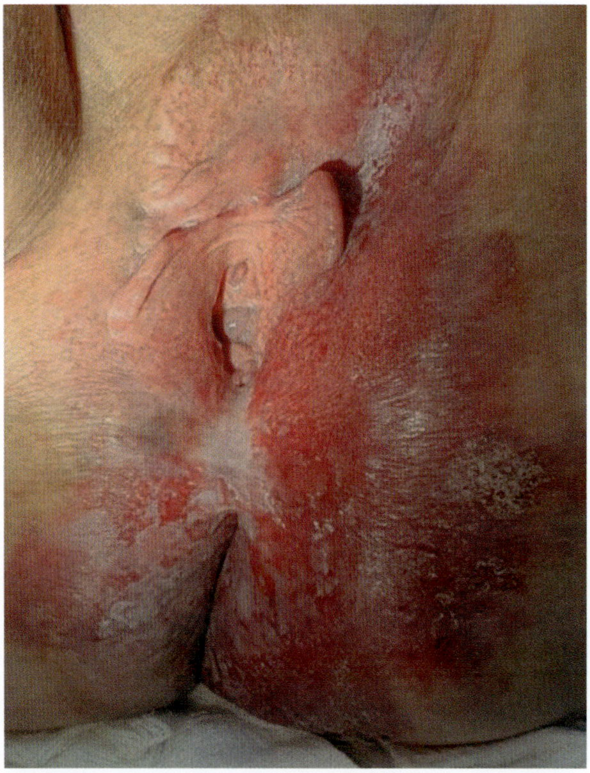

FIGURA 2

Paciente com lesão extensa de Paget.

Fonte: acervo pessoal da Dra. Neila Maria de Góis Speck.

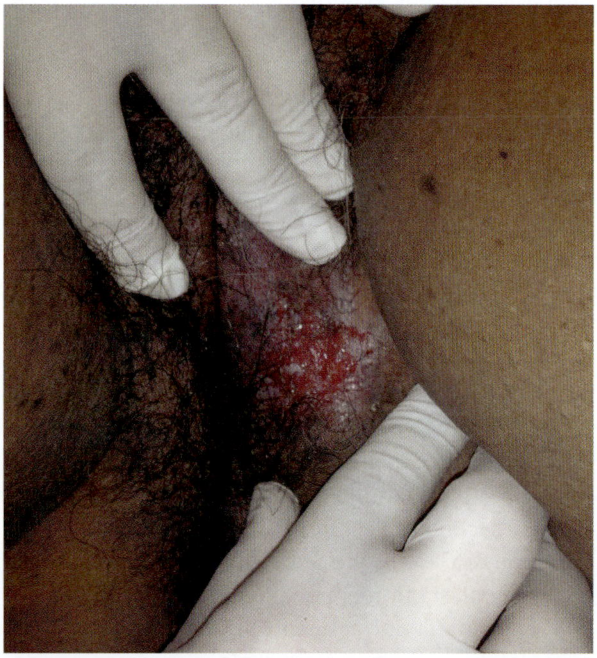

FIGURA 3

Paciente de 62 anos com queixa de prurido vulvar com início há cerca de 3-4 meses. Lesão eczematosa em grande lábio maior que foi confirmada como Paget.

Fonte: acervo pessoal da Dra. Adriana B. Campaner.

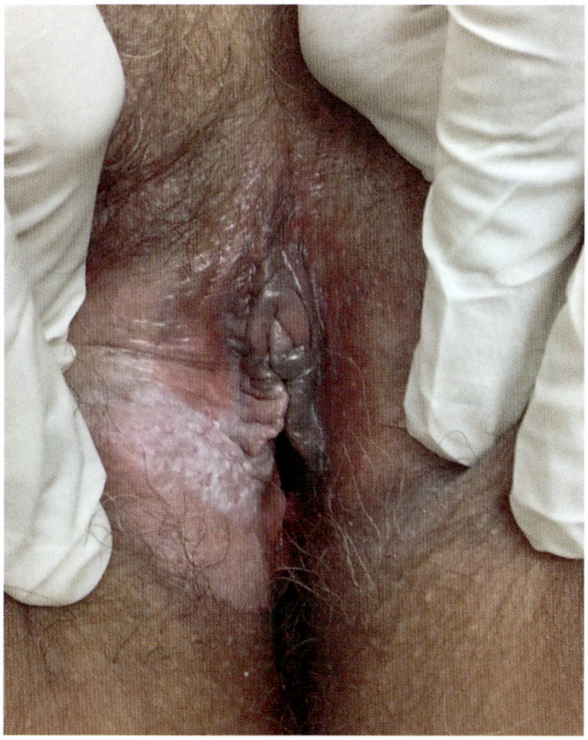

FIGURA 4
Paciente com 59 anos com lesão em lábio maior direito confirmada como Paget.
Fonte: acervo pessoal da Dra. Adriana B. Campaner.

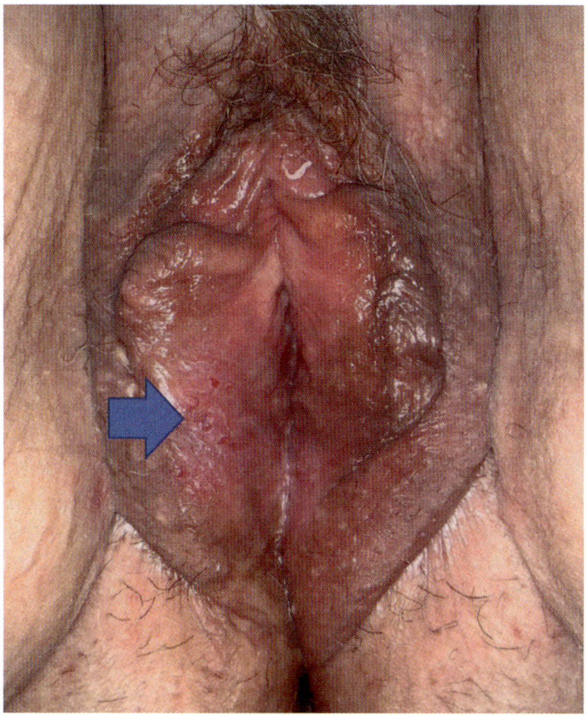

FIGURA 5
Paciente com lesão eritematodescamativa tênue de Paget em lábio maior direito.
Fonte: acervo pessoal da Dra. Adriana B. Campaner.

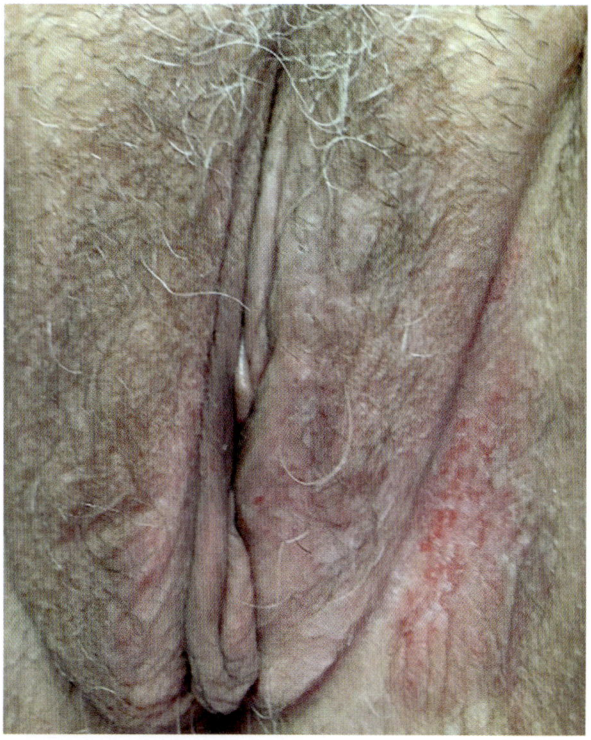

FIGURA 6
Paciente com lesão eczematosa em vulva, sendo confirmada como Paget.
Fonte: acervo pessoal da Dra. Marcia F. Terra Cardial.

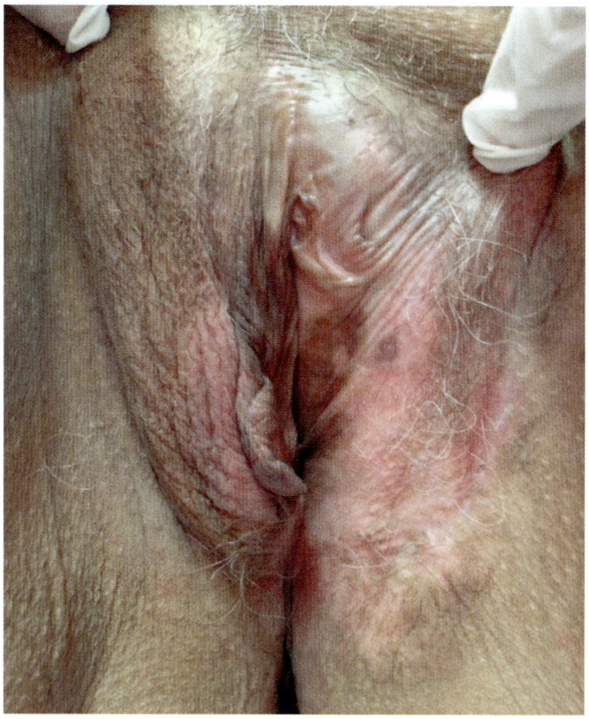

FIGURA 7
Paciente com lesão eczematosa em vulva, sendo confirmada como Paget.
Fonte: acervo pessoal da Dra. Marcia F. Terra Cardial.

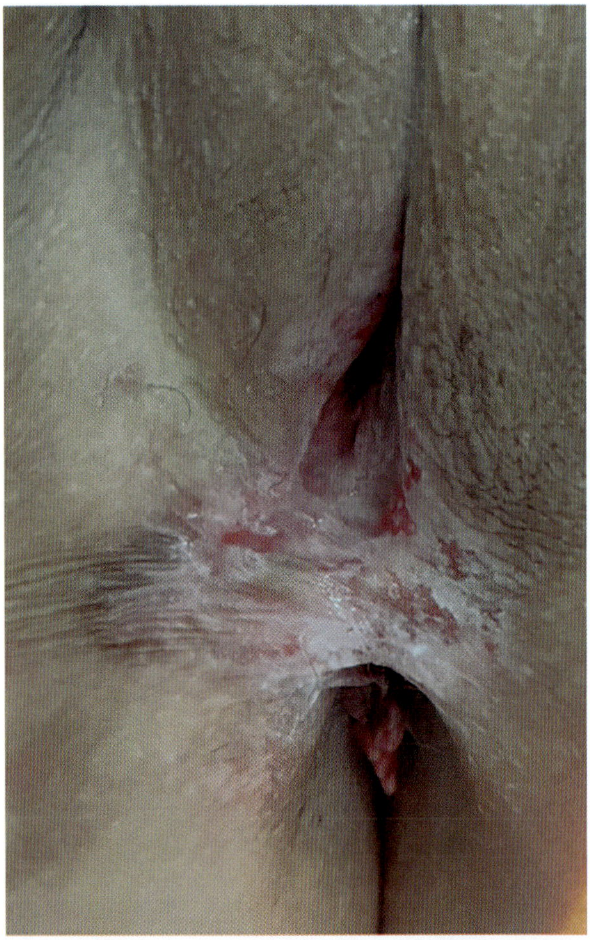

FIGURA 8
Paciente com lesão eczematosa em região perineal e perianal, sendo confirmada como Paget.
Fonte: acervo pessoal da Dra. Marcia F. Terra Cardial.

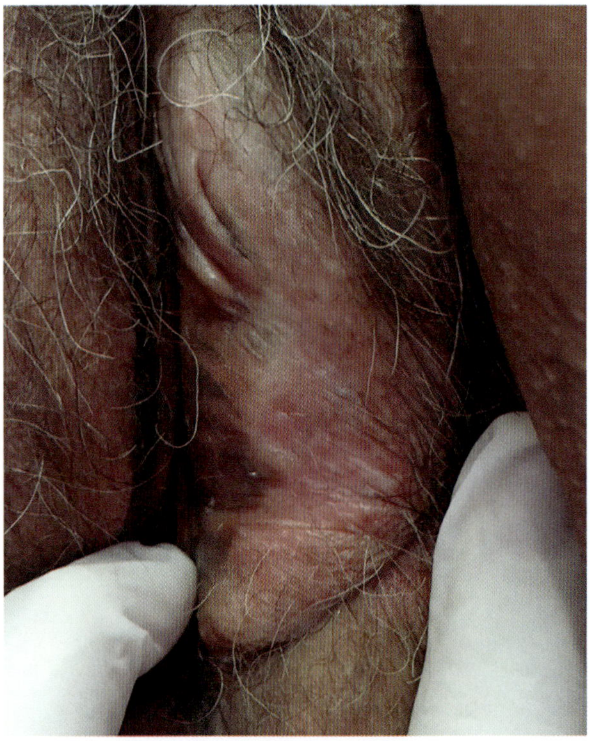

FIGURA 9
Paciente com lesão eczematosa em lábio maior esquerdo, sendo confirmada como Paget.
Fonte: acervo pessoal da Dra. Marcia F. Terra Cardial.

posteriores, as lesões podem evoluir com nódulos ou úlceras profundas. Embora sintomas associados, como prurido, ardor e sensibilidade local, frequentemente possam se desenvolver, cerca de 10-15% das pacientes são assintomáticas e a lesão é descoberta geralmente em uma consulta ginecológica de rotina.

Essas lesões são muitas vezes inicialmente desconsideradas pelas pacientes ou diagnosticadas erroneamente pelos médicos, levando a atrasos no tratamento em até muitos anos. Frequentemente as lesões mostram extensão subclínica, tornando difícil para os médicos determinar as fronteiras clínicas entre as lesões de DPV e a pele normal circundante. Como regra geral, é prudente fazer biópsia de qualquer suspeita de "dermatose" crônica da região anogenital que não se resolve com a terapia habitual, com o intuito de descartar essa e outras neoplasias.

Na maioria das pacientes, a EMPD surge principalmente na pele, sem qualquer outro câncer concomitante. No entanto, uma minoria de casos representa metástases epidermotrópicas de um carcinoma de glândula sudorípara associado ou uma malignidade distante, por disseminação contígua ou sincrônica no diagnóstico. Esses cânceres associados podem incluir carcinoma do reto, estômago, bexiga, uretra, próstata, colo do útero ou mama. Dessa maneira, a investigação dessas malignidades é recomendada.

TRATAMENTO

Existem muitas opções de tratamento descritas na literatura para a DPV, mas uma escassez de dados para orientar as melhores práticas. Historicamente, a abordagem padrão para o tratamento da DPV tem sido a excisão cirúrgica. No entanto, devido à natureza multifocal do tumor, formato irregular e limites indistintos, as margens de ressecção são frequentemente positivas e as recorrências locais são comuns. Como a cirurgia também tem sido a base do tratamento das recorrências locais, as pacientes podem desenvolver cicatrizes mutilantes e resultados funcionais ruins.

No entanto, se a cirurgia curativa for possível, sem morbidade significativa e comprometimento funcional, a remoção definitiva com avaliação completa da margem circunferencial deve ser considerada a primeira linha de tratamento, após discussão com a paciente sobre os riscos e benefícios das abordagens alternativas (Figuras 10 a 12).

O tratamento cirúrgico da DPV consiste principalmente na excisão local ampla, e seu principal desafio clínico é obter margens cirúrgicas livres. Não está claro qual deve ser a margem cirúrgica durante o procedimento, pois as células de Paget podem se espalhar microscopicamente por toda a epiderme, sem visualização de qualquer lesão clínica. Isso torna difícil determinar a extensão completa e a disseminação da lesão.

Atualmente, as abordagens não cirúrgicas têm sido estratégia atraente, e os tratamentos mais conservadores da DPV estão surgindo nos esforços para diminuir a morbidade associada à cirurgia, principalmente devido às altas taxas de recorrência. No entanto, há dados limitados sobre a eficácia dessas terapias alternativas; como tal, a seleção de um plano de manejo requer julgamento clínico cauteloso e discussão completa dos riscos, benefícios e alternativas com o paciente.

O imiquimode é um creme imunomodulador tópico; embora não haja ensaios randomizados, vários estudos observacionais têm demonstrado o papel potencial do imiquimode no tratamento da DPV. Os regimes de tratamento geralmente usam 2 ou 3 vezes por semana, e as durações na literatura variam entre 2-54 semanas (média de 12,4 semanas) (Figuras 13 e 14).

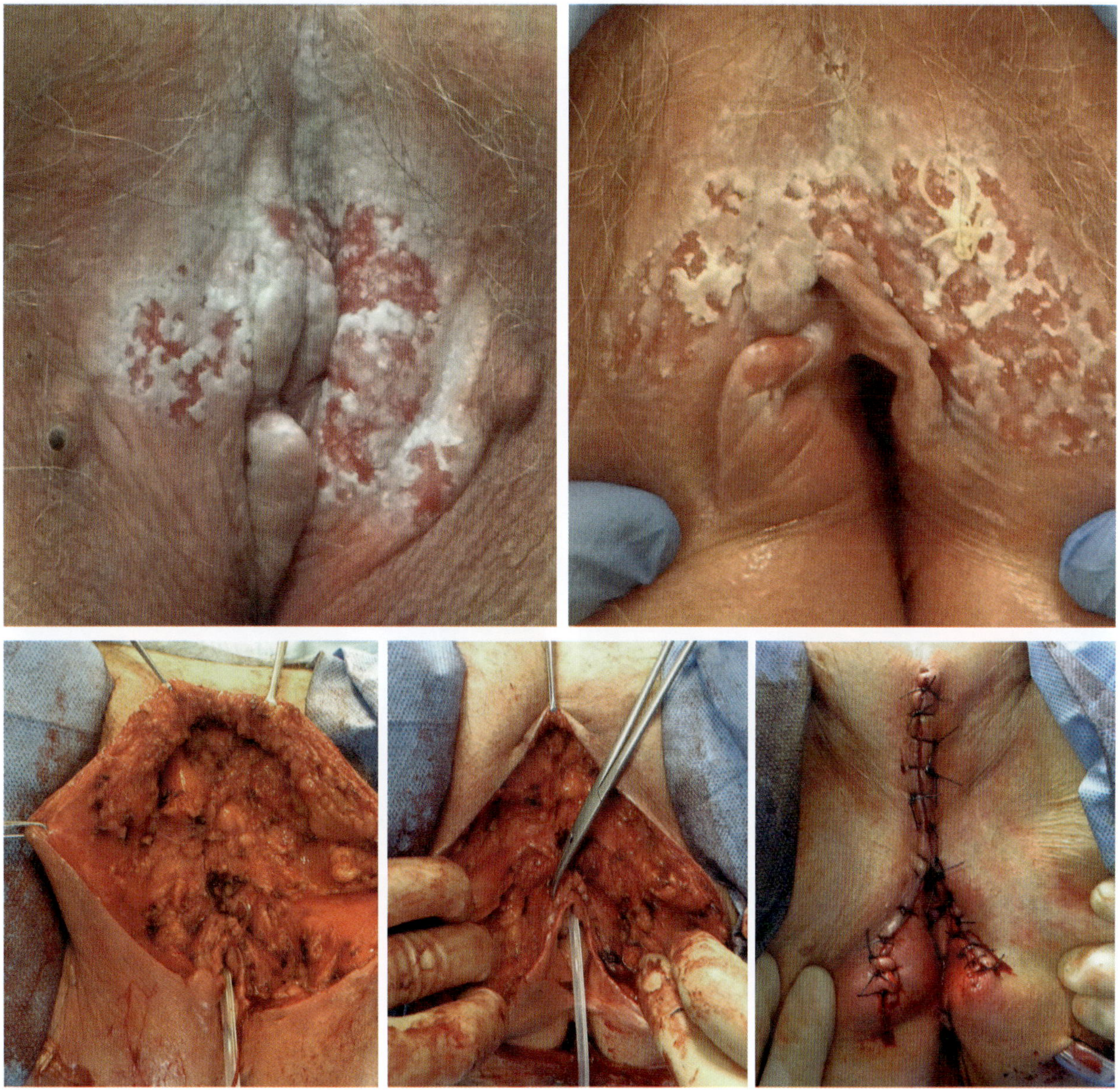

FIGURA 10

Paciente com Paget vulvar intraepitelial extenso, submetida a ressecção cirúrgica da lesão com margens.

Fonte: acervo pessoal do Dr. Maurizio Filippini.

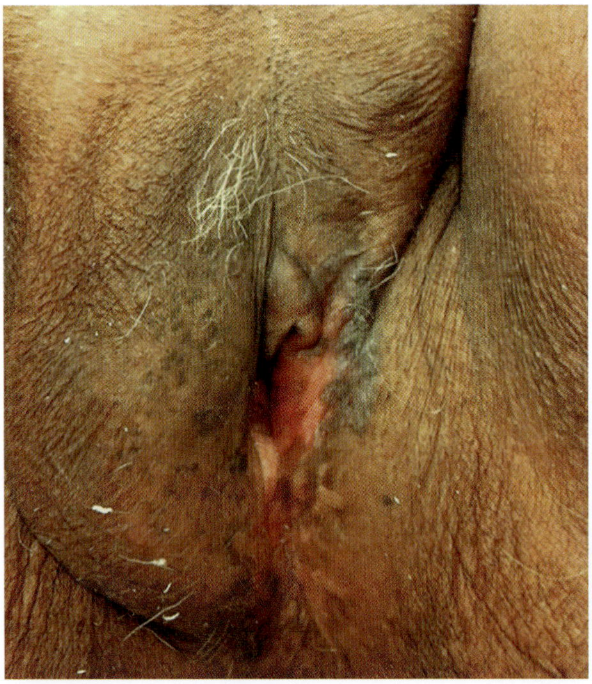

FIGURA 11
Paciente com lesão de Paget em lábio maior esquerdo recidivado, tendo sido submetida a ressecção cirúrgica prévia.
Fonte: acervo pessoal da Dra. Adriana B. Campaner.

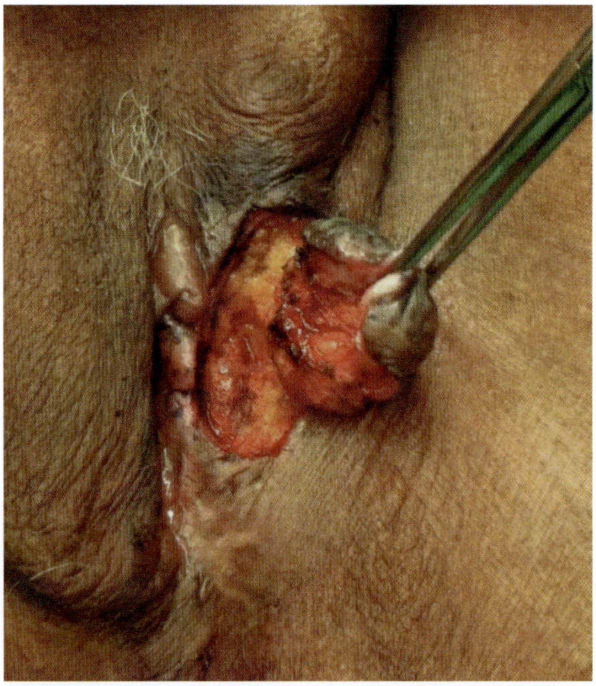

FIGURA 12
Paciente da figura anterior, com lesão de Paget em lábio maior esquerdo recidivado, submetida a nova ressecção cirúrgica.
Fonte: acervo pessoal da Dra. Adriana B. Campaner.

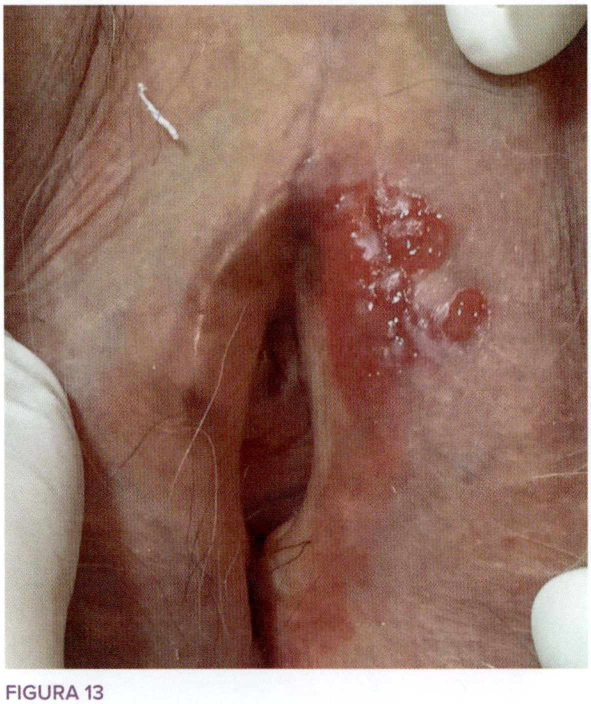

FIGURA 13
Paciente menopausada com lesão de Paget em lábio maior/menor à esquerda.
Fonte: acervo pessoal dos Drs. John Verrinder Veasey e Adriana B. Campaner.

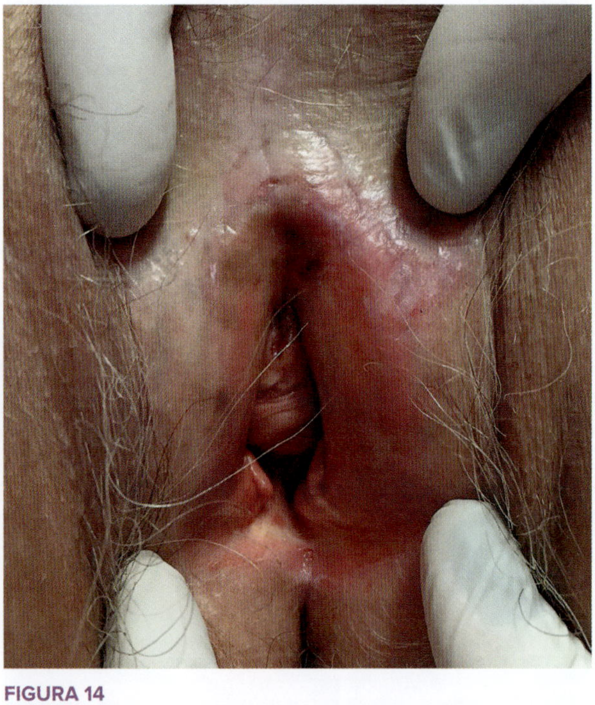

FIGURA 14
Paciente da figura anterior, após 8 semanas de aplicação de imiquimode, com desparecimento total da lesão.
Fonte: acervo pessoal dos Drs. John Verrinder Veasey e Adriana B. Campaner.

O 5-fluorouracil (5-FU) tópico é um análogo da pirimidina que atua inibindo a síntese de DNA e RNA. Um papel potencial para o uso de fluorouracil em casos de Paget seria o auxílio no delineamento do tumor e margens antes da cirurgia. Embora uma indicação neoadjuvante ou adjuvante para o 5-FU possa ser concebível, o nível de evidência é fraco e, portanto, essa substância não deve ser empregada, dada a disponibilidade de outras modalidades mais eficazes no tratamento.

A radioterapia tem sido utilizada como opção de tratamento primário para pacientes com DPV invasiva e não invasiva, que não são elegíveis para cirurgia ou que recusaram a cirurgia; e também como opção de tratamento para pacientes com recidiva após a cirurgia e como terapia pós-operatória adjuvante.

DOENÇA DE PAGET INVASORA

Embora a DPV geralmente apareça como carcinoma *in situ*, às vezes se torna invasiva e fatal. Geralmente os fatores associados à sobrevida são espessura do tumor, invasão linfovascular, número de metástases linfonodais e metástases a distância. A sobrevida específica da doença em 5 anos é de 94,9% para pacientes com doença localizada, 84,9% para aquelas com doença regional e 52,5% para aquelas com doença distante. A sobrevida média específica da doença é de 358,9 meses, 248,5 meses e 136,3 meses em cada grupo, respectivamente.

REFERÊNCIAS BIBLIOGRÁFICAS

1. Asel M, LeBoeuf NR. Extramammary Paget's disease. Hematol Oncol Clin North Am. 2019 Feb;33(1):73-85.
2. Carton I, Lebreton M, Tesson C, Henno S, Lavoué V, Levêque J, et al. Paget's disease of the vulva: a challenge for the gynaecologist. J Gynecol Obstet Hum Reprod. 2021 Jan;50(1):101896.
3. Cowan RA, Black DR, Hoang LN, Park KJ, Soslow RA, Backes FJ, et al. A pilot study of topical imiquimod therapy for the treatment of recurrent extramammary Paget's disease. Gynecol Oncol. 2016;142(1):139-43.
4. Del Castillo LF, Garcia C, Schoendorff C, Garcia JF, Garcia Almagro D. Spontaneous apparent clinical resolution with histologic persistence of a case of extramammary Paget's disease: response to topical 5-fluorouracil. Cutis. 2000;65(5):331-3.
5. Dogan A, Hilal Z, Krentel H, Cetin C, Hefler LA, Grimm C. Paget's disease of the vulva treated with imiquimod: case report and systematic review of the literature. Gynecol Obstet Invest. 2017;82(1):1-7.
6. Edey KA, Allan E, Murdoch JB, Cooper S, Bryant A. Interventions for the treatment of Paget's disease of the vulva. Cochrane Database Syst Rev. 2019 Jun 5;6(6):CD009245.
7. Eliezri YD, Silvers DN, Horan DB. Role of preoperative topical 5-fluorouracil in preparation for Mohs micrographic surgery of extramammary Paget's disease. J Am Acad Dermatol. 1987;17(3):497-505.
8. Ghazawi FM, Iga N, Tanaka R, Fujisawa Y, Yoshino K, Yamashita C, et al. Demographic and clinical characteristics of extramammary Paget's disease patients in Japan from 2000 to 2019. J Eur Acad Dermatol Venereol. 2021 Feb;35(2):e133-e135.
9. Ishizuki S, Nakamura Y. Extramammary Paget's disease: diagnosis, pathogenesis, and treatment with focus on recent developments. Curr Oncol. 2021 Aug 5;28(4):2969-86.
10. Karam A, Dorigo O. Treatment outcomes in a large cohort of patients with invasive extramammary Paget's disease. Gynecol Oncol. 2012;125(2):346-51.
11. Luyten A, Sorgel P, Clad A, Gieseking F, Maass-Poppenhusen K, Lellé RJ, et al. Treatment of extramammary Paget disease of the vulva with imiquimod: a retrospective, multicenter study by the German Colposcopy Network. J Am Acad Dermatol. 2014;70(4):644-50.
12. Ohara K, Fujisawa Y, Yoshino K, Kiyohara Y, Kadono T, Murata Y, et al. A proposal for a TNM staging system for extramammary Paget disease: retrospective analysis of 301 patients with invasive primary tumors. J Dermatol Sci. 2016 Sep;83(3):234-9.
13. Phyo AK, Mun KS, Kwan KC, Ann CC, Kuppusamy S. Genitourinary extramammary Paget's disease: review and outcome in a multidisciplinary setting. Int J Clin Exp Pathol. 2020 Sep 1;13(9):2369-76.
14. Preti M, Micheletti L, Borella F, Cosma S, Marrazzu A, Gallio N, et al. Vulvar Paget's disease and stromal invasion: clinico-pathological features and survival outcomes. Surg Oncol. 2021 Sep;38:101581.
15. Sawada M, Kato J, Yamashita T, Yoneta A, Hida T, Horimoto K, et al. Imiquimod 5% cream as a therapeutic option for extramammary Paget's disease. J Dermatol. 2018;45(2):216-9.
16. Tagliaferri L, Casa C, Macchia G, Pesce A, Garganese G, Gui B, et al. The role of radiotherapy in extramammary paget disease: a systematic review. Int J Gynecol Cancer. 2018;28(4):829-39.
17. van der Linden M, Meeuwis KA, Bulten J, Bosse T, van Poelgeest MI, de Hullu JA. Paget disease of the vulva. Crit Rev Oncol Hematol. 2016 May;101:60-74.
18. Wilkinson EJ, Brown HM. Vulvar Paget disease of urothelial origin: a report of three cases and a proposed classification of vulvar Paget disease. Hum Pathol. 2002 May;33(5):549-54.
19. Zampogna JC, Flowers FP, Roth WI, Hassenein AM. Treatment of primary limited cutaneous extramammary Paget's disease with topical imiquimod monotherapy: two case reports. J Am Acad Dermatol. 2002;47(4 Suppl):S229-35.

15

Melanoma vulvar

Neide Aparecida Tosato Boldrini

INTRODUÇÃO

Os melanomas podem surgir do epitélio da mucosa, contendo melanócitos, bem como da pele. Os melanomas mucosos geralmente apresentam prognóstico pior do que aqueles decorrentes de locais cutâneos; são raros e representam aproximadamente 1% de todos os melanomas. Embora raros, representam 10% de todos os tumores malignos que envolvem a vulva. No trato genital inferior surgem, principalmente, nas regiões anorretal e vulvovaginal.

A incidência de melanoma tem aumentado rapidamente ao longo dos anos. O prognóstico difere significativamente, dependendo do local, com menor risco nos genitais externos em comparação com outros locais da mucosa. Estima-se que 20% dos melanomas da mucosa sejam multifocais, em comparação com menos de 5% dos que surgem na pele.

O melanoma da vulva ocorre predominantemente em pacientes pós-menopáusicas, não hispânicas, brancas, com média de idade de 68 anos.

FATORES DE RISCO

A radiação de luz ultravioleta em câmaras fechadas de bronzeamento está associada a aumento do risco do melanoma, assim como fatores específicos do paciente, número elevado de nevos típicos, presença de nevos atípicos, história pessoal de melanoma e fatores genéticos.

DIAGNÓSTICO

Trata-se de lesão pigmentada (Figuras 1 e 2), mas também podem ocorrer lesões amelanóticas. A maioria surge no clitóris ou nos lábios menores.

As lesões suspeitas de melanoma são frequentemente caracterizadas pela sigla ABCDE, por serem **a**ssimétricos (A); terem **b**orda irregular ou recortada (B); muitas vezes de **c**or preta (C) ou com tons de vermelho, branco ou azul; podem ter **d**iâmetro (D) maior que 6 mm e estar **e**voluindo (E). Os primeiros sinais incluem mudança no tamanho, forma e cor da lesão. Geralmente os melanomas são assintomáticos no início; no entanto, o prurido pode ser um sintoma precoce. Os sinais e sintomas tardios incluem sangramento, ulceração, dor e sensibilidade.

Em todos os pacientes com distúrbios de hiperpigmentação, um exame completo da pele ou mucosa deve ser realizado sob boa iluminação e, quando disponíveis, com lentes de aumento. Deverão ser avaliados parâmetros clínicos de extensão da anormalidade pigmentar, matiz de cor, morfologia de lesões individuais, distribuição e padrão de acometimento. Deve-se sempre realizar a biópsia de qualquer lesão suspeita.

DIAGNÓSTICO SUBSIDIÁRIO

A investigação para pacientes com melanoma vulvovaginal deve incluir, além da avaliação clínica com exame pélvico, tomografia computadorizada (TC) e/ou ressonância magnética do local primário da doença, e TC e/ou tomografia por emissão de pósitrons (PET) para avaliar a presença de doença distante.

CONDUTA TERAPÊUTICA

A excisão local ampla (Figuras 3 e 4) geralmente substitui a exenteração pélvica para melanoma vulvovaginal em mulheres sem evidência de metástases a distância. A vulvectomia radical é reservada para grandes

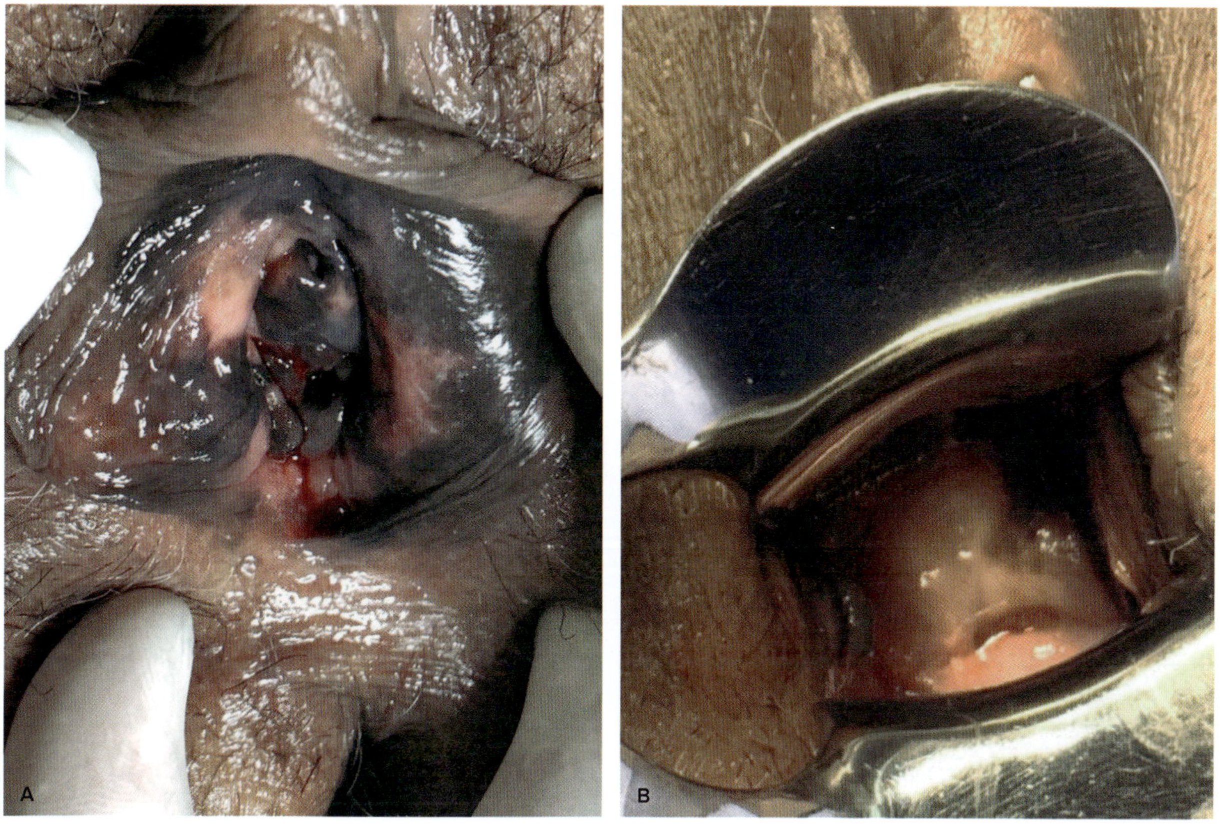

FIGURA 1

A: múltiplas lesões assimétricas hiperpigmentadas em região de grandes e pequenos lábios, introito vaginal, além de lesão na região infrauretral com áreas de hemorragia, histopatológico de biópsia para melanoma maligno de vulva com crescimento vertical. B: lesões hiperpigmentadas assimétricas em paredes laterais vaginais, fundo de saco à esquerda e quadrante superior de ectocérvice, melanoma mucoso.

Fonte: acervo pessoal da Dra. Neide Aparecida Tosato Boldrini.

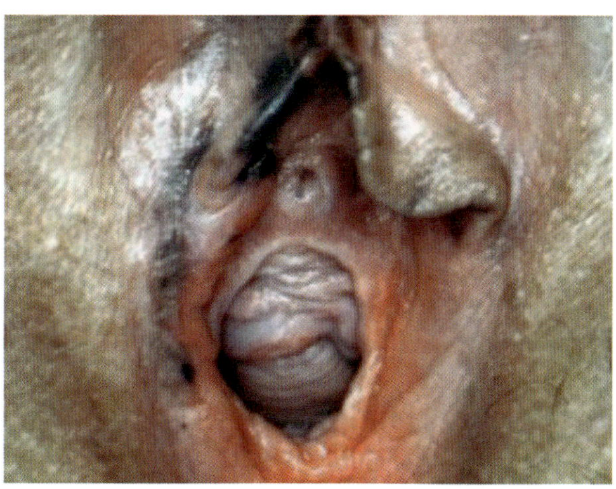

FIGURA 2

Melanoma em vulva.

Fonte: acervo pessoal do Dr. André Luis F. Barros.

tumores, principalmente para obter o controle local da doença. Alcançar margens negativas nesses casos pode ser difícil, devido à alta frequência de multifocalidade e restrições anatômicas. No entanto, o impacto dessa cirurgia radical sobre a sobrevivência, quando comparada com procedimentos mais conservadores (com ou sem radioterapia), não é claro.

A avaliação dos linfonodos sentinela é viável em mulheres com melanoma vulvovaginal, mas o papel dessa abordagem é incerto. A maioria das pacientes acabará por desenvolver doença metastática a distância, independentemente da conclusão da ressecção cirúrgica. As complicações significativas da doença, que resultam da falha do local primário, devem ser ponderadas em relação à morbidade de uma ressecção mais agressiva.

Terapias adjuvantes e neoadjuvantes podem estar indicadas de acordo com o estadiamento.

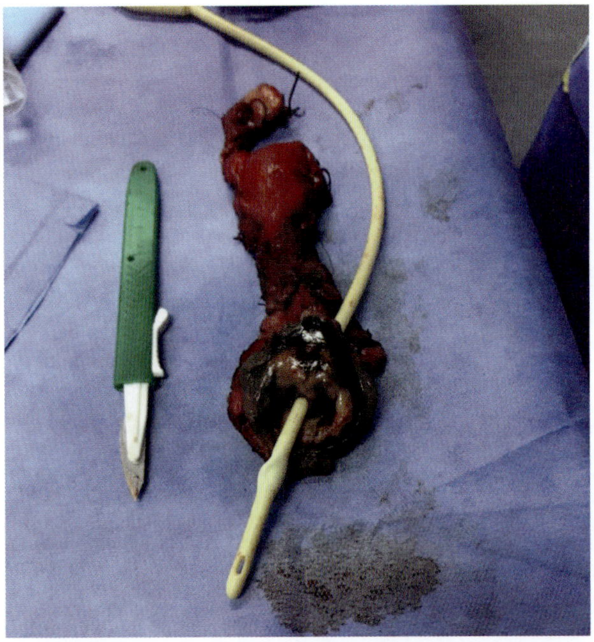

FIGURA 3
Peça cirúrgica de uma vulvectomia com colpectomia total, ureterectomia e salpingooforectomia esquerda, de lesão extensa de melanoma acometendo vulva, vagina, uretra, além de útero por contiguidade de um melanoma cutâneo-mucoso.
Fonte: acervo pessoal da Dra. Neide Aparecida Tosato Boldrini.

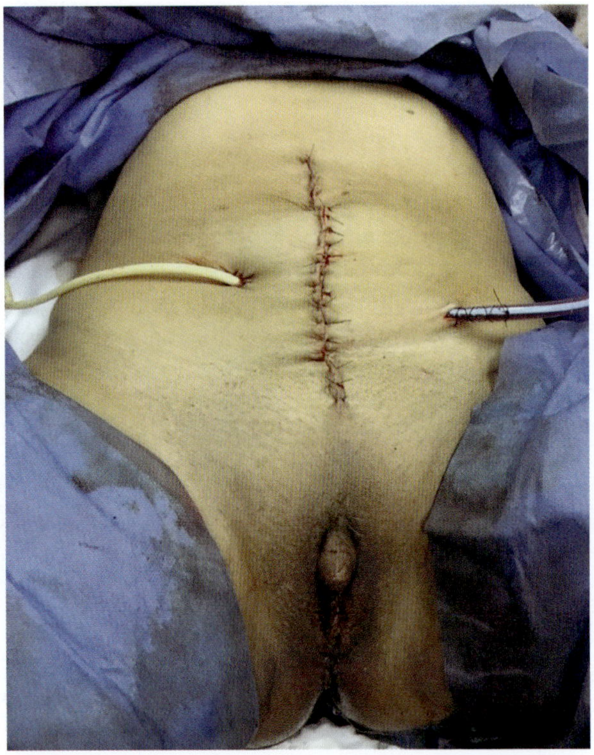

FIGURA 4
Reconstrução vulvar e uretral pela técnica de Mitrofanoff.
Fonte: acervo pessoal da Dra. Neide Aparecida Tosato Boldrini.

REFERÊNCIAS BIBLIOGRÁFICAS

1. Aitken JF, Youlden DR, Baade PD, Soyer HP, Green AC, Smithers BM. Generational change in melanoma incidence and mortality in Queensland, Australia, 1995-2014. Int J Cancer. 2018;142:1528.
2. Balch CM, Buzaid AC, Soong SJ, Atkins MB, Cascinelli N, Coit DG, et al. Final version of the American Joint Committee on Cancer staging system for cutaneous melanoma. J Clin Oncol. 2001 Aug 15;19(16):3635-48.
3. Elmore JG, Elder DE, Barnhill RL, Knezevich SR, Longton GM, Titus LJ, et al. Concordance and reproducibility of melanoma staging according to the 7th vs 8th edition of the AJCC Cancer Staging Manual. JAMA Netw Open. 2018 May;1(1):e180083.
4. Ezzedine K, Malvy D, Mauger E, Nageotte O, Galan P, Hercberg S, et al. Exposure to artificial and natural ultraviolet radiation: beliefs and behavior of 7,200 French adults. J Eur Acad Dermatol Venereol. 2008;22:186.
5. Goldstein AM, Dracopoli NC, Engelstein M, Fraser MC, Clark WH, Tucker MA. Linkage of cutaneous malignant melanoma/dysplastic nevi to chromosome 9p and evidence of genetic heterogeneity. Am J Hum Genet. 1994;54:489.
6. Hou JY, Baptiste C, Hombalegowda RB, Tergas AI, Feldman R, Jones NL, et al. Vulvar and vaginal melanoma: a unique subclass of mucosal melanoma based on a comprehensive molecular analysis of 51 cases compared with 2,253 cases of non-gynecologic melanoma. Cancer. 2017.
7. Irvin WP Jr, Bliss SA, Rice LW, Taylor PT Jr, Andersen WA. Malignant melanoma of the vagina and locoregional control: radical surgery revisited. Gynecol Oncol. 1998 Dec;71(3):476-80.
8. Miner TJ, Delgado R, Zeisler J, Busam K, Alektiar K, Barakat R, et al. Primary vaginal melanoma: a critical analysis of therapy. Ann Surg Oncol. 2004 Jan;11(1):34-9.
9. Noonan FP, Zaidi MR, Wolnicka-Glubisz A, Anver MR, Bahn J, Wielgus A, et al. Induction of melanoma by ultraviolet A, but not ultraviolet B, radiation requires melanin pigment. Nat Common. 2012;3:884.
10. Pennello G, Devesa S, Gail M. Association of surface ultraviolet B radiation levels with melanoma and non-melanoma skin cancer in blacks in the United States. Cancer Epidemiol Biomarkers Previous. 2000;9:291.
11. Schneider S, Krämer H. Who uses sunbeds? A systematic review of the literature of risk groups in developed countries. J Eur Acad Dermatol Venereol. 2010;24:639.
12. Schwab G, Gerami P, Fiessinger L, Nardone B, Liszewski W. A comparison of breslow depth and all-cause survival of male and female genital melanomas. Journal of the American Academy of Dermatology, 10.1016/j.jaad. 2021.01.061, 86, 1, (197-199), (2022).
13. Siegel RL, Miller KD, Jemal A. Cancer statistics, 2019. CA Cancer J Clin. 2019;69:7.
14. RS, PUVA Follow-up study. The risk of melanoma in association with long-term exposure to PUVA. J Am Acad Dermatol. 2001;44:755.
15. Welch HG, Woloshin S, Schwartz LM. Skin biopsy rates and melanoma incidence: a population-based ecological study. BMJ. 2005;331:481.

16 Apêndice

16.1 Inovações em técnicas terapêuticas na abordagem vulvar

16.1.1

Laser

Hakayna Calegaro Salgado
Denise Gasparetti Drumond
Maurizio Filippini
Neila Maria de Góis Speck

LASER

Definição

A palavra *laser* deriva do inglês *Light Amplification by Stimulated Emission of Radiation* (Amplificação de Luz por Emissão Estimulada de Radiação) e designa um tipo de radiação monocromática de elevada intensidade. Diferentes regiões do espectro eletromagnético podem ser utilizadas, desde a região ultravioleta até a infravermelha.

Mecanismo de ação

O meio ativo em que a energia é estimulada pode ser sólido (como o cristal de érbium), gasoso (como o CO_2) ou líquido e é ativado a partir de alguma forma de energia, geralmente luz ou eletricidade. Isso gera emissão estimulada de fótons do meio, que são amplificados em uma cavidade de ressonância óptica, limitada entre espelhos. O meio ativo determinará o comprimento de onda específico da luz emitida.

O *laser* desempenha sua atividade terapêutica por meio de duas modalidades: ablativa ou não ablativa. Sua capacidade de ablação depende de dois fatores: duração do pulso e quantidade de energia entregue à área irradiada. Portanto, a função do *laser* é determinada por sua programação.

A modalidade ablativa permite a vaporização dos tecidos com a remoção de pequenos fragmentos da superfície atingida, sendo, consequentemente, mais invasivos.

Laser de CO_2 fracionado

No *laser* de CO_2, a luz emitida apresenta comprimento de onda de 10,600 nm, situada na região infravermelha, e é fortemente absorvida pelas moléculas de água. No tipo fracionado, o feixe de luz é dividido em múltiplos microfeixes, provocando dano térmico pontual, com áreas de tecido saudável entre as áreas atingidas, permitindo recuperação mais rápida da área irradiada, uma vez que provê os elementos necessários à cicatrização.

Já o *laser* de Erbium:YAG emite luz com comprimento de onda de 2.940 nm, também se situando na faixa dos infravermelhos, próximo do pico de absorção da água. Em geral, é utilizado no modo não ablativo, mais especificamente no modo Smooth^{TM}, que divide a energia fornecida em vários pulsos que se repetem em uma frequência de 1,4 Hz. Esses intervalos de tempo entre cada pulso permitem a dissipação do calor para o tecido circundante, com diminuição da temperatura no local irradiado, evitando que se atinja uma temperatura acima da qual o efeito térmico teria ação ablativa: "limiar de ablação".

Independentemente do tipo de *laser*, o aumento da temperatura no tecido é responsável por induzir a resposta de choque térmico, possível graças ao aumento na expressão de uma família de proteínas, designada proteínas de choque térmico (*heat shock protein* – HSP). Tal fato, por sua vez, resulta no aumento da expressão de vários fatores de crescimento: fator de crescimento transformador beta (TGF-beta), fator de crescimento dos fibroblastos, fator de crescimento epidermoide, fator derivado das plaquetas e fator de crescimento do endotélio vascular.

Em resposta ao aumento de temperatura no tecido, ocorre estímulo à neovascularização e ativação dos fibroblastos, com consequente produção de colágeno e componentes da matriz extracelular, como proteoglicanos e glicosaminoglicanos. Portanto, essa tecnologia atua estimulando mecanismos de defesa próprios do organismo para promover o crescimento de tecidos e sua reparação.

O *laser* de CO_2 é um dos mais potentes e eficientes. Em 2014, seu uso foi aprovado pela Food and Drug Administration (FDA) para os procedimentos de incisão, ablação, excisão, coagulação e vaporização de tecidos moles em dermatologia, cirurgia plástica e ginecologia. O *laser* de CO_2 fracionado emite luz infravermelha de forma fracionada a focada em pequenos pontos chamados de DOT (zona microablativa). Esses pontos são entremeados por áreas de tecido sadio. A programação do dispositivo por meio de um *software* permite selecionar o tipo de pulso, a profundidade e a quantidade de calor transmitida ao tecido.

Cada pulso é composto por um pico de liberação de alta energia, que produz rápida ablação do tecido, seguido por emissão de energia mais longa e duradoura, que permite penetração mais profunda do *laser* no tecido, estimulando a proliferação do colágeno e do tecido conjuntivo. É possível controlar a profundidade inicial de vaporização e a ação térmica. São emitidos pulsos sucessivos na mesma área, facilitando o resfriamento do tecido entre pulsos sucessivos.

O alvo do *laser* é a molécula de água, tanto intra quanto extracelular. Sendo assim, tecidos ricos em água absorvem a energia da luz e sofrem vaporização, gerando pequenas feridas no epitélio e na lâmina própria. Observa-se uma área de vaporização central em forma de V, necrose subjacente com oclusão de vasos < 1 mm e lesão térmica reversível na área inferior. A energia absorvida é suficiente para tratar o tecido adjacente, mas não há prejuízo dos tecidos e órgãos vizinhos.

O mecanismo principal de atuação do *laser* consiste na indução da reação térmica exagerada – *Heat Shock Response* (HSR) na área tratada em resposta ao calor. Ocorre uma alteração no metabolismo celular, com aumento importante das proteínas moduladoras da proteção celular a agressões térmicas. Os fibroblastos são estimulados a produzirem colágeno maduro e novas fibras elásticas; ocorre aumento da angiogênese, do fluxo vascular e da permeabilidade da mucosa vaginal à chegada de novos nutrientes à lâmina própria, formando novos componentes da matriz extracelular, favorecendo a hidratação e a regeneração do epitélio vaginal.

Aplicações em ginecologia

Síndrome geniturinária da menopausa

Técnica minimamente invasiva, o *laser* de CO_2 fracionado é uma opção inovadora para mulheres portadoras da síndrome geniturinária da menopausa. É terapêutica segura nesses quadros que cursam com diminuição dos níveis de estrogênio.

O uso de estrogênio tópico, padrão ouro como terapêutica, encontra limitações como efeito evidente apenas durante o uso, com recorrência dos sintomas após descontinuação, além de atuar apenas na superfície do epitélio, não atuando na renovação da matriz extracelular nem na vascularização. Soma-se a isso a história pessoal de neoplasias dependentes de estrogênio, a exemplo do câncer de mama e do endométrio, e de tromboembolismo venoso, que constituem contraindicações a esse tipo de tratamento.

Para o tratamento vaginal, é utilizada uma sonda tubular, com marcações em milímetros, medindo 10 cm de comprimento por 2,3 cm de diâmetro. O *laser* é projetado em direção a um espelho piramidal em uma sonda de 360 graus e em um espelho retangular em uma sonda de 90 graus, refletindo a luz para todas as paredes vaginais e evitando o colo uterino. Pontos sucessivos são atingidos enquanto a sonda 360 graus é rodada em sentido horário a cada 45 graus e removida gradualmente, em intervalos de 1 cm, do fundo vaginal. São realizadas cerca de 40-60 pequenas áreas de ablação, dependendo do comprimento da vagina. Consiste em 3 sessões com um intervalo de 4-6 semanas entre elas. Cada sessão dura cerca de 5-10 minutos, não requer anestesia e pode ser realizada em nível ambulatorial. As pacientes são orientadas a evitar relações sexuais somente no dia da realização do procedimento. Acredita-se que o efeito do esquema proposto comece a decair a partir dos 18 meses pós-tratamento.

O estímulo à proliferação da mucosa vaginal promove aumento das células ricas em glicogênio, acidificando o pH vaginal, restaurando a flora vaginal, melhorando a lubrificação e a vascularização da vagina.

São relatados efeitos colaterais discretos com o uso do *laser*, sendo os mais comuns eritema leve a moderado, ardência, edema e sangramento moderado, em geral, evoluindo para resolução espontânea dentro de 2-24 horas.

São consideradas contraindicações ao seu uso a presença de infecções genitais ativas, gravidez, prolapso genital que se estende além do hímen, história de cirurgia pélvica reconstrutiva com uso de tela e feridas com comprometimento da cicatrização. Contraindicação importante são as doenças oncológicas sob tratamento.

Utilizado com parâmetros diferentes na vulva e vagina, o *laser* apresenta efeito térmico sobre as paredes dessas estruturas, promovendo estímulo à replicação de fibroblastos com síntese de colágeno e recuperação do trofismo vulvovaginal (Figuras 1 e 2).

O *laser* também revelou resultados benéficos no que diz respeito aos sintomas urinários, que geram, frequentemente, considerável desconforto vulvar. Isso pode ser explicado pela origem embriológica comum da bexiga e da vagina, o seio urogenital. O epitélio pavimentoso da uretra proximal e distal, o esfíncter uretral, o trígono vesical e a musculatura do assoalho pélvico apresentam receptores de estrogênio. Dessa forma, a

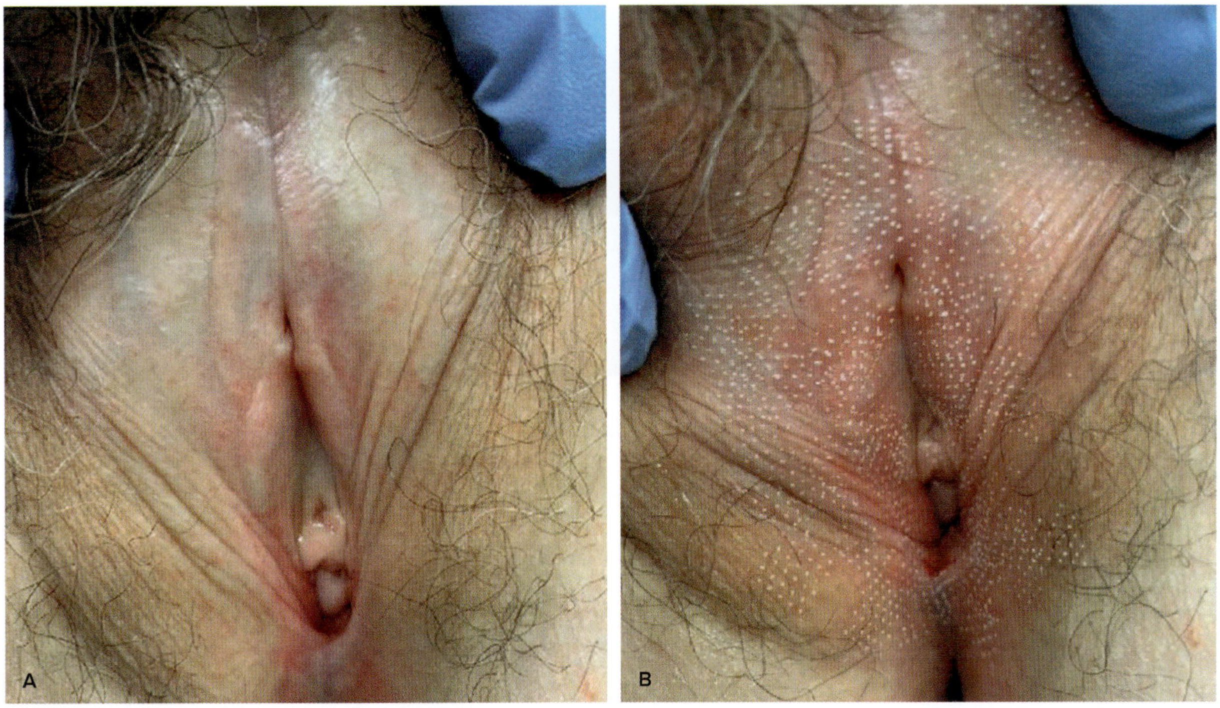

FIGURA 1
A: atrofia vulvar. B: visualização da vulva logo após a aplicação do *laser*.
Fonte: acervo pessoal do Dr. Maurizio Filippini.

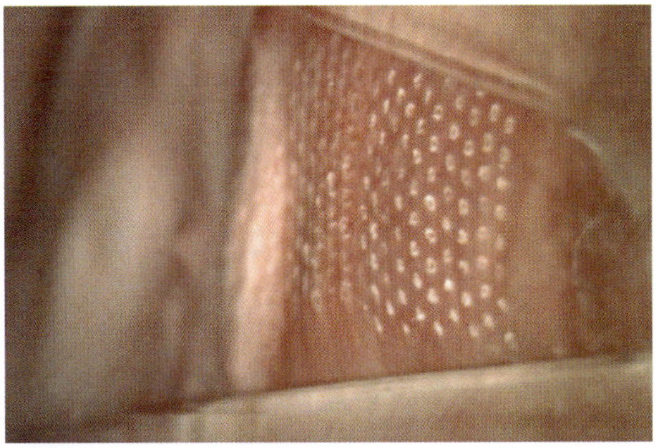

FIGURA 2
Aspecto vaginal logo após a aplicação do *laser* fracionado de CO_2.
Fonte: acervo pessoal do Dr. Maurizio Filippini.

laserterapia representaria uma opção terapêutica nos casos de incontinência urinária de esforço (IUE) leve sem indicação cirúrgica, na presença de contraindicações à cirurgia ou em pacientes que não desejam se submeter a procedimento invasivo.

Doenças do trato genital inferior

O *laser* de CO_2 pode ser ablativo (destrutivo), atuando sobre colo uterino, vagina e vulva, ou excisional, realizando exérese de tecidos e de lesões benignas e conizações do colo uterino. Ablação de neoplasias intraepiteliais vulvares de baixo e alto grau é efetiva na destruição de lesões queratinizadas com profundidade de 3 mm em área pilosa e de 1 mm em área sem pelos. Na vulva, a laserterapia pode complicar com alopecia, retrações e hipocromia, caso os preceitos técnicos não sejam seguidos (Figura 3).

A marsupialização dos cistos da glândula de Bartholin com *laser* de CO_2 surgiu como alternativa promissora em face da abordagem cirúrgica de excisão e marsupialização. Realiza-se anestesia local com injeções na pele que cobrem o cisto com lidocaína a 1% sem epinefrina. Posteriormente é feita incisão longitudinal com o *laser* na área da parede do cisto mais próxima ao epitélio vulvar. Então, o conteúdo do cisto é drenado e é realizada a vaporização da cápsula do cisto com profundidade de destruição de 2-3 mm (Figura 4).

O *laser* também pode tratar outras afecções benignas, como molusco contagioso, hidradenites e tumores benignos (Figuras 5 e 6). Otimiza a realização de ninfoplastias (Figura 7), permite extirpação de septos (Figura 8) e estenoses vaginais (Figura 9) e reduz cicatrizes hipertróficas (Figura 10).

Outras afecções ginecológicas

O líquen escleroso vulvar, dermatose crônica que acomete tanto regiões genitais quanto extragenitais,

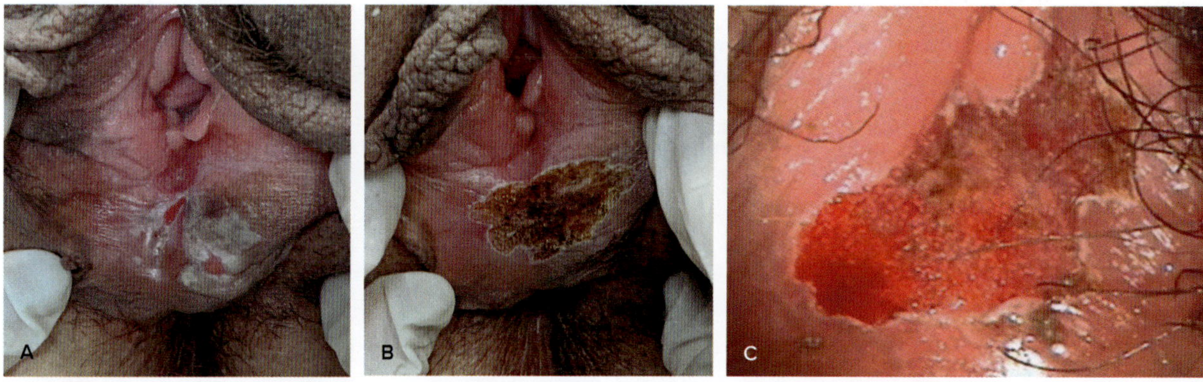

FIGURA 3

A: lesão de alto grau vulvar. B: imediatamente após a vaporização a *laser*. C: após limpeza da área com retirada do material destruído.

Fonte: acervo do Núcleo de Prevenção de Doenças Ginecológicas da Universidade Federal de São Paulo (Nuprev/Unifesp).

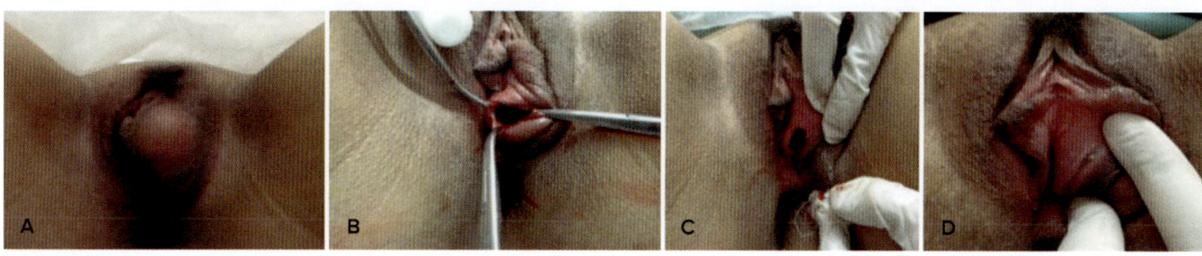

FIGURA 4

A: cisto da glândula de Bartholin volumoso. B: realizada marsupialização com *laser*. C: final do procedimento, com a cápsula vaporizada. D: resultado em 2 semanas.

Fonte: acervo do Núcleo de Prevenção de Doenças Ginecológicas da Universidade Federal de São Paulo (Nuprev/Unifesp).

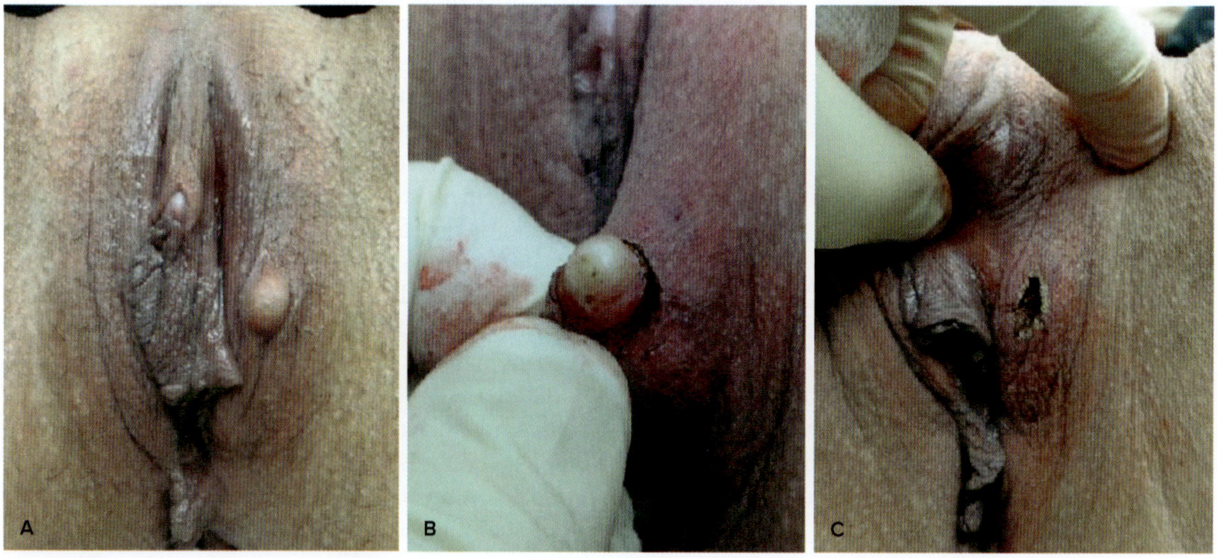

FIGURA 5

A: cisto sebáceo em grande lábio esquerdo. B e C: ressecção com *laser* de CO_2.

Fonte: acervo pessoal do Dr. Maurizio Filippini.

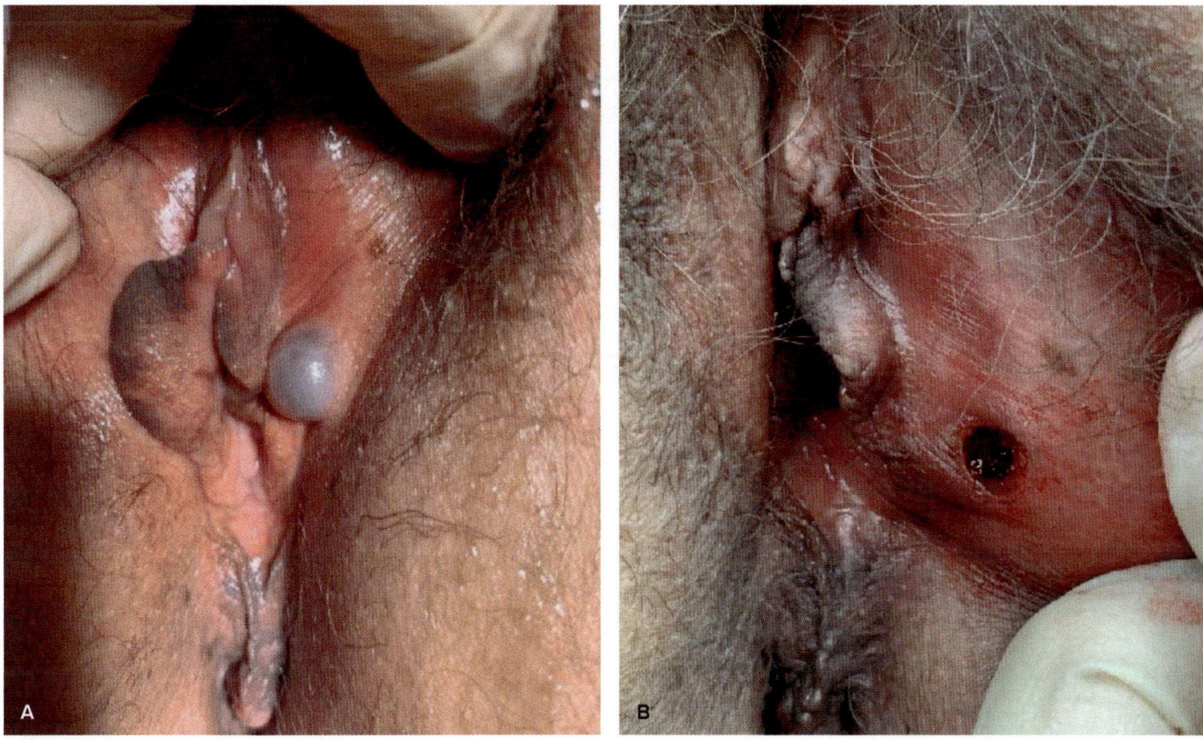

FIGURA 6

A: cisto de grande lábio esquerdo. B: ressecção com *laser* de CO_2.

Fonte: acervo pessoal do Dr. Maurizio Filippini.

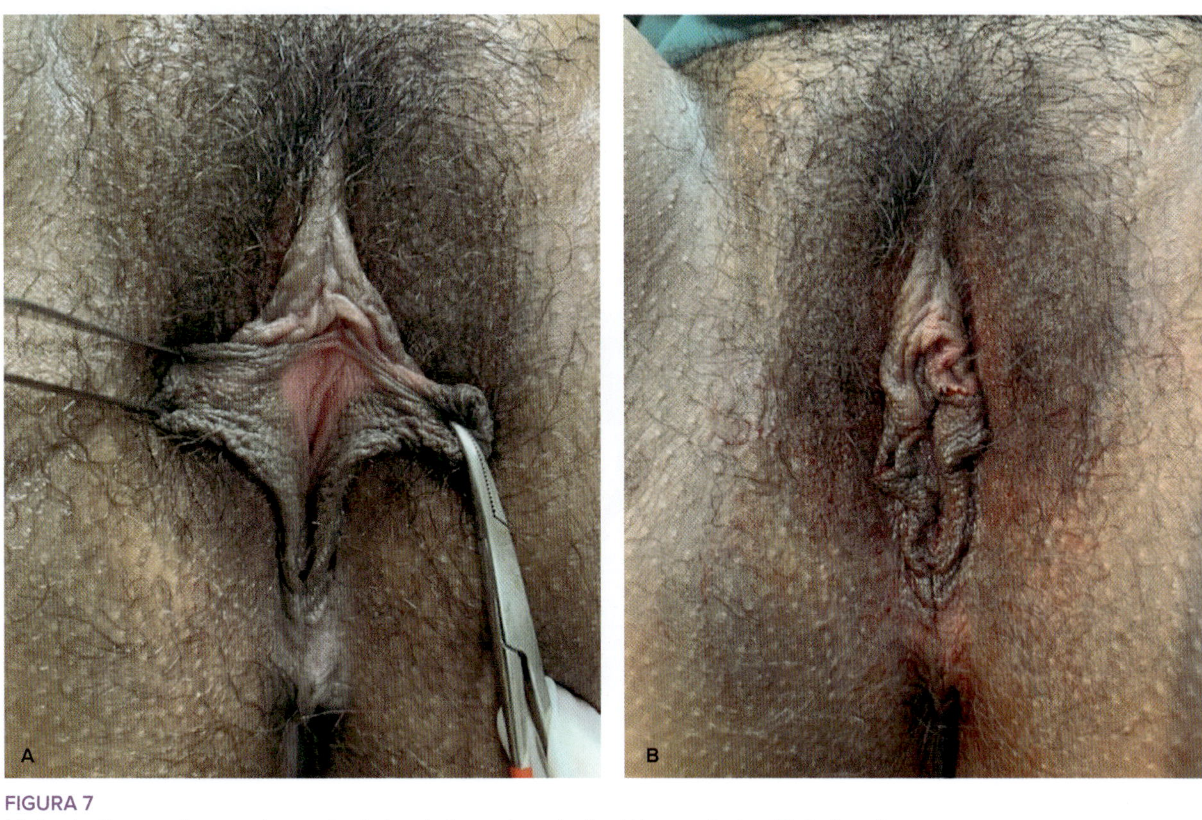

FIGURA 7

Ninfoplastia com *laser* sob anestesia local. Aspecto anterior (A) e posterior (B) à cirurgia.

Fonte: acervo do Núcleo de Prevenção de Doenças Ginecológicas da Universidade Federal de São Paulo (Nuprev/Unifesp).

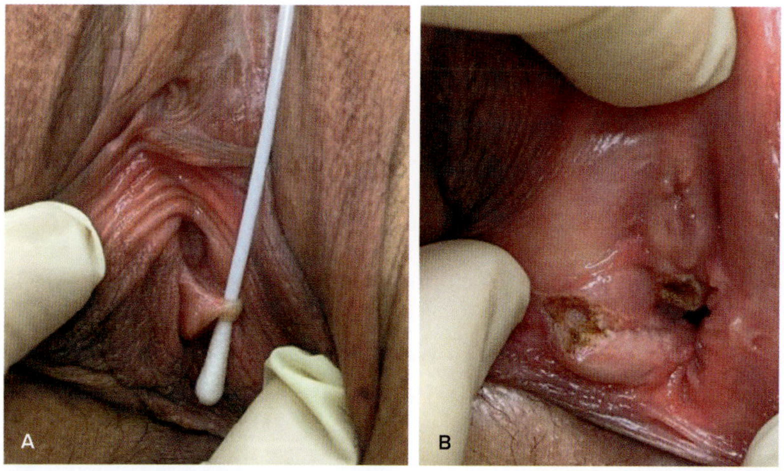

FIGURA 8

A: aderência fibrosa em introito vaginal. B: ressecção com *laser* de CO_2.

Fonte: acervo pessoal do Dr. Maurizio Filippini.

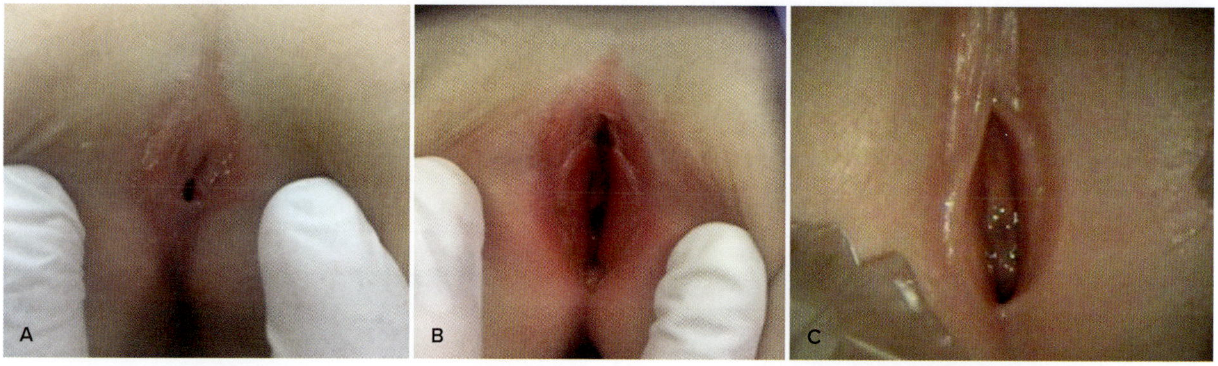

FIGURA 9

A: criança com coaptação das ninfas. B: abertura com *laser*. C: resultado após 30 dias de tratamento.

Fonte: acervo pessoal da Dra. Neila Maria de Góis Speck.

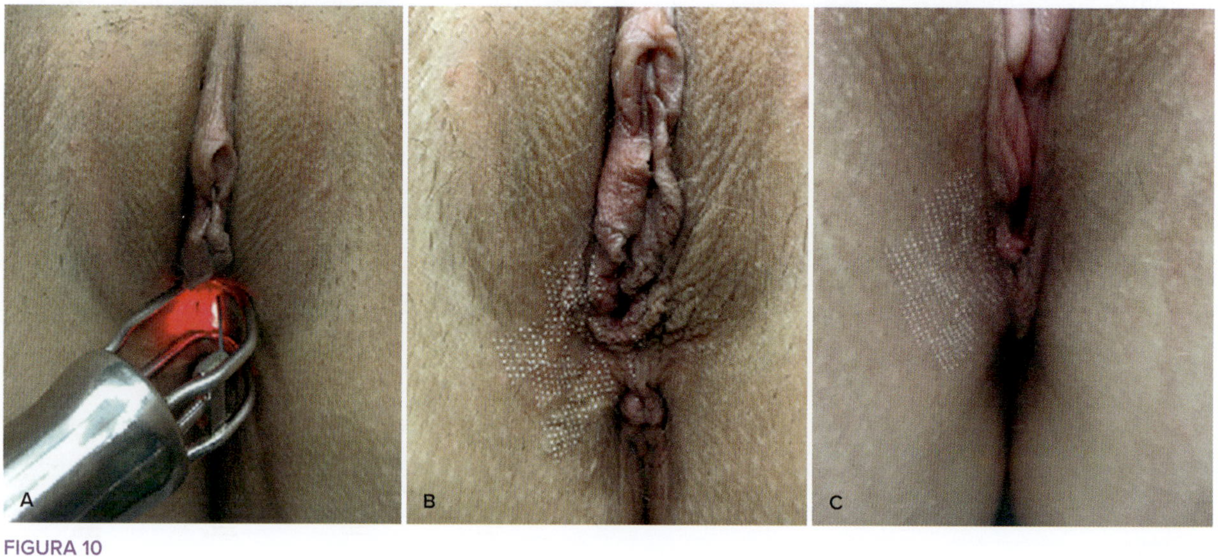

FIGURA 10

A: aplicação de *laser* de CO_2 fracionado em cicatriz episiotomial MLD. B e C: visualização da vulva logo após a aplicação do *laser*.

Fonte: acervo pessoal do Dr. Maurizio Filippini.

cuja terapêutica é feita com corticoide tópico de alta potência, representa quadro desafiador, sobretudo nos casos refratários ao tratamento padrão (Figuras 11 e 12). Apesar da ausência de evidência científica na literatura, para justificar seu uso no tratamento do líquen escleroso vulvar, estudos têm demonstrado resultados promissores com o uso do *laser* de CO_2 fracionado. Este promove remodelamento tecidual, organizando fibras elásticas,

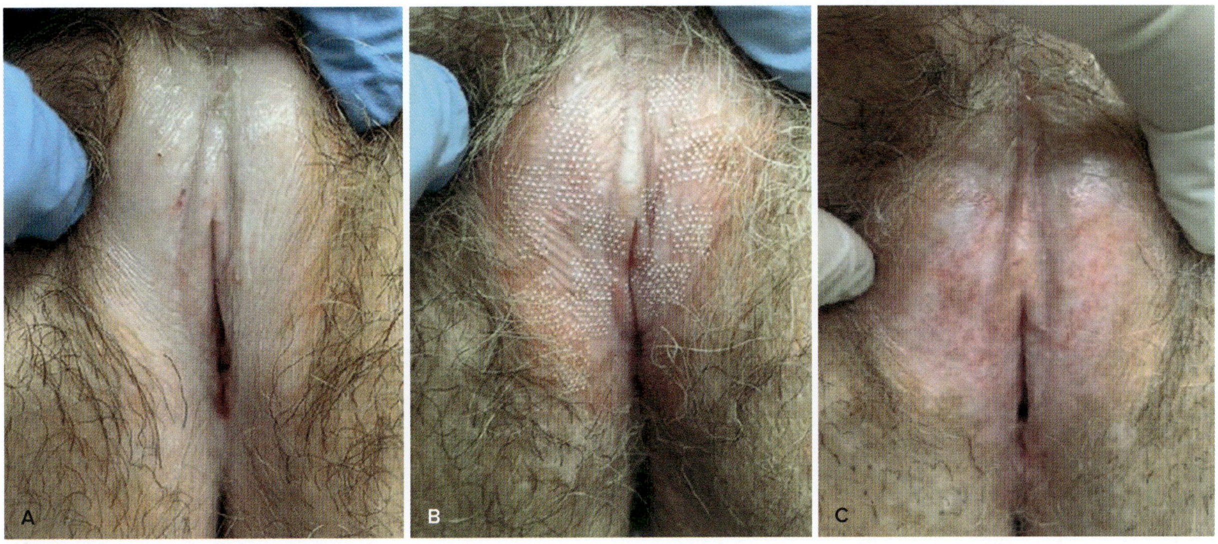

FIGURA 11
A: líquen escleroso vulvar. B: visualização da vulva logo após a aplicação do *laser*. C: aspecto da vulva após 30 dias da primeira aplicação do *laser*.
Fonte: acervo pessoal do Dr. Maurizio Filippini.

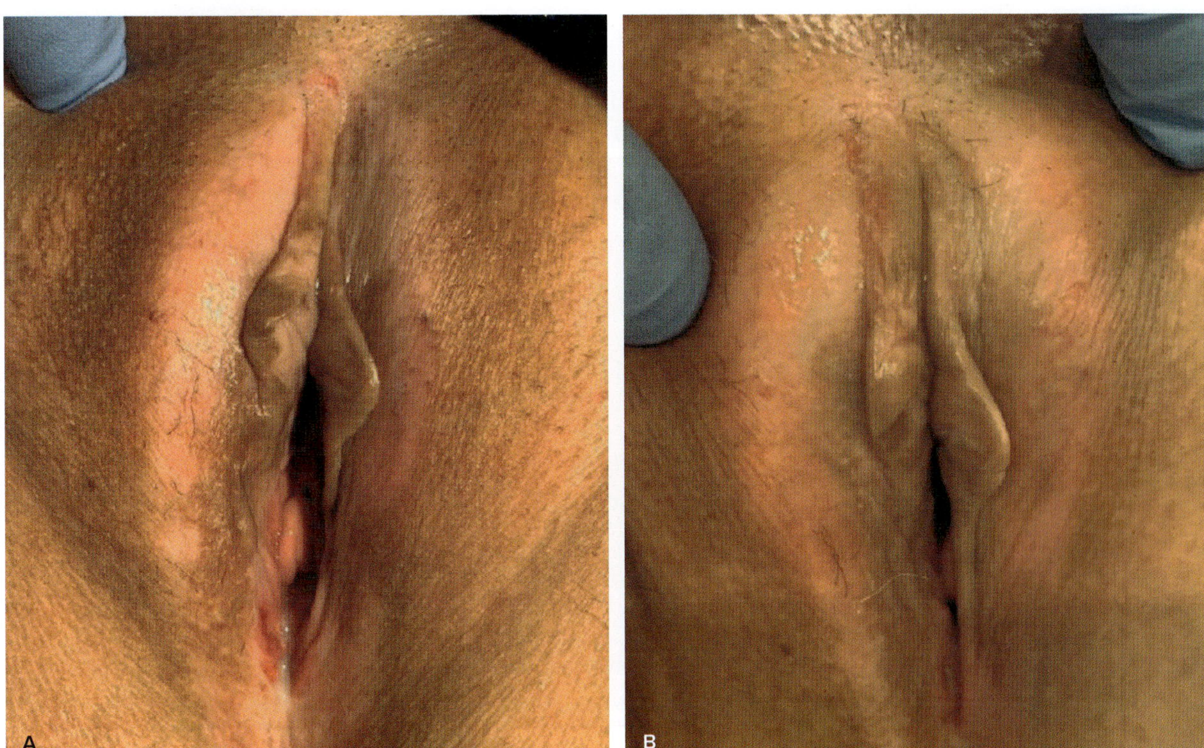

FIGURA 12
A: líquen escleroso vulvar. B: visualização da vulva após 30 dias da terceira aplicação do *laser*.
Fonte: acervo pessoal do Dr. Maurizio Filippini.

resultando na melhora dos sintomas. Apesar de não tratar a causa da doença, reduz a necessidade de cremes à base de corticoide, que, por meio da redução da espessura do epitélio, poderiam, paradoxalmente, levar à piora dos sintomas. No entanto, estudos ainda precisam ser feitos para otimização de resultados e escolha dos melhores parâmetros da laserterapia, assim como a mais efetiva dose de energia e o intervalo e frequência entre as sessões utilizadas (criação de protocolos para seu uso) (Figura 13).

Em relação às fístulas genitais, estas representam uma comunicação anormal entre os sistemas urinário ou intestinal com o trato genital. Estão associadas à sensação de umidade, com odor vaginal pronunciado, dermatite, infecções vaginais recorrentes e limitação social. As fístulas genitointestinais podem ser causadas por trauma obstétrico por parto vaginal, por lesão iatrogênica, radiação prévia, malformação congênita, pós-cirúrgica, como para ressecção colo retal, ou complicação de doença inflamatória intestinal crônica,

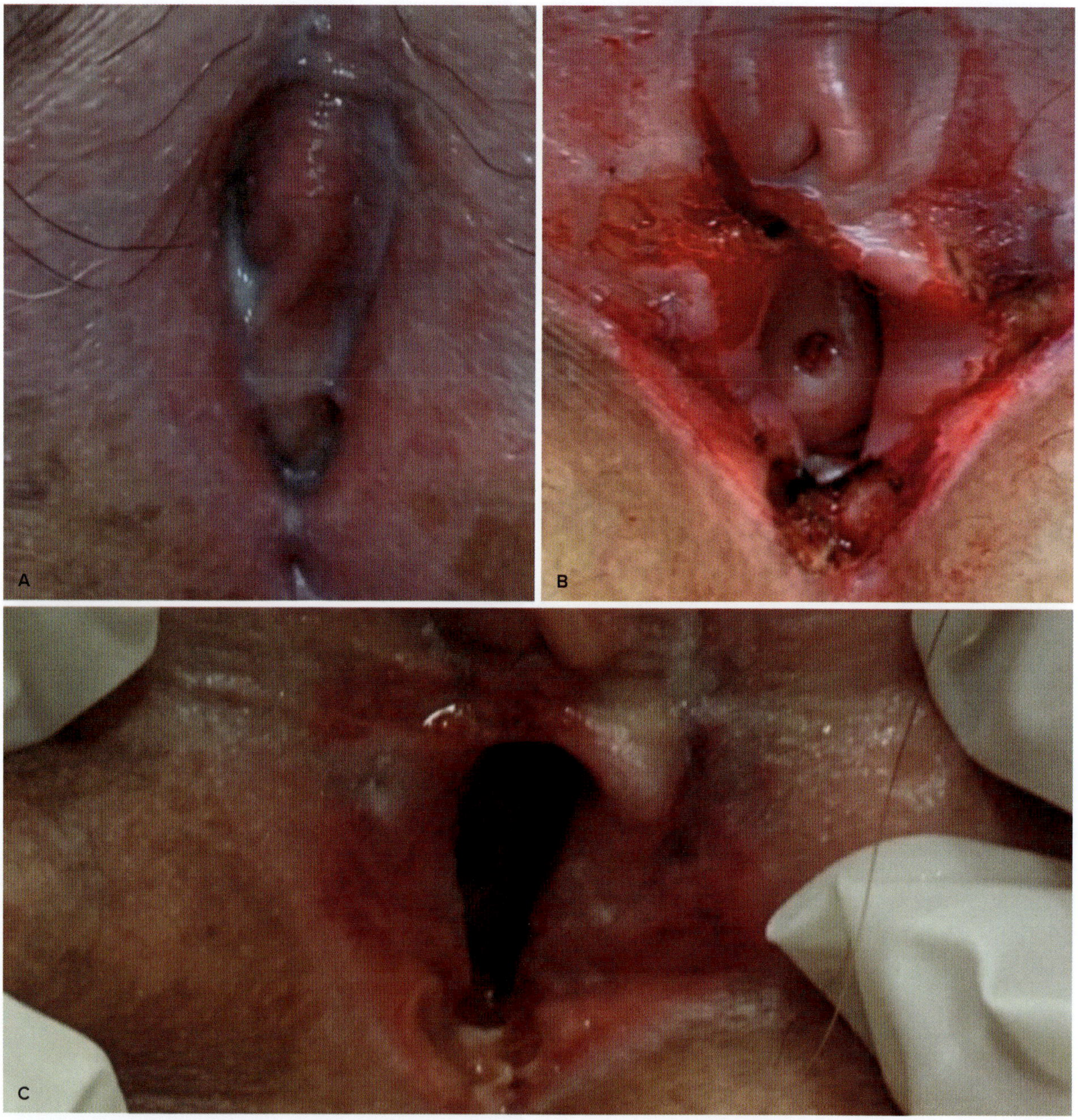

FIGURA 13

A: sequela de líquen escleroso com estenose completa do introito, paciente em anúria. B: realizada abertura com *laser*. C: resultado em 15 dias.

Fonte: acervo do Núcleo de Prevenção de Doenças Ginecológicas da Universidade Federal de São Paulo (Nuprev/Unifesp).

como doença de Crohn. Diversos procedimentos são utilizados no tratamento, no entanto revelam altas taxas de complicações e baixa taxa de sucesso. O *laser* de CO_2 fracionado tem sido estudado como potencial estratégia complementar no tratamento das pacientes acometidas pelo quadro.

Considerações finais

Em 2018, O FDA afirmou que o uso do *laser*, assim como as fontes de energia em geral, não está indicado para rejuvenescimento vaginal ou vaginoplastia, para o tratamento da atrofia vulvovaginal, da incontinência urinária e do líquen escleroso vulvar em função da falta de evidências científicas que justifiquem seu uso em tais condições. Dessa maneira, membros da International Society for Study of Vulvo-vaginal Diseases (ISSVD) e da International Continence Society (ICS) reconhecem a necessidade de estabelecer as recomendações quanto ao uso do *laser*.

Embora existam resultados promissores no seu uso para tratamento de diversas condições ginecológicas com segurança, exige treinamento específico, evitando-se práticas indevidas como queimaduras vistas na Figura 14. Ressalta-se ainda a necessidade de informações adicionais, uma vez que muitas questões permanecem sem resposta, como estudos comparativos mais robustos com o tratamento padrão de cada doença e seus efeitos em longo prazo.

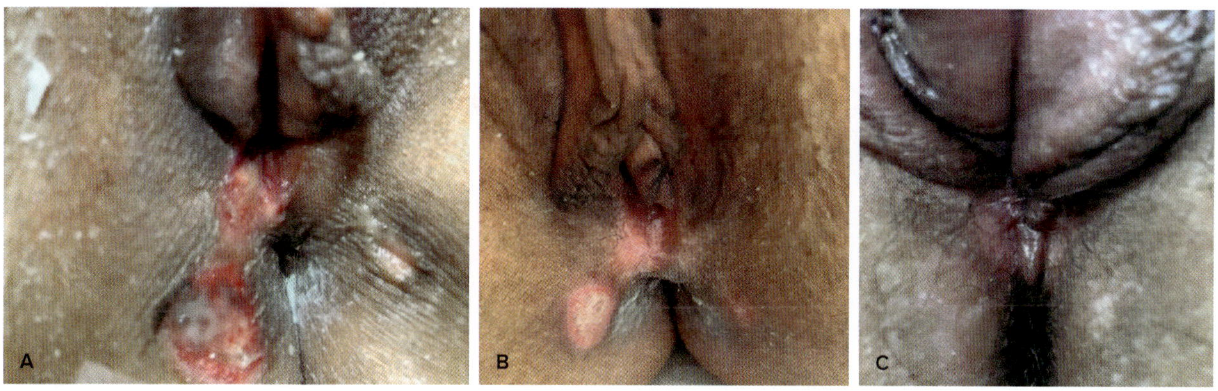

FIGURA 14
A: úlceras vulvares oriundas de inadequação técnica na utilização de *laser* de CO_2 fracionado. B: visualização da vulva após 30 de tratamento clínico. C: visualização da vulva após 5 meses de tratamento clínico.
Fonte: acervo pessoal da Dra. Denise Gasparetti Drumond.

REFERÊNCIAS BIBLIOGRÁFICAS

1. Adelman MR, et al. Laser technology and applications in gynaecology. Journal of Obstetrics and Gynaecology, Tokyo. 2013;33(3):225-31.
2. Cruz VL, et al. Randomized, double-blind, placebo-controlled clinical trial for evaluating the efficacy of fractional co2 laser compared with topical estriol in the treatment of vaginal atrophy in postmenopausal women. Menopause. 2018;25(1):21-8.
3. Curi DG, et al. Líquen escleroso vulvar: descrição de cinco casos de sucesso com laser Erbium-YAG 2940. Surgical & Cosmetic Dermatology, São Paulo. 2017; 9(3):265-8.
4. Drumond DG, Chebli JMF, Speck NMG, Chebli LA, Pannain GD, Esperança SD, et al. Case report: treatment for rectovaginal fistula in Crohn's disease using fractionate CO2 vaginal laser with anti-tnf therapy. Photobiomodul Photomed Laser Surg. 2019;37(7):451-4.
5. Drumond DG, Speck NMG, Chebli JMF, Conde CMS, Chebli LA, Pannain GD, et al. Treatment of Rectovaginal Fistula Using Fractionate CO2 Vaginal Laser: A Case Series. Photobiomodul Photomed Laser Surg. 2021;39(9):622-9.
6. Dutra PFSP, Heinke T, Pinho SC, Focchi GRA, Tso F, de Almeida BC, et al. Comparison of topical fractional CO2 laser and vaginal estrogen for the treatment of genitourinary syndrome in postmenopausal women: a randomized controlled trial. Menopause. 2021 May 17;28(7):756-63.
7. Escribano JJT, et al. Tratamiento del síndrome genitourinario de la menopausia mediante láser fraccionado CO2: una opción terapéutica emergente. Revista Chilena de Obstetricia y Ginecología, Santiago. 2016;81(2):138-51.
8. Fambrini M, Penna C, Pieralli A, Fallani MG, Anderson KL, Lozza V, et al. Carbon-dioxide laser vaporization of the Bartholin gland cyst: a retrospective analysis on 200 cases. J Minim Invasive Gynecol. 2008;15(3):327-31.
9. Figueiredo ACN, Duarte PEFSAR, Gomes TPM, Borrego JMP, Marques CAC. Bartholin's gland cysts: management with carbon-dioxide laser vaporization. Rev Bras Ginecol Obstet. 2012; 34(12):550-4.
10. Filippini M, Farinelli M. Preliminary Results after four years of monalisa touch® treatments on subjects with genitourinary syndrome of menopause (GSM). 2017. Disponível em: https://www.monalisatouch.com/preliminary-results-after-four-years-of-monalisa-touch-treatments-on-subjects-with-genitourinary-syndrome-of-menopause-gsm/. Acesso em: 2 dez. 2019.
11. Filippini M, Porcari I, Ruffolo AF, et al. CO2-Laser therapy and Genitourinary Syndrome of Menopause: A Systematic Review and Meta-Analysis. J Sex Med 2022;19:452-70.
12. Filippini M, Sozzi J, Farinelli M, Verdelli A. Effects of Fractional CO2 Laser Treatment on Patients Affected by Vulvar Lichen Sclerosus: A Prospective Study. Photobiomodul Photomed Laser Surg. 2021 Dec;39(12):782-8.

13. Gambacciani M, Palacios S. Laser therapy for the restoration of vaginal function. Maturitas. 2017;99:10-5.
14. Gaspar A, Maestri S, Silva J, et al. Intraurethral Erbium:YAG laser for the management of urinary symptoms of genitourinary syndrome of menopause: A pilot study. Lasers Surg Med. 2018;50(8):802-7.
15. Godoy CAP. Unusual Remodeling of the hyalinization band in vulval lichen sclerosus by type v collagen and ECM 1 protein. Clinics. 2015;70(5):356-62.
16. Gonzalez IP, Jaguszewska K, Cardona JL, Lukaszuk M. Long-term effect of thermoablative fractional CO2 laser treatment as a novel approach to urinary incontinence management in women with genitourinary syndrome of menopause. Int Urogynecol J. 2018;29(2):211-5.
17. Khamis Y, Abdelhakim AM, Labib K, Islam BA, et al. Vaginal CO2 laser therapy versus sham for genitourinary syndrome of menopause management: a systematic review and meta-analysis of randomized controlled trials. Menopause. 2021 Aug 9; 28(11):1316-22.
18. Panici PB, Manci N, Bellati F, Di Donato V, Marchetti C, Calcagno M, et al. CO2 Laser therapy of the Bartholin's gland cyst: surgical data and functional short and long-term results. J Minim Invasive Gynecol. 2007;14(3):348-51.
19. Patel CKN. Selective excitation through vibrational energy transfer and optical maser action in N2-CO2. Physical Review Letters. 1964;13(21):617-9.
20. Preti M, et al. The clinical role of laser for vulvar and vaginal treatments in gynecology and female urology: an ICS/ISSVD best practice consensus document. Neurourol Urodyn. 2019;38(3):1009-23.
21. Salvatore S, et al. A 12-week treatment with fractional CO2 laser for vulvovaginal atrophy: a pilot study. Climacteric. 2014;17(4):363-9.
22. Samuels JB, Garcia MA. Treatment to External Labia and Vaginal Canal with CO2 Laser for Symptoms of Vulvovaginal Atrophy in Postmenopausal Women. Aesthet Surg J. 2019;39(1):83-93.
23. Shobeiri SA, Kerkhof MH, Minassian VA, Bazi T. IUGA committee opinion: laser-based vaginal 37 devices for treatment of stress urinary incontinence, genitourinary syndrome of menopause, and vaginal laxity. Int Urogynecol J. 2019;30(3):371-6.
24. Streicher LF. Laser CO2 fraccionado vulvar y vaginal. Tratamientos para el síndrome genitourinario menopaúsico. Revista Colombiana de Menopausa. 2018;24(4):51-3.
25. Tadir Y, Gaspar A, Lev-Sagie A, et al. Light and energy-based therapeutics for genitourinary syndrome of menopause: Consensus and controversies. Lasers Surg Med. 2017;49(2):137-59.
26. Walter JE, Larochelle A. No. 358-Intravaginal Laser for Genitourinary Syndrome of Menopause and Stress Urinary Incontinence. J Obstet Gynaecol Can. 2018:40(4):503-11.

16.1 Inovações em técnicas terapêuticas na abordagem vulvar

16.1.2

Radiofrequência: tratamento ablativo e/ou excisional – indicações

Márcia Farina Kamilos

RADIOFREQUÊNCIA: TRATAMENTO ABLATIVO E/OU EXCISIONAL – INDICAÇÕES

A radiofrequência (RF) de alta frequência é um método terapêutico de energia eletrocirúrgica muito utilizado em várias situações no trato anogenital, desde o colo uterino, vagina, meato uretral, vulva, períneo, região perianal, até anal. Apresenta como vantagens o efeito térmico controlável na profundidade e lateralidade, adaptável a diferentes tecidos, conforme a impedância tecidual, com resultados regenerativo e estético-cicatricial adequados, além da alta acessibilidade.

Na vulva, sua utilização é muito variada, incluindo procedimentos excisionais, destrutivos e estimulatório microablativo fracionado, este com a intenção de promover neocolagênese, neoelastogênese, neoangiogênese, aumento de densidade de capilares, incremento de fibroblastos e aumento da espessura epitelial. O método fracionado promove reconstrução de tecidos, estimula a proliferação celular, a síntese proteica e a revascularização, o que resulta em aumento do trofismo e em redução ou eliminação de sintomas, e pode ser utilizado como primeira opção terapêutica, como outra opção ou complementar a outras opções, como a medicamentosa.

Necessita de treinamento específico, porém a curva de aprendizado é curta. As complicações são raras, e estão diretamente relacionadas ao treinamento e a indicações precisas.

Aplicações/diagnóstico

- Excisional (radiofrequência linear contínua – convencional): pode-se realizar biópsias, sendo excelente para excisão de lesões pediculadas (Figura 1) e sésseis, como pólipos, tumores benignos, condilomas, entre várias outras. Também são possíveis a incisão e a drenagem de cisto ductal de glândula de Bartholin, isto é, a marsupialização (Figura 2); realiza-se vaporização da cápsula cística, com a intenção de tratamento definitivo para substituir a bartholinectomia convencional (Figura 3). Permite-se realizar labioplastias (Figura 4), capuzplastia.
- Destrutivo ou ablativo (radiofrequência pulsada): tratamento de lesões precursoras intraepiteliais escamosas, isto é, as neoplasias intraepiteliais (Figura 5), sendo especialmente importante nas lesões multicêntricas; também se pode realizar terapêutica de queratose seborreica, angioqueratomas (Figura 6), entre outras.
- Estimulatório (RF fracionada microablativa): indicado para atrofia vulvovaginal, incluindo todas as estruturas do vestíbulo vulvar (Figura 7) e sulcos interlabiais, pequenos lábios, prepúcio do clitóris; carúnculas uretrais (Figura 8). Também indicado em sintomas urinários de disúria, urgência, urgeincontinência e para tratamento estético da flacidez no monte pubiano, grandes lábios (Figura 9), virilhas, face interna das coxas; fissuras vulvares (Figura 10); líquen escleroso vulvar (Figura 11); redução de plicomas anais (Figura 12).

Diagnóstico subsidiário

Nos tratamentos excisionais ou destrutivos mais extensos, realizados em centro cirúrgico com anestesia além da local, solicitar exames pré-operatórios de rotina, como hemograma, coagulograma, ureia, creatinina, acrescentando o que for necessário se coexistência de comorbidades.

Conduta terapêutica

Nos procedimentos destrutivos por vaporização de lesões precursoras, lembrar da margem cirúrgica de 2-3

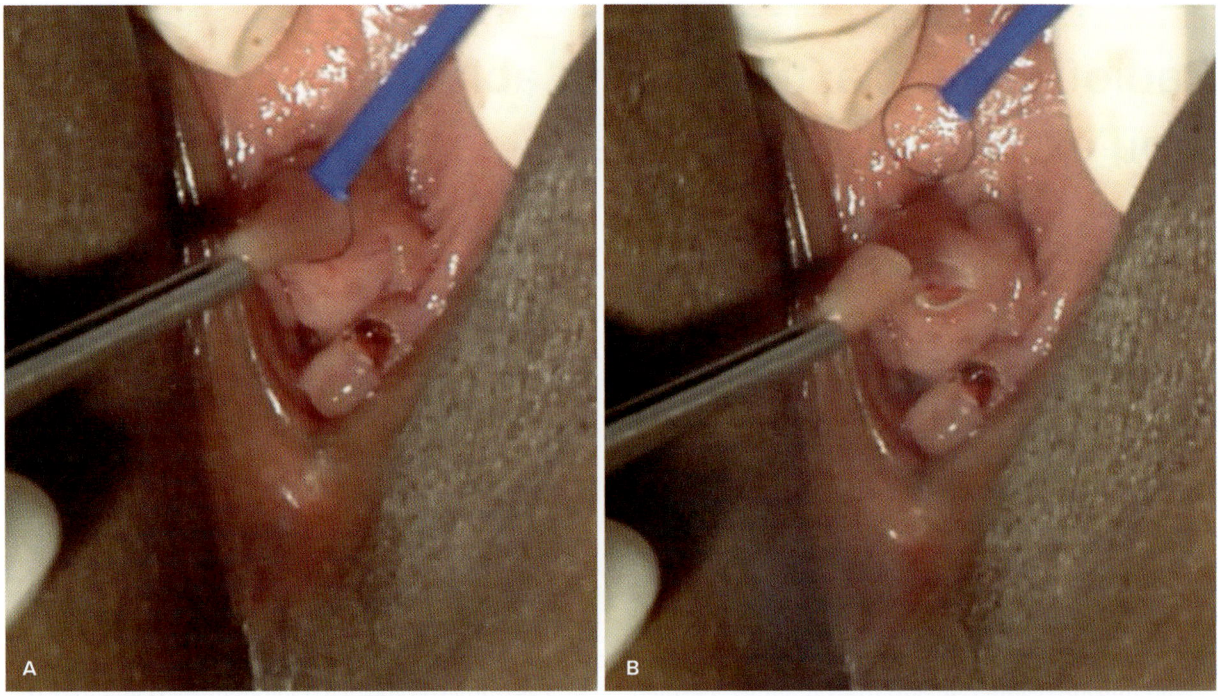

FIGURA 1
Excisão com radiofrequência linear contínua de carúncula polipoide himenal com eletrodo em alça pequena (A), modo corte, potência 15 W, modo coagulação para hemostasia com eletrodo esférico de 3 mm, 20 W, aparelho Wavetronic 6000 de 4 Mega Hertz da Loktal Medical Eletronics (este foi o aparelho utilizado em todas as imagens); aspecto logo após a excisão com mínimo dano térmico (B).
Fonte: arquivo pessoal da Dra. Márcia Farina Kamilos.

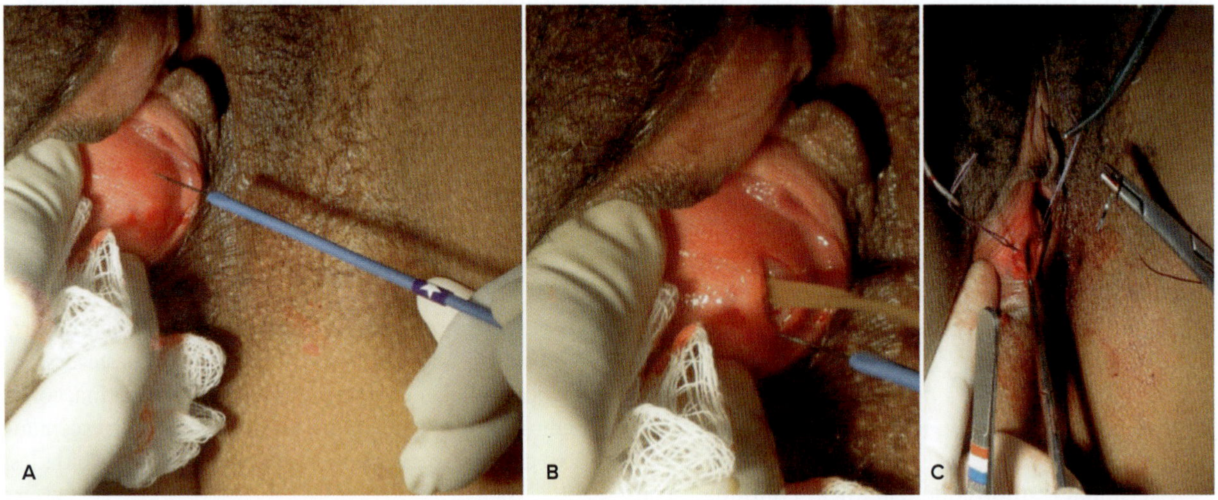

FIGURA 2
Cisto ductal da glândula de Bartholin, incisão com eletrodo agulha, modo corte, potência 30 W (A); drenagem do conteúdo cístico (B); pontos de aproximação da cápsula cística com a mucosa do vestíbulo (C), realizada a marsupialização, nos casos em que se deseja preservar a função glandular.
Fonte: acervo pessoal da Dra. Márcia Farina Kamilos.

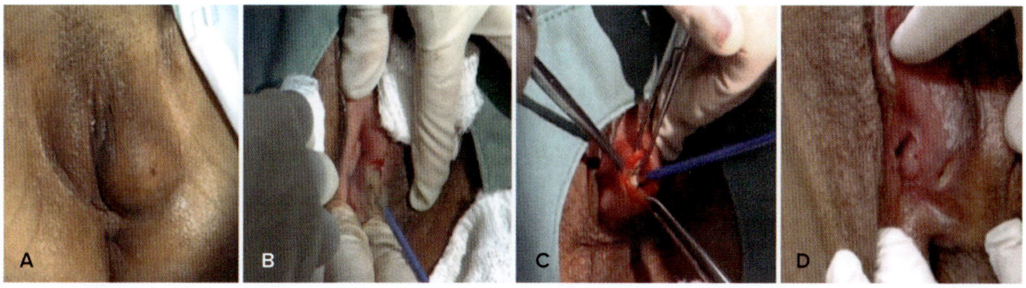

FIGURA 3
Cisto ductal da glândula de Bartholin (A) com conteúdo crônico, espesso; realizada incisão com eletrodo agulha (B); após drenagem e limpeza do conteúdo cístico, vaporização superficial da cápsula no modo coagulação 45 W (C); cicatrização por segunda intenção, aspecto com fibrina após 15 dias (D).
Fonte: acervo pessoal da Dra. Márcia Farina Kamilos.

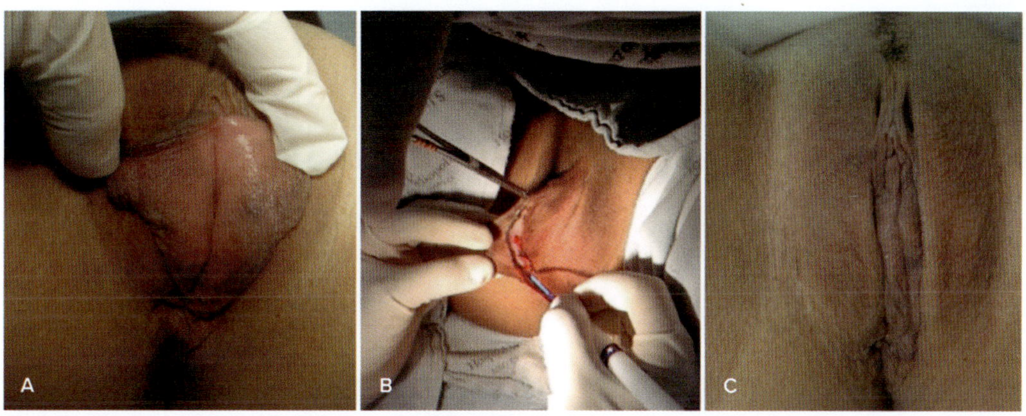

FIGURA 4
Hipertrofia dos pequenos lábios (A); labioplastia, incisão com eletrodo agulha 35 W (B), hemostasia com eletrodo esférico modo coagulação 45W; aspecto após 3 meses (C).
Fonte: acervo pessoal da Dra. Márcia Farina Kamilos.

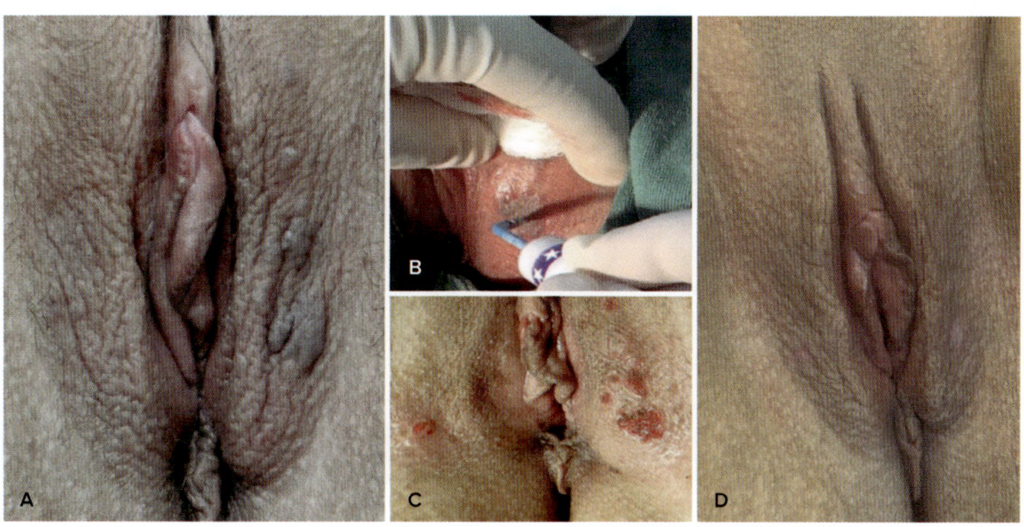

FIGURA 5
Neoplasia intraepitelial vulvar multifocal (A); vaporização com radiofrequência pulsada, eletrodo esférico de 1 mm, modo pulse, potência 30 W, 20 ciclos por segundo (B); aspecto logo após a vaporização (C); aspecto cicatricial após 21 dias (D).
Fonte: acervo pessoal da Dra. Márcia Farina Kamilos.

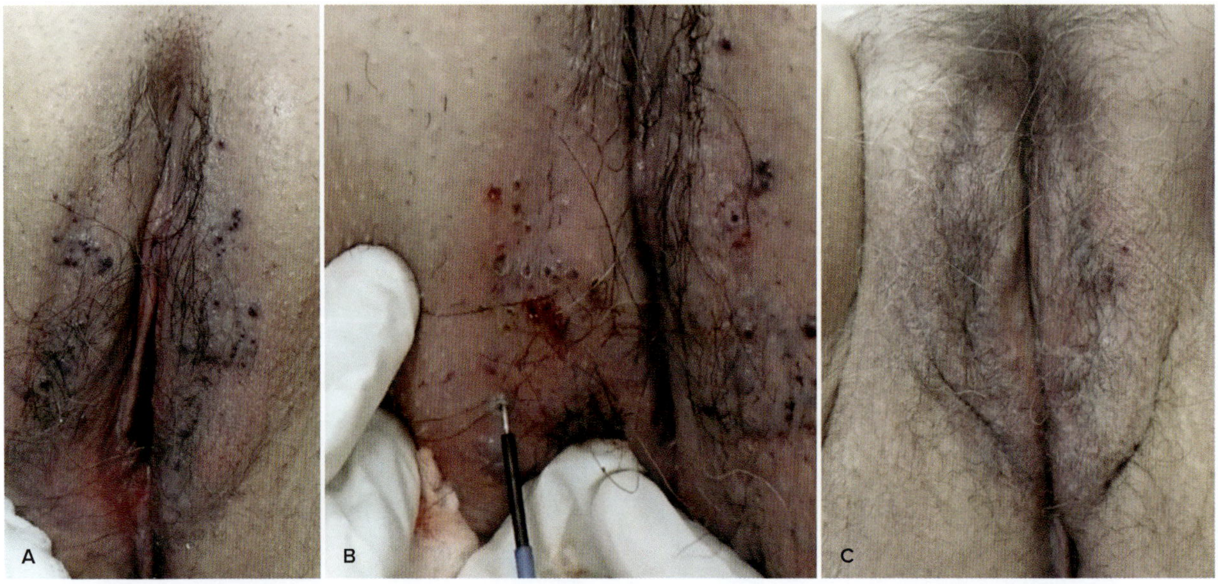

FIGURA 6
Numerosos angioqueratomas dispersos e confluentes nos grandes lábios (A); vaporização com radiofrequência pulsada, eletrodo esférico de 1 mm, potência 30 W, 10 ciclos por segundo (B); aspecto após 30 dias (C).
Fonte: acervo pessoal da Dra. Márcia Farina Kamilos.

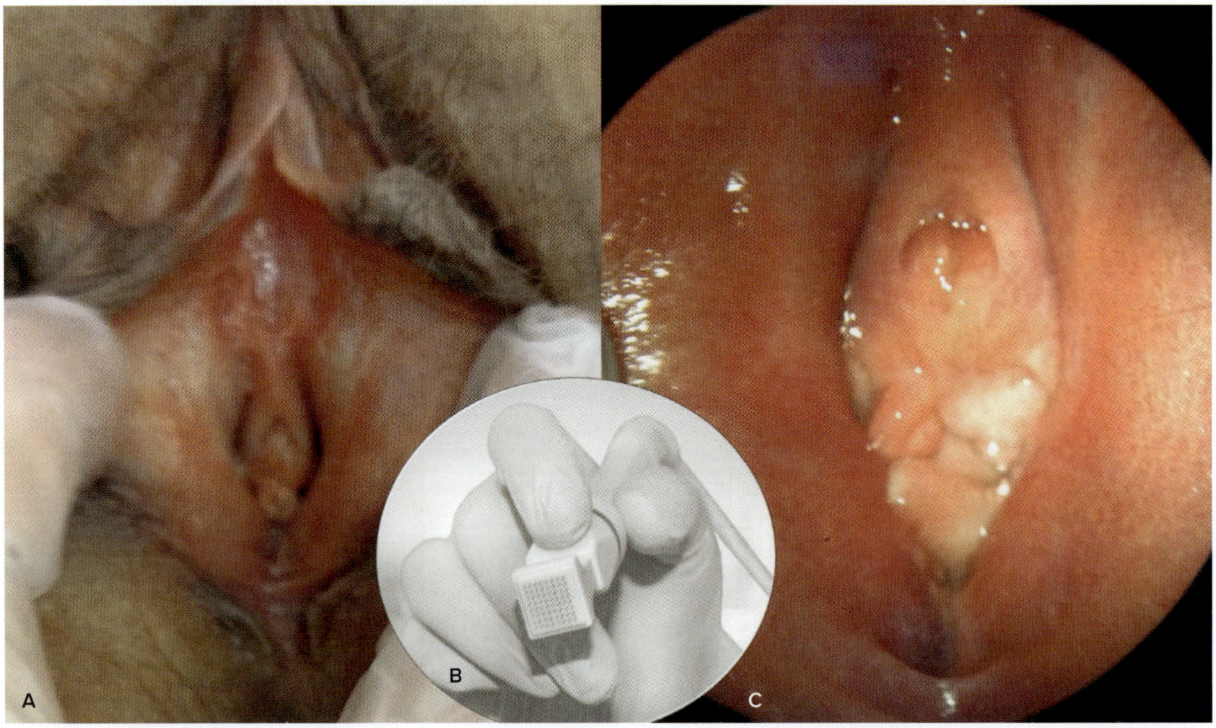

FIGURA 7
Atrofia do vestíbulo vulvar em paciente de 34 anos tratada para câncer de mama e em uso de antiestrogênico (A), sintomática; aspecto da melhora do trofismo tecidual e dos sintomas após 3 sessões de radiofrequência fracionada microablativa utilizando eletrodo fracionado, potência 45 W, modo Fraxx, Low Energy, com intervalo de 30 dias entre cada aplicação.
Fonte: acervo pessoal da Dra. Márcia Farina Kamilos.

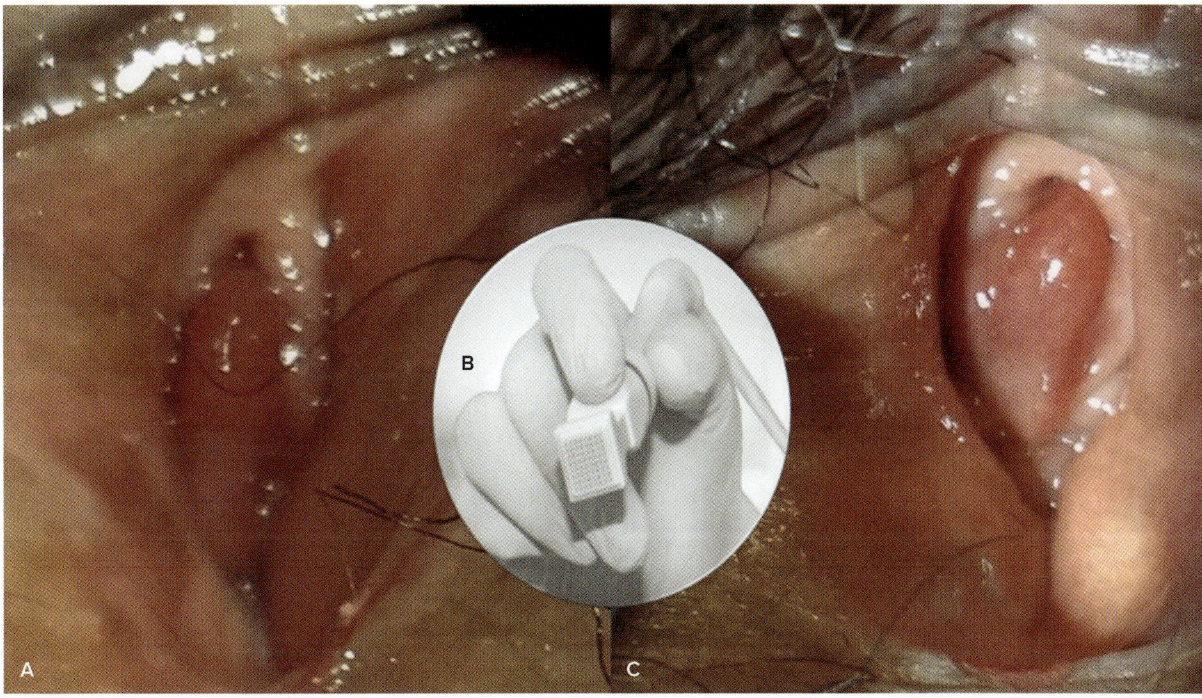

FIGURA 8

Carúncula do meato uretral (A), paciente refere disúria frequente; utilizado eletrodo fracionado (B) modo Fraxx, potência 45 W, Low Energy; aspecto da redução da carúncula após o primeiro procedimento (C). Foram realizadas 3 sessões com 30 dias de intervalo, com remissão completa.

Fonte: acervo pessoal da Dra. Márcia Farina Kamilos.

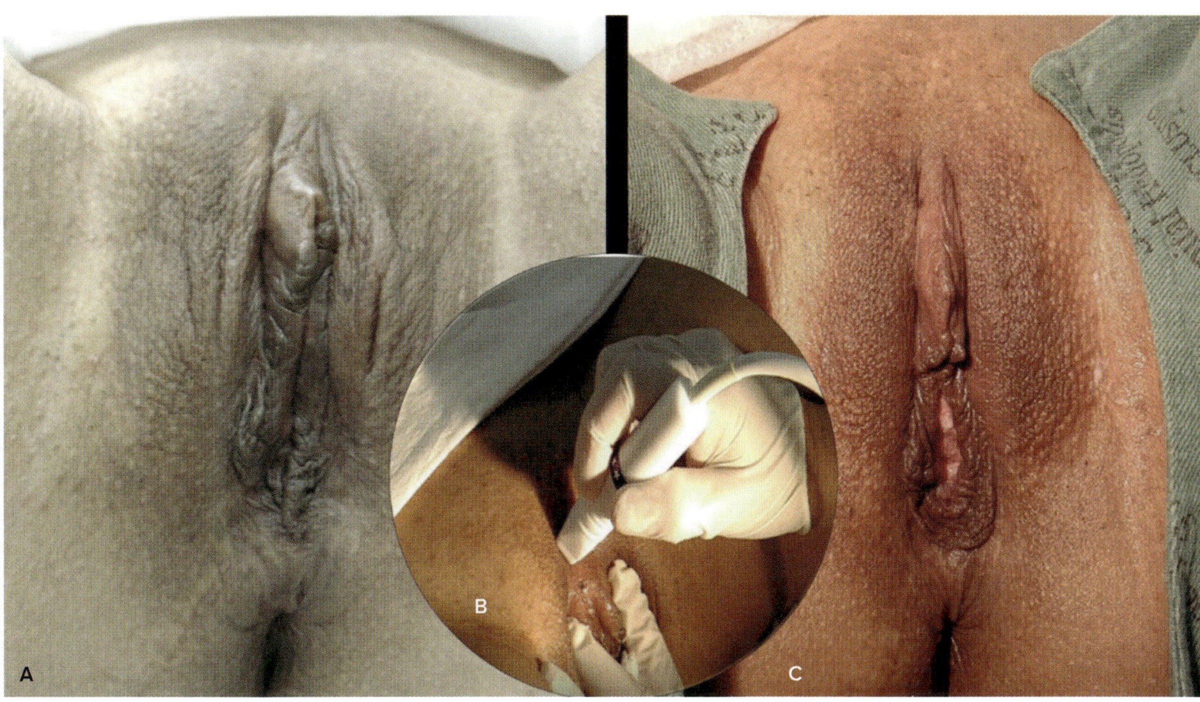

FIGURA 9

Discreta flacidez nos grandes lábios, paciente de 50 anos (A); eletrodo fracionado, modo Fraxx, Medium Energy (B); aspecto da melhora do trofismo após 2 sessões com intervalo de 30 dias (C). Paciente realizou o procedimento concomitante à aplicação vaginal para tratamento de síndrome geniturinária da menopausa.

Fonte: acervo pessoal da Dra. Márcia Farina Kamilos.

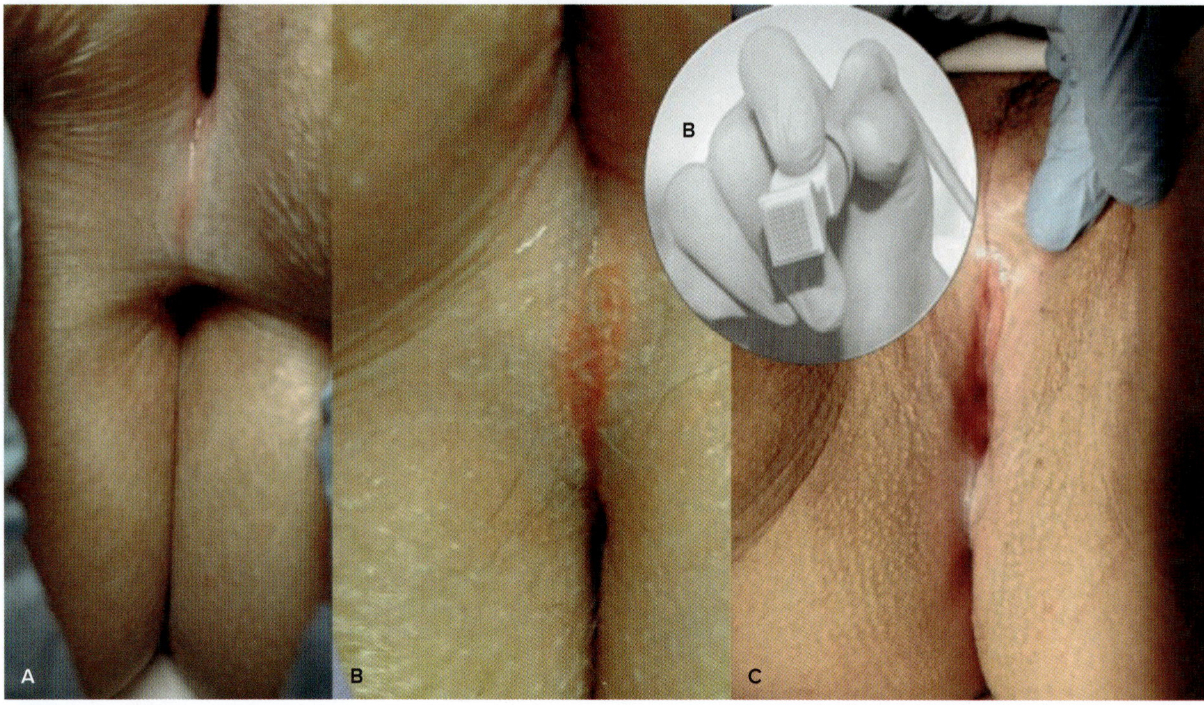

FIGURA 10
Fissura crônica vulvoperineal em paciente com líquen escleroso vulvar (A); aspecto das microablações fracionadas realizadas com eletrodo fracionado (B); cicatrização da fissura após 2 sessões com 30 dias de intervalo (C).
Fonte: acervo pessoal da Dra. Márcia Farina Kamilos.

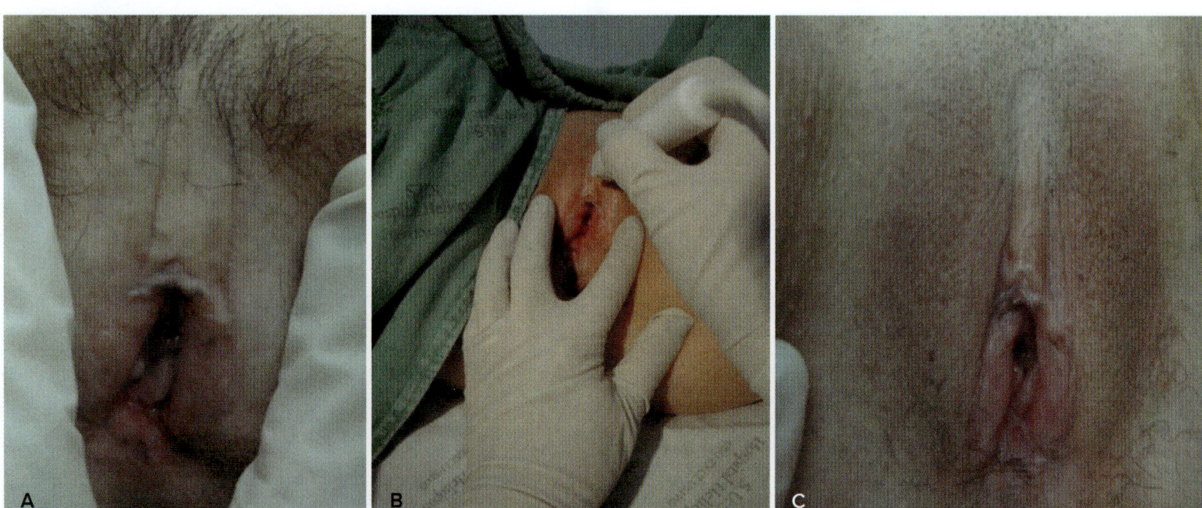

FIGURA 11
Líquen escleroso vulvar sintomático e refratário ao tratamento com clobetasol em paciente de 37 anos, com intensa atrofia, hipocromia e apagamento dos sulcos interlabiais (A); realizou 6 sessões de radiofrequência fracionada microablativa (B) com intervalo de aproximadamente 60 dias no primeiro ano do tratamento, com suspensão do uso do corticoide, e realizou manutenção com 1 sessão anual por mais 2 anos; aspecto da melhora persistente do trofismo e do prurido vulvar (C).
Fonte: acervo pessoal da Dra. Márcia Farina Kamilos.

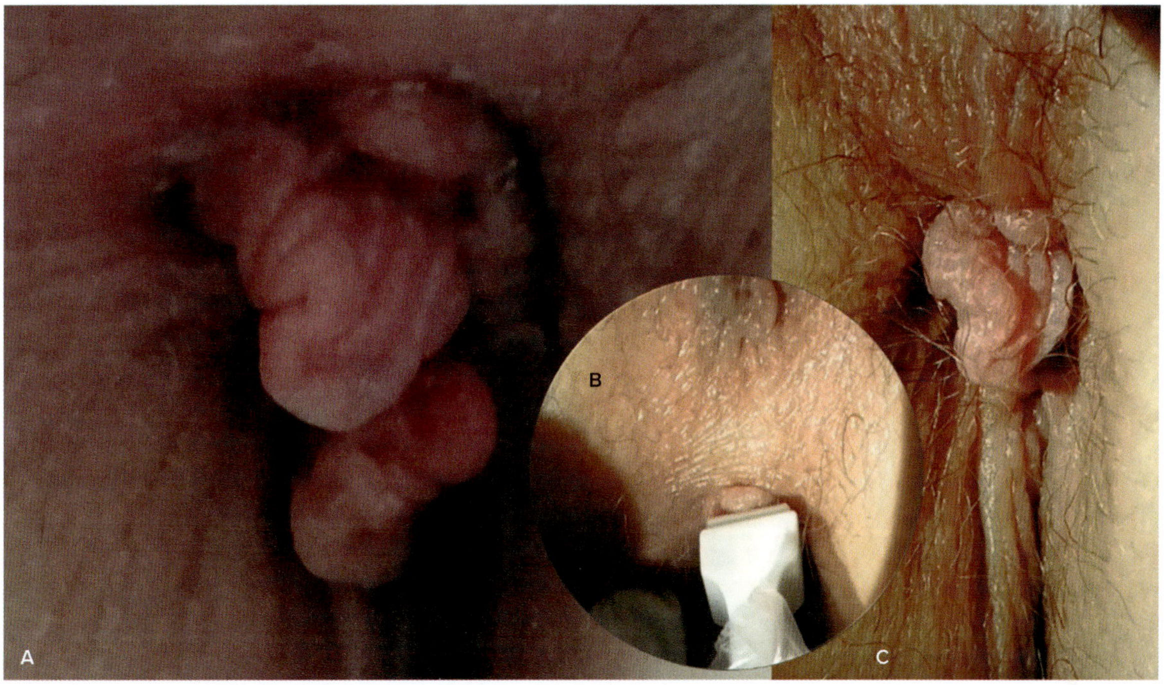

FIGURA 12

Plicomas anais em paciente de 54 anos (A); eletrodo fracionado, 45 W, Medium Energy, aplicado com 3-4 repassagens nos plicomas (B); redução de 70% da extensão do plicoma após 2 sessões (C).

Fonte: acervo pessoal da Dra. Márcia Farina Kamilos.

mm, e aprofundar a vaporização tecidual conforme a área da vulva afetada (p. ex., na área de pele com pelos, os anexos cutâneos envolvem até 3 mm de profundidade). Podem ser utilizados cremes cicatrizantes e com antibiótico após o procedimento.

A RF fracionada microablativa na vulva necessita de anestesia tópica com lidocaína *spray* a 10% na região de mucosa e semimucosa; na pele necessita de creme anestésico mais potente (lidocaína 15-23% com prilocaína a 7%, manipulado, uso exclusivo pelo médico, respeitando limite de extensão da aplicação).

REFERÊNCIAS BIBLIOGRÁFICAS

1. Alexiades M, Berube D. Randomized, blinded, 3-arm clinical trial assessing optimal temperature and duration for treatment with minimally invasive fractional radiofrequency. Dermatol Surg. 2015 May;41(5):623-32.
2. Bianchi-Ferraro MH, Seki AA, Fonseca MGF. et al. Tratamentos alternativos para incontinência urinária de stress: laser e radiofrequência microablativa. Um estudo duplo cego, randomizado, controlado. C.AUGS/IUGA Scientific Meeting Abstracts of Poster Presentations, IUGA 44th Annual Meeting – Nashville, TN, USA, September 24-28, 2019.
3. Carvalho GF, Silva RM, Mesquita Filho JJ, et al. Avaliação dos efeitos da radiofrequência no tecido conjuntivo. Rev Bras Med. 2011;68(2,n,esp).
4. Casabona G, Presti C, Manzini M, et al. Fractional ablative radiofrequency: a pilot study of twenty cases involving rejuvenation of the lower eyelid. Surg Cosmet Dermatol. 2014;6(1):50-5.
5. Cohen JL, Weiner SF, Pozner JN, et al. Multi-Center Pilot Study to Evaluate the Safety Profile of High Energy Fractionated Radiofrequency with Insulated Microneedles to Multiple Levels of the Dermis. J Drugs Dermatol. 2016 Nov 1;15(11):1308-12.
6. Hantash BM, Ubeid AA, Chang H, et al. Bipolar fractional radiofrequency treatment induces neoelastogenesis and neocollagenesis. Lasers Surg Med. 2009 Jan;41(1):1-9.
7. Kamilos MF, Borrelli CL. New therapeutic option in genitourinary syndrome of menopause: pilot study using microablative fractional radiofrequency. Einstein (Sao Paulo). 2017 Oct-Dec;15(4):445-51.
8. Kamilos MF, Borrelli CL, Sciuto R, et al. Is electrosurgery fulguration a better procedure for Bartholin's gland cyst? Rev Assoc Med Bras (1992). 2020 May 15;66(2):201-9.
9. Kamilos MF, Fialho SA. A Radiofrequência fracionada no tratamento de líquen escleroso vulvar: um relato de caso. Femina. 2020;48(12):764-8.
10. Kamilos MF, Aguiar LM, Batista VH, et al. Microablative fractional radiofrequency as a therapeutic option for vulvar lichen sclerosus: a pilot study. Clinics (Sao Paulo). 2021 Mar 26;76:e2567.
11. Romero-Otero J, Lauterbach R, Aversa A, et al. Radiofrequency-Based Devices for Female Genito-Urinary Indications: Position Statements From the European Society of Sexual Medicine. J Sex Med. 2020 Mar;17(3):393-9.
12. Sarmento AC, Fernandes FS, Marconi C, et al. Impact of microablative fractional radiofrequency on the vaginal health, microbiota, and cellularity of postmenopausal women. Clinics (Sao Paulo). 2020;75:e1750.
13. Slongo H, Lunardi ALB, Riccetto CLZ, et al. Microablative radiofrequency versus pelvic floor muscle training for stress urinary incontinence: a randomized controlled trial. Int Urogynecol J. 2022 Jan;33(1):53-64.
14. Tadir Y, Gaspar A, Lev-Sagie A, et al. Light and energy based therapeutics for genitourinary syndrome of menopause: Consensus and controversies. Lasers Surg Med. 2017 Feb;49(2):137-59.

16.2

Vacinação contra o HPV e as doenças da vulva

Cecília M. Roteli Martins

INTRODUÇÃO

O vírus do papiloma humano (HPV) é uma infecção de transmissão sexual que é o fator causal das lesões no trato anogenital e orofaríngea de homens e mulheres. A infecção persistente com os tipos de HPV oncogênicos é a causa virtual de todos os cânceres do colo uterino. Os tipos de HPV oncogênicos 16 e 18 causam aproximadamente 70% de todos os cânceres de colo uterino, e os tipos 31, 33, 45, 52 e 58 causam 20% adicionais. Os HPV 16 e 18 são responsáveis por 90% dos cânceres de ânus e por significante proporção de outras localizações, como câncer de orofaringe, vulvar e vaginal, além dos cânceres de pênis. Já os HPV não oncogênicos 6 e 11 causam 90% das verrugas anogenitais.

Em relação às doenças da vulva, os HPV oncogênicos são associados às lesões precursoras e às neoplasias malignas vulvares. As lesões intraepiteliais escamosas da vulva (SIL), previamente referidas como neoplasia intraepitelial vulvar (NIV), formam um grupo de condições pré-malignas que, na grande maioria das vezes, está associada à infecção por HPV oncogênicos. No entanto, não existe método de rastreamento de rotina para SIL ou carcinoma da vulva.

PREVENÇÃO PRIMÁRIA

As vacinas HPV foram desenvolvidas para proteger contra a infecção por tipos virais que são causadores de doenças e lesões no trato genital, incluindo a vulva. Uma história clínica de verrugas genitais, um teste positivo de DNA HPV, bem como um resultado anormal de citologia ou histologia cervical, vaginal, vulvar ou anal (todas indicativas de infecção prévia por HPV), não contraindicam a vacinação; ainda assim, a imunização é recomendada, uma vez que pode proteger contra infecções dos tipos vacinais que ainda não foram adquiridos. Entretanto, é importante esclarecer que a vacinação nessas mulheres não tem efeito terapêutico nas infecções preexistentes ou nas lesões associadas aos HPV e que os benefícios não serão iguais aos das mulheres vacinadas antes da exposição ao vírus.

VACINAS DISPONÍVEIS

Foram desenvolvidas três principais vacinas que são comercializadas globalmente. A vacina quadrivalente (Gardasil 4V) foi comercializada após aprovação pela Food and Drug Administration (FDA) em 2006, para a prevenção da infeção por HPV 16 e 18 e para a prevenção de verrugas genitais (HPV 6 e 11). Em 2007, o Centers for Disease Control and Prevention Advisory Committee for Immunization Practices (ACIP) recomendou a vacina profilática para adolescentes e mulheres jovens (9-26 anos). Posteriormente, a vacina quadrivalente foi aprovada para homens de 9-26 anos. Em 2010, a vacina bivalente (Cervarix®) contra HPV 16 e 18 foi aprovada pela FDA a partir dos 9 anos de idade para homens e mulheres, e também recomendada pela ACIP.

No Brasil, são três as vacinas aprovadas pela Agência Nacional de Vigilância Sanitária (Anvisa): bivalente, para os tipos de HPV 16 e 18 (Cervarix®), quadrivalente, para os tipos de HPV 6, 11, 16 e 18 (Gardasil® 4V), e nonavalente (Gardasil® 9V), para os tipos de HPV 6, 11, 16, 18, 31, 33, 45, 51 e 58, esta última ainda não disponível em nosso país até o momento. Entretanto, atualmente temos a disponibilidade apenas da vacina quadrivalente e a promessa de termos disponível a nonavalente em um futuro próximo. A vacina bivalente é aprovada para mulheres acima de 9 anos, e a quadrivalente para mulheres entre 9-45 anos e homens entre 9-26 anos.

Todas essas vacinas são profiláticas, desenhadas para prevenir infecções por tipos específicos de HPV e consequentemente prevenir as lesões associadas a essa infecção. Nos EUA, a vacina aprovada e em uso é a Gardasil® 9V, indicada para prevenir o câncer de colo uterino, de vulva, de vagina, de ânus, de orofaringe e outros cânceres de cabeça e pescoço. Também tem a indicação para as lesões precursoras anogenitais e verrugas nas mulheres. Nos homens tem a indicação de prevenir cânceres do ânus, da orofaringe e outros de cabeça e pescoço, assim como as lesões precursoras da região anal e verrugas.

Vários estudos já foram publicados comprovando a eficácia e a segurança das vacinas disponíveis. Para comparar as duas formulações da Gardasil® (4V e 9V), foi realizado estudo multicêntrico randomizado em aproximadamente 14 mil mulheres de 16-26 anos de idade. A eficácia da 9V para prevenir NIC2 ou lesão mais grave, NIV 2 ou 3 e NIVA 2 ou 3 associadas com tipos de HPV 31, 33, 45, 52 e 58 (que não estão na vacina 4V) foi de 97% na população não exposta (*naive*). Em relação aos outros participantes do estudo, as taxas de lesões de alto grau tanto cervical como vaginal e de doenças vulvares foram as mesmas entre as mulheres que receberam a 9V e aquelas que receberam a 4V (14 casos/1.000 pessoas-ano nos dois grupos).

Uma revisão sistemática que avaliou a frequência de doenças associadas ao HPV antes e depois da introdução das vacinas mostrou queda da incidência de NIC2 ou lesão mais grave com a vacinação. O declínio nas doenças foi mais evidente nas mulheres vacinadas quando jovens em países com altas taxas de cobertura vacinal. Entretanto, também houve diminuição das doenças associadas ao HPV nos locais onde as taxas de vacinação não alcançaram cobertura satisfatória. As doenças da vulva associadas ao HPV também acompanham a proteção reportada para o colo uterino.

As vacinas terapêuticas ainda se encontram em desenvolvimento com o objetivo de induzir a regressão de lesões associadas aos tipos oncogênicos de HPV.

Com relação à duração da proteção após a aplicação do esquema vacinal completo (2 ou 3 doses, de acordo com a faixa etária), em estudos recentes observou-se que, apesar de algumas diferenças entre as vacinas, tanto para a vacina bivalente (Cervarix®) quanto para a quadrivalente (Gardasil®), o nível de anticorpo permanece alto após 6 anos.

Em relação ao tempo de proteção conferida para todo o trato anogenital, incluindo a vulva, pode-se afirmar que:

- A curva de prevalência do HPV atinge o pico por volta de 5 anos após a média etária de iniciação sexual.
- Declina e se estabiliza 5-10 anos depois.
- A maioria das infecções seria adquirida nos primeiros 10-15 anos após o início da atividade sexual.
- Se a vacinação contra o HPV ocorrer aproximadamente 5 anos antes da média etária de iniciação sexual, a duração da proteção deveria ser de, aproximadamente, 20 anos para manter sua eficácia populacional.

Em 2007, a Austrália foi o primeiro país a iniciar um programa populacional de vacinação com vacina quadrivalente, pelo programa nacional de imunização. O programa é baseado em vacinação das meninas nas escolas, inicialmente de 12-13 anos. Entre 2007-2009, a vacina foi ofertada para todas as mulheres de 14-26 anos. Estudos subsequentes, nessa população vacinada, demonstraram que houve drástica redução de verrugas genitais em até 93% das mulheres com idade até 21 anos, e 72,6% entre 21-29 anos após 4 anos de programa. Desde 2013, os homens também são elegíveis para a vacinação de rotina. Os resultados obtidos nesse país mostraram o sucesso do programa. Houve uma queda rápida e significativa da prevalência de HPV 16 e 18, lesões intraepiteliais cervicais de alto grau e verrugas genitais.

Em recente revisão sistemática sobre o impacto da vacina HPV em mundo real, nos últimos 10 anos, observou-se uma redução de até 90% para infecção por HPV 6/11/16/18, 90% para lesões de verrugas genitais, 45% para anormalidades citológicas cervicais de baixo grau e 85% para anormalidades cervicais de alto grau. Estes e muitos outros resultados já apresentados confirmam o enorme potencial da vacinação contra o HPV em reduzir a prevalência da infecção viral e todas as consequências envolvidas, incluindo as lesões vulvares associadas aos tipos de HPV contidos nas vacinas.

Atualmente, no Brasil, o Sistema Único de Saúde (SUS) oferece a vacina quadrivalente, 2 doses (dia 0 e no mínimo 6 meses para a segunda dose) para todas as meninas e meninos com idade entre 9-14 anos. Para mulheres com imunossupressão, vivendo com HIV/Aids, transplantadas e portadoras de cânceres, a idade foi estendida até os 45 anos de idade. Para homens nessas condições, a idade para vacinação contra HPV permanece de 9-26 anos, pois a indicação da bula da vacina HPV no Brasil limita a idade no sexo masculino para 26 anos, enquanto nas mulheres essa indicação é até os 45 anos de idade. Para mulheres e homens com 15 anos ou mais ou com imunossupressão, vivendo com HIV/Aids, transplantadas e portadoras de cânceres, são recomendadas 3 doses (dia 0, 2 e 6 meses).

Foi realizado um estudo prospectivo em conjunto com o Programa Nacional de Imunização (PNI), oferecendo vacina quadrivalente contra o HPV em duas doses anuais para meninas e meninos de 9-10 anos nas escolas na cidade de Indaiatuba, no estado de São Paulo. Observou-se que a vacinação anual contra o HPV nas escolas em crianças entre 9-10 anos é possível, com consequente aumento da cobertura vacinal, independentemente do sexo.

Em 2021, a Federação Brasileira das Associações de Ginecologia e Obstetrícia (Febrasgo) publicou o *Position Paper* em relação à vacinação contra HPV em mulheres adultas que não se enquadram nos critérios do SUS: nas adultas jovens, até 30 anos, diante dos benefícios demonstrados na literatura, a vacina deve fazer parte da prescrição médica. Mulheres com 30-45 anos, com ou sem infecção pregressa por HPV, que não tenham sido previamente vacinadas, podem se beneficiar com a vacinação. Entretanto, nessas mulheres o benefício é individual, e, considerando o custo-benefício, a decisão da vacinação deve ser compartilhada com a mulher.

No Brasil, em 2022, estando disponível somente a vacina 4V, a proteção conferida é suficiente para os principais tipos de HPV que infectam o trato genital inferior, incluindo então a proteção para as lesões de vulva associadas aos tipos de HPV incluídos na vacina Gardasil® 4V. A maior proteção da vacina 9V comparada com a 4V e mesmo a 2V ainda não apresenta dados consistentes de proteção para a população masculina, mas tem um racional de indiretamente reduzir o risco de neoplasias de colo uterino, vulva e vagina com a imunidade de rebanho (comunitária).

A escolha da vacina para completar os esquemas deve ser preferencialmente a mesma formulação usada inicialmente, quando disponíveis outras formulações. Entretanto, se for desconhecida a formulação da vacina inicialmente usada, pode ser aplicada uma vacina HPV diferente, sem qualquer prejuízo para completar o esquema vacinal.

A redução das doenças causadas por HPV está diretamente relacionada às altas taxas de cobertura vacinal, especialmente onde ela é rotineiramente administrada antes da exposição ao vírus. Havendo ampla cobertura universal, será possível diminuir, substancialmente, a morbidade e a mortalidade das doenças atribuídas ao HPV em todo o mundo, proporcionando um grande avanço de saúde pública global.

Estimular ampla vacinação dos adolescentes é ponto fundamental na atenção básica de saúde e não deve ser esquecido. Porém, especialmente em países com taxas de vacinação abaixo do esperado, não se pode perder a oportunidade de indicar a vacinação para as mulheres adultas com o objetivo de evitar todas as possíveis complicações causadas pelo HPV, incluindo as doenças associadas a ele, que acometem não somente o colo uterino, mas também a vulva, a vagina e o ânus.

É importante ressaltar que a administração da vacina contra o HPV para prevenção de doenças da vulva não substitui ações de promoção da saúde. Portanto, pacientes vacinadas devem receber orientação quanto ao uso de preservativos para a prevenção de infecções sexualmente transmissíveis, incluindo o HPV, e manter o rastreamento das doenças que acometem não somente a vulva, mas todo o trato genital inferior.

CONCLUSÃO

- A infecção por HPV atinge homens e mulheres de todas as idades.
- As vacinas disponíveis para prevenir a infecção por HPV são efetivas e seguras. Elas são efetivas para a prevenção de lesões de colo uterino, vulva, vagina e ânus.
- Seu uso para tratamento de verrugas (condilomas) ou lesões recorrentes do trato anogenital ainda se encontra em fase de pesquisa e sem recomendação no momento.
- As vacinas são indicadas na rotina até 26 anos, podendo chegar até 45 anos. O calendário vacinal do PNI/MS (SUS) é até 15 anos incompletos, e nas mulheres imunocomprometidas até 45 anos. A recomendação da Febrasgo e da Sociedade Brasileira de Imunizações (SBIm) para o calendário vacinal da mulher é mais amplo.

REFERÊNCIAS BIBLIOGRÁFICAS

1. Benard VB, Castle PE, Jenison SA, Hunt WC, Kim JJ, Cuzik J, et al. New Mexico HPV Pap Registry Steering Committee Population-Based Incidence Rates of Cervical Intraepithelial Neoplasia in the Human Papillomavirus Vaccine Era. JAMA Oncol. 2017 Jun 1;3(6):833-7.
2. Bornstein J, Bogliatto F, Haefner HK, Stockdale CK, Preti M, Bohl TG, et al., ISSVD Terminology Committee – The 2015 International Society for the Study of Vulvovaginal Disease (ISSVD) Terminology of Vulvar Squamous Intraepithelial Lesions. J Low Genit Tract Dis. 2016 Jan;20(1):11-4.
3. Castle PE, Maza M. Prophylactic HPV vaccination: past, present, and future. Epidemiol Infect. 2016 Feb;144(3):449-68.
4. Castle PE, Schiffman M, Herrero R, Hildesheim A, Rodriguez AC, Bratti MC, et al. A prospective study of age trends in cervical human papillomavirus acquisition and persistence in Guanacaste, Costa Rica. J Infect Dis. 2005 Jun 1;191(11):1808-16.
5. Drolet M, BénardÉ, Pérez N, Brisson M. Population-level impact and herd effects following the introduction of human papillomavirus vaccination programmes: updated systematic review and meta-analysis, HPV Vaccination Impact Study Group. Lancet. 2019;394(10197):497.
6. Foods and Drugs Administration (FDA). Gardasil® 9 (Human Papillomavirus 9-valent Vaccine, Recombinant) Suspension for intramuscular injection. Initial U.S. Approval: 2014. Maryland: FDA; 2014. Disponível em: https://www.fda.gov/downloads/biologicsbloodvaccines/vaccines/approvedproducts/ucm426457.pdf (acesso 26 jun 2015).

7. Human papillomavirus vaccination: recommendations of the Advisory Committee on Immunization Practices (ACIP). Markowitz LE, Dunne EF, Saraiya M, Chesson HW, Curtis CR, Gee J, et al., Centers for Disease Control and Prevention (CDC) MMWR Recomm Rep. 2014;63(RR-05):1.
8. Markowitz LE, et al. Quadrivalent human papillomavirus vaccine: recommendations of the Advisory Committee on Immunization Practices (ACIP). Centers for Disease Control and Prevention (CDC); Advisory Committee on Immunization Practices (ACIP). MMWR Recomm Rep. 2007 Mar 23;56(RR-2):1-24.
9. Moura LL, Codeço CT, Luz PM. Human papillomavirus (HPV) vaccination coverage in Brazil: spatial and age cohort heterogeneity. Rev Bras Epidemiol. 2020 Dec 18;24:e21000.
10. MS. SI-PNI – Sistema de Informação do Programa Nacional de Imunizações. Estratégia de Vacinação contra HPV – 2015 Doses aplicadas da vacina HPV Quadrivalente Brasil. Disponível em: http://pni.datasus.gov.br/consulta_hpv_15_C23.php.
11. Muñoz N, Méndez F, Posso H, Molano M, van den Brule AJC, Ronderos M, et al. Incidence, duration, and determinants of cervical human papillomavirus infection in a cohort of Colombian women with normal cytological results. J Infect Dis. 2004;190:2077-87.
12. Nicoli F, Mantelli B, Gallerani E, Telatin V, Bonazzi I, Marconi P, et al. HPV-specific systemic antibody responses and memory B cells are independently maintained up to 6 years and in a vaccine-specific manner following immunization with Cervarix and Gardasil in adolescent and young adult women in vaccination programs in Italy. Vaccines (Basel). 2020 Jan 14;8(1):26.
13. Programa Vacinal para Mulheres. 2.ed. São Paulo: Federação Brasileira das Asssociações de Ginecologia e Obstetrícia (Febrasgo 2021). Comissão Nacional Especializada de Vacinas. p.38-9.
14. Sabeena S, Ravishankar N. Postvaccination prevalence of vaccine-Human Papillomavirus (vHPV) genotypes among the target population: a systematic review and meta-analysis. J Med Virol. 2021 Aug;93(8):4659-67.
15. Teixeira JC, Vianna MSC, Vale DB, Arbore DM, Perini THW, Couto TJT, et al. School-based HPV vaccination: the challenges in a Brazilian initiative. Rev Bras Ginecol Obstet. 2021 Dec;43(12):926-31.

16.3

Tratamento imunológico e as doenças da vulva: condiloma, neoplasia intraepitelial, doença de Paget

Neila Maria de Góis Speck
Adriana Bittencourt Campaner

INTRODUÇÃO

Imiquimode é uma droga imunomoduladora, modificadora da resposta imune, acionando essa resposta no tecido. Mimetiza a resposta imune normal, quando o papilomavírus humano (HPV) é reconhecido pelo sistema imunológico. Esse derivado imidazólico estimula braços da imunidade inata e adaptativa. Promove a produção de citocinas, que têm atividade antiviral e antiproliferativa, além de ativar as células de Langerhans, que são as apresentadoras dos antígenos da pele. Nas lesões cutâneas, o imiquimode aumenta o infiltrado inflamatório e aumenta os linfócitos T CD4 e T CD8, macrófagos e linfócitos B.

No Brasil, a droga é aprovada para uso em condilomas anogenitais em pessoas a partir dos 12 anos, queratose actínica e carcinoma basocelular superficial em adultos. A apresentação comercial da droga é em sachês com 12,5 mg, com creme a 5%, cobrindo área de 20 cm^2. A posologia recomendada é de 1 sachê 3 vezes na semana, em dias intercalados, em um período de até 16 semanas de tratamento, podendo ser utilizado em períodos menores, a depender da resposta clínica. Recomenda-se manter a droga sobre a pele por 8 horas.

Reações adversas frequentemente observadas são, no local da aplicação, hiperemia, irritação, edema, ulceração (Figuras 1 e 2), prurido, dor, queimação, mudança de cor da pele, efeitos que estão correlacionados com a resposta positiva na resolução da lesão. Pode-se minimizar essas reações, caso sejam muito intensas, com aumento do intervalo entre as aplicações, diminuição da quantidade do produto e uso de alguma pomada para restabelecimento da barreira, como as utilizadas para assadura. Efeitos sistêmicos como febre, mialgia, artralgia, cefaleia e sintomas semelhantes aos da gripe podem ocorrer em menos de 3% e são decorrentes da liberação de citocinas pró-inflamatórias.

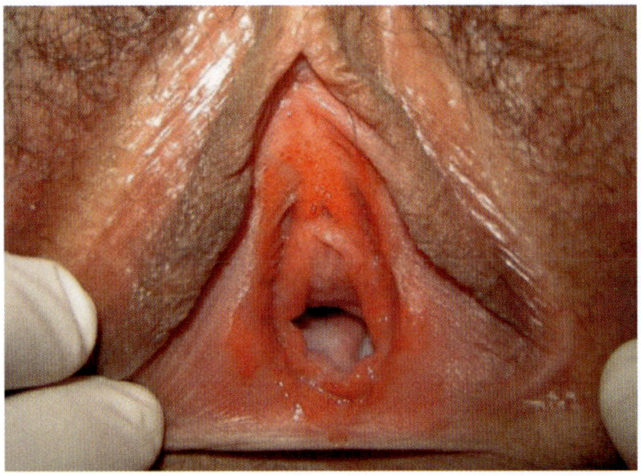

FIGURA 1
Reação adversa, com hiperemia e exulceração de introito após o uso do imiquimode.
Fonte: acervo do Núcleo de Prevenção de Doenças Ginecológicas da Universidade Federal de São Paulo (Nuprev/Unifesp).

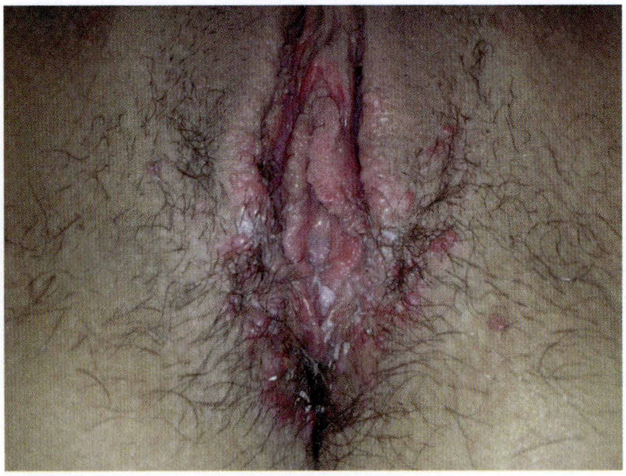

FIGURA 2
Paciente em uso de imiquimode apresentando hiperemia, irritação, prurido, dor e queimação locais.
Fonte: acervo pessoal da Dra. Adriana Bittencourt Campaner.

O uso na gestação é considerado risco de categoria B, na qual os benefícios justificam eventuais riscos para o feto. Na amamentação também se deve pesar riscos e benefícios. O uso em crianças e adolescentes parece seguro, porém a medicação só é aprovada em bula para idade superior a 12 anos. Há relato de casos na literatura de seu uso nessa população, com resultados positivos, sem complicações.

Nos pacientes imunodeprimidos, a resposta ao imiquimode pode ser prejudicada, estando relacionada ao grau de imunossupressão, por decréscimo da funcionalidade do sistema imunológico. Pacientes com vírus da imunodeficiência humana (HIV) com níveis de linfócitos CD4 baixos e carga viral alta do HIV, pacientes com uso de múltiplas drogas imunossupressoras e corticoterapia em altas doses têm déficit da resposta ao tratamento com o imiquimode.

CONDILOMA

O imiquimode pode ser terapia de primeira escolha, para casos que não foram ainda submetidos a nenhum tratamento (Figuras 3 e 4). Como segunda escolha para casos recidivantes, após um tratamento primário com outra abordagem; e como tratamento combinado, nessa condição podendo reduzir inicialmente a lesão e diminuir a radicalidade da cirurgia.

Para lesões difusas, em mais de um sítio do trato anogenital, além de acometimento de áreas sensíveis e de difícil abordagem cirúrgica, como uretra e canal anal, o imiquimode é boa alternativa terapêutica. A medicação, mesmo não sendo aplicada sobre a lesão, e sim na região, como apresentado no caso das Figuras 5 e 6, pode apresentar remissão. O caso em questão recebeu aplicação apenas na região vulvar, e as lesões vaginais apresentaram remissão.

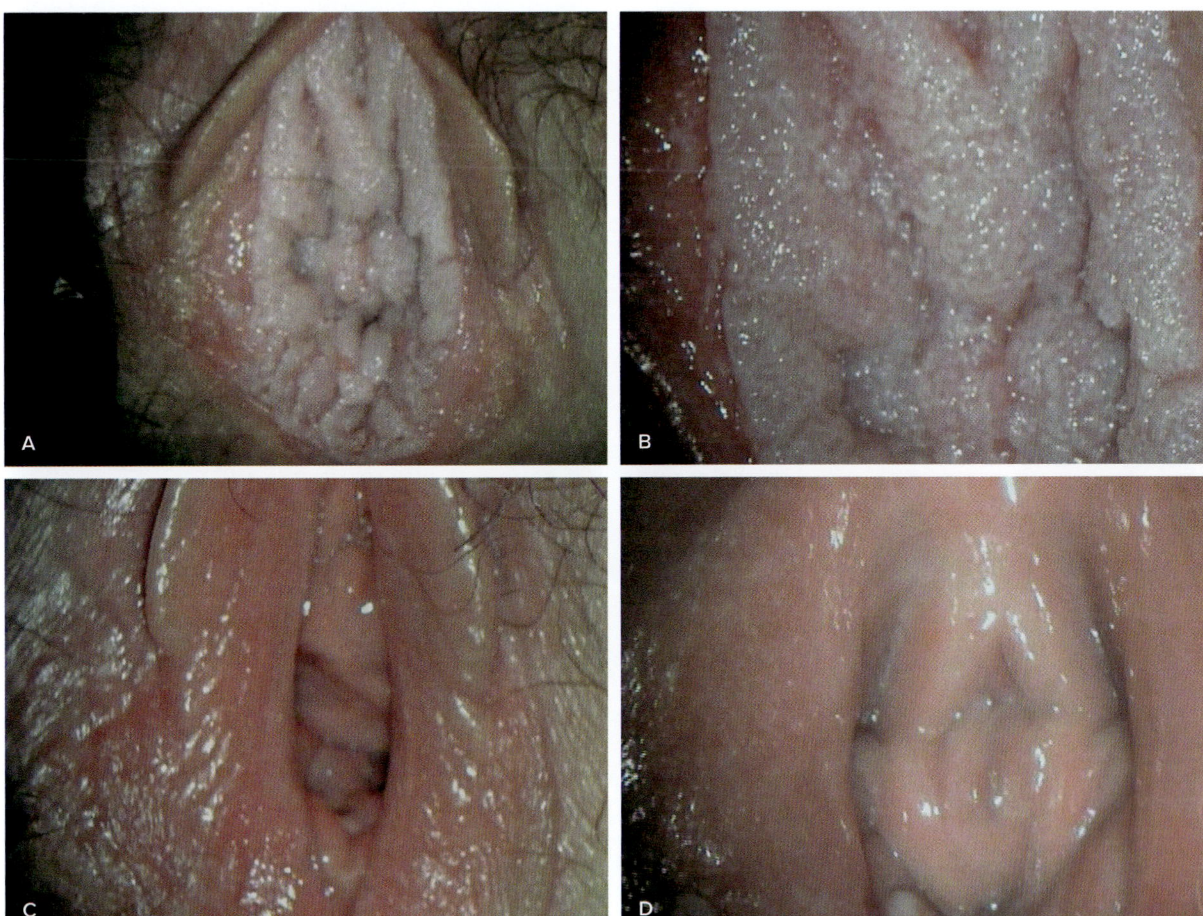

FIGURA 3

Paciente de 24 anos com história de aparecimento de lesões vulvares há 3 semanas, após coito vaginal desprotegido. A e B: lesões condilomatosas em toda a região de introito vaginal. C e D: após 4 semanas do uso de imiquimode como tratamento primário e desaparecimento completo das lesões.

Fonte: acervo pessoal da Dra. Neila Maria de Góis Speck.

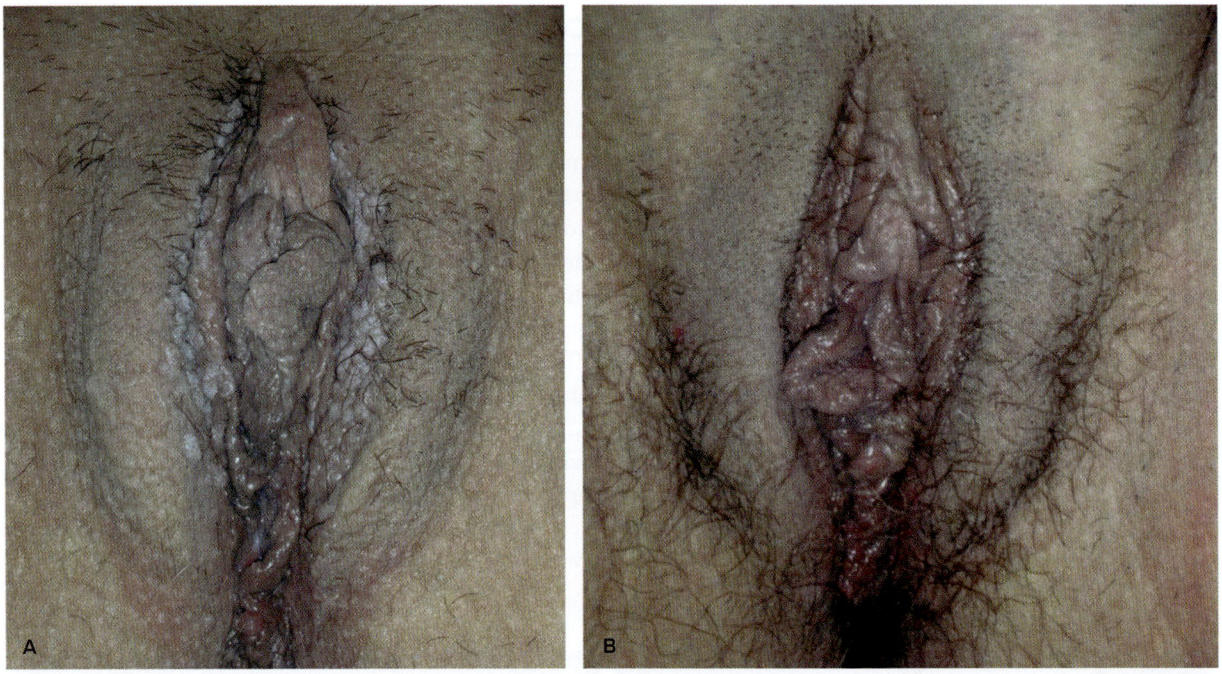

FIGURA 4

Paciente com condilomas vulvares, antes (A) e após a aplicação de imiquimode por 4 semanas (B).

Fonte: acervo pessoal da Dra. Adriana Bittencourt Campaner.

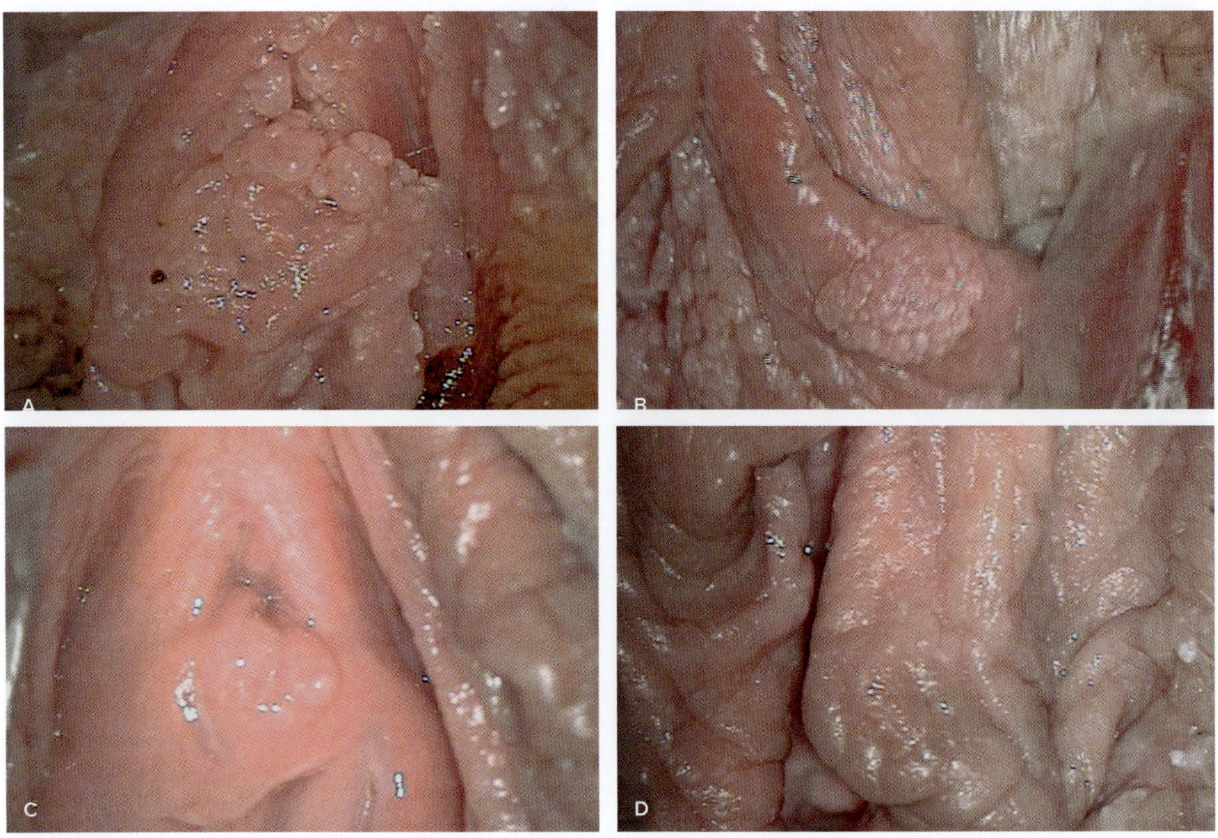

FIGURA 5

Paciente com condiloma vulvar, com lesões localizadas em uretra (A) e pequenos lábios (B), tratada com imiquimode aplicado na vulva, com remissão completa (C e D) após 6 semanas de tratamento.

Fonte: acervo pessoal da Dra. Neila Maria de Góis Speck.

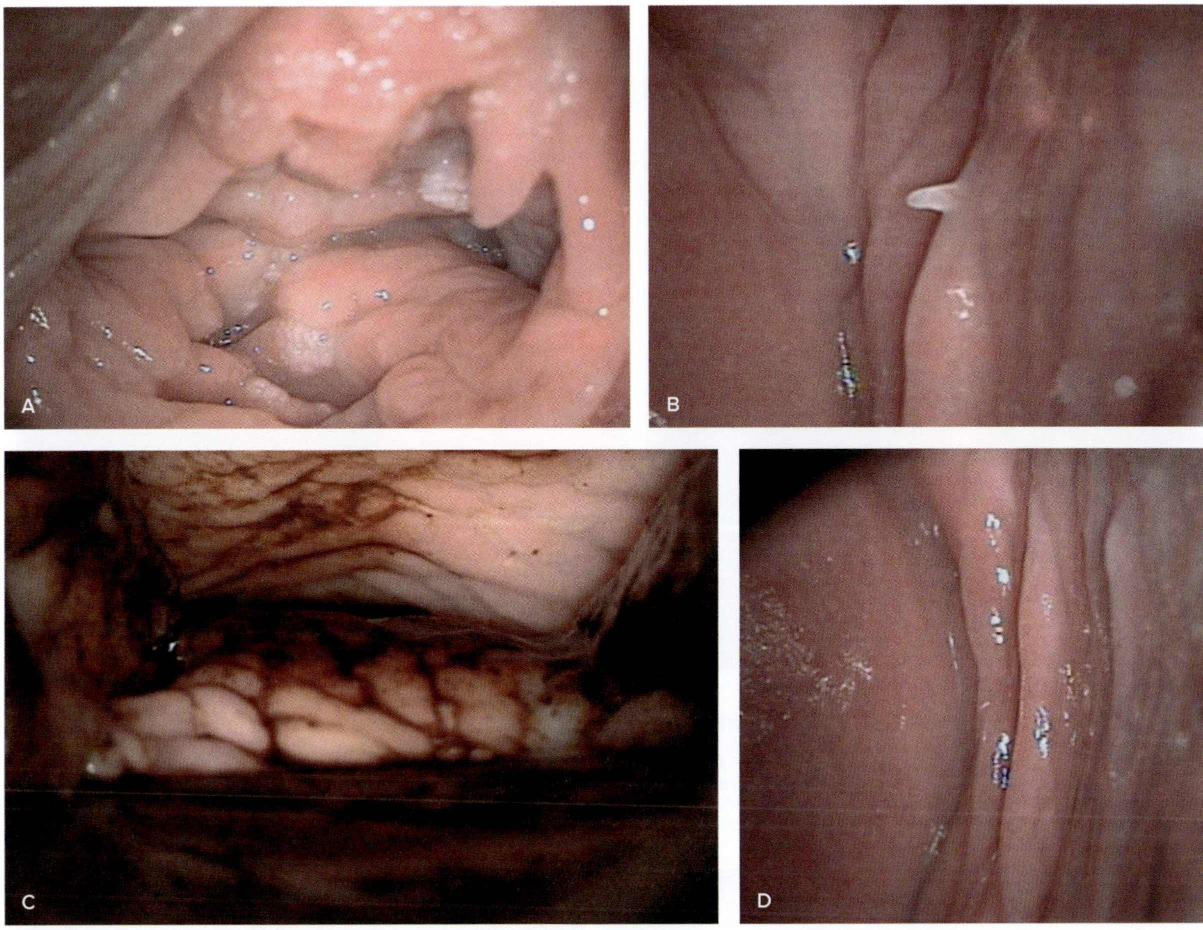

FIGURA 6
A mesma paciente da figura anterior com lesões condilomatosas no canal vaginal (A e B), tratada com imiquimode vulvar e resolução das lesões vaginais (C e D).
Fonte: acervo pessoal da Dra. Neila Maria de Góis Speck.

Nos estudos comparativos entre terapias, para caracterizar a melhor abordagem para condilomas anogenitais, o nível de evidência é baixo. Em metanálise comparando o uso de imiquimode com o tratamento ablativo na abordagem dos condilomas, houve diferença significante no clareamento e taxa de recidiva a favor do imiquimode. Quando comparado ao uso de placebo, também houve superioridade com o imiquimode, e, na comparação à crioterapia, podofilotoxina, podofilina, não houve diferença nas respostas, porém o imiquimode conferiu menos ulcerações e erosões.

O uso adjuvante ao tratamento ablativo, como o *laser* de CO_2, confere melhor resposta do que apenas o tratamento ablativo isolado, segundo revisão sistemática, com clareamento da infecção, não diferindo o tempo de uso, se 4 ou 8 semanas. O que de fato caracteriza excelente indicação terapêutica com o imiquimode para condilomas é a autoaplicação, diminuindo a taxa de não adesão aos tratamentos.

NEOPLASIAS INTRAEPITELIAIS VULVARES

Nas neoplasias intraepiteliais vulvares (NIV) há duas linhagens etiológicas distintas que devem ser abordadas de formas diferentes, conforme descrito no Capítulo 11. A NIV diferenciada tem como lesão precursora a doença inflamatória da pele da vulva, as dermatoses, como o líquen escleroso, e nessa afecção não há indicação de uso do imiquimode.

Já as lesões de alto grau da vulva têm como fator etiológico a infecção por HPV de alto risco, e nessas lesões é possível o uso do imiquimode. Seu uso para as NIV é considerado *off label,* porém os trabalhos têm demonstrado bons resultados, sendo uma alternativa fantástica na condução dessas lesões. Pode ser usado igualmente ao condiloma, como abordagem primária (Figuras 7 e 8), pós-tratamento nas recidivas e adjuvante a outras formas de tratamento, diminuindo a radicalidade cirúrgica.

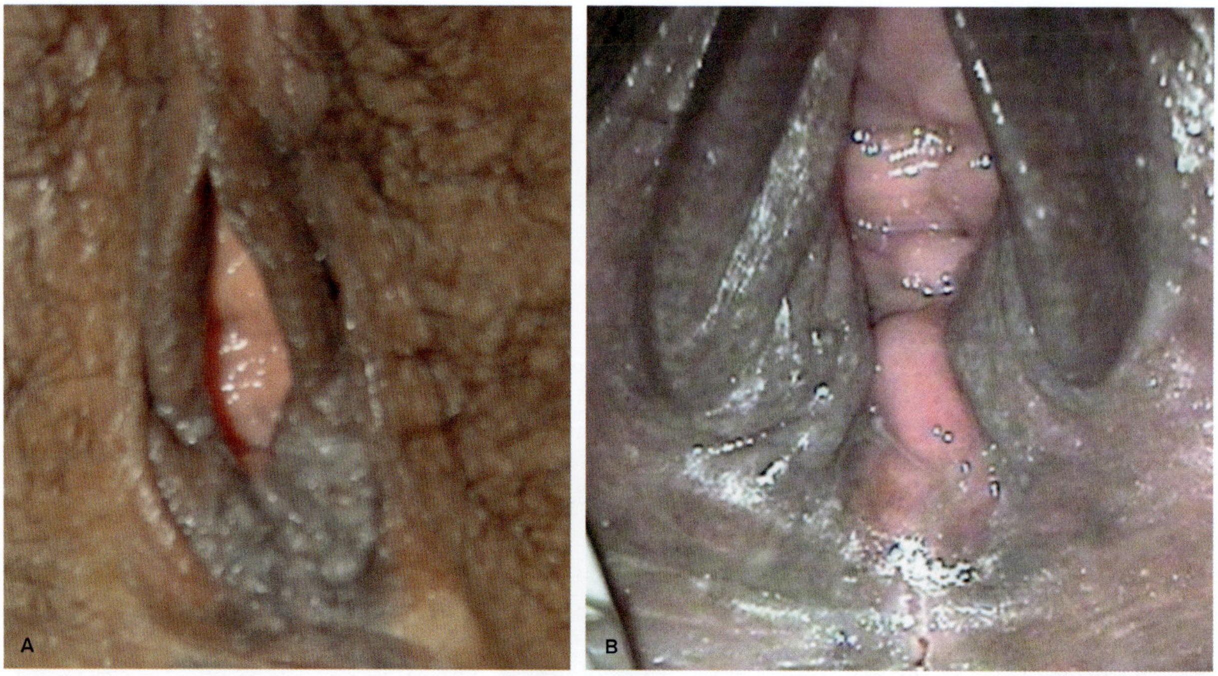

FIGURA 7
Paciente com lesão de alto grau em região de introito vaginal e períneo (A), com resposta completa após 8 semanas de uso de imiquimode. (B).
Fonte: acervo do Núcleo de Prevenção de Doenças Ginecológicas da Universidade Federal de São Paulo (Nuprev/Unifesp).

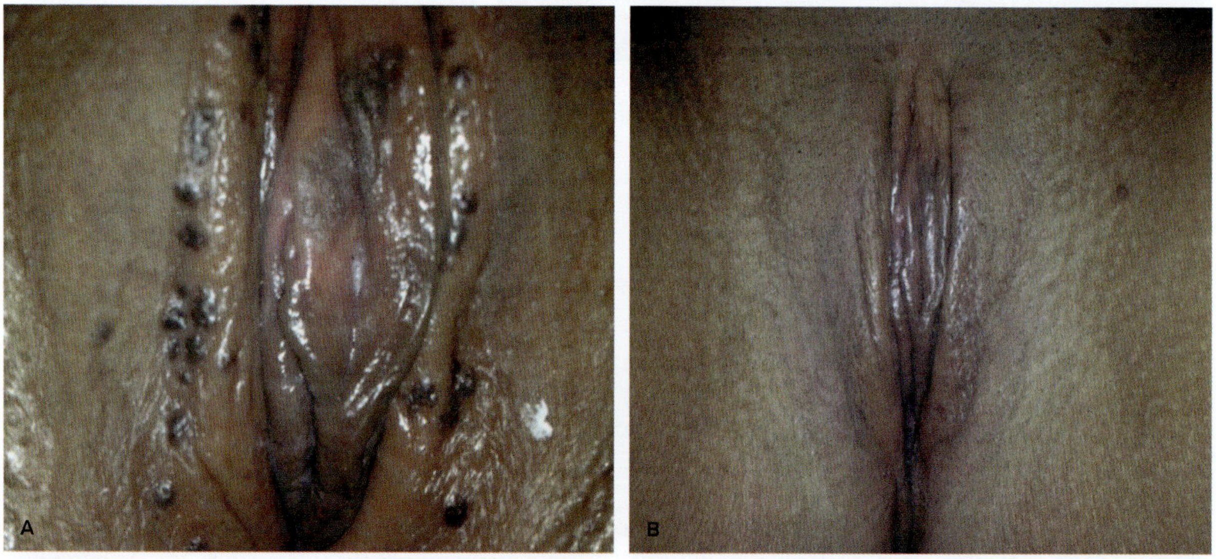

FIGURA 8
Paciente com lesão de alto grau em região de lábios maiores (A), com resposta completa após 6 semanas de uso de imiquimode. (B).
Fonte: acervo pessoal da Dra. Adriana Bittencourt Campaner.

Os tratamentos dessas neoplasias intraepiteliais estão associados a efeitos adversos e recidivas. O tratamento medicamentoso pode ser efetivo nessas condições. Em revisão sistemática, na avaliação de dois estudos clínicos, a resposta do uso do imiquimode variou entre 35-85% quando comparada ao placebo. Os efeitos colaterais foram leves, podendo ser controlados com anti-inflamatórios, aumento do intervalo ou descontinuidade da aplicação, bem como redução da dose. Cada vez mais tem sido implementado seu uso nessas neoplasias, principalmente para minimizar subsequentes cirurgias ou tratamentos ablativos (Figura 9).

Em estudo nacional comparando o tratamento das lesões de alto grau vulvar com imiquimode e com a vaporização a *laser* de CO_2 em 29 mulheres, não houve diferença entre os resultados, mas, nos 37% de casos recidivados dos dois grupos, o uso do imiquimode promoveu a redução da gravidade da lesão, em grau histopatológico de forma significativa, o mesmo não ocorrendo nas mulheres com recidivas tratadas com o *laser*.

DOENÇA DE PAGET VULVAR

Essa neoplasia, já descrita no Capítulo 17, tem como característica a multifocalidade, o que confere muitas vezes recidivas e margens comprometidas nas ressecções, nas quais aparecem equivocadamente como livres. Os tratamentos cirúrgicos são bastante amplos e mutiladores.

Pelo fato de o imiquimode ter atividade antitumoral direta e induzir a morte celular de vários tipos de neoplasias humanas, há trabalhos publicados defendendo seu uso na doença de Paget extramamária (Figuras 10 e 11).

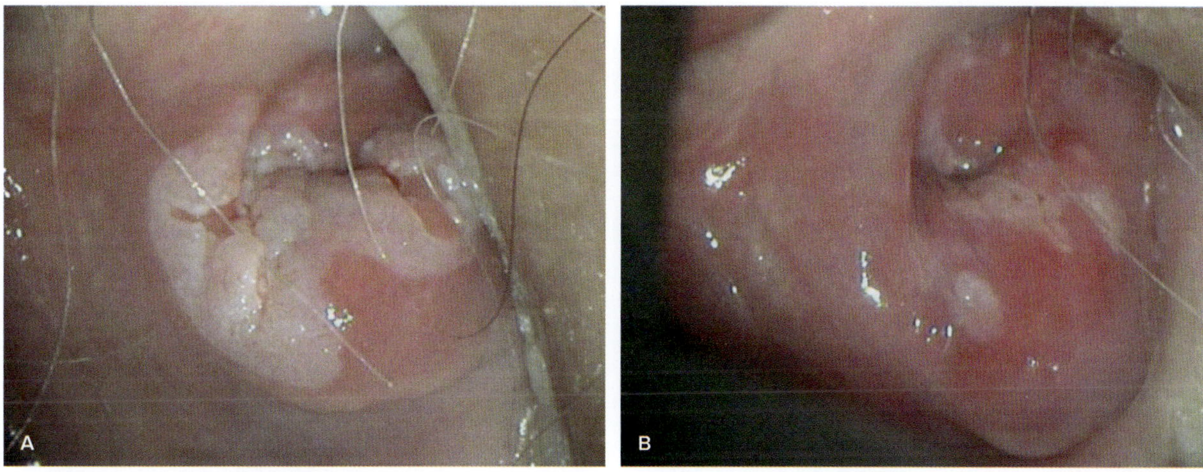

FIGURA 9
Paciente com lesão de alto grau em uretra (A), submetida a tratamento com imiquimode por 16 semanas, com redução significativa da lesão (B), minimizando o tratamento futuro em região de difícil acesso.
Fonte: acervo pessoal da Dra. Neila Maria de Góis Speck.

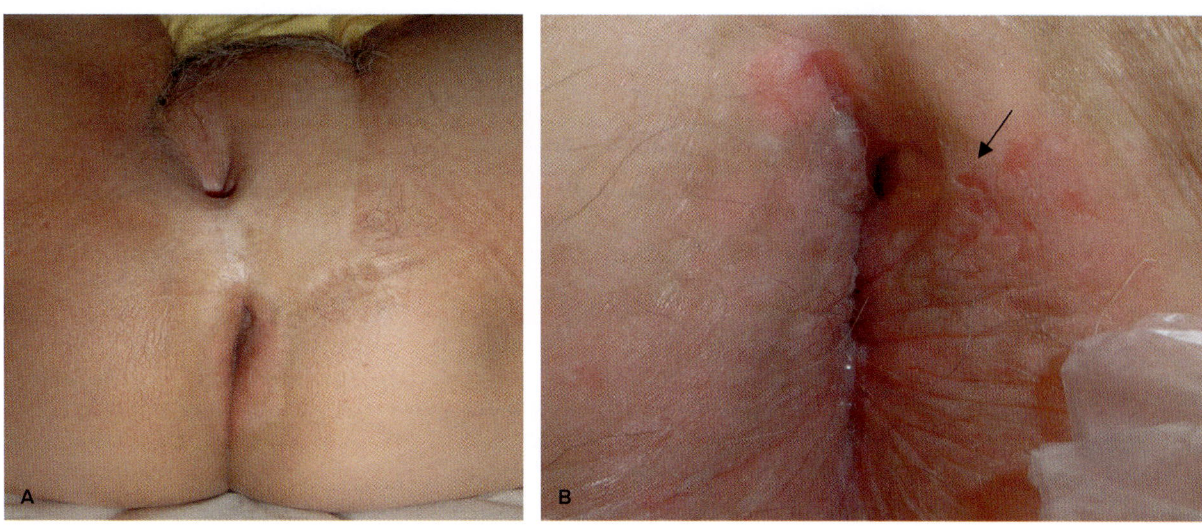

FIGURA 10
Paciente tratada cirurgicamente por doença de Paget vulvar, apresentando recidiva em região anal, com placa eritematosa recoberta por fina película esbranquiçada, deixando imagens como erosões (maior e menor aumento).
Fonte: acervo pessoal da Dra. Angelina Maia.

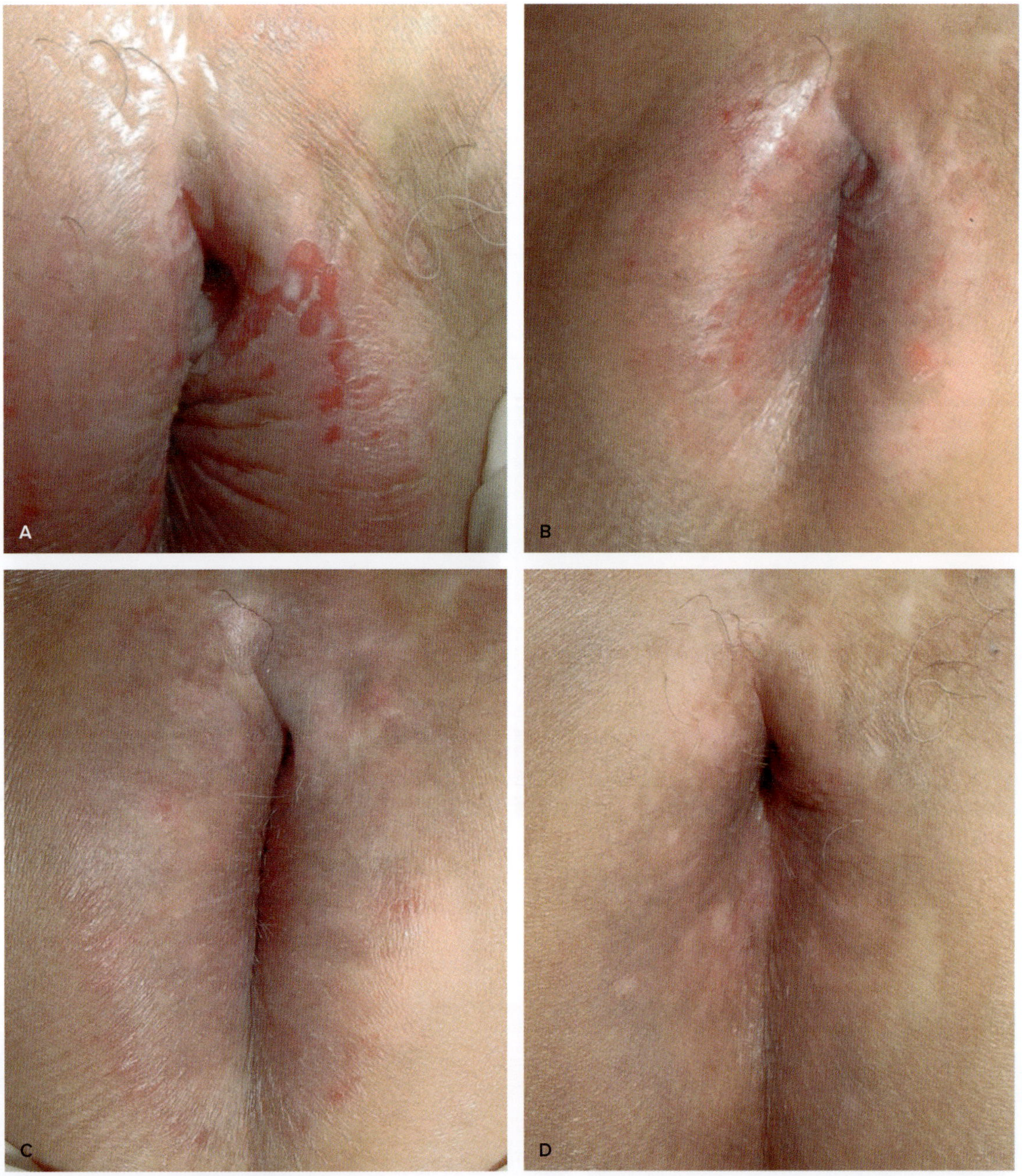

FIGURA 11
O mesmo caso da Figura 10, tratado com imiquimode. A: 1 mês de tratamento. B: 2 meses. C: 3 meses. D: 4 meses.
Fonte: acervo pessoal da Dra. Angelina Maia.

Em revisão sistemática, avaliou-se o uso em pacientes com margens de ressecção comprometida, aplicado 2 vezes na semana por 3 meses. Encontraram eficácia em 71% e benefícios adicionais em mais 16% das mulheres. Os efeitos colaterais locais e sistêmicos são reportados, porém poucas pacientes descontinuaram o uso por consequência disso. As evidências dos artigos não são altas e os autores sugerem mais estudos, mas indicam rotineiramente para casos com margens comprometidas.

Para uso primário na doença de Paget extramamária, em revisão sistemática e metanálise, foi comparado o uso do imiquimode com outras modalidades terapêuticas, como radioterapia, terapia fotodinâmica, ablação, 5-fluorouracil e calcipotriene; o imiquimode e a radioterapia foram as melhores abordagens não cirúrgicas, o imiquimode com 54% de resposta completa e bom perfil de segurança, sendo melhor devido a não complicações locais e sistêmicas, como ocorre com a radioterapia.

REFERÊNCIAS BIBLIOGRÁFICAS

1. Bertolotti A, Milpied B, Fouéré S, Dupin N, Cabié A, Derancourt C. Local management of anogenital warts in non-immunocompromised adults: a systematic review and meta-analyses of randomized controlled trials. Dermatol Ther (Heidelb). 2019;9(4):761-4
2. Dogan A, Hilal Z, Krentel H, Cetin C, Hefler LA, Grimm C, et al. Paget's disease of the vulva treated with imiquimod: case report and systematic review of the literature. Gynecol Obstet Invest. 2017;82(1):1-7.
3. Feng C, Li W, Wang X, Zhang H, Si L, Chen Z, et al. A systematic review evaluating the efficacy and safety of a combination of ablative treatment and self-administered treatment versus ablative treatment alone for external anogenital warts. Int J Dermatol. 2020;59(10):1210-6.
4. Grillo-Ardila CF, Angel-Müller E, Salazar-Díaz LC, Gaitán HG, Ruiz-Parra AI, Lethaby A. Imiquimod for anogenital warts in non-immunocompromised adults. Cochrane Database Syst Rev. 2014;11:CD010389
5. Rama AL, Speck NMG, Carvalho CRN, Schimidt MA, Ribalta, JCL. Imiquimod cream and CO2 laser vaporization in vulvar intraepithelial neoplasia (VIN) 2/3 treatment. Eur J Gynaecol Oncol. 2017;3:368-71.
6. Snast I, Sharon E, Kaftory R, Noyman Y, Oren-Shabtai M, Lapidoth M, et al. Nonsurgical treatments for extramammary paget disease: a systematic review and meta-analysis. Dermatology. 2020;236(6):493-9.
7. Sugai S, Nishijima K, Enomoto T. Management of condyloma acuminata in pregnancy: a review. Sex Transm Dis. 2021;48(6):403-9.
8. Witt CJ, van de Sande AJM, van Beekhuizen HJ, Koeneman MM, Kruse AJ, Gerestein CG. Imiquimod in cervical, vaginal and vulvar intraepithelial neoplasia: a review. Gynecol Oncol. 2015;139:377-84.

16.4

Corticoterapia nas doenças vulvares

Fernanda Polisseni
Alvaro Fernando Polisseni

INTRODUÇÃO

Os corticoides são análogos sintéticos dos hormônios naturais produzidos pelo córtex adrenal e apresentam propriedades mineralocorticoides e glicocorticoides. Podem ser administrados por via sistêmica (oral e parenteral) ou local (por pele, olhos, inalação, via retal e injeção intra-articular). Para as doenças que acometem a vulva, os corticosteroides de aplicação tópica são os mais usados.

CORTICOSTEROIDES

Estrutura

A hidrocortisona é um glicocorticoide natural, derivado do córtex adrenal, e sua estrutura básica dá origem à maioria das moléculas de corticosteroides tópicos. A potência intrínseca dos corticosteroides tópicos é determinada por esterificação e halogenação. A esterificação aumenta a lipofilicidade, e a halogenação atribui uma propriedade mineralocorticoide mais alta, incluindo efeito antiproliferativo. Essa propriedade pode ser utilizada na terapia alvo em condições como a liquenificação crônica do eczema. Formulações com afinidade aumentada por receptores intracelulares de corticosteroide têm maior potência.

Veículos

Várias formulações de corticosteroides tópicos estão disponíveis, incluindo pomadas, cremes, géis, soluções, xampus e espumas. Múltiplos fatores influenciam na escolha da formulação para cada paciente. O veículo e a formulação desempenham papel importante em determinar a potência do corticosteroide, além do próprio tipo de fármaco utilizado. Enquanto o creme tem partes iguais de óleo e água, a pomada contém aproximadamente 80% de óleo.

De forma geral, considerando a mesma porcentagem e o mesmo tipo de corticoide tópico, a pomada é a formulação que oferece maior potência. Como a pomada contém níveis elevados de óleo, atua como emoliente, oferecendo maior lubrificação e oclusão do que outras preparações. Tem, portanto, indicação nas lesões hiperqueratóticas, espessadas e secas. Sua função oclusiva aumenta a absorção do esteroide. Em áreas pilosas, a pomada pode causar foliculite.

O creme é mistura de água suspensa em óleo, tem boa lubrificação e espalha-se facilmente sobre a pele. Está indicado nas condições em que a pele está mais úmida, pois tem efeito mais secativo e não oclusivo. Normalmente é menos potente que as pomadas e, algumas vezes, apresenta em sua formulação substâncias irritativas, como o álcool. Esse excipiente provoca irritação, sensação de queimação e reação alérgica, o que pode dificultar a adesão ao tratamento.

O gel é a substância mais solidificada e, frequentemente, usada em áreas muito pilosas, como o couro cabeludo. É um dos veículos tópicos menos oleosos e menos oclusivos. Seca rapidamente quando aplicado, sendo a opção escolhida quando há desejo de uma ação mais secativa

As doenças vulvares normalmente são crônicas, com espessamento e ressecamento da pele, sendo a pomada o veículo mais comumente indicado. A pomada atua ainda como emoliente, evitando a irritação, que é comum quando se utiliza o creme. Este, portanto, está indicado em lesões mais agudas e úmidas, quando se percebe secreção, como na dermatite tópica aguda. É extremamente importante orientar a paciente sobre a diferença entre pomada e creme, para que o medicamento correto seja adquirido de acordo com a prescrição.

Mecanismos de ação

Os corticosteroides exibem dupla ação no nível celular: via receptor glicocorticoide e via receptores de membrana e mensageiros secundários. A primeira via é responsável pela transcrição de vários genes com funções anti-inflamatórias e pela inibição da expressão de genes pró-inflamatórios. Já a segunda via modula o nível de ativação de células-alvo, como as células T. Essa via não necessita de síntese de proteínas e é responsável pelos efeitos rápidos dos corticoides.

A eficácia do corticosteroide está relacionada a quatro propriedades básicas: vasoconstritora, antiproliferativa, anti-inflamatória e imunossupressora. Promovendo a constrição de capilares na derme superficial, os corticosteroides reduzem o eritema e o edema. A ação antiproliferativa diminui a proliferação de fibroblastos e a formação de queratinócitos, tornando mais finas as lesões dérmicas e epidérmicas espessadas. A ação imunossupressora é útil para o tratamento de doenças de base imunológica, mas é responsável pelo agravamento de infecções cutâneas presentes no local de aplicação.

Classificação

Os corticosteroides tópicos são divididos em sete classes, de acordo com sua potência, que depende de quatro fatores: a molécula do cortisol utilizada, a concentração do esteroide no veículo, o tipo do veículo utilizado, a frequência de aplicação e o tempo de uso (Quadro 1).

Indicações

Os corticosteroides tópicos são indicados para várias doenças de vulva, e a escolha do tratamento dependerá do diagnóstico, bem como da potência do fármaco, de seu veículo, da frequência de administração, da duração do tratamento e dos efeitos colaterais. Observa-se sua eficácia em condições em que há hiperproliferação, inflamação e envolvimento imunológico, bem como doenças vesicoerosivas para reduzir a dor e a inflamação. Efeitos clínicos também são observados em lesões que causam queimação ou prurido. De forma geral, as dermatoses vulvares responsivas aos corticosteroides tópicos incluem:

- Dermatoses com espessamento e/ou descamação local: líquen simples crônico, dermatite atópica, dermatite alérgica ou de contato, dermatite irritativa, psoríase, líquen escleroso, líquen plano.
- Doenças erosivas bolhosas.
- Doenças bolhosas.

Em dermatoses altamente responsivas, o uso de baixa e média potência é suficiente e induz rápida remissão. Em dermatoses menos responsivas, os corticosteroides de potência mais alta devem ser usados com ou sem oclusão. Em dermatoses pobremente responsivas indica-se o uso de corticosteroides superpotentes ou a aplicação intralesão. Em geral, a dose de corticoterapia tópica 1 vez ao dia é suficiente para a maioria das doenças, e a dose de 2

QUADRO 1 Classificação dos corticosteroides tópicos, de acordo com a potência

Potência / classe	Exemplo	Concentração %	Veículo
Superpotência (classe 1)	Propionato de clobetasol Propionato de halobetasol	0,05 0,05	Creme, pomada, gel, loção, solução Creme, pomada, loção, espuma
Alta potência (classe 2)	Dipropionato de betametasona Halcinodine	0,05 0,1	Pomada, creme Creme, pomada, solução
Média-alta potência (classe 3)	Propionato de fluticasona	0,005	Pomada
Média potência (classe 4)	Furoato de mometasona Fluocinolona acetonida	0,1 0,025	Creme, loção, solução Pomada
Média-baixa potência (classe 5)	Valerato de betametasona Valerato de hidrocortisona Triancinolona	0,1 0,2 0,1	Creme Creme Loção, pomada
Baixa potência (classe 6)	Fluocinolona acetonida Desonida	0,01 0,05	Creme, pomada, xampu, óleo Pomada, gel
Muito baixa potência (classe 7)	Acetato de hidrocortisona Hidrocortisona	2,5/1/2 2,5/2	Creme/creme/loção Creme, pomada, solução, gel/loção

Fonte: elaborado pelos autores.

vezes ao dia para casos mais resistentes. Aplicações mais frequentes não oferecem melhores resultados. Todos os corticosteroides tópicos estão incluídos na categoria C para gestantes (benefícios superam os riscos). Durante a lactação, devem ser prescritos com cuidado.

Efeitos colaterais e tafilaxia

Sem dúvida, o efeito adverso mais comum dos corticosteroides tópicos é a atrofia cutânea, caracterizada pela diminuição da espessura da pele e perda da elasticidade, causando transparência cutânea, aumento da fragilidade e telangectasias. O tratamento tópico também está associado com permeabilidade aumentada e perda de água transepidermal. O tratamento com esteroides afeta ainda o metabolismo das células e pode induzir a aumento da produção de radicais livres e, consequentemente, maior estresse oxidativo.

A estrutura e a função da epiderme podem estar alteradas mesmo nos tratamentos de curta duração com corticosteroide tópico; ele afeta os componentes do *stratum corneum*, afetando, consequentemente, a integridade da barreira da pele. A derme é alterada pela inibição direta da proliferação de fibroblastos e perda da sustentação. Há depleção de mucopolissacarídeos, fibras de elastina e inibição da síntese de colágeno.

Os efeitos colaterais podem ser classificados em locais e sistêmicos. Os efeitos locais são mais frequentes e tornam-se mais prevalentes com o aumento da potência dos corticoides. Assim, dependem da potência, do tempo de uso, da quantidade de produto aplicado, do local de aplicação, da idade da paciente e da oclusão. Os efeitos sistêmicos são raros e normalmente estão associados à absorção dos corticoides tópicos superpotentes e de alta potência.

Efeitos locais descritos

- Efeitos na epiderme: irritação, atrofia, hipo/hiperpigmentação, fotossensibilidade, envelhecimento precoce.
- Efeitos na derme: comprometimento de funções como cicatrização e formação de colágeno, levando a telangectasias, ulcerações, retardo na cicatrização, estrias. Acne induzida por esteroides, rosácea, hipertricose e alopecia também são efeitos adversos conhecidos.
- Os esteroides também aumentam a suscetibilidade a infecções, favorecendo a escabiose, a candidíase, a tinea, o herpes e o impetigo.

Efeitos sistêmicos

- Supressão do eixo hipotálamo-hipófise-adrenal, hiperglicemia/diabetes, síndrome de Cushing iatrogênica, efeitos mineralocorticoides como edema, hipocalcemia, hipocalemia, hipertensão.
- São efeitos colaterais menos frequentes a osteoporose e a necrose avascular nos ossos.

A seleção adequada da medicação para cada paciente, a prescrição correta e cuidadosa e o uso apropriado pela paciente, a partir de um aconselhamento adequado, permanecem a base para prevenir efeitos adversos. É importante usar o corticosteroide de potência mais baixa em grupos de idade mais suscetível (crianças e idosas), ajustando doses e frequência depois que a resposta terapêutica inicial for atingida, com terapia de manutenção com menor frequência de aplicação, evitando oclusão. Se houver dúvida sobre a ocorrência de eventos adversos, sugere-se avaliar o eixo hipotálamo-hipófise-adrenal.

A tafilaxia é a tolerância que a pele desenvolve à ação vasoconstritora do corticosteroide tópico. Os capilares cutâneos não contraem bem após o uso repetido, requerendo doses maiores ou mais frequentes do medicamento. Normalmente a tafilaxia acontece pela baixa adesão da paciente ao tratamento ou pelo curso natural da doença. Para resolver a questão da adesão, pode-se lançar mão da pulsoterapia ou do tratamento de final de semana. A capacidade de os vasos sanguíneos se contraírem retorna 4 dias após a interrupção do tratamento. Se houver perda de eficácia do corticoide tópico, recomenda-se sua descontinuação por 4-7 dias, com reinício do tratamento em seguida.

USO DO CORTICOSTEROIDE INTRALESIONAL E SISTÊMICO

No líquen plano há relatos de uso de injeções intralesionais de triancinolona acetonida em dose de 3-10 mg/mL, principalmente em doenças localizadas na vulva. Os corticosteroides sistêmicos (prednisona em dose de 40-60 mg/dia por 2-4 semanas) são reservados para casos extensos e na forma erosiva ou quando não há resposta ao tratamento tópico.

Nos casos graves de eczema de contato com doença vesicular e/ou erosiva, corticoides sistêmicos podem ser utilizados: prednisona em dose de 40-60 mg/dia ou 0,5-1 mg/kg/dia durante 14-21 dias. Nesse período faz-se o ajuste da dose, mediante melhora do quadro

Na úlcera de Lipschütz pode-se utilizar tratamento com corticosteroide oral com prednisona em dose de 20-40 mg/dia durante 1 semana, reduzindo gradualmente a dose diária em 5-10 mg, após a melhora clínica. A prednisona oral associa-se a melhora efetiva da dor e da duração da úlcera, com resolução completa em 2-4 semanas

Já nas úlceras aftosas crônicas utiliza-se a prednisona por via oral na dose inicial de 0,5 mg/kg/dia por 2 semanas, reduzindo-se a dose pela metade na segunda semana

As úlceras da doença de Behçet podem ser tratadas com corticoides intralesionais como triancinolona, clobetasol ou mometasona. Os corticosteroides de uso oral ou parenteral devem ser administrados em doses altas nos casos mais graves e reservados para as formas sistêmicas ou úlceras genitais que não respondem ao tratamento tópico

O tratamento da doença de Crohn na vulva é difícil, e os corticoides sistêmicos podem ser considerados como opção terapêutica, associando-se, por exemplo, a prednisolona oral ao metronidazol, também por via oral.

Em doenças vesicobolhosas, como o pênfigo bolhoso e o pênfigo vulvar, o corticoide local pode ser associado ao tratamento sistêmico com prednisona oral, em altas doses (1-2 mg/kg/dia). Após o controle do quadro, a dose do corticoide deve ser reduzida gradativamente.

Nos casos graves inflamatórios de hidradenite supurativa associada a condições como eritema pigmentar fixo, a corticoterapia oral ou intralesional pode ser associada ao tratamento local

O uso de corticosteroides intralesionais causa, como principais efeitos colaterais, a atrofia e a hipopigmentação da pele. O uso de corticoides sistêmicos deve ser limitado a curto prazo, durante 2-4 semanas e apenas em casos selecionados. Assim, evitam-se os efeitos colaterais, que são mais prováveis nessa via. Não é necessário fazer retirada gradual se a duração do tratamento com corticoide sistêmico foi inferior a 2 semanas. Optando-se por continuar o tratamento com corticosteroide tópico, recomenda-se iniciá-lo antes da interrupção da prednisona oral para evitar sintomas de rebote.

CONCLUSÃO

Mesmo após o surgimento de outras drogas, o valor do corticosteroide tópico permanece inegável. Entre as diferentes opções de corticosteroides tópicos que existem atualmente, os superpotentes, como o propionato de clobetasol, entram como terapia de primeira escolha em grande parte das dermatoses vulvares. Entretanto, como algumas dessas doenças são crônicas e necessitam de corticoterapia em longo prazo, deve-se ficar atento ao risco de efeitos colaterais, sendo o mais importante a atrofia de pele. O furoato de mometasona vem demonstrando eficácia nas mesmas indicações de uso do clobetasol. Como tem potência média-alta, apresenta menor chance de efeitos colaterais, tornando-se boa opção de tratamento, inclusive em longo prazo. Conhecer as diferentes opções de corticoterapia, bem como as distintas formulações, ajuda na escolha do tratamento apropriado de cada caso e, portanto, na obtenção de respostas satisfatórias.

REFERÊNCIAS BIBLIOGRÁFICAS

1. Corazza M, Toni G, Valpiani G, Morotti C, Borghi A. Does longer duration of corticosteroid treatment improve clearance in vulvar lichen sclerosus? Result from a single centre, comparative, open label study. Dermatol Ther. 2021;34:1-7.
2. Chin S, Scurry J, Bradford J, Lee G, Fisher G. Association of topical corticosteroids with reduced vulvar squamous cell carcinoma recurrence in patients with lichen sclerous. JAMA Dermatol. 2020;156(7):813-4.
3. Chuery ACS, Speck NMG. Corticoterapia na vulva. In: Federação Brasileira das Associações de Ginecologia e Obstetrícia; Urbanetz AA, Luz SH, organizadores. Proago – Programa de Atualização em Ginecologia e Obstetrícia: Ciclo 12. Porto Alegre: Artmed Panamericana; 2015. p.139-66 (Sistema de Educação Continuada a Distância, v.3).
4. Federação Brasileira das Associações de Ginecologia e Obstetrícia – Febrasgo. Manual de orientação em trato genital inferior. 2010.
5. Ioannides D, Vakirlis E, Kemeny L, Marinovic B, Massone C, Murphy R, et al. European S1 Guidelines on the Management of Lichen Plannus: a Cooperation of the European Dermatology Forum with the European Academy of Dermatology and Venereology. Eur Acad Dermatol Venereol. 2020;34:1403-14.
6. Jung S, Ladermann J, Richter C, Darvin ME, Pedersen CB, Richter H, et al. In vivo characterization of structural changes after topical application of glucocorticoids in healthy human skin. J Biomed Opt. 2017;22(7):1-13.
7. Kirtschig G. Lichen sclerosus: presentation, diagnosis and management. Dtsch Arztebl Int. 2016;113:337-43.
8. Krapf JM, Leia M, Holton MA, Goldstein AT. Vulvar lichen sclerous. Int J Womens Dermatol. 2020;12:11-20.
9. Lee A, Fischer G. Diagnosis and treatment of vulvar lichen sclerosus: an update for dermatologists. Am J Clin Dermatol. 2018;19(10):1-12.
10. Lewis FM, Tatnall FM, Velangi SS, Bunker CB, Kumar A, Brackenbury F, et al. British Association of Dermatologists Guideline for Management of Lichen Sclerosus 2018. Br J Dermatolol. 2018;178:823-4.
11. Mehta A, Nadkarni N, Patil S, Godse K, Gautam M, Agarwal S. Topical corticosteroids in dermatology. Indian J Dermatol Venereol Leprol. 2016;82(4):371-6.
12. Niculet E, Bobeica C, Tatu AL. Glucocorticoid-induced skin atrophy: the old and the new. Clin Cosmet Investig Dermatol. 2020;13:1041-50.
13. Rajkumar S, Lewis F, Nath R. The importance of topical steroids after in erosive lichen planus and graft versus host disease. J Obstet Gynaecol. 2018;39(1):1-4.
14. Simonetta C, Burns EK, Guo MA. Vulvar dermatoses: a review and uptade. Mo Med. 2015;112(4):301-7.
15. Val I, Sampaio L, Fonseca F, Val C, Furtado Y, Aidé S. Corticoterapia tópica em doenças vulvares. Rev Bras Patol Trato Genit Infer. 2012;2(3):138-41.
16. Van der Meijden WI, Boffa MJ, terHarmsel WA, et al. 2016 European guideline for the management of vulvar conditions. J Eur Acad Dermatol Venereol. 2017 Jun;31(6):925-41.

17

Anatomia patológica vulvar

Milvia Maria Simões e Silva Enokihara
Gustavo Focchi

ECZEMA DE CONTATO ALÉRGICO

A biópsia da lesão geralmente apresenta características de dermatite eczematosa crônica com hiperplasia psoriasiforme, hiperqueratose eosinofílica com paraqueratose e crosta fibrinoleucocitária (sinais de escoriação) (Figura 1). Na derme, o infiltrado inflamatório apresenta predomínio de linfócitos e vários eosinófilos (Figura 2).

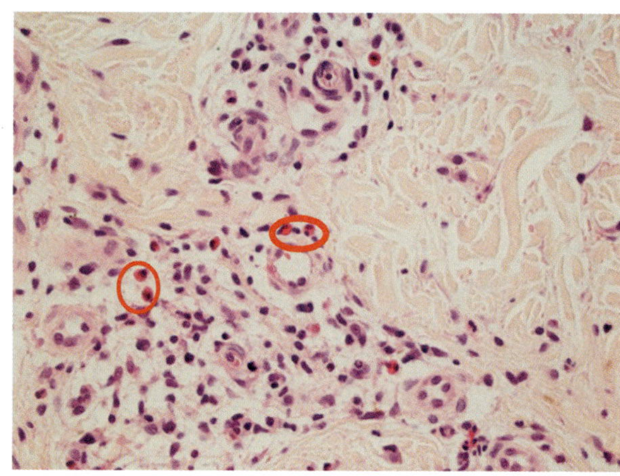

FIGURA 2
Dermatite de contato alérgica apresentando na derme infiltrado inflamatório com predomínio de linfócitos e vários eosinófilos de permeio (HE 400x).

DERMATITE ATÓPICA

A história clínica e a evolução são muito importantes no diagnóstico diferencial com a dermatite de contato alérgica. Os aspectos histológicos de ambas são semelhantes: na fase crônica, acantose psoriasiforme escoriada com infiltrado linfocitário perivascular com eosinofilia (Figura 3).

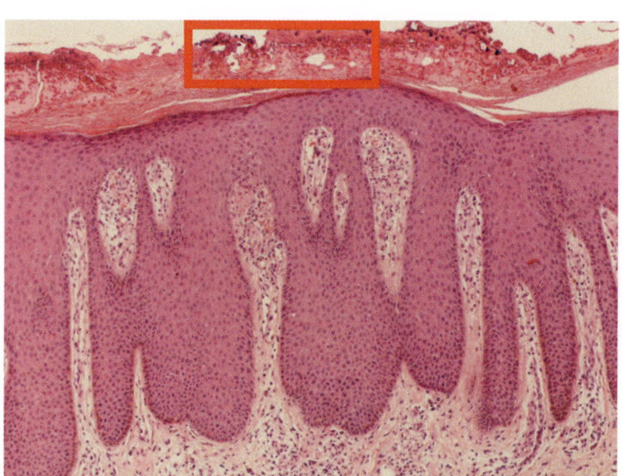

FIGURA 1
Dermatite de contato alérgica com hiperplasia psoriasiforme escoriada e hiperqueratose compacta eosinofílica com paraqueratose (HE 100x).

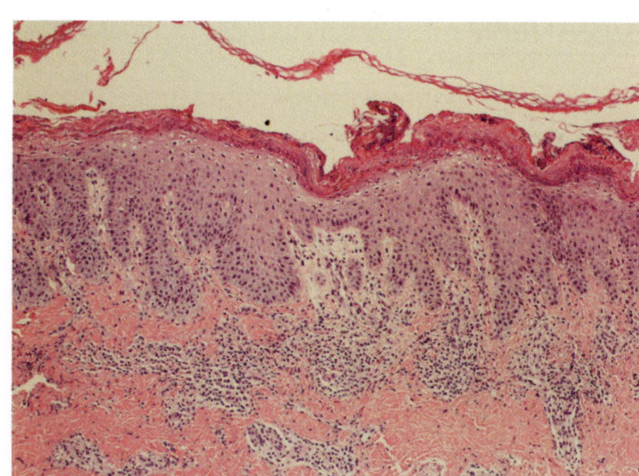

FIGURA 3
Dermatite psoriasiforme escoriada com infiltrado linfocitário perivascular superficial contendo raros eosinófilos. O quadro clínico pode corresponder ao da dermatite atópica (HE 100x).

DERMATITE SEBORREICA

Na biópsia de pele, observa-se hiperqueratose compacta eosinofílica entremeada por áreas com paraqueratose e alguns neutrófilos, especialmente na região do óstio folicular (aspecto "em ombro"), além de discreta espongiose no epitélio folicular e em áreas da epiderme vulvar. Na derme, o infiltrado contém predomínio de linfócitos e alguns neutrófilos (Figura 4).

PSORÍASE

Pode ser necessário efetuar biópsia das lesões genitais, a fim de analisar a pele afetada. As alterações morfológicas podem não ser tão exuberantes como em outras topografias anatômicas (Figura 5).

HERPES

O diagnóstico pode ser feito pelo método do Tzanck, no qual uma vesícula é furada e raspa-se a base da lesão. São encontradas células gigantes multinucleadas com amoldamento nuclear, núcleos vazados (mais esbranquiçados no centro) que contêm os vírus que estão se replicando (dentro do núcleo) (Figura 6).

Na biópsia (Figura 7) observa-se vesícula (clinicamente de conteúdo líquido e menor que 1 cm) intraespinhosa, contendo no teto queratinócitos necróticos e na base as células diagnósticas com inclusões intranucleares e amoldamento nuclear sugestivas de herpes simples. Para saber o subtipo é possível realizar exame imuno-histoquímico, que muitas vezes se positiva para tipo I ou II ou apenas tipo II (Figura 8).

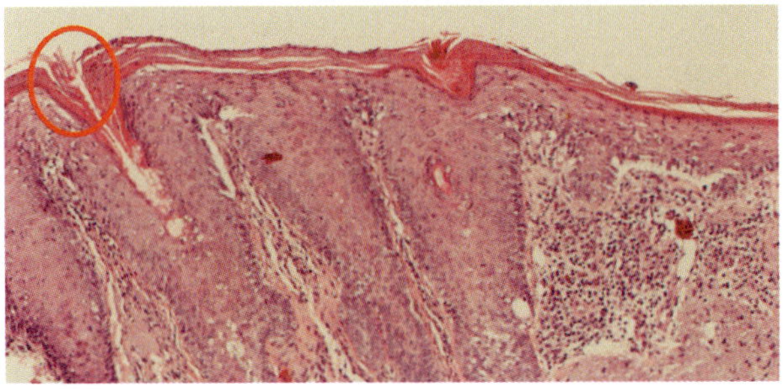

FIGURA 4
Hiperqueratose eosinofílica entremeada por áreas com paraqueratose e alguns neutrófilos, especialmente na região do óstio folicular (aspecto "em ombro" – círculo), além de discreta espongiose no epitélio folicular e em áreas da epiderme vulvar. Na derme, o infiltrado contém predomínio de linfócitos e alguns neutrófilos (HE 100x).

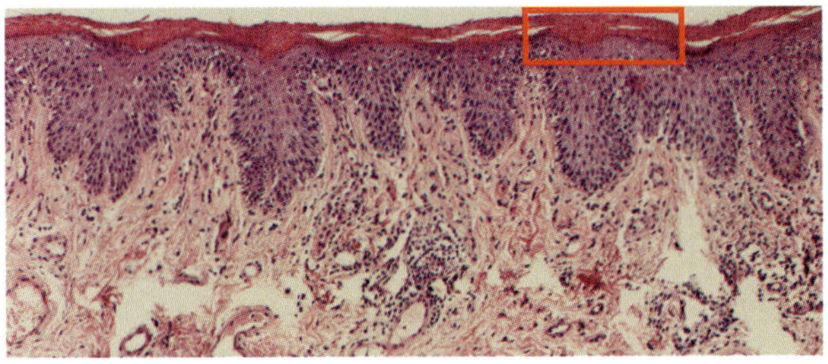

FIGURA 5
Biópsia de psoríase da região genital. Nota-se na camada córnea hiperqueratose compacta eosinofílica com extensa paraqueratose, tendo de permeio neutrófilos e ausência da camada granulosa (retângulo). Dependendo do momento da evolução da doença, pode-se notar acantose psoriasiforme incipiente ou bem estabelecida (HE 40x).

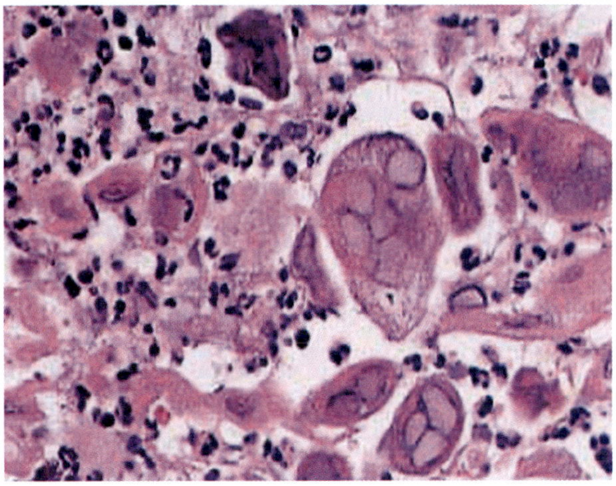

FIGURA 6
Citologia do raspado da base da vesícula corada pela hematoxilina e eosina contendo células gigantes multinucleadas com inclusões virais sugestivas de herpes vírus (método de Tzanck, 400x).

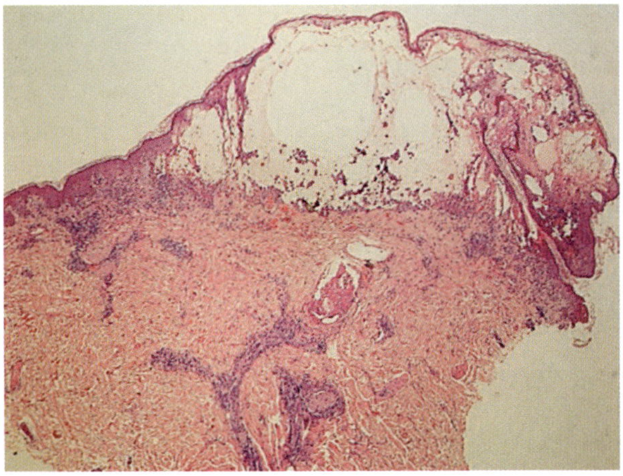

FIGURA 7
Punch de lesão vesiculosa intraespinhosa com necrose de queratinócitos no teto e a presença de células diagnósticas no assoalho (HE, 20x).

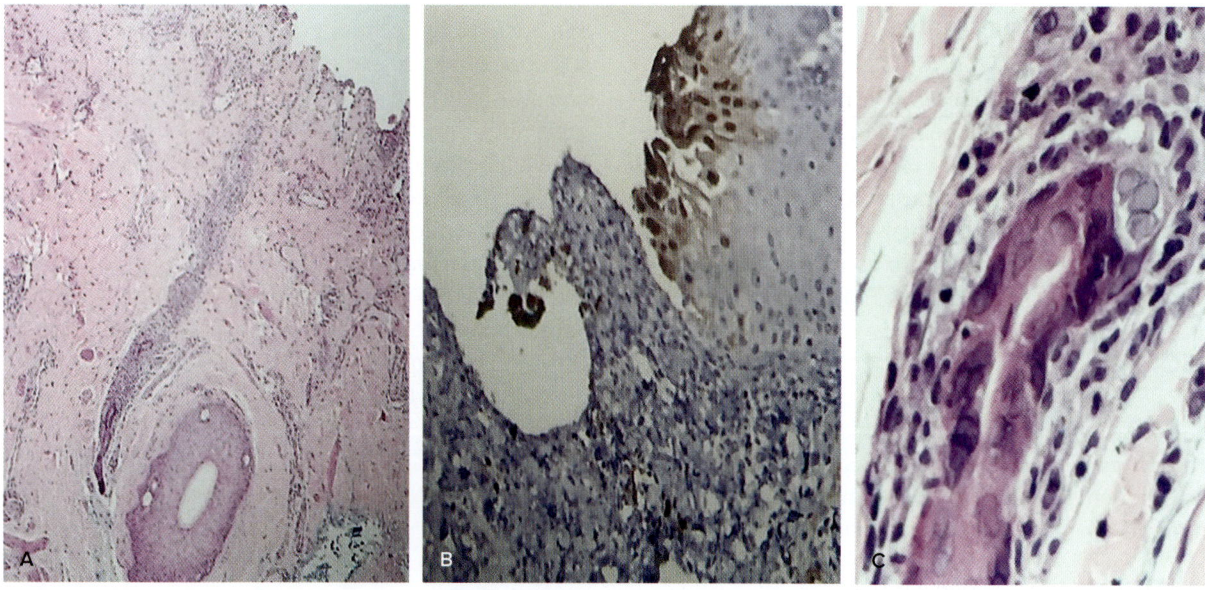

FIGURA 8
A: caso de herpes hipertrófico no grande lábio esquerdo, notando-se na base da lesão ulcerada e epitélio adjacente alterações citopáticas sugestivas de herpes vírus (HE 400x), que só puderam ser confirmadas pelo exame imuno-histoquímico para herpes tipo II em marrom corando os núcleos (B) (400x). C: a paciente tinha também inclusões virais nas células do ducto écrino.

SÍFILIS

Sífilis primária

O diagnóstico pode ser feito pelo campo escuro (Figura 9A) coletado do fundo da lesão, colocado em lâmina com gota de soro fisiológico e lido no microscópio de imunofluorescência, onde podem ser vistas bactérias espiroquetas com 8 a 14 espirais e com movimento articulado. Pode-se também usar essa mesma lâmina ressecada para fazer uma impregnação pela prata pelo Warthin Starry (Figura 9B).

Sífilis secundária

A biópsia dessas lesões pode demonstrar infiltrado inflamatório rico em plasmócitos (Figura 10A), vasculite plasmocitária e grande quantidade de treponemas na imuno-histoquímica (Figura 10B).

LÍQUEN ESCLEROSO

A biópsia pode demonstrar diferentes aspectos morfológicos dependendo do momento da doença, ou seja, se a lesão estiver em uma fase inicial, bem estabelecida, ou em fase tardia. Na fase inicial (Figura 11), observa-se uma dermatite liquenoide sem alteração nas fibras colágenas, o que torna difícil o diagnóstico diferencial com outras dermatites liquenoides, especialmente líquen plano, erupção liquenoide e reação medicamentosa liquenoide. No momento em que se observa compactação (esclerose) das fibras colágenas da derme papilar o diagnóstico histológico fica mais definido (fase tardia) (Figura 12).

LÍQUEN SIMPLES CRÔNICO

Histologicamente, nota-se espessamento de todas as camadas da epiderme, podendo eventualmente até aparecer a camada lúcida (que é normal apenas na região palmoplantar, e não na vulva) (Figura 13).

LÍQUEN PLANO

O diagnóstico requer frequente biópsia para sua confirmação (Figura 14). As características histológicas de ambos podem ser semelhantes nas lesões iniciais, mas nas intermediárias e tardias o líquen escleroso se diferencia pelo aparecimento da esclerose na derme papilar.

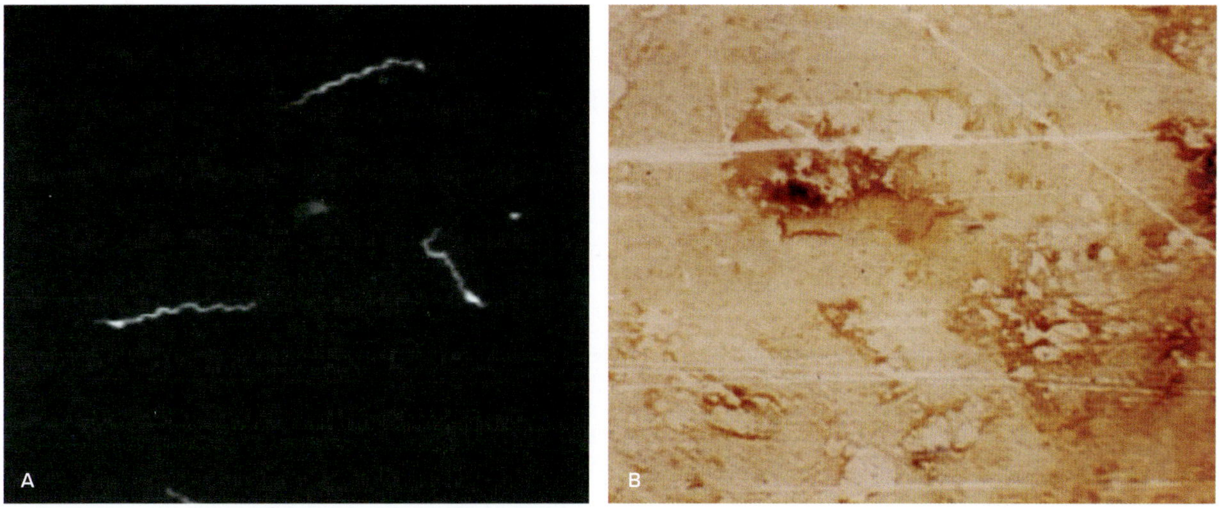

FIGURA 9
A: campo escuro de cancro duro no microscópio de fluorescência (1.000x). B: mesma lâmina ressecada e corada pelo Warthin Starry com treponemas dobrados em noventa graus (400x).

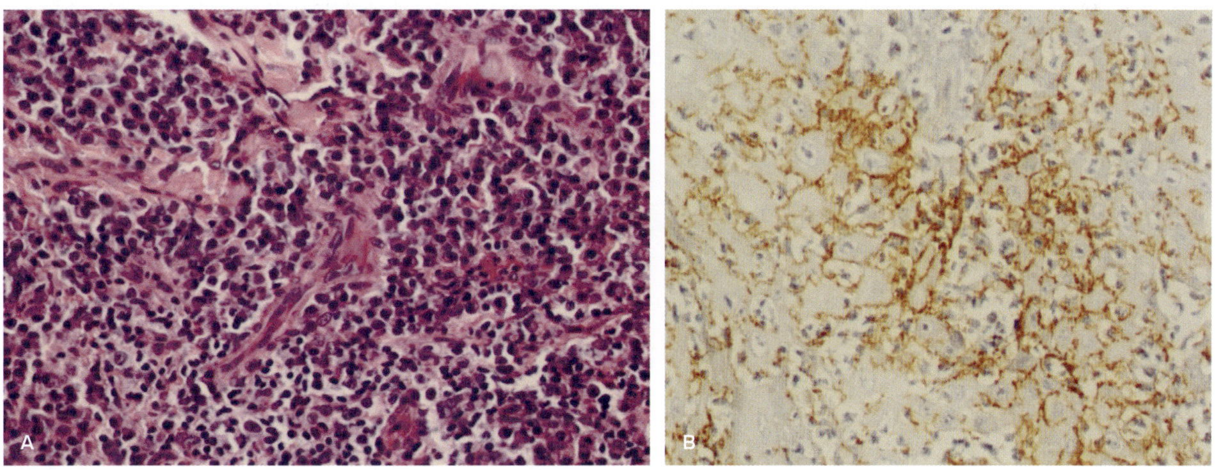

FIGURA 10
A: biópsia de lesão de condiloma plano rica em plasmócitos (HE 400x). B: exame imuno-histoquímico com imunoexpressão do marcador para *Treponema pallidum* da mesma lesão (400x).

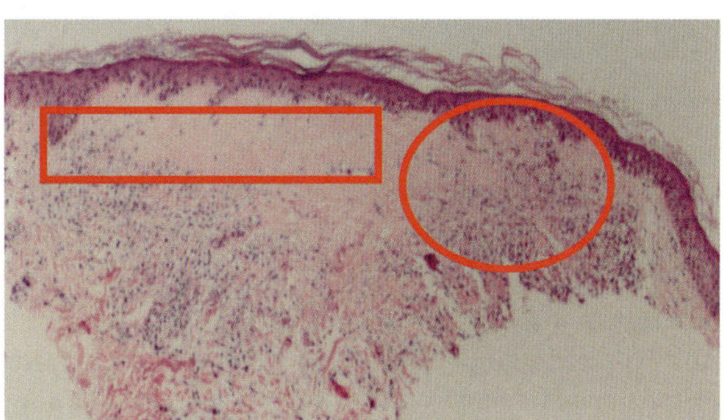

FIGURA 11
À direita observa-se epiderme adelgaçada e retificada com alterações de interface e infiltrado de linfócitos preenchendo a derme papilar (elipse). À medida que se caminha para a esquerda da lesão nota-se que esta vai se tornando mais definida morfologicamente, aparecendo compactação (esclerose) das fibras colágenas da derme papilar (retângulo) que afasta o infiltrado linfocitário para baixo do plexo vascular superficial (HE, 40x).

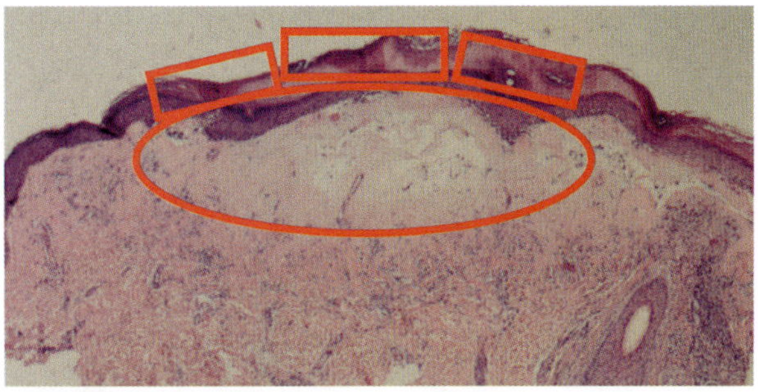

FIGURA 12
Na fase tardia, a camada córnea acima da lesão encontra-se compactada e eosinofílica (retângulos), a epiderme torna-se mais adelgaçada e retificada (aspecto atrófico), vai desaparecendo o infiltrado linfocitário e se tornando mais evidente a esclerose da derme papilar (elipse) (HE 40x).

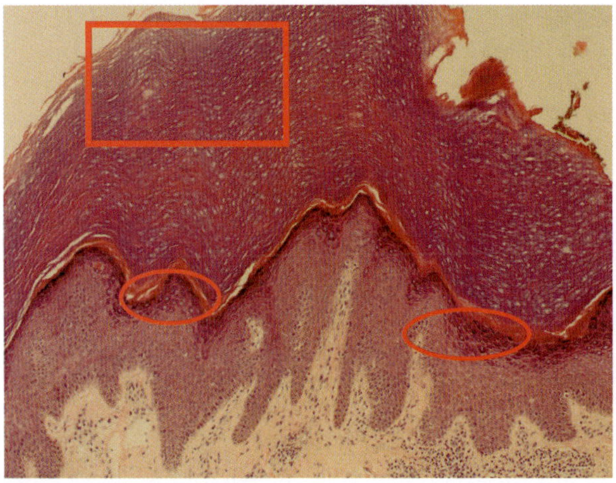

FIGURA 13
Na epiderme, observa-se espessamento compacto basofílico da camada córnea (retângulo), presença de camada lúcida, hipergranulose (elipse) e acantose psoriasiforme. Na derme, as fibras colágenas estão mais eosinofílicas e verticalizadas, e o infiltrado linfocitário é escasso ou ausente (HE 100x).

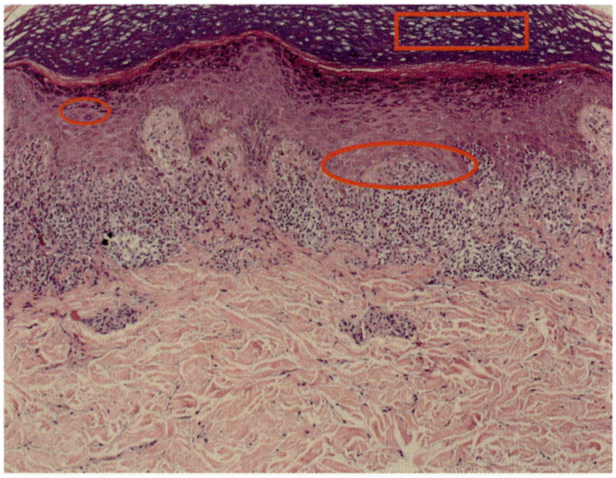

FIGURA 14
Biópsia de líquen plano notando-se hiperqueratose compacta basofílica (retângulo), hipergranulose em cunha (elipse menor), acantose com alongamento irregular das cristas interpapilares (aspecto em "dentinho de serra" – elipse maior), apagamento da junção dermoepidérmica em algumas regiões pela destruição dos queratinócitos basais e aparecimento de corpos apoptóticos eosinofílicos (corpos de Civatte), além de queratinócitos com núcleos picnóticos. Na derme papilar, observa-se preenchimento por intenso infiltrado inflamatório com predomínio de linfócitos (aspecto "em faixa"), tendo melanófagos de permeio (HE 100x).

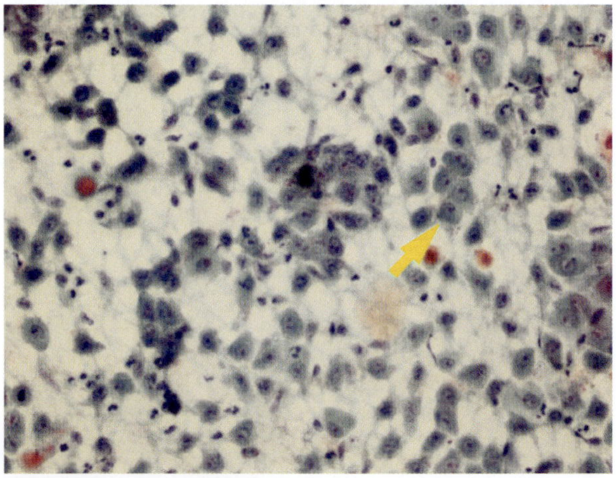

FIGURA 15
Exame citológico de raspado de bolha (método de Tzanck) corado pelo Papanicolau, apresentando agrupamento de queratinócitos acantolíticos (seta) (400x).

PÊNFIGO VULGAR

A suspeita clínica pode ser confirmada por meio de exame citológico, exame histopatológico e testes de imunofluorescência direta e indireta. O exame citológico (método de Tzanck) é útil para a rápida demonstração de queratinócitos acantolíticos da camada espinhosa (citoplasma abundante eosinofílico e núcleo central arredondado) corado de preferência pela hematoxilina e eosina, mas visível também pela coloração do Papanicolau (Figura 15).

O exame histopatológico auxilia a definir o nível de clivagem da bolha, que é acantolítica suprabasal, para o diagnóstico do pênfigo e diferencial com outras lesões bolhosas, pois os queratinócitos acantolíticos podem ser observados em várias doenças vesicobolhosas (doença de Grover, Hailey-Hailey símile, doença de Hailey-Hailey etc.). Recomenda-se escolher para a biópsia uma bolha recente (menos de 24 horas de aparecimento) que caiba dentro de um *punch* de 4 mm; se a bolha for grande, fazer um pequeno furo perilesional, porque as bolhas do pênfigo vulgar geralmente se rompem. Fixar a biópsia em formol a 10% (se tamponado, melhor para a preservação dos antígenos da superfície).

Pelo exame histopatológico (Figura 16), observa-se que o nível de clivagem da bolha é suprabasal (ou intraespinhoso). Seu conteúdo pode muitas vezes se perder no processamento histológico ou podem ser observadas células inflamatórias com predomínio de neutrófilos e queratinócitos acantolíticos da camada espinhosa. A acantólise pode acometer o epitélio anexial (geralmente epitélio folicular), o que facilita o diagnóstico diferencial com doença de Hailey-Hailey. Na derme papilar, observa-se infiltrado com predomínio de neutrófilos em região perivascular.

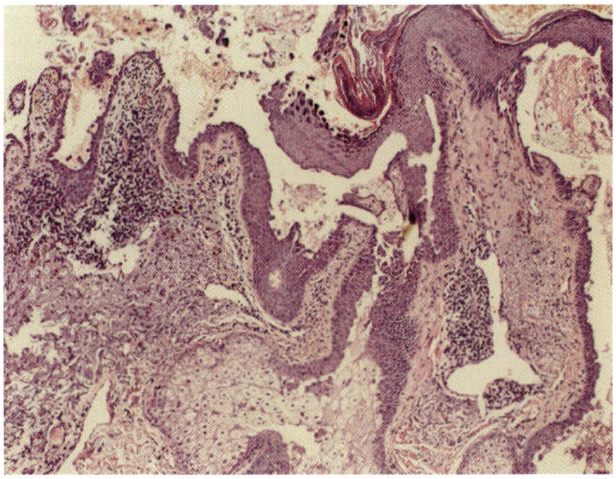

FIGURA 16
Exame histopatológico corado pela hematoxilina e eosina, notando-se bolha com nível de clivagem suprabasal envolvendo a epiderme e o epitélio folicular, contendo queratinócitos acantolíticos (células acantolíticas) no conteúdo da bolha.

O exame de imunofluorescência direta baseia-se na reação antígeno-anticorpo *in vitro*, revelando-se através de fluorocromos (isotiocianato de fluoresceína) excitáveis em luz ultravioleta. Havendo deposição tecidual do produto pesquisado, haverá brilho do fluorocromo (verde maçã). A diferenciação de autoanticorpos IgG e C3 direcionados contra a superfície celular (depósito intercelular) dos queratinócitos é considerada por alguns autores "padrão ouro" para o diagnóstico diferencial do pênfigo vulgar. A imunofluorescência direta pode utilizar a pele ou a mucosa dos pacientes para demonstrar depósitos de IgG e C3 com distribuição intercelular (Figura 17).

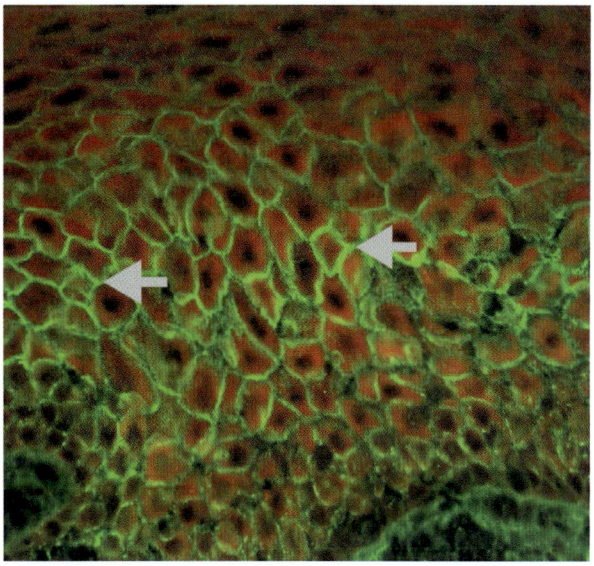

FIGURA 17
Exame de imunofluorescência direta apresentando moderada intensidade para os marcadores IgG e C3 com distribuição intercelular de fluorescência (200x).

PENFIGOIDE BOLHOSO

É uma dermatose bolhosa autoimune caracterizada no histopatológico pela erupção de bolhas subepidérmicas (tensas na pele normal ou eritematosa), contendo numerosos eosinófilos e serosidade eosinofílica (Figura 18).

Pelo exame de imunofluorescência direta, observa-se a presença de fluorescência moderada de IgG e C3, linear na zona de membrana basal (Figura 19). Eventualmente pode negativar o IgG, mas o C3 normalmente está presente. O diagnóstico é feito com o quadro clínico, biópsia e imunofluorescência direta.

Eventualmente é necessário exame de imunofluorescência indireta com autoanticorpos anti-IgG (utilizando o soro do paciente), que se depositam na zona de membrana basal da pele (banco de pele de prepúcio humano de postectomia), em 70-80% dos pacientes .

No diagnóstico diferencial com epidermólise bolhosa adquirida pode ser necessário o exame *salt split* indireto (soro do paciente e banco de pele). O substrato é incubado com uma solução hiperosmolar de NaCl a 1 molar, que vai clivar a epiderme da derme na lâmina lúcida. Se for penfigoide bolhoso, na leitura da lâmina nota-se fluorescência no lado epidérmico da bolha. Se for epidermólise bolhosa adquirida, a fluorescência aparece no lado dérmico.

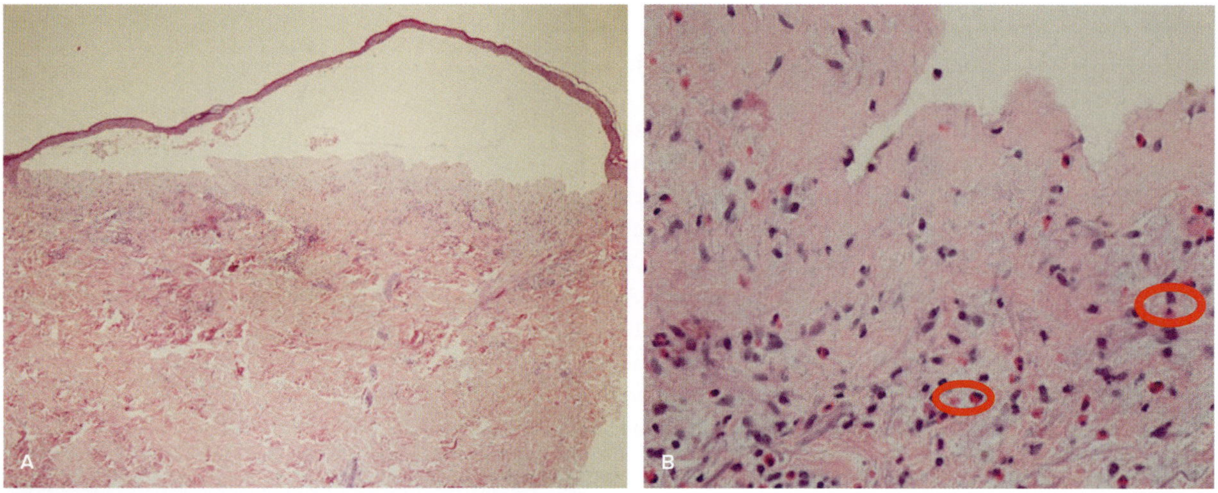

FIGURA 18
Dermatose bolhosa subepidérmica com a presença de serosidade e vários eosinófilos (aumento de 20x em A e de 100x em B).

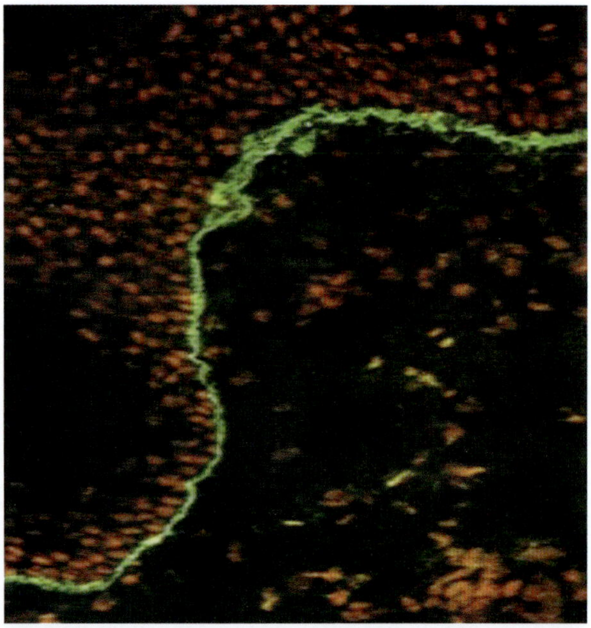

FIGURA 19
Exame de imunofluorescência direta notando-se em verde maçã a presença de fluorescência moderada, linear de IgG e C3 (200x).

PENFIGOIDE BENIGNO

Também conhecido como penfigoide cicatricial (pela tendência a formar cicatrizes), penfigoide das membranas mucosas, pênfigo ocular, penfigoide infantil ou pênfigo mucoso. É uma doença bolhosa autoimune caracterizada no histopatológico pela presença de bolha com nível de clivagem subepidérmico ou subepitelial, com infiltrado inflamatório misto composto por neutrófilos, eosinófilos, linfócitos, mastócitos e plasmócitos, podendo ocorrer fibrose.

A imunofluorescência direta da mucosa ou pele perilesional detecta depósitos de IgG e/ou C3 na zona de membrana basal (eventualmente IgA e IgM também). Pode ser usado o *salt split* também, que apresentará fluorescência do lado epidérmico.

ERITRASMA

É uma infecção cutânea superficial, localizada, crônica e benigna, causada pelo bacilo Gram-positivo *Corynebacterium minutissimum*. Sob a luz da lâmpada de Wood fluoresce com a característica cor vermelho coral devido à produção de porfirinas pela bactéria causadora. O agente pode ser encontrado pelo exame direto com KOH, bacterioscopia do raspado da lesão e coloração de Gram ou biópsia (Figura 20). O principal diagnóstico diferencial inclui a celulite estreptocócica perianal, que causa dor e eritema vermelho claro apenas na pele perianal e não tem fluorescência ao exame com luz de Wood.

LESÕES ESTAFILOCÓCICAS

Infecções de pele com presença de bolhas e pústulas também são características desses agentes (a síndrome da pele escaldada estafilocócica e o impetigo bolhoso – Figuras 21 e 22 – são exemplos).

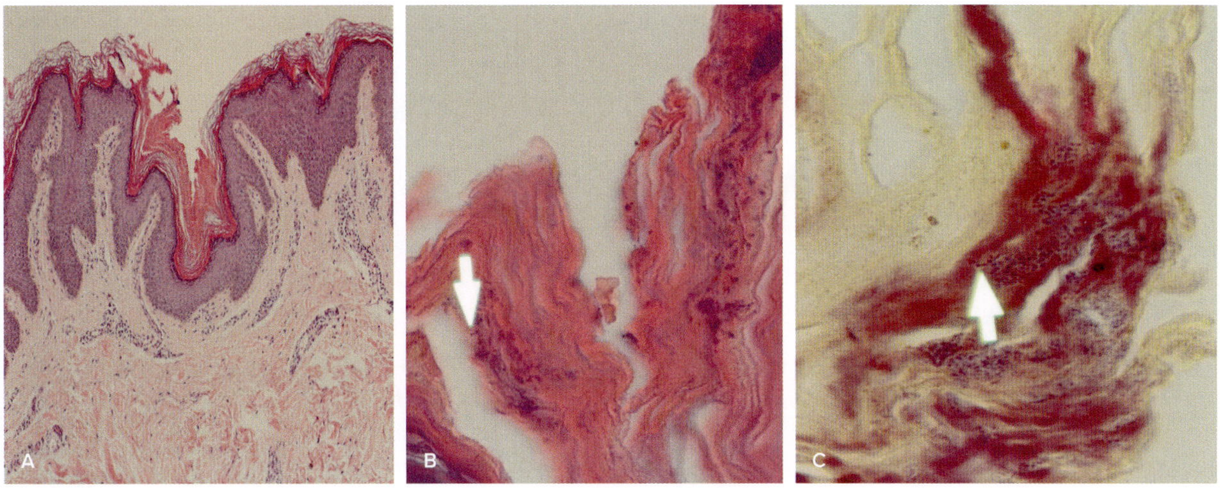

FIGURA 20
Pela biópsia da pele nota-se apenas área de hiperqueratose compacta eosinofílica (A), que no maior aumento apresenta numerosos bacilos corados em roxo (seta na imagem B). Pela coloração do Gram confirmam-se bacilos Gram-positivos em grande quantidade na camada córnea que correspondem à morfologia do *Corynebacterium minutissimum* (seta na imagem C).

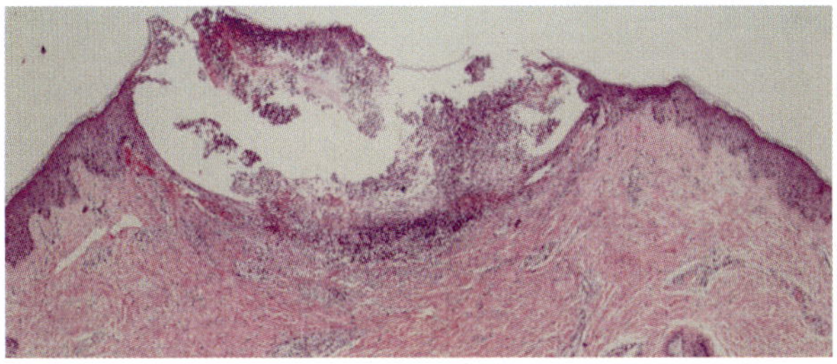

FIGURA 21
Caso de impetigo bolhoso complicado com pústula subcórnea contendo bactérias cocoides de permeio (HE 20x).

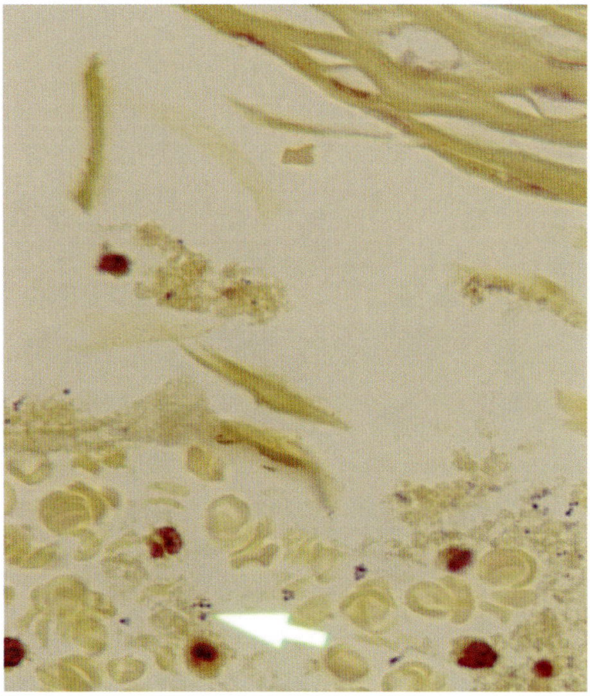

FIGURA 22
Pela coloração do Gram é possível encontrar na pústula bactérias cocoides Gram-positivas isoladas ou agrupadas sugestivas de *Staphylococcus aureus* (400x).

MOLUSCO CONTAGIOSO

Na biópsia observa-se hiperplasia da epiderme com a presença de queratinócitos (a partir da camada espinhosa) contendo em seu citoplasma inclusões virais eosinofílicas e progressão desses queratinócitos até sua eliminação na área umbilicada da lesão (Figura 23).

CITOMEGALOVIROSE

O exame histopatológico é característico, com comprometimento das células endoteliais vasculares, que estão 2 ou 3 vezes aumentadas de tamanho, apresentando inclusões virais eosinofílicas (Figura 24).

CONDILOMA ACUMINADO

Aspecto clínico verrucoso que no histopatológico se apresenta como papilomatose, discreta hiperqueratose compacta eosinofílica com extensa paraqueratose, se for na pele hipergranulose com grânulos grosseiros de querato-hialina, tendo de permeio queratinócitos com atipias coilocitóticas, também encontradas na camada espinhosa alta (Figura 25). A camada basal geralmente

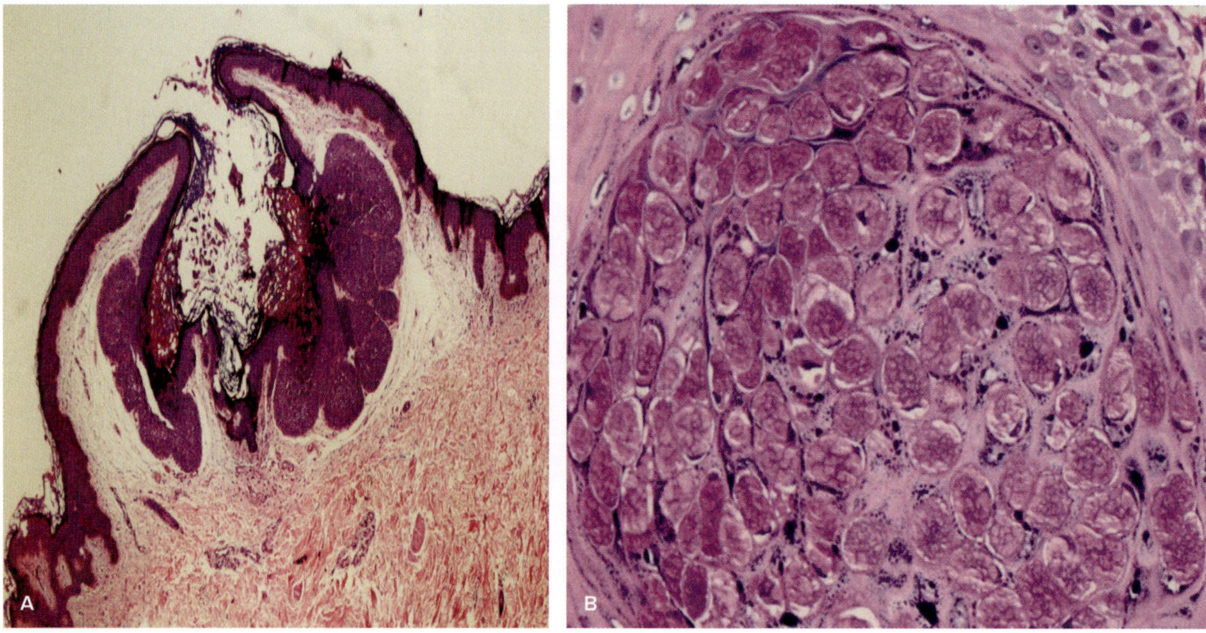

FIGURA 23
A: visão panorâmica da pápula umbilicada na lâmina (HE 20x). B: em maior aumento, os queratinócitos contendo inclusões virais eosinofílicas intracitoplasmáticas. O núcleo é poupado (HE 400x).

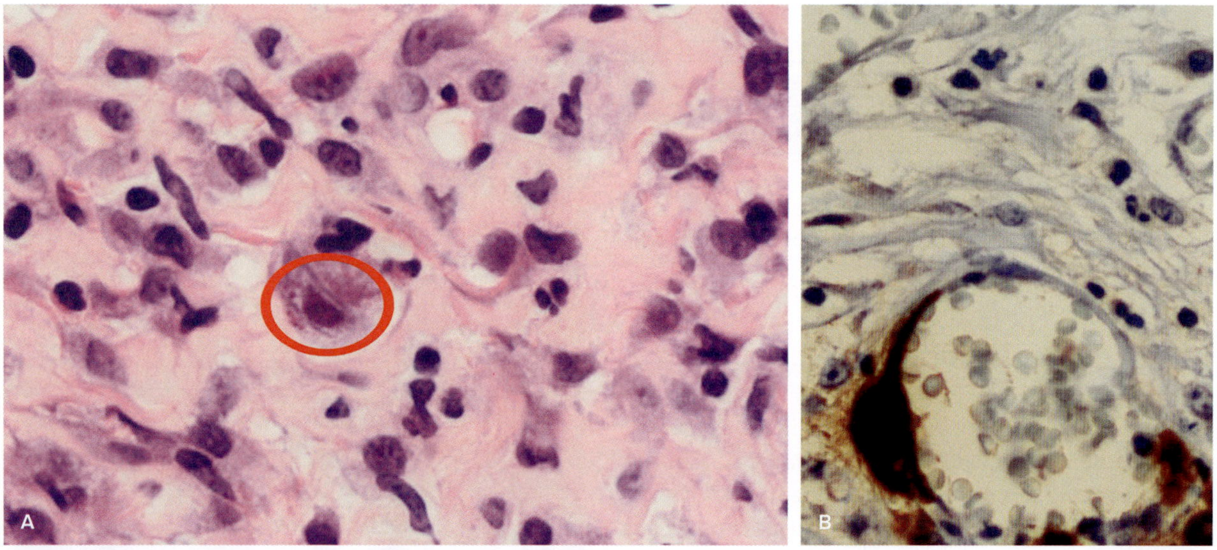

FIGURA 24
A: biópsia de pele apresentando no centro uma célula endotelial de um microcapilar, cujo núcleo encontra-se muito aumentado de volume e o centro contém uma inclusão viral eosinofílica (aspecto semelhante a "olho de coruja" – elipse) compatível com citomegalovirose (HE 400x). B: exame imuno-histoquímico imunoexpressão ao marcador para citomegalovírus (400x).

está preservada. Na derme papilar observam-se vasos capilares ectasiados e congestos.

A papulose bowenoide é uma erupção genital que na histopatologia se expressa como lesão bowenoide (similar a carcinoma *in situ*) associada a atipias coilocitóticas (Figura 26).

CANDIDÍASE (ANATOMOPATOLÓGICA)

As pseufo-hifas e leveduras são encontradas na camada córnea da pele ou camadas superficiais do epitélio malpighiano das mucosas, associadas ou não a neutrófilos. Pela coloração do PAS (ácido periódico de

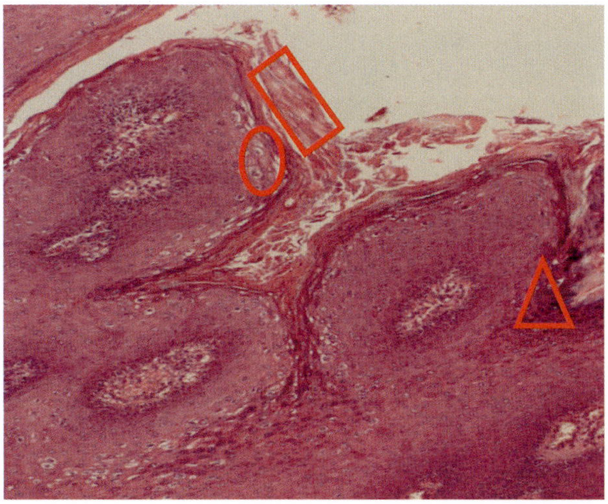

FIGURA 25
Papilomatose, hiperqueratose compacta eosinofílica (retângulo), hipergranulose com grânulos grosseiros de querato-hialina (triângulo) e atipias coilocitóticas (elipse) na parte mais superficial da camada espinhosa (HE 100x).

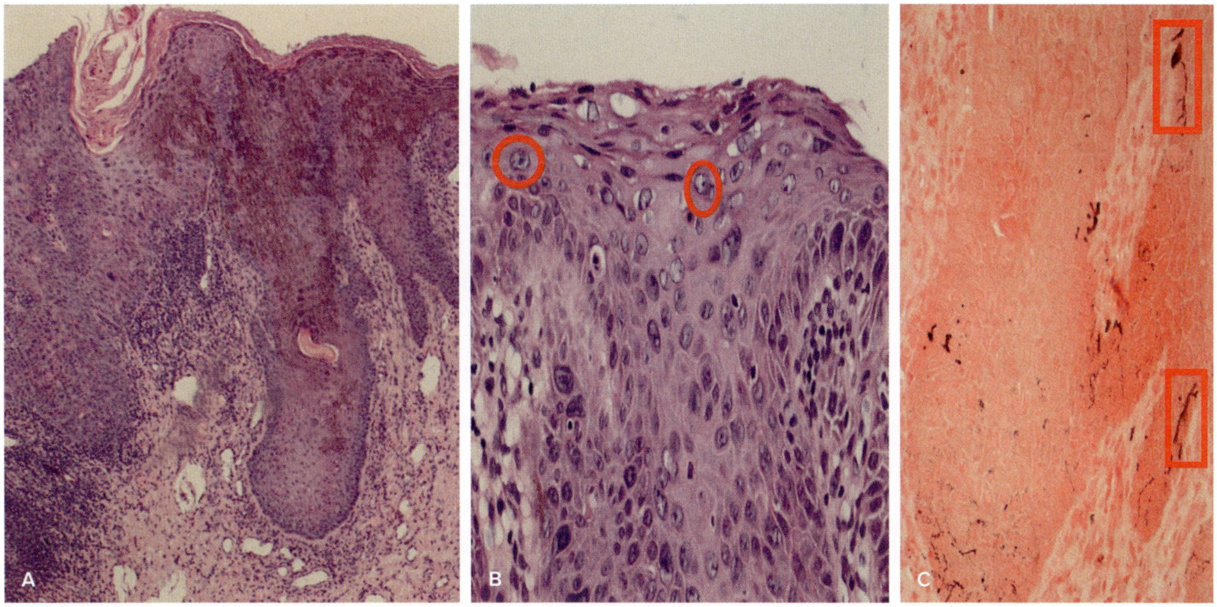

FIGURA 26
Papulose bowenoide da vulva, notando-se (A) hiperplasia da epiderme com aumento do pigmento melânico (hipermelanose) (HE 40x). B: a superfície epidérmica apresenta queratinócitos com atipias coilocitóticas (círculos) (HE 400x). C: pela coloração do Fontana Masson para melanina, nota-se aumento do pigmento melânico e alguns melanócitos dendríticos (retângulo) (400x).

Schiff) ou Grocott podem ser encontradas com mais facilidade (Figura 27).

DERMATOFITOSE (TINHAS)

O diagnóstico é feito pelo exame micológico direto com KOH (raspado da lesão) (Figura 28), por cultura ou mesmo pela biópsia (Figura 29).

PITIRÍASE VERSICOLOR

O diagnóstico pode ser feito pelo exame direto, por cultura e pela biópsia (Figura 30).

VITILIGO

Na histopatologia verifica-se ausência de melanócitos nas áreas despigmentadas por dopa negatividade

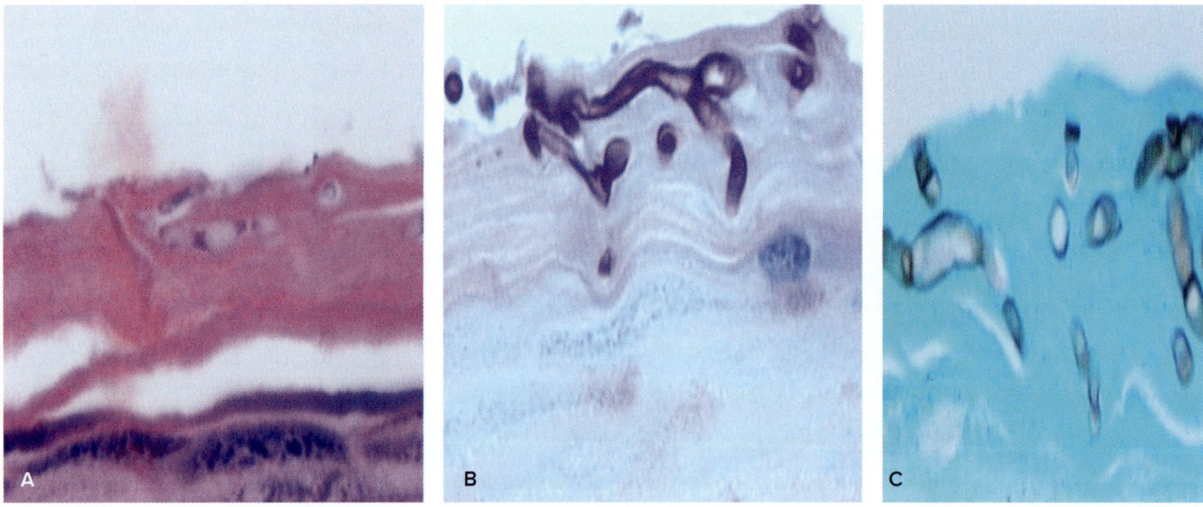

FIGURA 27
A: biópsia de pele da região genital corada pela hematoxilina e eosina, notando-se hiperqueratose compacta eosinofílica com pseudo-hifas transparentes de permeio (1.000x). B: coloração PAS – as pseudo-hifas são mais visíveis na cor carmim (1.000x). C: pela coloração do Grocott, aparecem em preto (1.000x).
PAS: ácido periódico de Schiff.

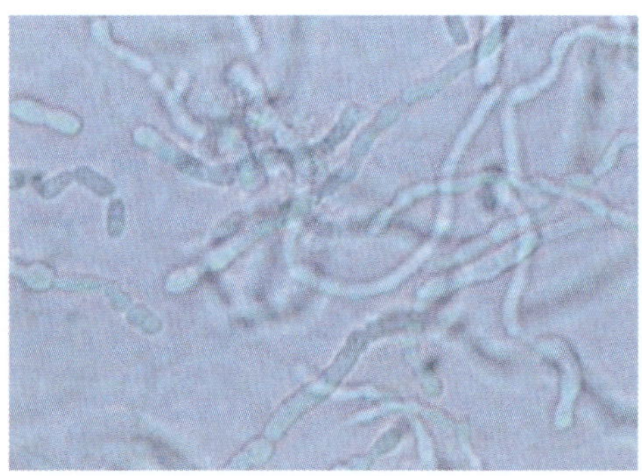

FIGURA 28
Exame micológico direto no qual se observam escamas clarificadas com KOH e inúmeras hifas hialinas septadas (400x).

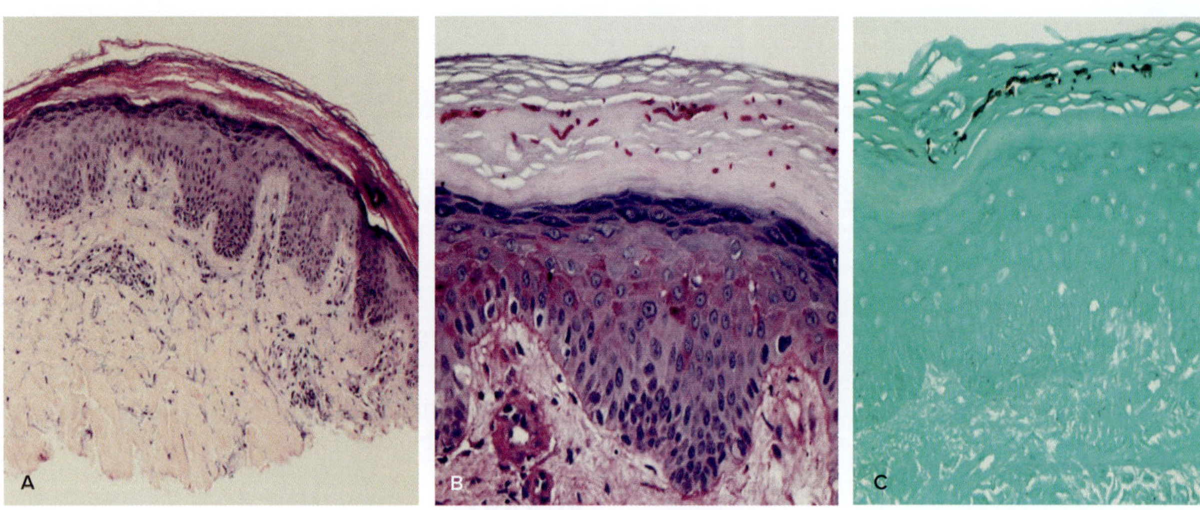

FIGURA 29
A: observa-se espessamento eosinofílico e compacto da camada córnea, onde podem ser encontradas hifas septadas transparentes (hialinas) e esporos (HE, 100x). B: essas hifas septadas se tornam mais visíveis em carmim pela coloração do PAS (400x). C: em preto, pelo Grocott (400x).
PAS: ácido periódico de Schiff.

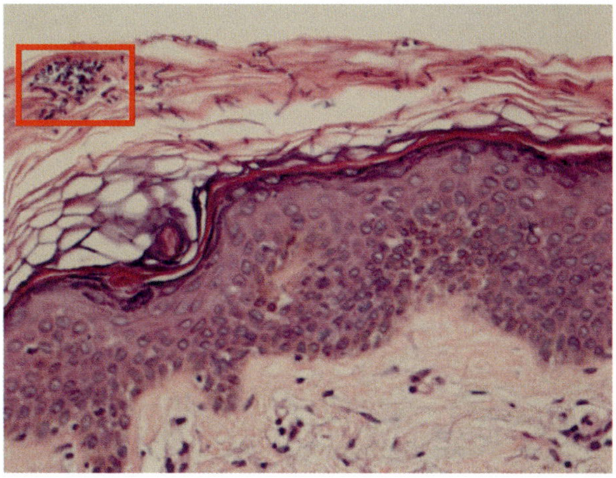

FIGURA 30
A biópsia de pele apresenta na camada córnea discreto espessamento laminar eosinofílico, tendo de permeio esporos e pseudo-hifas bem visíveis na hematoxilina e eosina (aspecto de "espaguete com almôndegas" – retângulo) (400x).

e eletromicroscopia. Na lâmina, pela hematoxilina e eosina, notam-se áreas com hipomelanose e áreas com amelanose (Figura 31).

LENTIGO SIMPLES

Histologicamente existe uma hiperpigmentação de todas as camadas da epiderme e aumento de melanócitos dendríticos isolados na camada basal. Acompanha acantose com alongamento das cristas interpapilares. Na derme papilar observam-se derrame pigmentar e melanófagos (melanodermia) (Figura 32).

ERITEMA PIGMENTAR FIXO

Na histopatologia geralmente se observa apenas discreto aumento do pigmento melânico na epiderme e predominantemente derrame pigmentar (melanodermia) (Figura 33).

As Figuras 34 a 47 mostram exemplos de neoplasias vulvares.

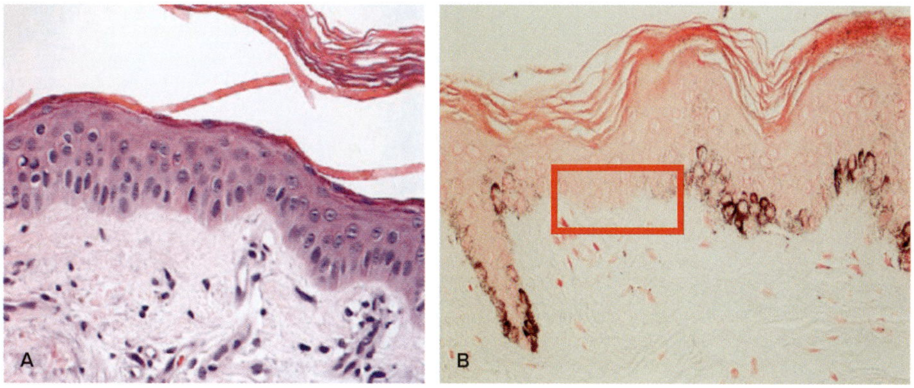

FIGURA 31
A: biópsia de pele corada pela hematoxilina e eosina, na qual se consegue perceber apenas diminuição do pigmento melânico na camada basal. B: pela coloração do Fontana Masson consegue-se identificar melhor as áreas com amelanose – retângulo (400x).

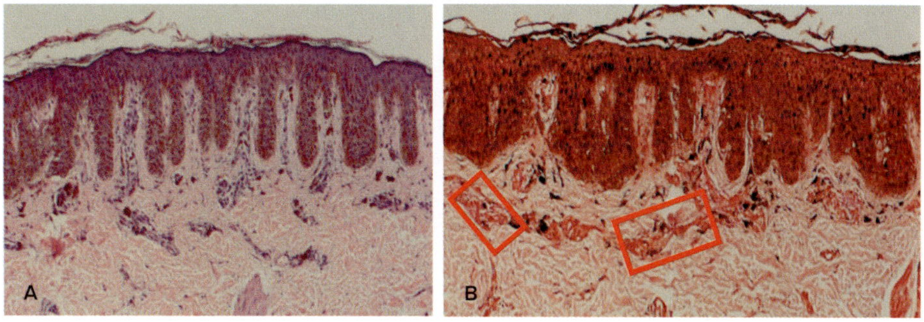

FIGURA 32
A: biópsia de lentigo simples cutâneo com aumento do pigmento melânico e melanodermia, além de discreta acantose e alongamento das cristas interpapilares (HE 100x). B: foi realizada coloração do Fontana Masson que evidencia a intensa pigmentação melânica em todas as camadas da epiderme e na derme papilar. Nota-se ainda colágeno espesso denominado fibroplasia laminar (retângulos) (100x).

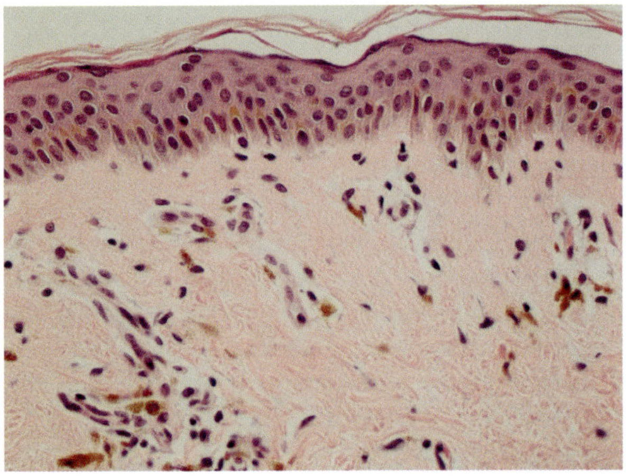

FIGURA 33
Nota-se discreto aumento da melanina nos queratinócitos epidérmicos com predomínio de melanodermia sem proliferação de melanócitos (HE 400x).

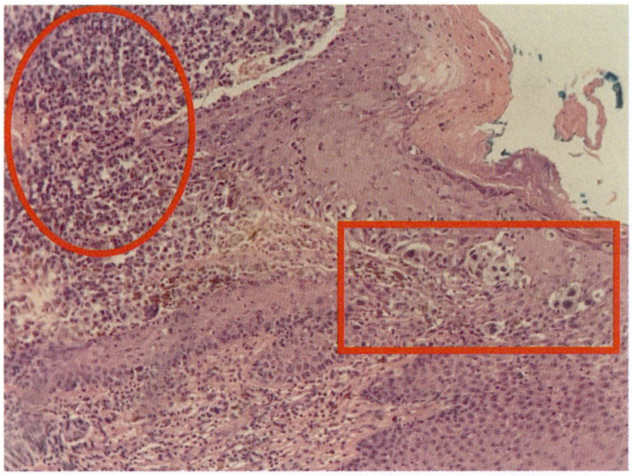

FIGURA 35
Fotomicrografia de melanoma mostrando proliferação de células de padrão epitelioide atípicas na junção dermoepidérmica (retângulo), formando pequenos ninhos com migração pagetoide de células isoladas; no canto superior esquerdo (elipse), observa-se componente nodular.

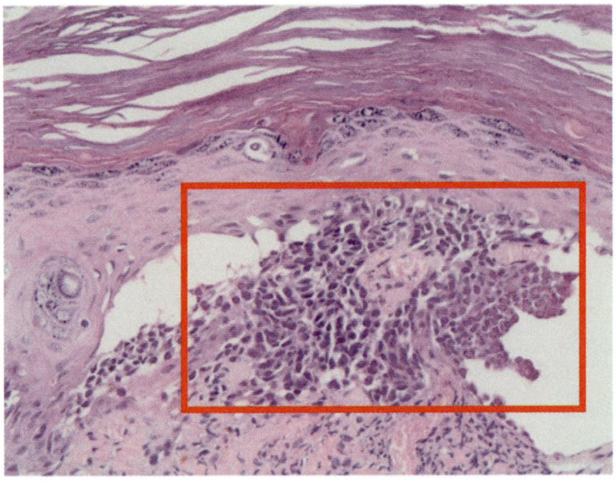

FIGURA 34
Fotomicrografia de melanoma mostrando proliferação de células de padrão epitelioide atípicas na junção dermoepidérmica (retângulo), formando ninhos com áreas de discoesão celular.

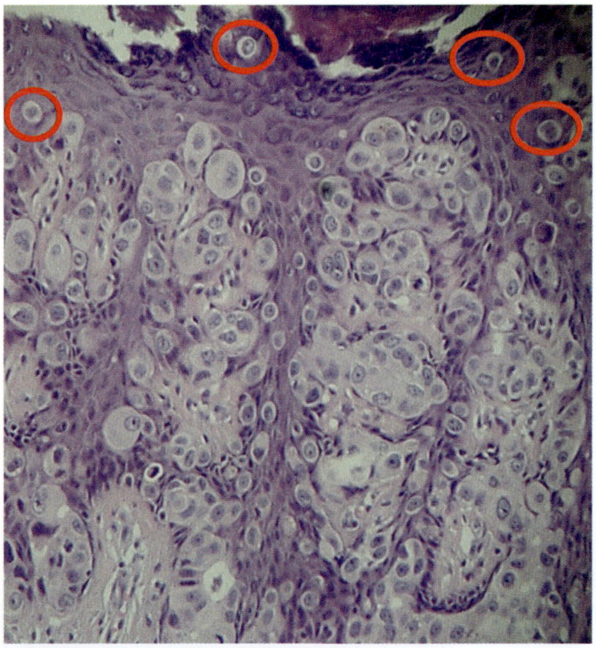

FIGURA 36
Fotomicrografia de doença de Paget mostrando proliferação de células de padrão epitelioide atípicas formando blocos de tamanho variável e progressivamente menores em direção à superfície, com migração pagetoide (elipses).

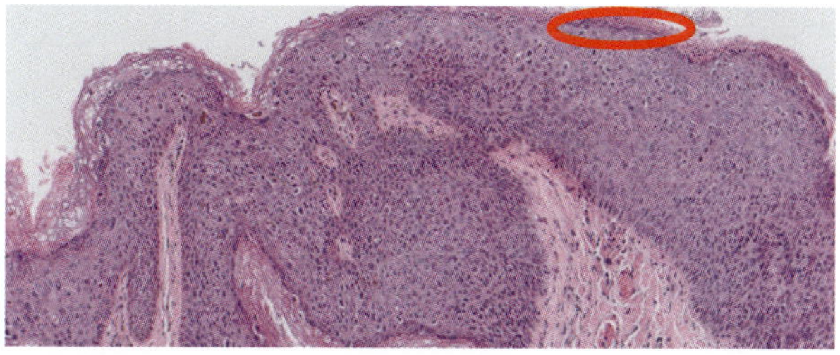

FIGURA 37
Fotomicrografia de lesão intraepitelial escamosa de alto grau HPV-associada (WHO, 2020) (HSIL-NIV do tipo usual grau 3) mostrando proliferação de células escamosas atípicas de alta relação núcleo-citoplasmática, de padrão basaloide, atingindo o terço superficial do epitélio, com presença de camada granular e córnea (elipse), e relevo ondulado.

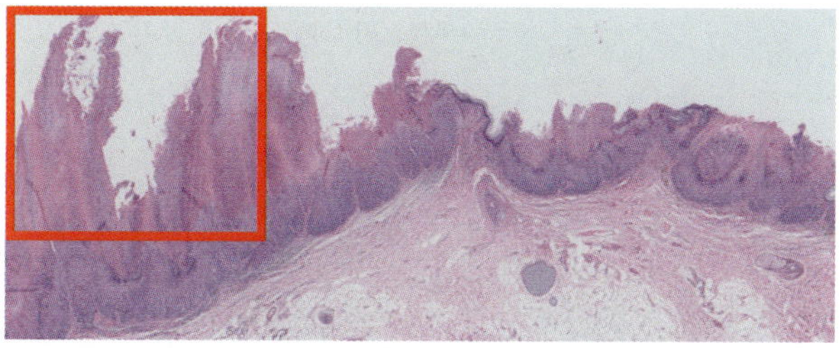

FIGURA 38
Fotomicrografia de lesão intraepitelial escamosa de alto grau (HSIL-NIV do tipo usual grau 3) com hipergranulose e hiperqueratose (mais intensa no retângulo) associadas.

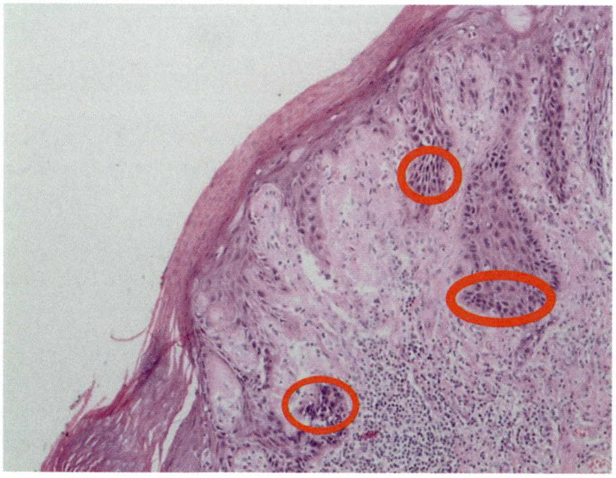

FIGURA 39
Fotomicrografia de neoplasia intraepitelial vulvar HPV-independente (WHO, 2020) do tipo diferenciado (NIV-d) mostrando atipia basal (elipses) associada a maturação precoce de queratinócitos.

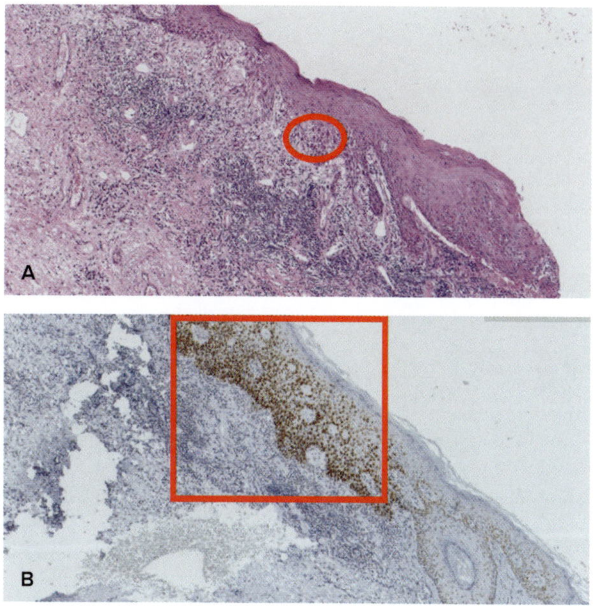

FIGURA 40
Fotomicrografia de neoplasia intraepitelial vulvar HPV-independente (WHO, 2020) do tipo diferenciado (NIV-d) na periferia de CEC invasivo mostrando atipia basal discreta (elipse) associada a maturação precoce de queratinócitos (A). O estudo imuno-histoquímico evidencia padrão anormal de expressão de P53, do subtipo superexpressão difusa ou parabasal (retângulo) (B).

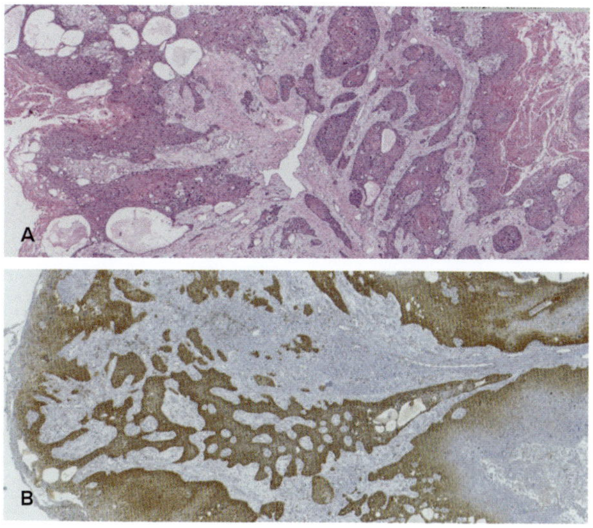

FIGURA 41
Fotomicrografia de carcinoma de células escamosas invasivo HPV-associado (WHO, 2020) mostrando proliferação de blocos infiltrativos de células escamosas (A). O estudo imuno-histoquímico evidencia padrão anormal de expressão de P16, difuso, "em bloco" (B).

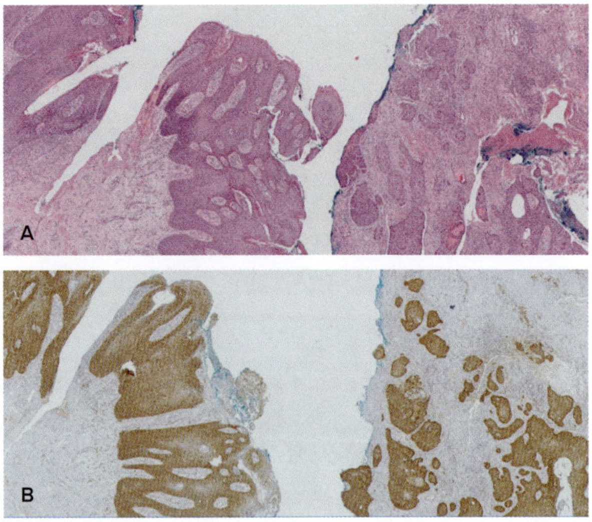

FIGURA 42
Fotomicrografia de carcinoma de células escamosas invasivo HPV-associado (WHO, 2020) (à direita) mostrando proliferação de blocos infiltrativos de células escamosas e, à esquerda, componente de lesão intraepitelial escamosa de alto grau HPV-associada (WHO, 2020) (A). O estudo imuno-histoquímico evidencia padrão anormal de expressão de P16, difuso, "em bloco", em ambos os componentes (B).

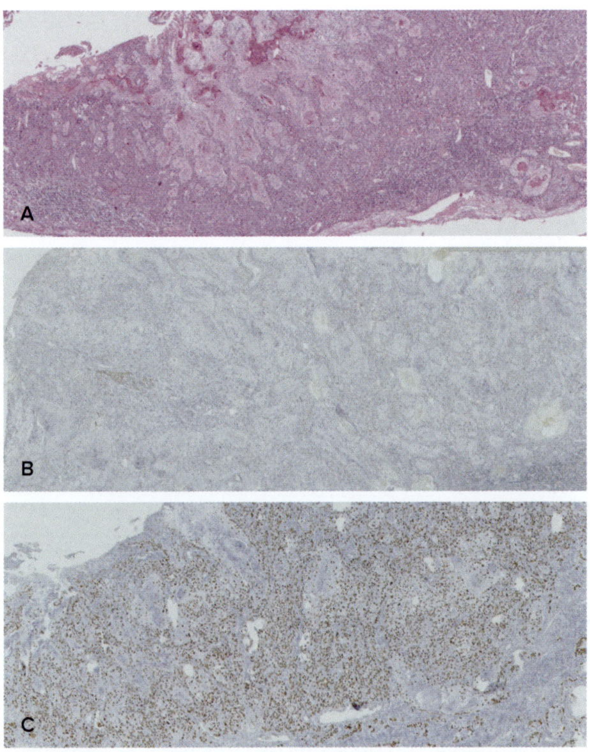

FIGURA 43
Fotomicrografia de carcinoma de células escamosas invasivo HPV-independente (WHO, 2020) mostrando proliferação de blocos infiltrativos de células escamosas (A). O estudo imuno-histoquímico evidencia negatividade para P16 (B) e padrão anormal de expressão de P53, do subtipo superexpressão difusa ou parabasal, indicativo de mutação do respectivo gene (C).

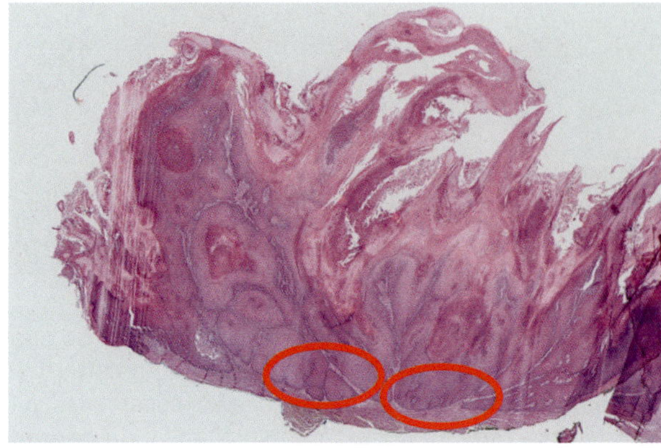

FIGURA 44
Fotomicrografia de carcinoma de células escamosas invasivo HPV-independente (WHO, 2020) de tipo verrucoso mostrando invasão de padrão "expansivo" ou "bulboso" (elipses). O estudo imuno-histoquímico evidenciou negatividade para P16 e padrão normal de expressão de P53.

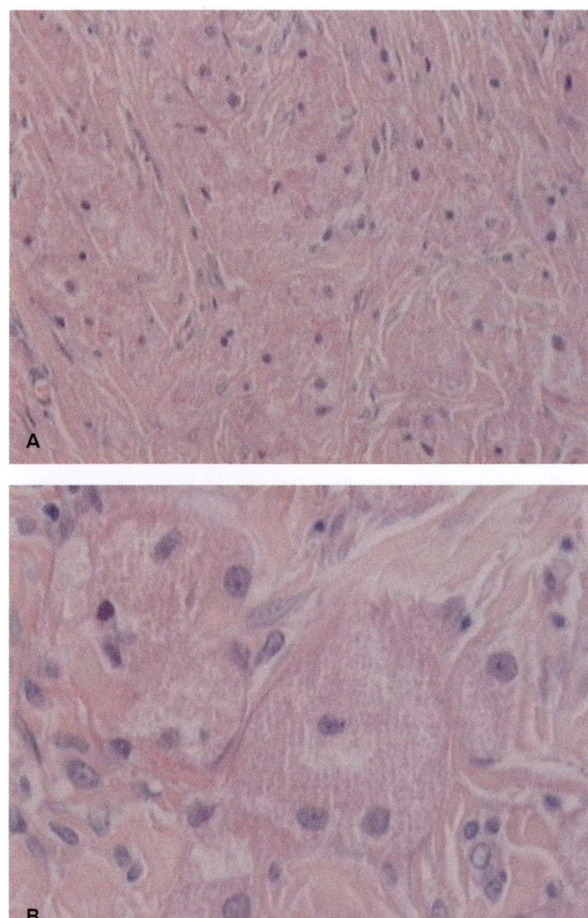

FIGURA 45
Fotomicrografia de tumor de células granulares mostrando proliferação de pequenos blocos infiltrativos (A) de células grandes de citoplasma eosinófilo amplo e granular e núcleos arredondados ou ovoides (B).

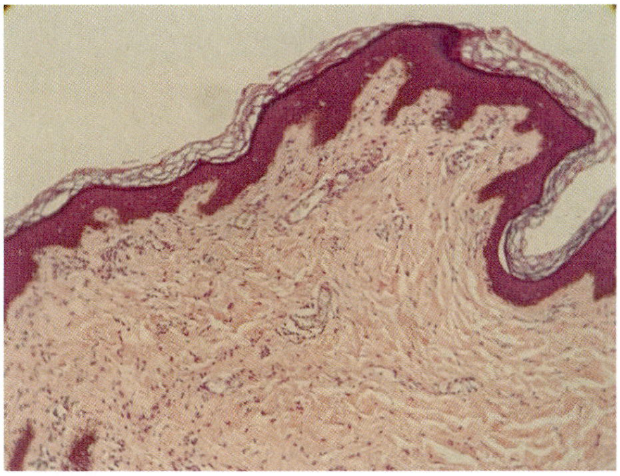

FIGURA 46
Fotomicrografia de pólipo fibroepitelial mostrando proliferação polipoide de células estromais de padrão fibroblastoide, com epitélio de revestimento exibindo discreta hiperqueratose.

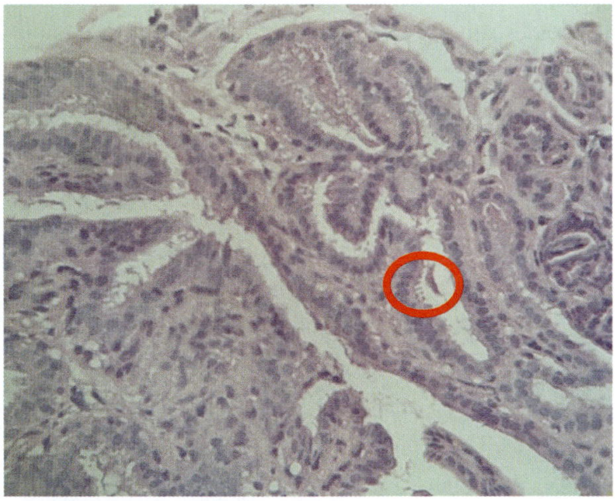

FIGURA 47
Fotomicrografia de hidroadenoma papilífero mostrando proliferação de arquitetura tubular e papilar, com células glandulares luminais exibindo decapitação citoplasmática apical (elipse).

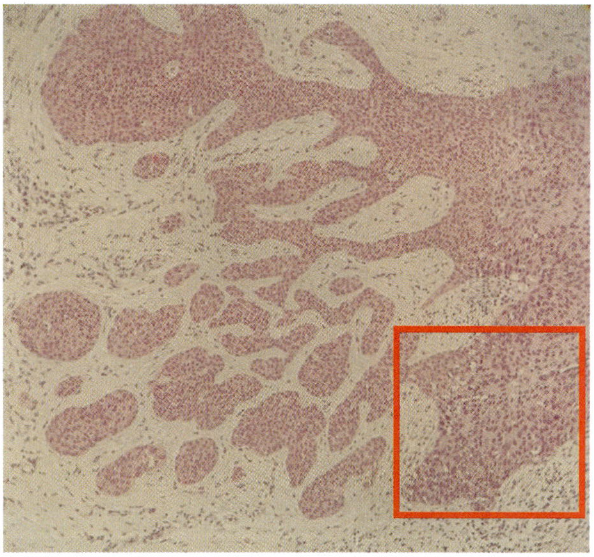

FIGURA 48
Fotomicrografia de porocarcinoma mostrando proliferação de células basaloides monomórficas arredondadas formando blocos e ninhos irregulares que infiltram a derme. No canto inferior direito é possível observar componente de padrão escamoso associado, mais pleomórfico (retângulo).

REFERÊNCIAS BIBLIOGRÁFICAS

1. Amagai M. Pemphigus. In: Bolognia JL, Schaffer JV, Cerroni L. Dermatology. 4.ed. Elsevier; 2018. v.1. p.469-71.
2. Aoki V, Maruta CW, Santi CG. Dermatoses vesicobolhosas. In: Tratado de dermatologia. 3.ed. Atheneu. v.1. p.477-92.
3. Aoki V, Sousa Jr JX, Fukumori LMI, Périgo AM, Freitas EL, Oliveira NP. Imunofluorescência direta e indireta (artigo de revisão). An Bras Dermatol. 2010;85(4):490-500.
4. Beek NV, Zillikens D, Schmidt E. Diagnosis of autoimmune bullous diseases. JDDG. 2018;1610-0379/1609:1077-91.
5. Brasileiro Filho G. Bogliolo patologia. 10.ed. Rio de Janeiro: Guanabara Koogan; 2021. Capítulo 18, p.605-10.
6. Hosler GA, Patterson JW. Lentigines, nevi, and melanomas. In: Weedon's skin pathology. 4.ed. Churchill Livingstone Elsevier. p.838.
7. Miranda JA, Val ICC, Abrahão SC, Zaniboni BC, Fonseca FF, Guimarães RV, et al. Os três liquens: escleroso, plano e plano erosivo. Femina. 2014;42(2):65-72.
8. Parisi E, Raghavendra S, Werth VP, Sollecito TP. Modification to the approach of diagnosis of mucous membrane pemphigoid: a case report and literature review. Oral Surg Oral Med Oral Pathol Oral Radiol Endod. 2003;95:182-6.
9. Pinto JM, Oliveira SCC, Souza JBA, Pinto LSD. Infecções bacterianas da pele. In: Tratado de dermatologia. 3.ed. Atheneu. v.1. p.1419-89.
10. Porro AM, Seque CA, Ferreira MCC, Enokihara MMSS. Pênfigo vulgar. An Bras Dermatol. 2019;94(3):264-78.
11. Rivitti EA. Dermatologia de Sampaio e Rivitti. 4.ed. Artes Médicas; 2018. Capítulo 89, p.217-18; 365-9; 394-7; 572-95; 1374-9.
12. Sampaio ALB, Mameri A, Jeunon T, Ramos SM, Nunes AP, Carneiro S. Dermatite seborreica. An Bras Dermatol. 2011;86(6):1061-74.
13. Workowski KA, Berman SM. Sexually transmitted diseases treatment guidelines, 2006. MMWR Recomm Rep. 2006;55(RR-11):1-94.
14. Workowski KA, Berman SM. Sexually transmitted diseases treatment guidelines, 2010. MMWR Recomm Rep. 2010;59(RR-12):1-110.
15. Zaitz C, Ruiz LRB, Veasey JV, Framil VMS. Micoses superficiais. In: Tratado de dermatologia. 3.ed. Atheneu. v.1. p.1607-22.

18 Casos clínicos

18.1

Doença de Behçet

Angelina Farias Maia
Aldejane Gurgel Rodrigues

Paciente de 52 anos de idade, com história de aparecimento de aftas orais recorrentes (3 a 4 episódios ao ano) com início aos 45 anos. Aos 50, além das aftas orais, surgiram úlceras recidivantes na vulva.

Atualmente se queixava do aparecimento de duas úlceras vulvares há 10 dias, associadas a aftas na mucosa oral. A paciente referia dor no local das lesões. Informava que há 9 dias havia feito consulta *online* com reumatologista de outro Estado, tendo sido prescrito prednisona oral, na dose de 40 mg/dia. Foi orientada a procurar serviço especializado em doenças da vulva na sua cidade.

Ao exame da região vulvar apresentava duas úlceras, sendo a maior, com aproximadamente 3 cm de diâmetro, localizada no corpo do períneo, com presença de material branco-amarelado na base. A úlcera menor, com aproximadamente 1 cm de diâmetro, localizada na porção inferior do grande lábio esquerdo, com material necrótico ainda se desprendendo do fundo da úlcera (Figuras 1 e 2). Na mucosa oral, presença de afta com

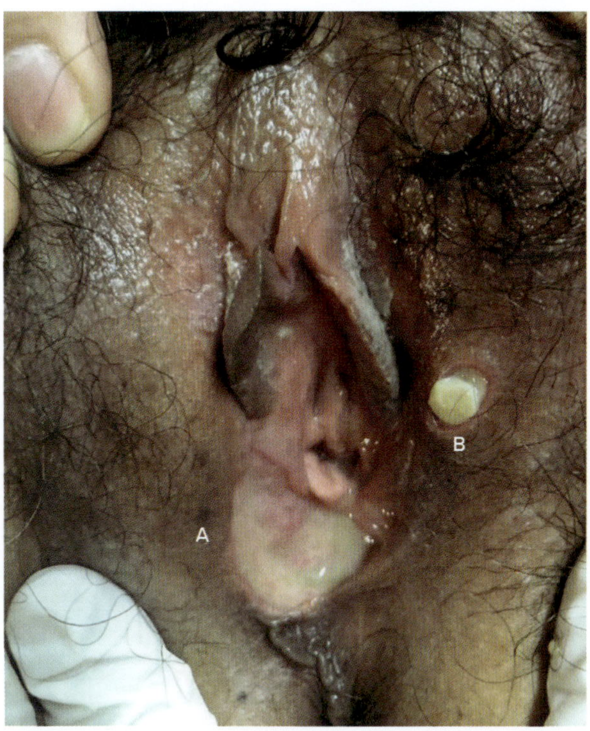

FIGURA 1
A: úlcera maior de borda descolada com fundo branco-amarelado. B: úlcera menor com material necrótico se desprendendo da base.

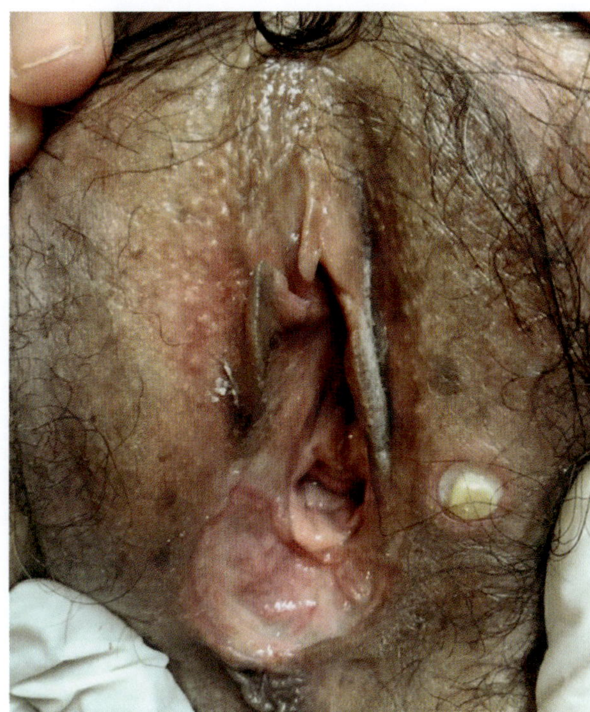

FIGURA 2
Após limpeza da úlcera maior, a lesão já demonstra processo de cicatrização, pois a paciente já fazia uso de corticoide oral há 9 dias.

bordas bem definidas, rodeada por área eritematosa e fundo recoberto por material fibrinoso (Figura 3).

A paciente apresentava, por ocasião da consulta, úlceras orais e genitais de caráter recorrente. Diante desse quadro, foram investigadas também possíveis manifestações sistêmicas, sendo encontradas informações de que há 2 anos apresentou quadro ocular diagnosticado como uveíte, durante o último episódio da doença. Assim, seu diagnóstico foi definido como doença de Behçet, afecção inflamatória multissistêmica, com base no critério da ISG-BD-1990. A conduta adotada foi:

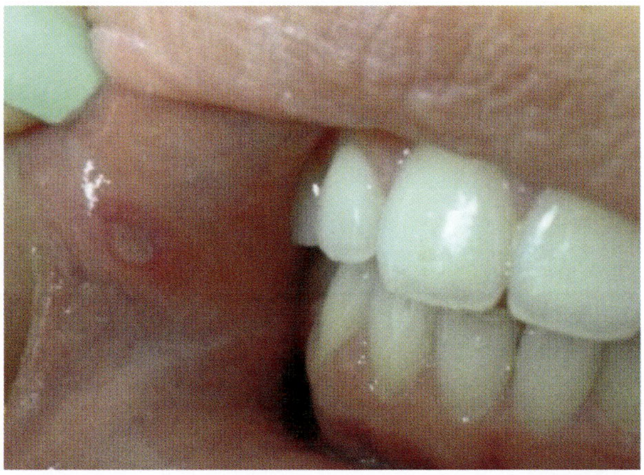

FIGURA 3
Afta de forma regular e bordas bem definidas rodeada por halo eritematoso.

- Manter o corticoide sistêmico associado ao corticoide tópico até que ocorresse a cicatrização das úlceras.
- Encaminhamento da paciente para acompanhamento imediato com reumatologia e oftalmologia. Geralmente é necessário adicionar imunossupressores, como azatioprina, ciclosporina, metotrexato e anti-TNF. Há também na literatura relatos de tratamento com colchicina, dapsona e talidomida.
- Solicitar o HLA-B51, uma vez que a doença de Behçet está altamente associada com esse alelo.

Acompanhou-se a paciente até o fechamento das úlceras vulvares e aftas orais, fazendo o desmame da prednisona oral iniciada com 40 mg/dia. A paciente foi esclarecida quanto à necessidade de manter o acompanhamento com reumatologia e oftalmologia e de ter o entendimento da possibilidade de manifestações sistêmicas para prevenir maiores transtornos.

18.2

Doença de Crohn anogenital e suas características "úlceras em facadas"

Angelina Farias Maia
Aldejane Gurgel Rodrigues

O objetivo da apresentação deste caso é divulgar o aspecto da úlcera linear, também chamada "em facada", que é característica da doença de Crohn. O caso mostra ainda que, com frequência, as pacientes não conectam sinais e sintomas genitais com doenças em outras localidades, o que pode dificultar o diagnóstico. A facilidade para chegar mais rapidamente a uma hipótese diagnóstica nesse caso foi o conhecimento prévio do aspecto da úlcera genital na doença de Crohn.

Paciente de 16 anos, virgem, procurou o serviço referindo a presença de lesões em região perianal com evolução de 9 meses. Ao exame observou-se a presença de lesões ulcerovegetantes com disposição linear acometendo a região perianal e o sulco interglúteo (Figuras 1 e 2).

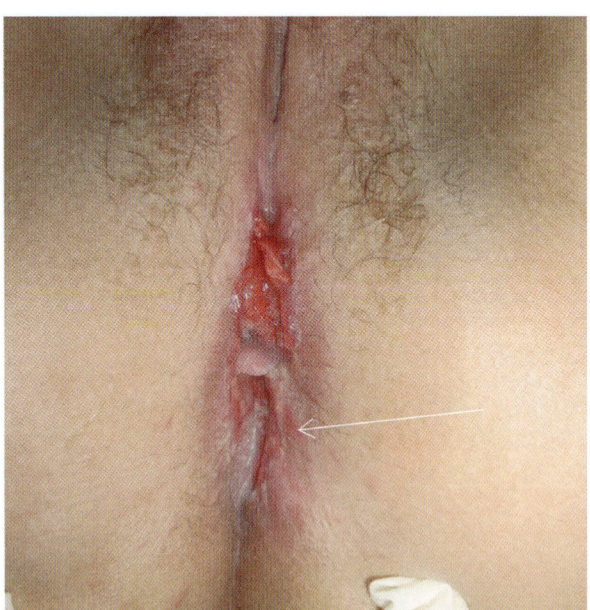

FIGURA 1
Lesão ulcerovegetante na região perianal.

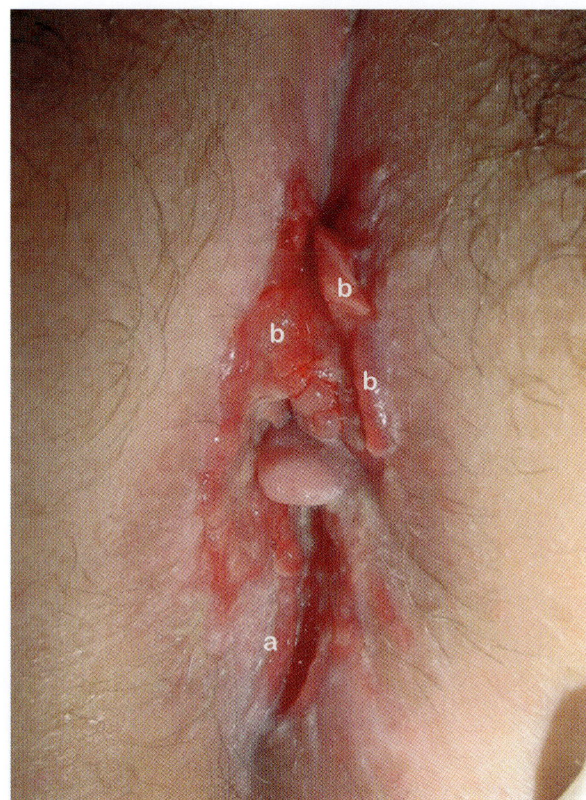

FIGURA 2
a: úlcera linear, também chamada de úlcera "em facada", no sulco interglúteo. b: vegetações.

O reconhecimento da "úlcera em facada" sugeriu clinicamente o diagnóstico de doença de Crohn. Assim, questionou-se a existência de transtornos intestinais, não referidos espontaneamente durante a consulta. A paciente relatou que havia 6 meses vinha apresentando diarreia, com episódios sanguinolentos e perda de peso, reforçando a hipótese diagnóstica de doença de Crohn.

Foi realizada biópsia da lesão, e o estudo histopatológico evidenciou "inflamação granulomatosa, não caseosa, envolvendo a derme superficial e profunda, compatível com doença de Crohn".

A partir da hipótese diagnóstica, sugerida pelas "úlceras em facada" e pelos transtornos intestinais, iniciou-se o tratamento tópico com metronidazol e valerato de betametasona 2 vezes ao dia. A paciente foi referenciada para a gastroenterologia do Hospital das Clínicas da Universidade Federal de Pernambuco (UFPE) para complementar o tratamento oral necessário e assim seguir com o acompanhamento multidisciplinar.

18.3

Doença de Paget pigmentada

Angelina Farias Maia
Aldejane Gurgel Rodrigues

A variante pigmentada da doença de Paget é rara, tendo sido descrita em pacientes de ambos os sexos, com poucos casos relatados na literatura. A presença do pigmento faz com que a doença de Paget possa mimetizar o melanoma cutâneo, tanto clínica como histologicamente.

Paciente com 71 anos, com queixa de prurido vulvar há aproximadamente 1 ano. Apresenta placa eritematosa na porção inferior do grande lábio esquerdo. Na porção superior dessa lesão observam-se áreas hipercrômicas (Figura 1).

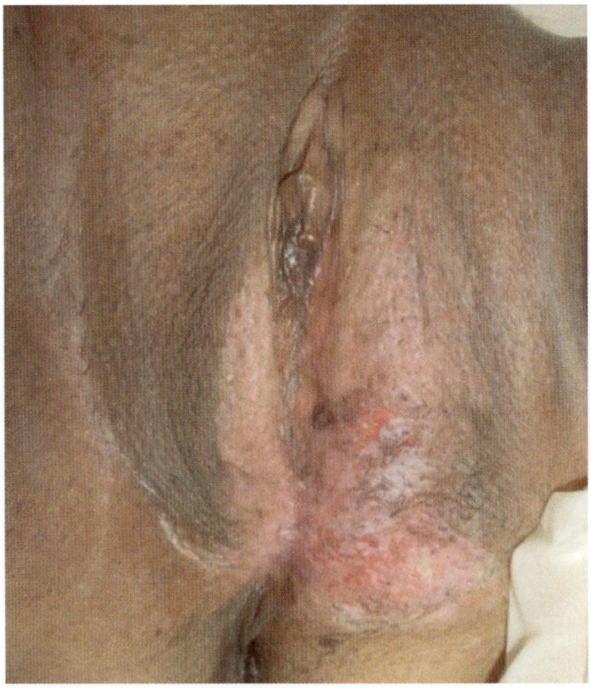

FIGURA 1
Grande lábio esquerdo com placa eritematosa, com porções esbranquiçadas e áreas hipercrômicas.

Analisando a lesão mais detalhadamente, percebe-se que a parte inferior se apresenta com aspecto eczematoso e bordas bem marcadas. Essa área contém cobertura esbranquiçada, deixando espaços bem eritematosos que lembram erosões. Alguns autores referem que essa cobertura simula "glacê de bolo", "*cake-icing scaling*", deixando espaços descobertos que simulam erosões. O aspecto é bem sugestivo de doença de Paget (Figuras 2 e 3). Na parte

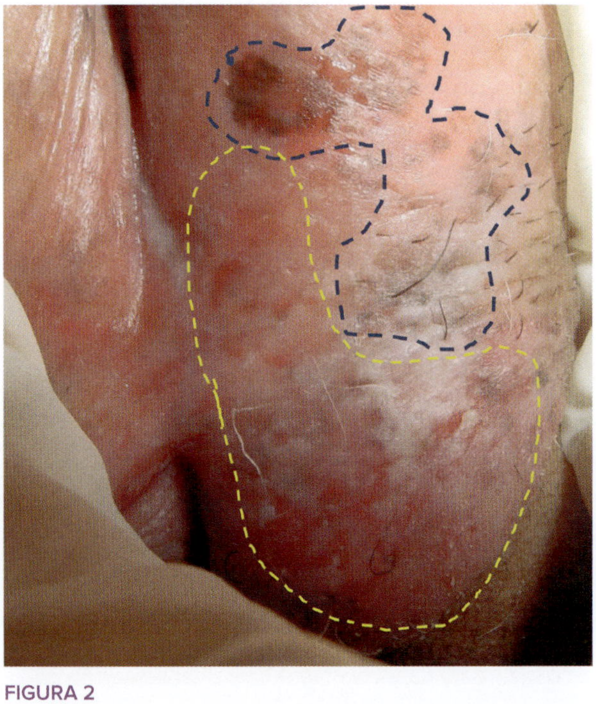

FIGURA 2
Parte inferior da lesão, destacada na foto por linha amarela, correspondendo a placa eritematosa recoberta por escamas esbranquiçadas entremeada por erosões: doença de Paget? A parte superior da lesão, sinalizada na foto por linha azul, apresenta áreas hipercrômicas de formas irregulares e com diferentes tonalidades: melanoma?

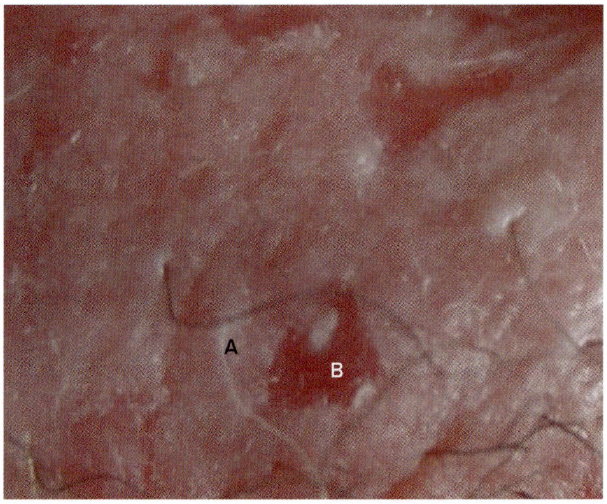

FIGURA 3
Aspecto bem representativo da doença de Paget. A: eritema recoberto por "escala de glacê de bolo (*cake-icing scaling*). B: áreas descobertas bem eritematosas que lembram erosões.

superior da lesão, visualizam-se manchas hipercrômicas de formas irregulares, com diferentes tons de marrom, que podem corresponder a melanoma. Na Figura 4, há uma imagem melhor da lesão hipercrômica.

As hipóteses diagnósticas foram: doença de Paget, melanoma e lesão intraepitelial escamosa de alto grau.

O diagnóstico histopatológico por biópsias incisionais múltiplas foi de "melanoma maligno *in situ* extensivo superficial". Com esse diagnóstico, a paciente foi encaminhada para cirurgião oncológico que realizou ressecção alargada da lesão. Na Figura 5, observa-se

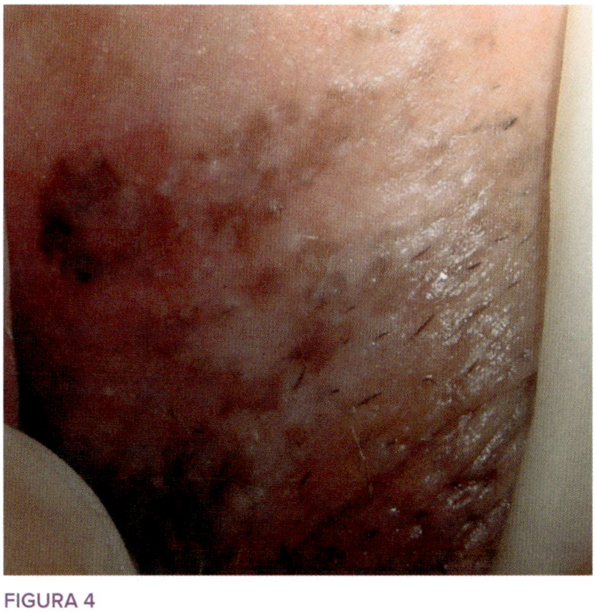

FIGURA 4
Melhor aspecto das lesões hipercrômicas.

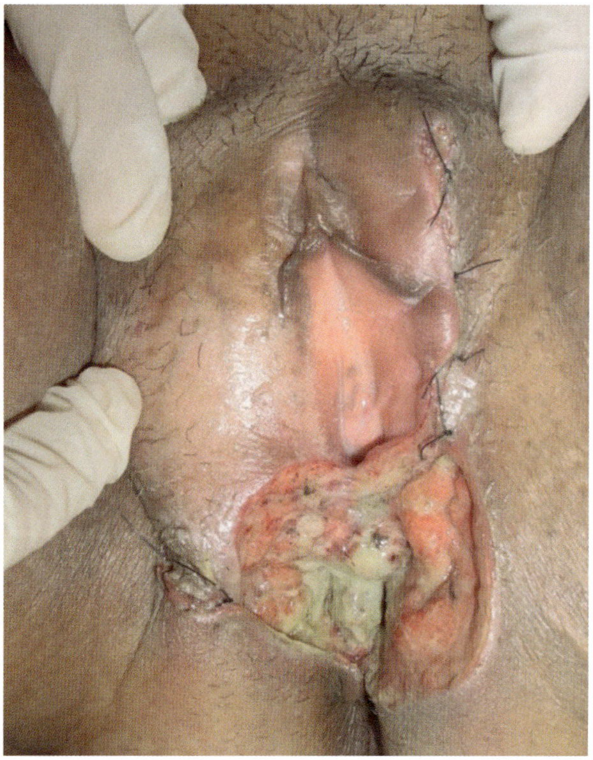

FIGURA 5
Deiscência cirúrgica.

o pós-operatório com deiscência de pontos. O resultado histopatológico da peça cirúrgica foi "melanoma maligno primário do tipo extensivo superficial, padrão celular epitelioide, focalmente invasivo, nível II de Clark e Breslow de 0,3 mm. A margem profunda foi livre, e as margens laterais livres, porém exíguas.

A clínica oncológica encaminhou a paciente para tratamento complementar com radioterapia. Após cirurgia e radioterapia, o aspecto final da vulva ficou bem satisfatório (Figura 6).

A paciente foi acompanhada por 1 ano sem apresentar recidiva, quando foi decidido revisar o caso para ser publicado. Na revisão histopatológica houve mudança do diagnóstico de melanoma cutâneo para doença de Paget pigmentada, que foi confirmado pela imuno-histoquímica. De posse desse novo diagnóstico, a equipe de oncologia manteve a conduta de seguimento. A paciente continuou sendo acompanhada regularmente. Atualmente, com 12 anos de seguimento, continua sem recidiva.

Com a mudança do diagnóstico, foram buscadas na literatura publicações para avaliar o caso. Entre outras, destacou-se a publicação "Doença de Paget pigmentada do mamilo simulando melanoma cutâneo: importância da imuno-histoquímica na diferenciação das doenças" (An Bras Dermatol. 2006;81(5):457-60). Segundo esse artigo, a variante pigmentada da doença de Paget mamária era rara, com cerca de 12 casos relatados, e pode

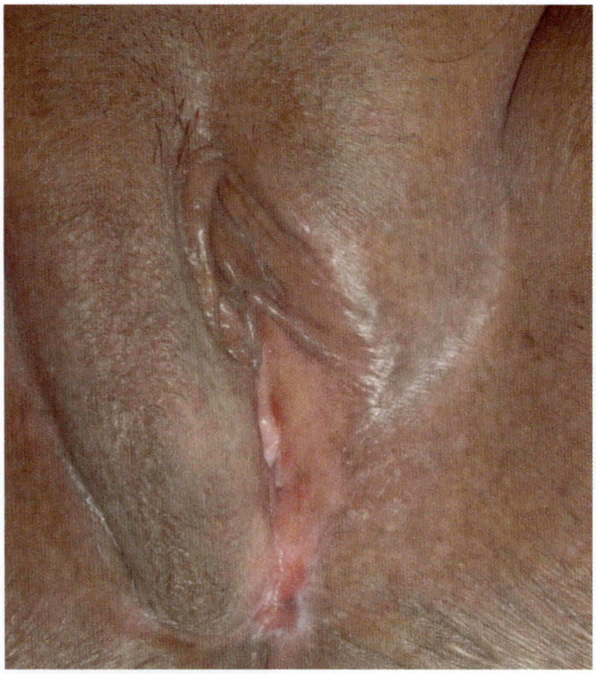

FIGURA 6
Aspecto final da cicatrização após cirurgia e radioterapia.

mimetizar clínica e histologicamente o melanoma. A fisiopatologia da hiperpigmentação permanece desconhecida. Muitas vezes o diagnóstico histopatológico não é suficiente para confirmar o diagnóstico da doença de Paget pigmentada, sendo necessária a realização de perfil imuno-histoquímico para definir o diagnóstico.

18.4

Linfangiectasia vulvar

Angelina Farias Maia
Aldejane Gurgel Rodrigues

LINFANGIECTASIA VULVAR DECORRENTE DA RADIOTERAPIA PARA TRATAMENTO DE CÂNCER DE COLO DO ÚTERO

Paciente de 73 anos com queixa de aparecimento de "caroços" na vulva há alguns anos, de crescimento progressivo e lento, associados a leve prurido. Relata que às vezes elimina líquido translúcido, semelhante a água, pela lesão. Como antecedente, informa que há 22 anos teve carcinoma epidermoide de colo do útero, que foi tratado por meio de radioterapia.

Ao exame, observa-se a presença de lesão tumoral edematosa, constituída por pápulas translúcidas agrupadas, que se assemelham a vesículas, localizadas no grande lábio direito (Figuras 1 e 2).

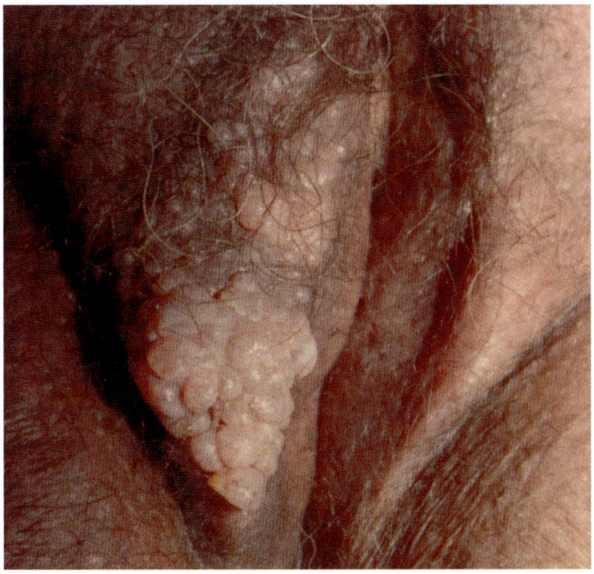

FIGURA 1
Lesão de aspecto tumoral constituída por agrupamento de pápulas translúcidas.

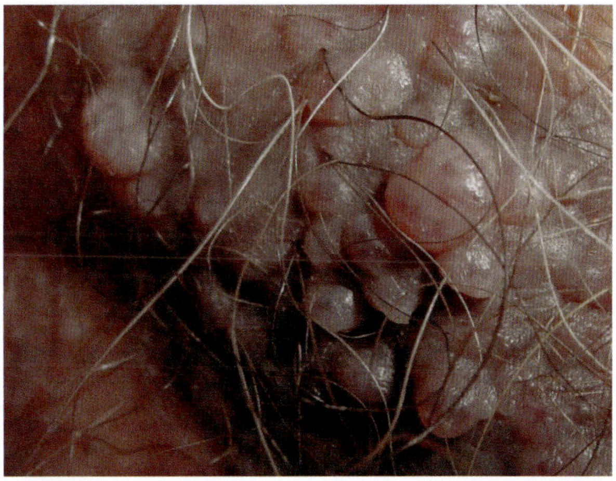

FIGURA 2
Observe-se que as pápulas apresentam brilho (da linfa).

A hipótese diagnóstica foi de linfangiectasia, conhecida também como linfangioma secundário. Essa alteração se desenvolve em área de pele na qual ocorreu obstrução ou destruição da drenagem linfática cutânea, determinando ectasia dos vasos linfáticos superficiais.

Optou-se pela conduta cirúrgica com remoção da lesão. O exame histopatológico confirmou o diagnóstico de linfangiectasia, sendo vistas proliferação e ectasia de vasos linfáticos tortuosos na derme (Figura 3).

Após 3 anos do primeiro tratamento, a paciente apresentou surgimento de novas lesões no grande lábio contralateral e próximo à cicatriz. Optou-se por conduta expectante naquele momento (Figuras 4 e 5).

A paciente foi mantida em observação. Após 7 anos, como as lesões continuavam evoluindo, inclusive com recidiva na área previamente tratada, a paciente demonstrou desejo de tratamento não cirúrgico (Figura 6).

Optou-se pela aplicação de ácido tricloroacético a 80% (ATA 80%) (Figura 7). Foram realizados dois

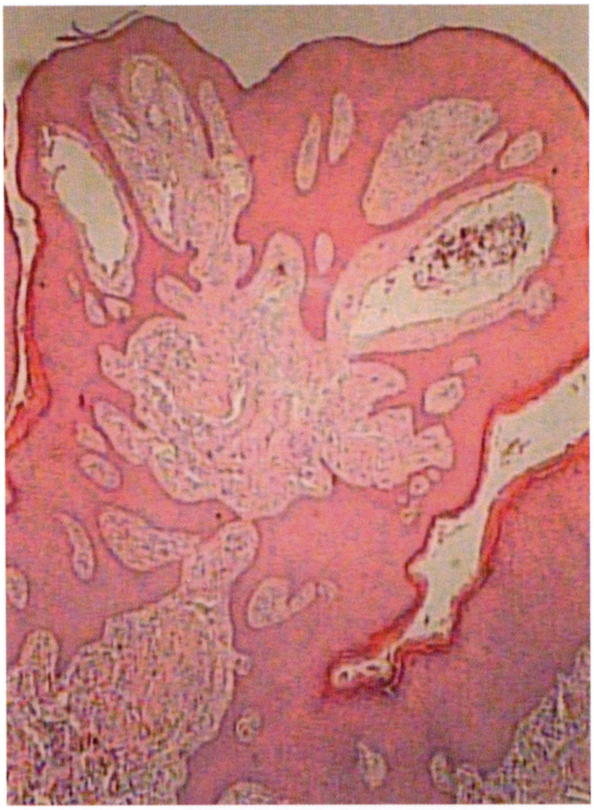

FIGURA 3
Proliferação e ectasia de vasos linfáticos na derme.

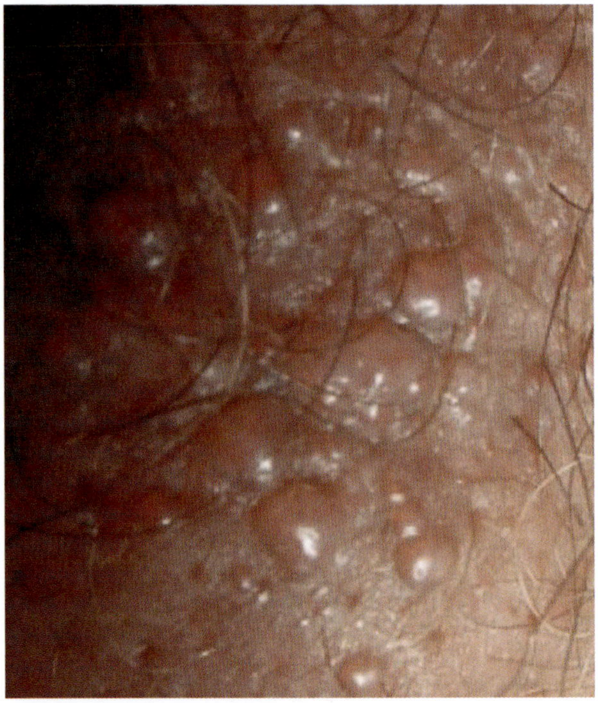

FIGURA 5
Visão aumentada das vesículas.

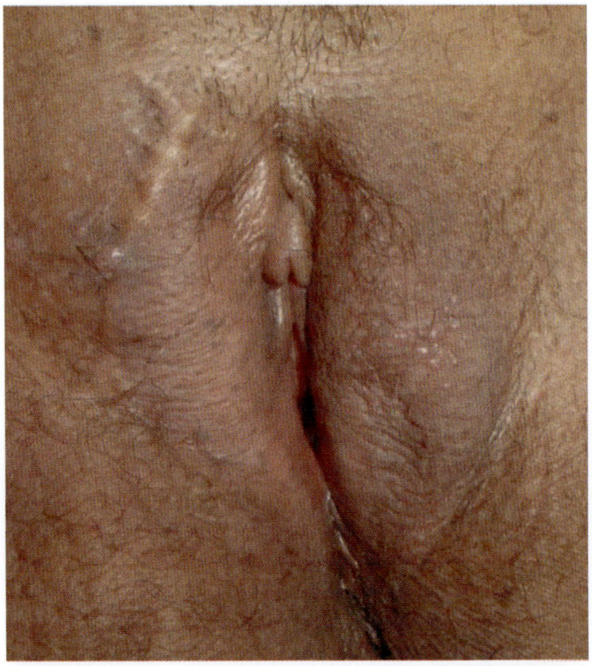

FIGURA 4
Cicatriz da excisão da lesão inicial em grande lábio direito e pápulas translúcidas brilhantes no grande lábio esquerdo.

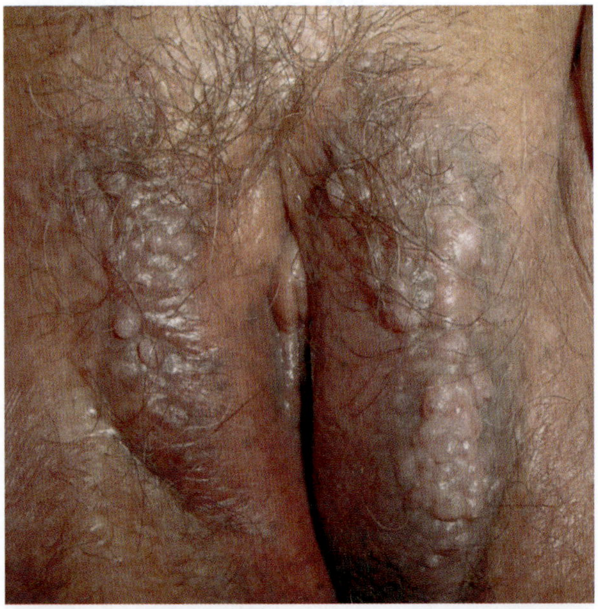

FIGURA 6
Linfangectasia recidivante 7 anos após tratamento cirúrgico excisional.

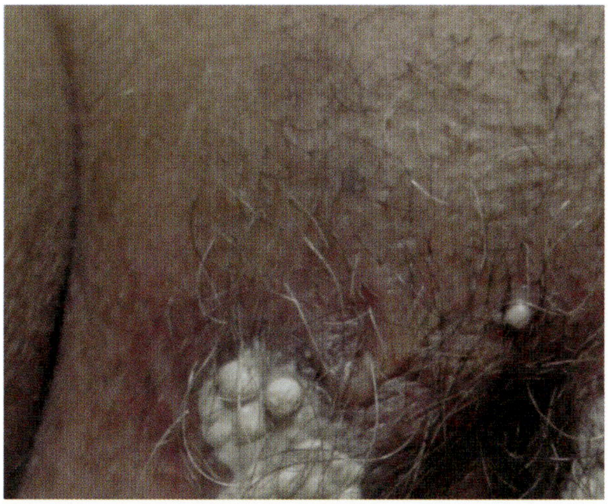

FIGURA 7
Primeira aplicação de ácido tricloroacético a 80%. É importante que as lesões fiquem totalmente acetobrancas após a aplicação da medicação.

ciclos de tratamentos, com intervalo mensal, tendo sido alcançada redução satisfatória das lesões, que impactou positivamente na qualidade de vida da paciente (Figuras 8 e 9).

LINFANGIECTASIA APÓS RADIOTERAPIA

Paciente de 50 anos fez radioterapia há 10 para tratamento de câncer do colo do útero. Refere que há 5 anos percebeu o aparecimento de múltiplas pápulas translúcidas à semelhança de vesículas. Também relatou

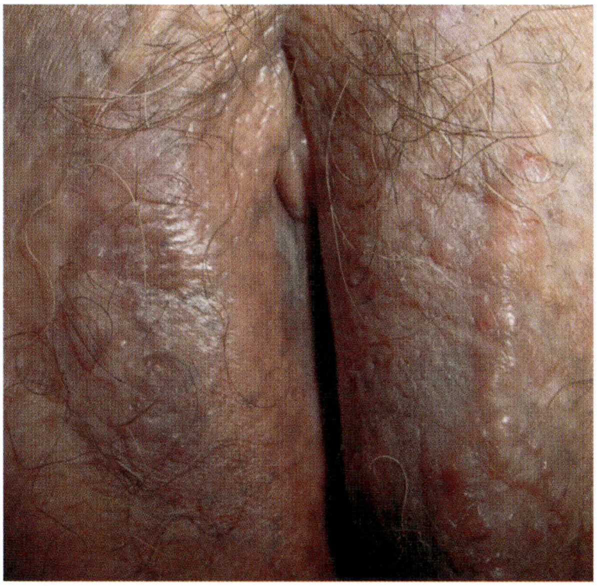

FIGURA 8
Aspecto após a primeira aplicação do ácido tricloroacético a 80%.

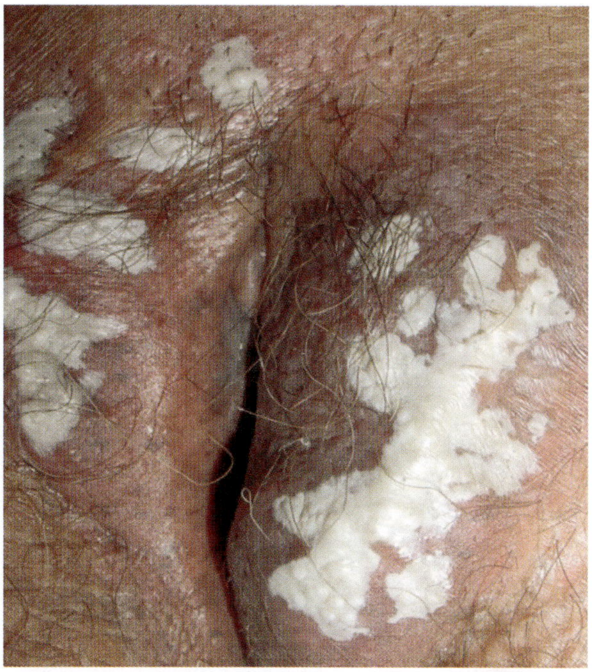

FIGURA 9
Segunda aplicação de ácido tricloroacético a 80% nas pápulas.

a perda de líquido a partir dessas lesões. Não apresentava edema significativo como no caso anterior, e as ectasias dos linfáticos superficiais eram mais volumosas (Figuras 10 e 11). A biópsia confirmou o diagnóstico

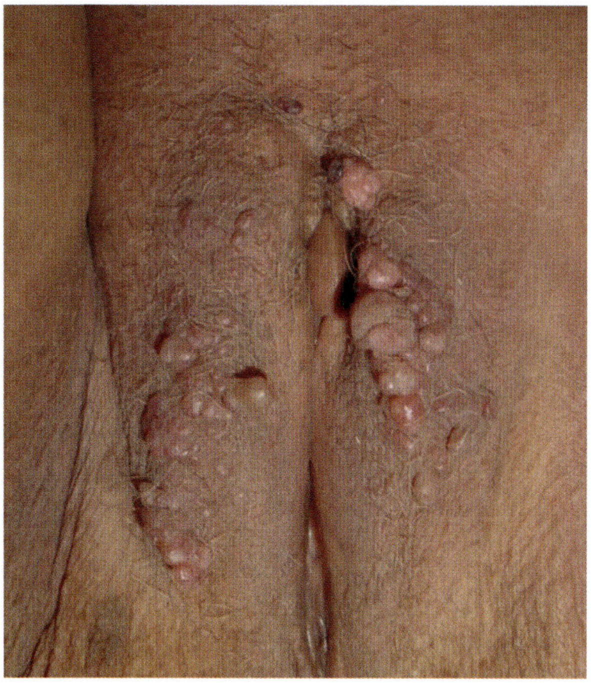

FIGURA 10
Pápulas formadas em decorrência da obstrução ou redução da drenagem linfática.

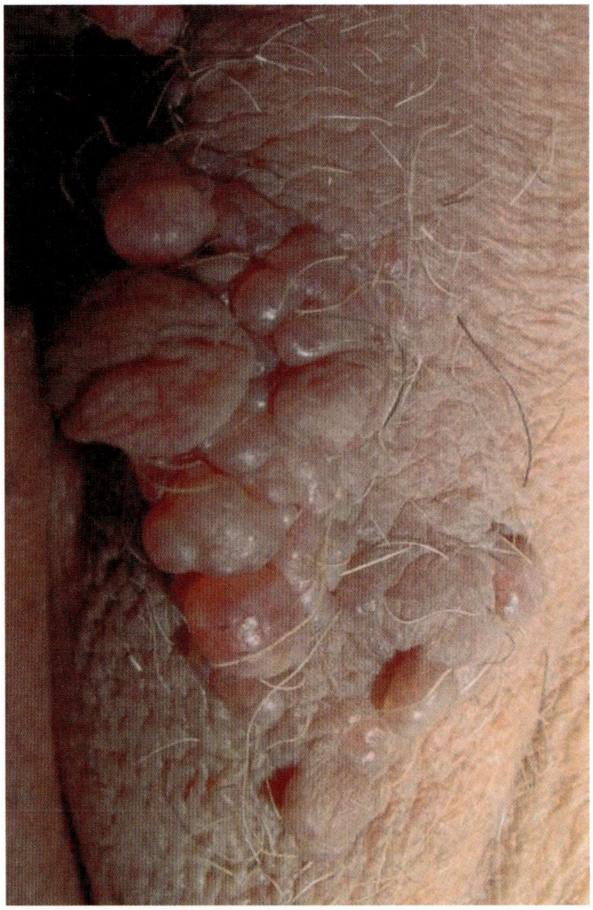

FIGURA 11
Ectasias dos linfáticos superficiais, volumosas; percebe-se bem a presença da linfa nas lesões.

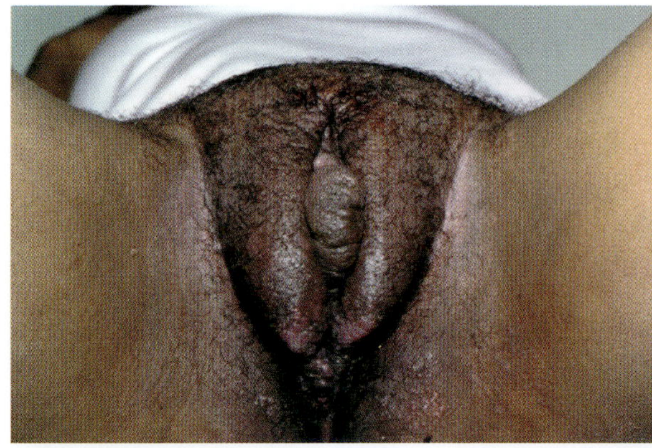

FIGURA 12
Edema vulvar (estiomene) em paciente jovem e linfangiectasia após linfogranuloma venéreo.

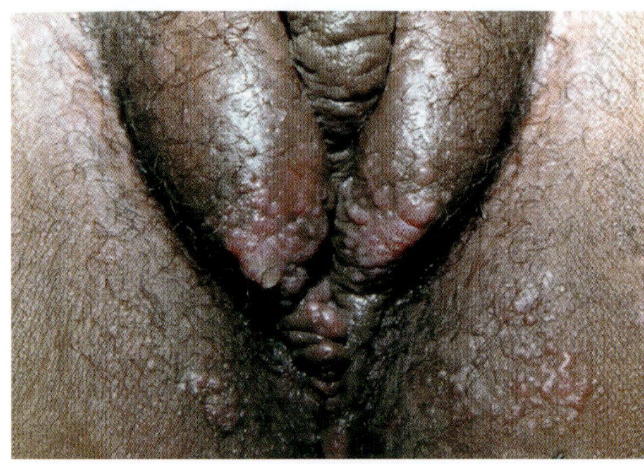

FIGURA 13
Edema vulvar e linfangiectasia: ectasia dos vasos linfáticos superficiais.

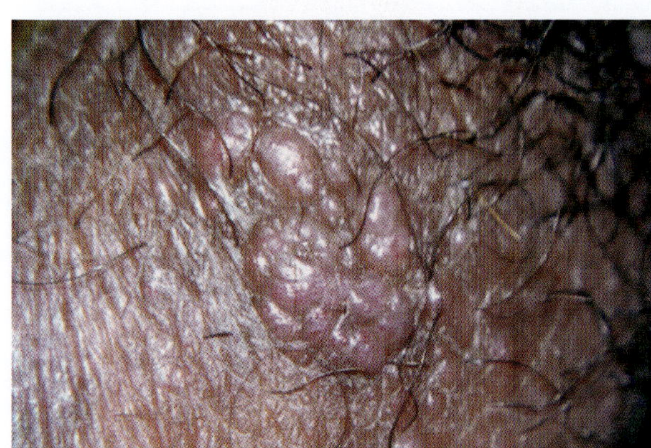

FIGURA 14
Linfangiectasia: ectasia dos vasos linfáticos superficiais em maior aumento.

de linfangiectasia, e o tratamento realizado foi exérese cirúrgica das lesões.

LINFANGIECTASIA RELACIONADA A LINFOGRANULOMA VENÉREO (*CHLAMYDIA TRACHOMATIS*)

Linfangiectasia relacionada a linfogranuloma venéreo (*Chlamydia trachomatis*) em paciente jovem. Presença de edema vulvar acentuado. A paciente já havia sido submetida anteriormente a cirurgia plástica para reduzir o volume da vulva (Figuras 12, 13 e 14).

18.5

Pênfigo vulgar – doença bolhosa autoimune

Angelina Farias Maia
Aldejane Gurgel Rodrigues

Paciente de 78 anos de idade referia o surgimento de bolhas na vulva havia 6 meses. As bolhas se rompiam, dando lugar a erosões dolorosas (Figuras 1 a 4). Relatava também o aparecimento de erosões na região oral, com envolvimento das gengivas.

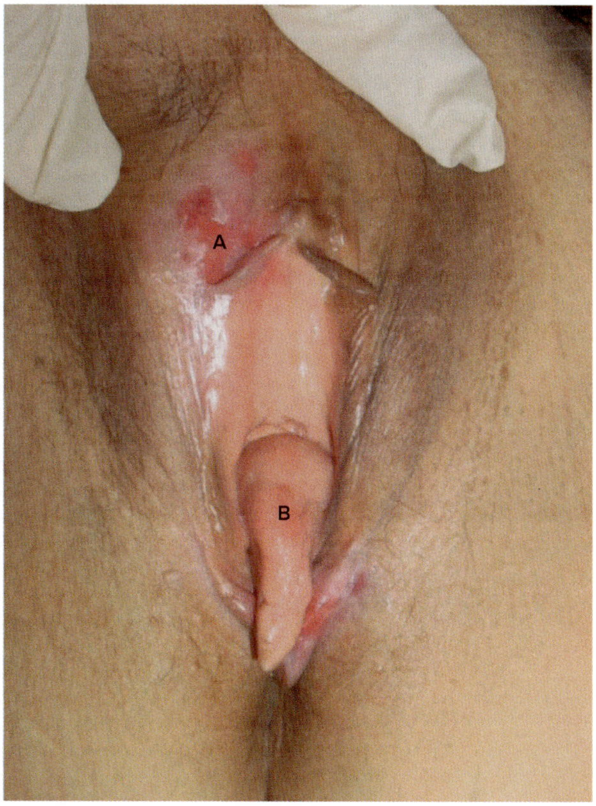

FIGURA 1
A: erosão no sulco interlabial direito, porção superior. B: prolapso vaginal que recobre uma grande bolha no períneo.

Realizada biópsia na bolha do períneo, com formação de grande área erosada com descolamento da pele nas margens (Figuras 5 e 6). O material foi encaminhado para estudo histopatológico e imunofluorescência direta, sendo confirmado o diagnóstico de pênfigo vulgar. Foi instituído tratamento com prednisona (80 mg/dia), associado a azatioprina (100 mg/dia), com a intenção de facilitar o desmame do corticoide, além de creme de dexametasona associado a antibiótico para evitar infecção secundária.

A doença tem curso crônico, com períodos de atividade e remissão. É importante recorrer, também, à orientação dermatológica para introduzir drogas não habitualmente usadas pelos ginecologistas, como dapsona, ciclosporina e ciclofosfamida.

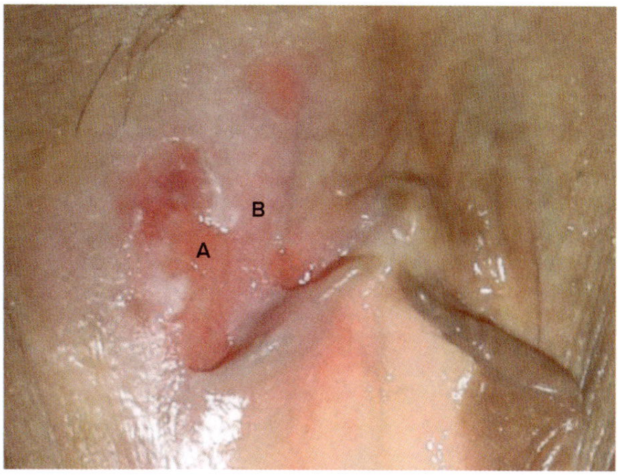

FIGURA 2
Em maior aproximação: A: erosão; B: descolamento da pele nas margens.

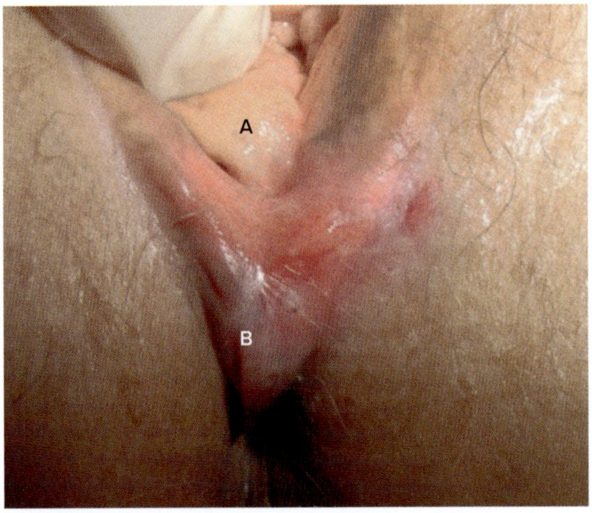

FIGURA 3
A: prolapso rechaçado para cima. B: bolha íntegra no corpo do períneo.

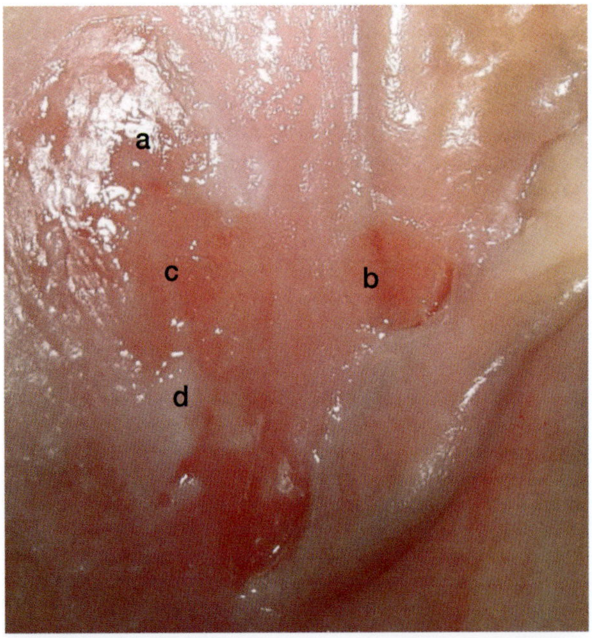

FIGURA 4
Em detalhe: a: vesícula próxima à erosão. b: erosão por bolha rompida, bem demarcada e arredondada. c: erosão pelo rompimento de bolha. d: descolamento da pele.

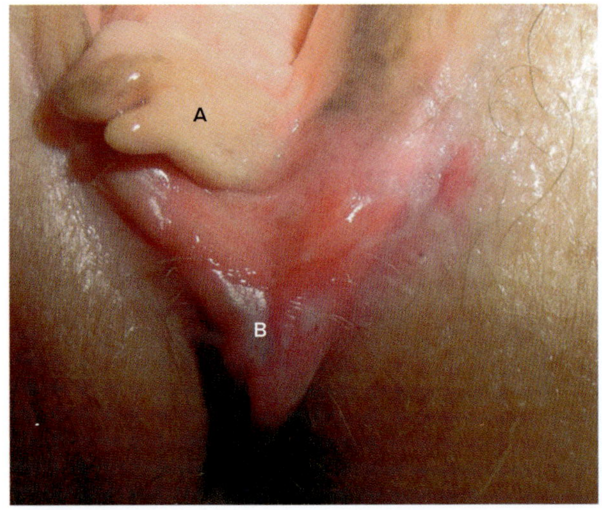

FIGURA 5
A: prolapso rechaçado para cima. B: bolha íntegra no corpo do períneo.

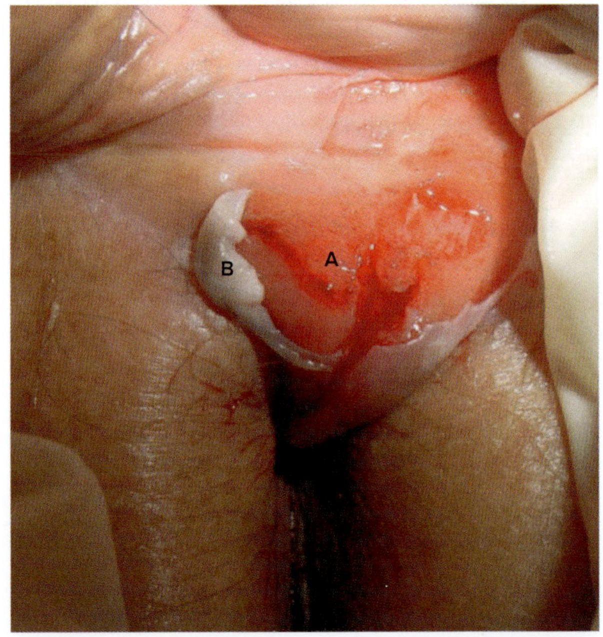

FIGURA 6
A: erosão após a realização da biópsia. B: nítido descolamento da pele nas margens da erosão.

18.6

Psoríase com envolvimento vulvar

Angelina Farias Maia
Aldejane Gurgel Rodrigues

Paciente com 50 anos, na pós-menopausa há 1 ano, sob terapia hormonal. Há 4 anos passou a apresentar ardor e prurido na vulva. Por conta própria, fazia uso esporádico de creme de corticoide associado a antifúngico, com melhora temporária e posterior recidiva.

Há 1 ano foi atendida por ginecologista que fez diagnóstico de candidíase de repetição, sendo instituído tratamento com antifúngicos orais e local. A paciente fez os tratamentos prescritos, mas não obteve melhora.

Ao exame apresentava extensa lesão em placa eritematosa, simétrica, bem delimitada, com presença de escamas, principalmente nas bordas da lesão (Figuras 1 a 3). Essa placa localizava-se na vulva, regiões inguinais, períneo e região perianal. Nas regiões mais úmidas, como períneo e perianal, não se evidencia descamação, enquanto nas regiões mais secas, como face interna de coxa e grandes lábios, percebia-se descamação seca e prateada.

As lesões vulvares são sugestivas de psoríase, portanto é importante examinar outras regiões do corpo. Nestas, geralmente as lesões são mais típicas do que as da vulva. As lesões de psoríase são mais frequentes em áreas de extensão, como cotovelos e joelhos, região sacra e couro cabeludo. A paciente apresentava lesões típicas no couro cabeludo e na região inframamária (Figuras 4 e 5). Ainda mostrou imagem do passado de lesão bem típica no couro cabeludo (Figura 6). O diagnóstico de psoríase é usualmente clínico, mas em caso de dúvida pode ser confirmado pelo exame histopatológico.

Nossa conduta foi iniciar o tratamento com um creme de corticoide de média potência por período curto (7 a 10 dias), 2 vezes ao dia. Também, orientar a paciente para evitar o corticoide tópico de alta potência, ou o uso por tempo prolongado, pelo risco da piora após suspensão (efeito rebote). Foi prescrito, ainda, um creme hidratante como terapia adjuvante, enfatizando a grande importância dessa ação.

A paciente foi referendada para a clínica dermatológica por ser uma especialidade com maior experiência em psoríase. A dermatologia, em determinadas ocasiões, adiciona o uso de drogas como metotrexato, acitetrina, ciclosporina ou mesmo imunobiológicos.

Embora a psoríase seja usualmente crônica, é uma doença dinâmica que se exacerba e regride em intensidades diferentes ao longo da vida, mas que pode, também, entrar em remissão completa.

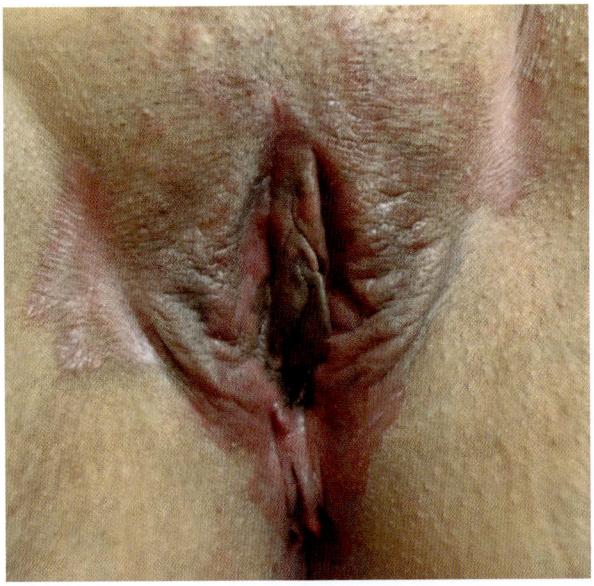

FIGURA 1
Extensa lesão eritematosa, simétrica, bem delimitada, com escamas mais evidentes na região inguinal direita e grandes lábios.

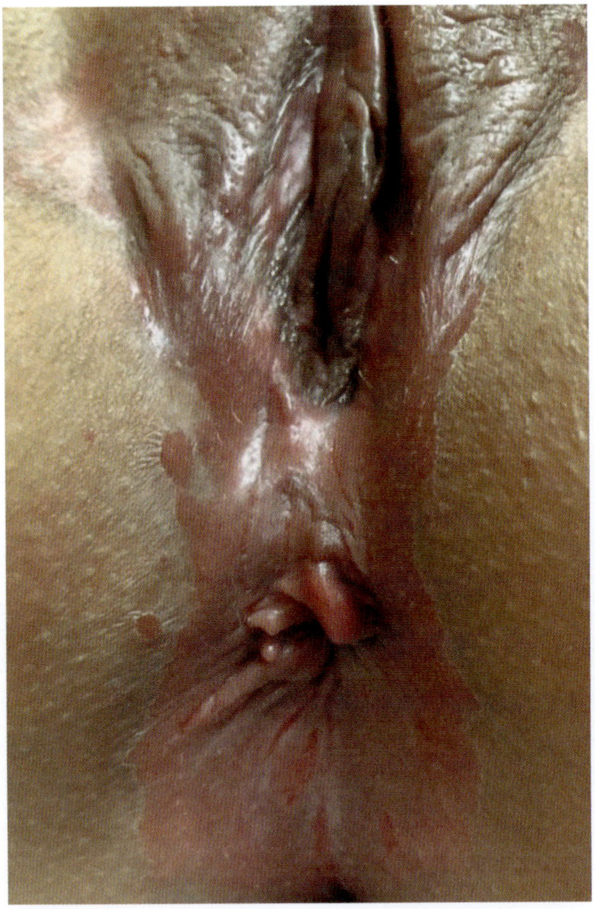

FIGURA 2
Nas áreas mais úmidas da lesão não se observa a presença das escamas.

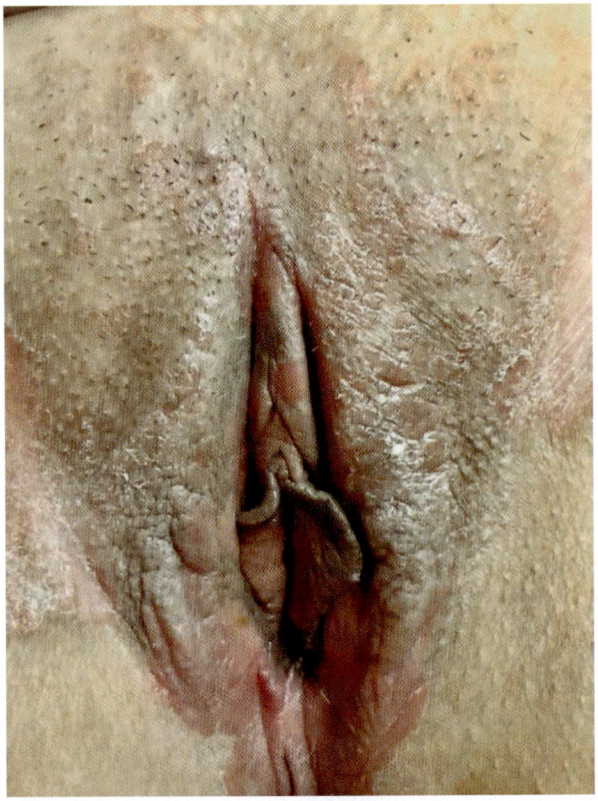

FIGURA 3
Placa eritematodescamativa nos grandes lábios.

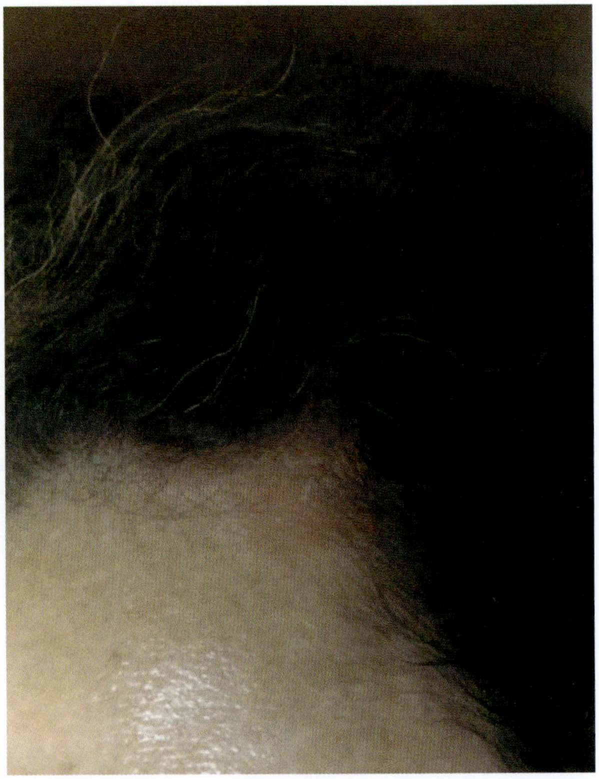

FIGURA 4
Psoríase em couro cabeludo.

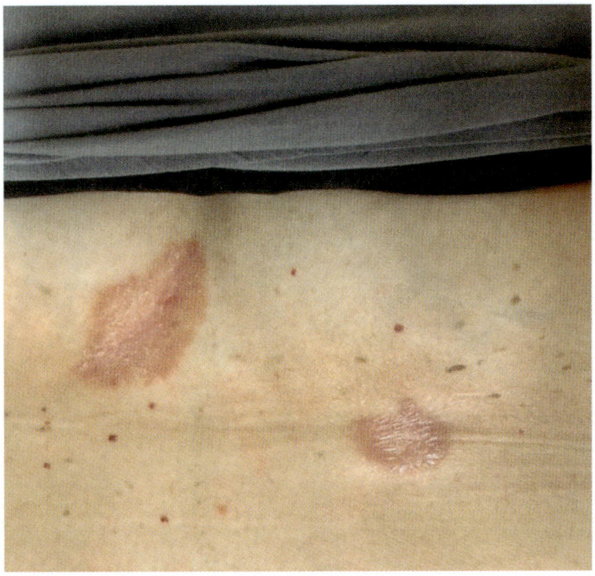

FIGURA 5
Placas eritematodescamativas em região inframamária.

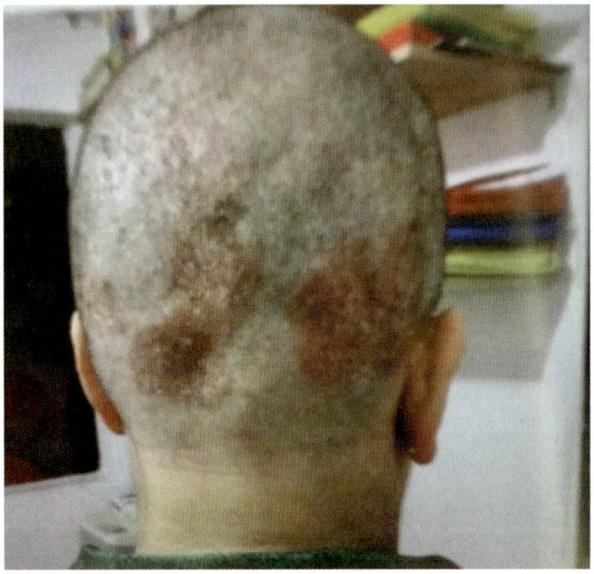

FIGURA 6
Lesões eritematodescamativas em couro cabeludo. Histórico da mesma paciente.

18.7

Lesão da sífilis secundária na região anogenital

Angelina Farias Maia
Aldejane Gurgel Rodrigues

CASO 1

O objetivo da apresentação deste caso é divulgar a imagem do condiloma plano, que pode surgir na região anogenital na fase secundária da sífilis. Como essas lesões podem desaparecer sem tratamento, não se deve perder a oportunidade de fazer o diagnóstico e instituir logo o tratamento, impedindo sua disseminação, já que as lesões são ricas em espiroquetas e apresentam alto risco de transmissão. Se não tratada, 60% dos pacientes podem evoluir para cura espontânea, porém cerca de 37% delas evoluem, no prazo de 2 a 30 anos, para a sífilis terciária, apresentando lesões tegumentares, envolvimento cardiovascular e neurológico.

Paciente com 37 anos. Até o momento com o segundo parceiro sexual e G VI P V. Refere que há 2 meses surgiram lesões assintomáticas em vulva e região perianal. Não percebeu outras lesões anteriores a essas.

Ao exame apresenta lesões papulosas e papulotuberosas aplanadas, conhecidas como condiloma plano, localizadas no sulco interlabial direito e na região perianal. As lesões perianais são mais aplanadas (Figuras 1 a 3).

Foram solicitados os exames: VDRL (*venereal disease research laboratory*), anti-HIV 1 e 2, sorologia para as hepatites A, B e C e biópsia das lesões.

Como as lesões vulvares e perianais eram muito sugestivas de condiloma plano, a paciente foi orientada a trazer seu companheiro na consulta de retorno, para este ser avaliado.

A paciente voltou com 2 meses e seu companheiro não veio à consulta. Entre os exames solicitados, todos foram negativos, exceto o VDRL, que foi reagente de 1/64. O histopatológico demonstrava infiltrado inflamatório perivascular rico em plasmócitos, compatível com a suspeita clínica de sífilis secundária (Figura 4).

A paciente contestou o diagnóstico de sífilis porque todas as lesões desapareceram, mesmo sem tratamento (Figura 5). Foi explicado que a sífilis é uma doença com

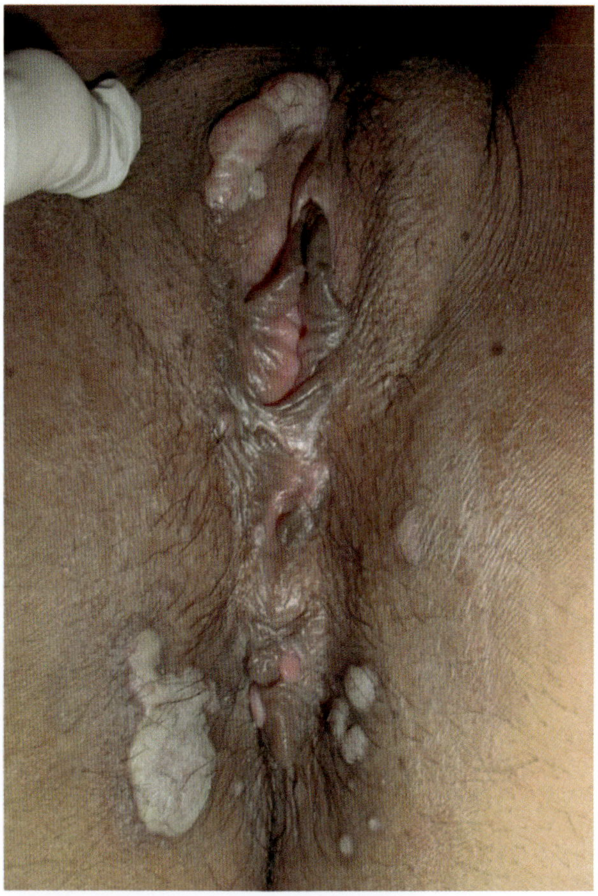

FIGURA 1
Placa e pápulas esbranquiçadas e rosadas, chamadas de condiloma plano, na vulva e região perianal.

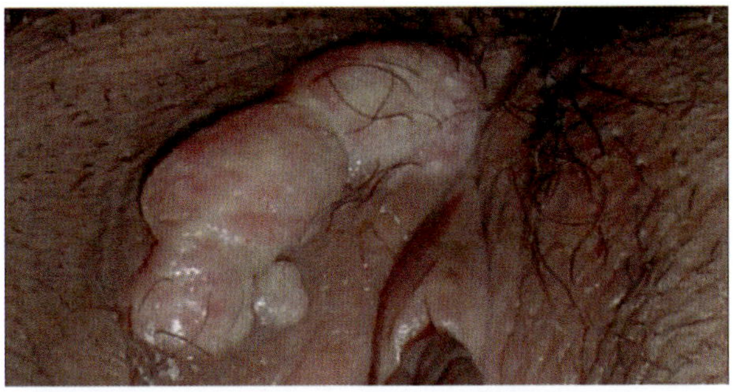

FIGURA 2
Pápulas aplanadas de superfície lisa rosada e esbranquiçada no sulco interlabial superior direito.

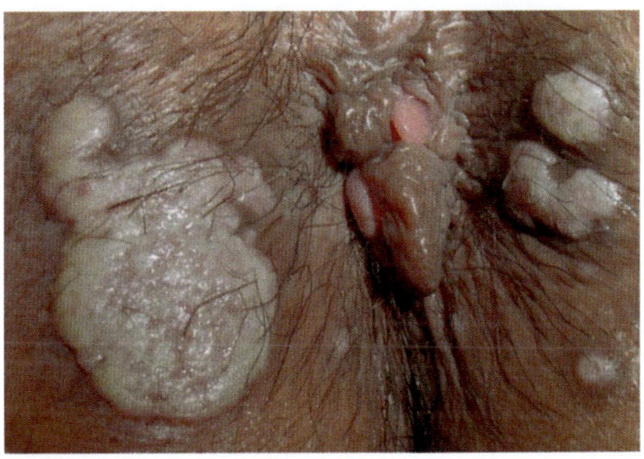

FIGURA 3
Lesões papuloerosivas esbranquiçadas na região perianal.

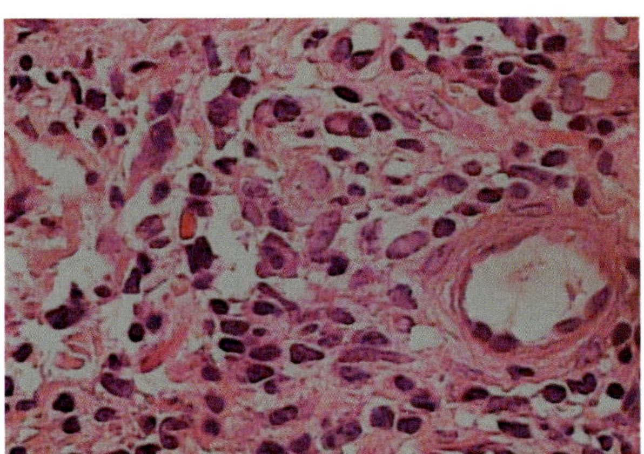

FIGURA 4
Infiltrado linfoplasmocitário perivascular compatível com sífilis.

fases. O perigo é que nas duas primeiras fases os sinais da doença podem desaparecer, o que faz com que o doente não trate a sífilis em uma fase que cura. É importante reforçar para a paciente que o desaparecimento das lesões até a fase secundária não significa a cura da sífilis.

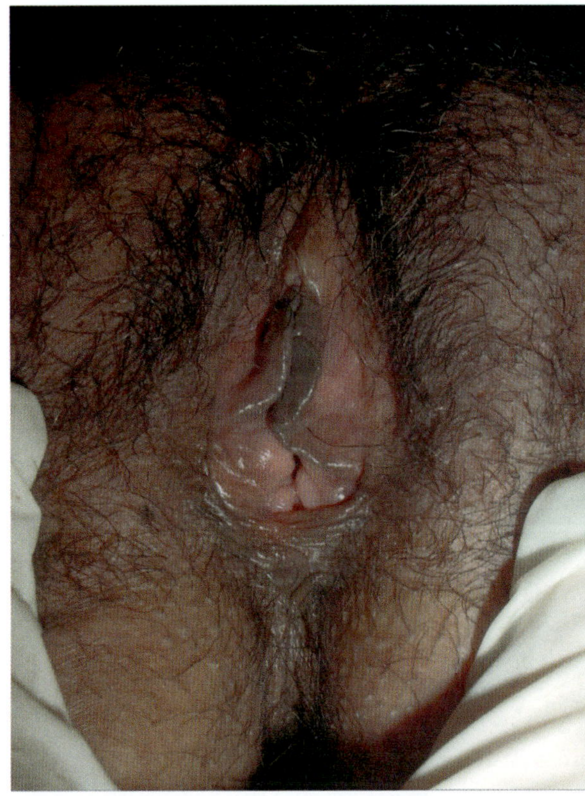

FIGURA 5
Paciente sem lesões, mesmo sem tratamento.

É preciso esclarecer que, na ausência de tratamento da sífilis, a doença pode progredir para sua terceira fase, na qual começam os verdadeiros danos.

A paciente foi tratada com penicilina benzatina 2.400.000 UI/IM (1.200.000 UI em cada nádega).

O grande ensinamento deste caso é fazer o ginecologista reconhecer o condiloma plano da sífilis secundária e sempre solicitar VDRL. Em média, 3 semanas após o aparecimento do cancro duro, as provas sorológicas para o diagnóstico da sífilis tornam-se positivas. Esse exame permite fechar o diagnóstico e instituir o tratamento adequado da sífilis ainda em fase com cura garantida.

A história natural da sífilis foi retratada nos clássicos trabalhos de Boeck e Gjestland em Oslo (1891-1958) e de Tuskegee no Alabama (1932-1964): quando a sífilis não é tratada, 37% dos pacientes evoluem, em um prazo variável de 2 a 30 anos para sífilis terciária; e 60% evoluem para cura espontânea. Dos que desenvolvem sífilis terciária, 16% apresentam lesões tegumentares, 10% cardiovasculares, 6% neurossífilis e 10% morrem.

CASO 2

A paciente, de 50 anos, foi encaminhada de outro serviço por apresentar lesões papulosas aplanadas em regiões perineais e perianais com evolução de 1 mês.

Trazia também um exame VDRL reagente de 1/64. Apresentava pápulas e placas eritematosas de superfícies lisas sugestivas de condiloma plano na sífilis secundária (Figuras 6 e 7). Foi tratada com penicilina G benzatina – 2.400.000 UI/IM (1.200.000 UI em cada nádega). Orientada a fazer contato com suas parcerias.

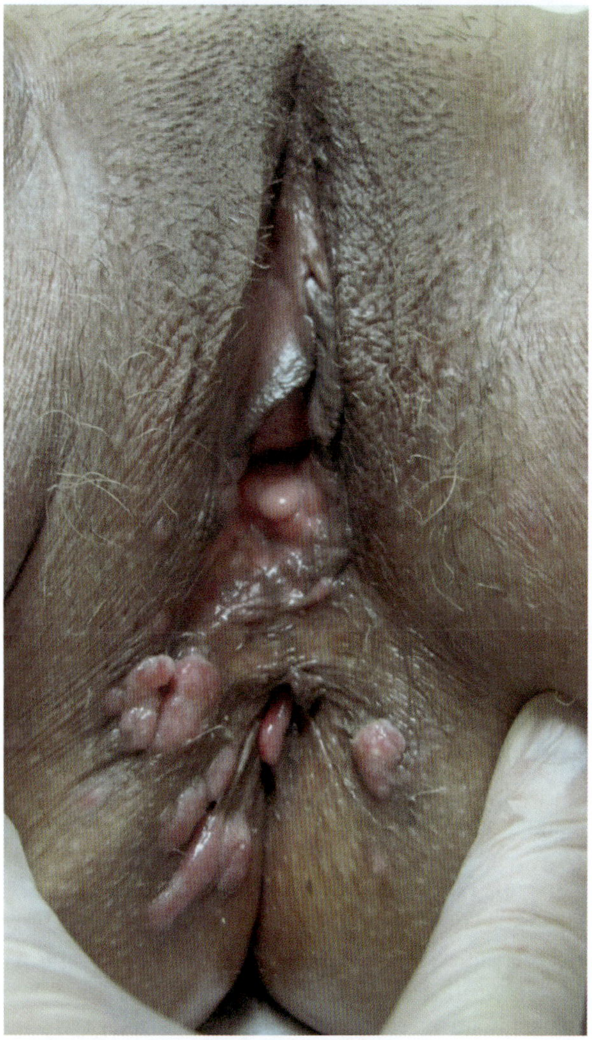

FIGURA 6
Pápulas e placas eritematosas de superfícies lisas sugestivas de condiloma plano na sífilis secundária.

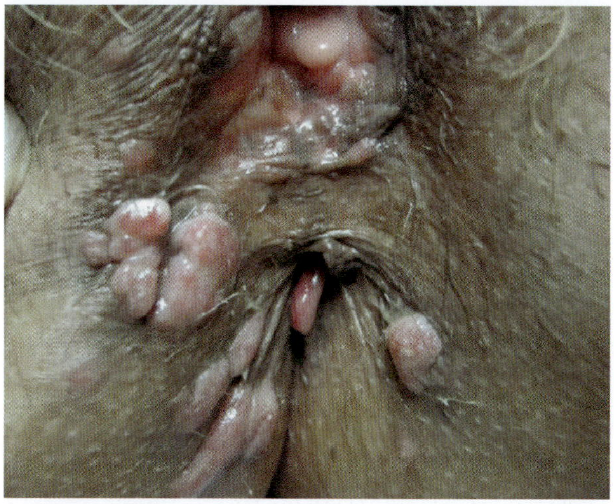

FIGURA 7
Condiloma plano ou sifílides papuloerosivas.

18.8

Úlcera vulvar

Ana Carolina Silva Chuery
Neila Maria de Góis Speck

Paciente de 61 anos, sexo feminino, foi encaminhada ao ambulatório do Núcleo de Prevenção de Doenças Ginecológicas (Nuprev) por queixa de prurido vulvar há 8 meses, associado com o aparecimento de lesão nodular e posterior ulceração na vulva. Referia hipertensão, dislipidemia, tabagismo e abstinência sexual há 8 anos. Em outro serviço, havia realizado um teste de PPD, com resultado negativo, e uma biópsia da lesão vulvar, que mostrou processo inflamatório crônico inespecífico.

Ao exame da vulva, apresentava extensa úlcera com áreas de fibrina, ocupando região perineal à esquerda, terço posterior de grande lábio esquerdo e sulco genitocrural esquerdo, com áreas de fibrose especialmente na região perineal e glúteo esquerdo (Figura 1).

Optou-se por repetir a biópsia da úlcera vulvar e iniciar doxiciclina 100 mg a cada 12 horas por via oral e prednisona por via oral 20 mg/dia. A pesquisa de doenças autoimunes com a dosagem de FAN, anti-DNA, anticorpos LA, RO, RNP e SM, além de fator reumatoide, foi negativa.

O resultado da biópsia feita no Nuprev também mostrou processo inflamatório crônico inespecífico. Realizou-se a pesquisa PLECT (paracoccidioidomicose, leishmaniose tegumentar, esporotricose, cromomicose, tuberculose cutânea) no espécime anatomopatológico, com resultado negativo.

Inicialmente a paciente começou a ter melhora do quadro, sendo mantida a doxiciclina, suspendida a prednisona por via oral e iniciado tratamento tópico com pomada de propionato de clobetasol 0,05% e pomada de colagenase associada ao cloranfenicol, ambas na posologia 1 vez ao dia. Entretanto, após cerca de 1 mês de tratamento, apresentou piora da lesão ulcerada, que se manteve pouco responsiva aos medicamentos utilizados. Diante da falta de resposta, optou-se pela realização de ressecção cirúrgica completa da úlcera vulvar.

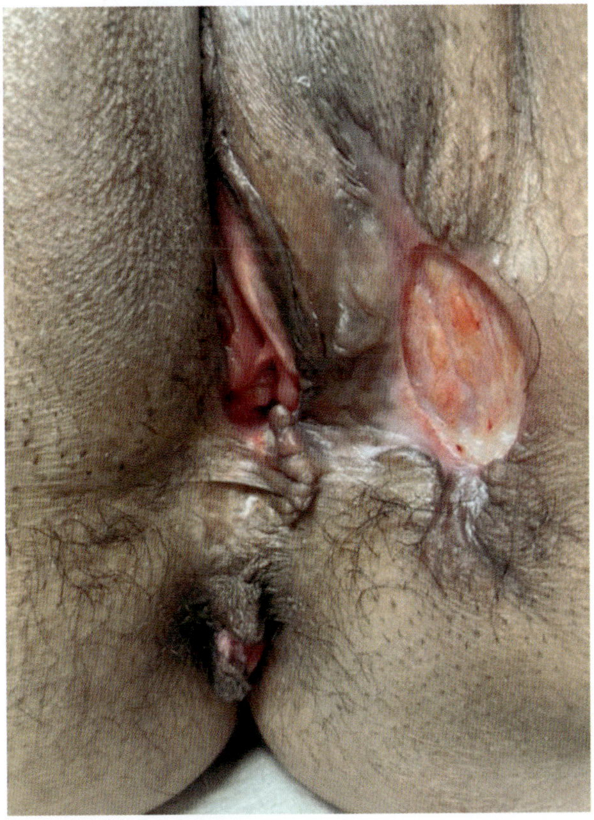

FIGURA 1
Úlcera bem delimitada, com fundo fibrinoso, que se estende da região perineal esquerda, terço posterior de grande lábio esquerdo, até o sulco genitocrural esquerdo.
Fonte: acervo do Núcleo de Prevenção de Doenças Ginecológicas (Nuprev/Unifesp).

O resultado anatomopatológico da peça cirúrgica evidenciou processo inflamatório crônico ulcerado com tampão fibrinoleucocitário adjacente. Foi realizada imuno-histoquímica para fungos e herpes vírus simples tipos 1 e 2, com resultado negativo.

No pós-operatório evoluiu com deiscência da ferida, sendo encaminhada ao ambulatório de feridas cirúrgicas, iniciando protocolo de tratamento com curativo, aplicação da pomada dermatológica Fitoscar® 60 mg/g (extrato seco de *Stryphnodendron adstringens* [Mart.] *Coville*) na posologia de 1 vez ao dia e realização de *laser* de baixa potência vermelho com 2 Joules uma vez por semana. A Figura 2 mostra a evolução do tratamento até a realização de 5 sessões de *laser* e a Figura 3 o aspecto final, após a sétima sessão.

A conclusão diagnóstica foi de úlcera idiopática. Após o tratamento direcionado a feridas pela equipe especializada, a paciente se encontra bem, mostrando a complexidade do caso e a necessidade de equipe multidisciplinar.

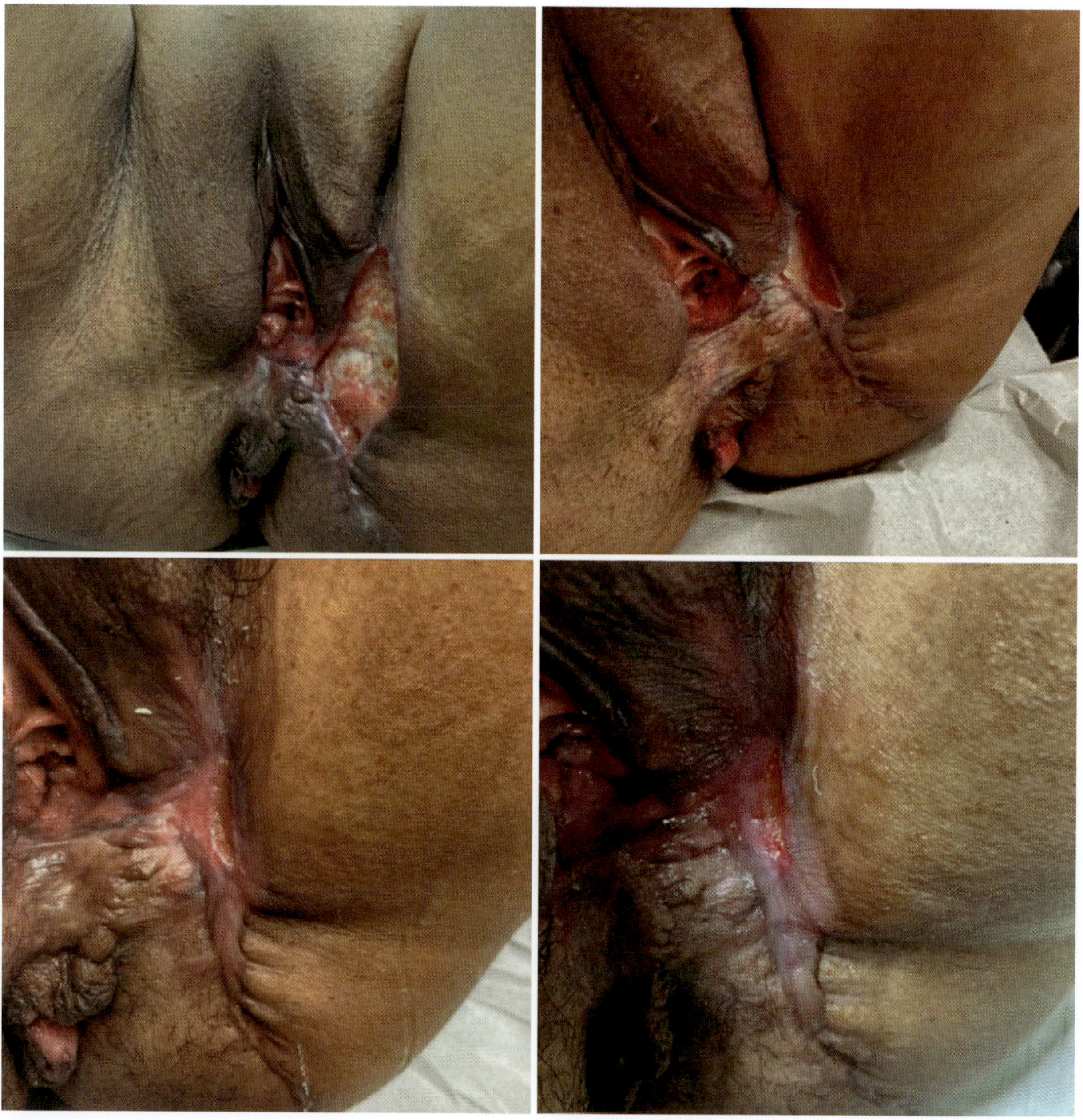

FIGURA 2

Deiscência da ferida cirúrgica. As outras imagens mostram a evolução do tratamento com o protocolo de feridas, iniciado após a paciente apresentar deiscência da ressecção cirúrgica da úlcera vulvar, até a quinta sessão de *laser* de baixa frequência.

Fonte: acervo do Núcleo de Prevenção de Doenças Ginecológicas (Nuprev/Unifesp).

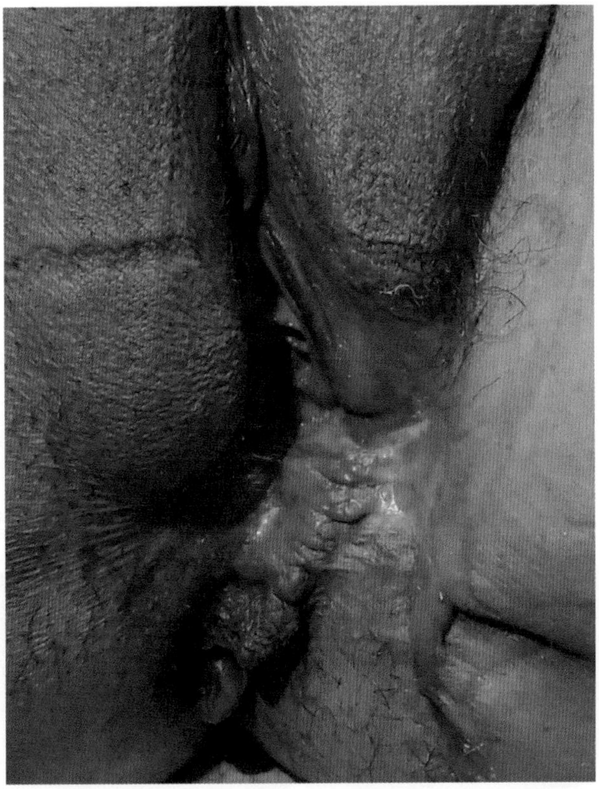

FIGURA 3

Aspecto final após 7 sessões de *laser* de baixa frequência e uso diário da pomada dermatológica Fitoscar®, mostrando completa cicatrização da ferida pós-operatória.

Fonte: acervo do Núcleo de Prevenção de Doenças Ginecológicas (Nuprev/Unifesp).

19

Imagens complementares

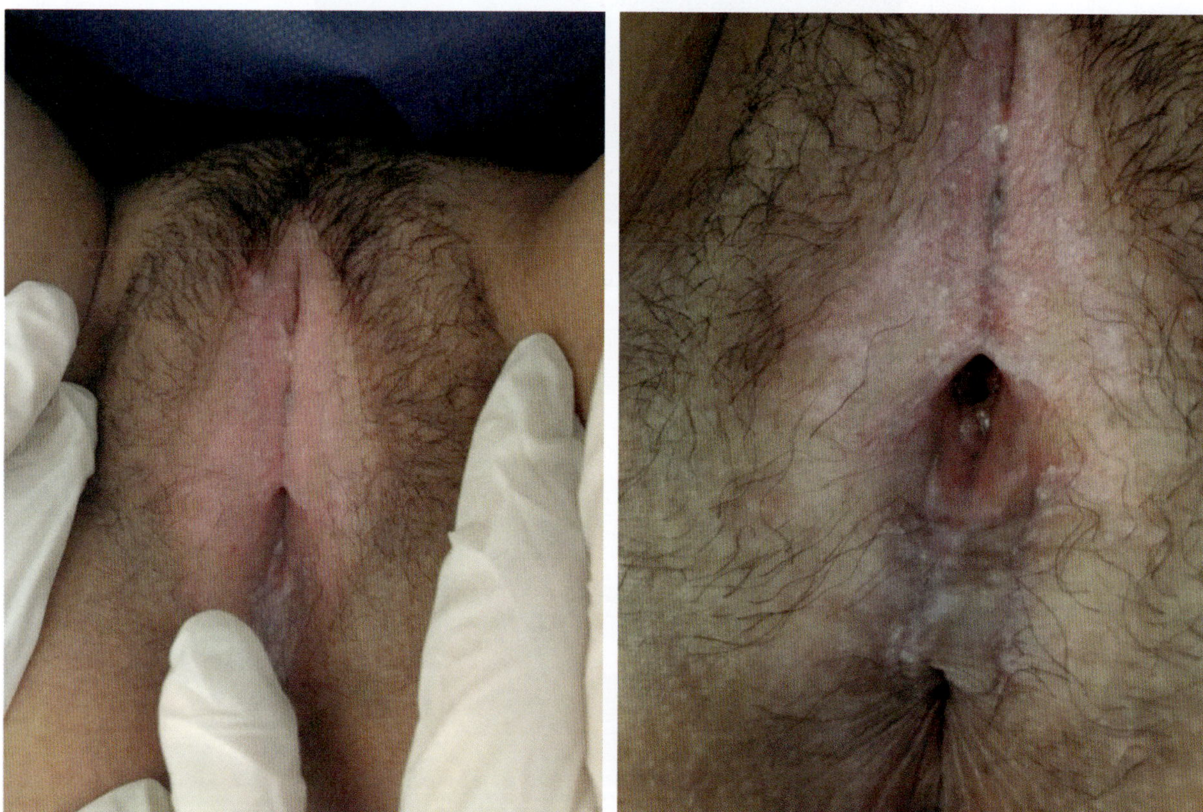

FIGURA 1

Líquen escleroso com coalescência dos pequenos lábios.

Fonte: acervo pessoal da dra. Raquel Autran.

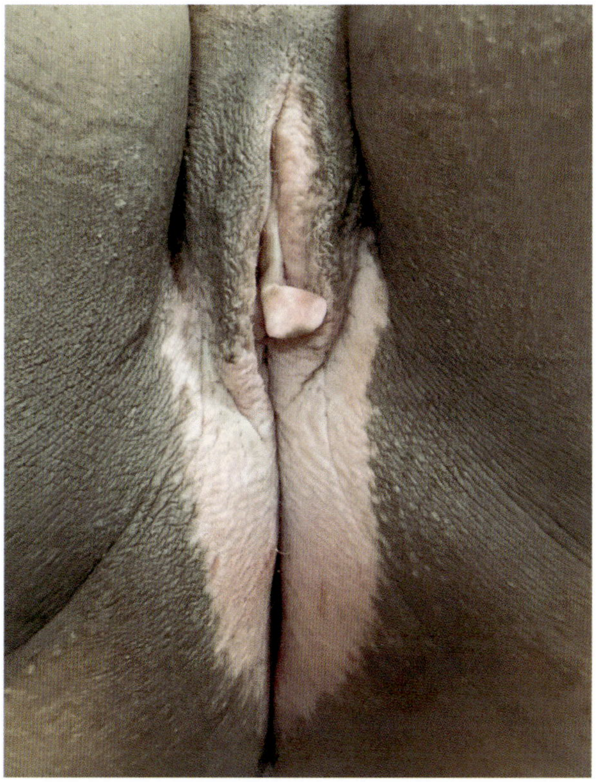

FIGURA 2
Paciente menopausada com líquen escleroso extenso.
Fonte: acervo pessoal da dra. Adriana B. Campaner.

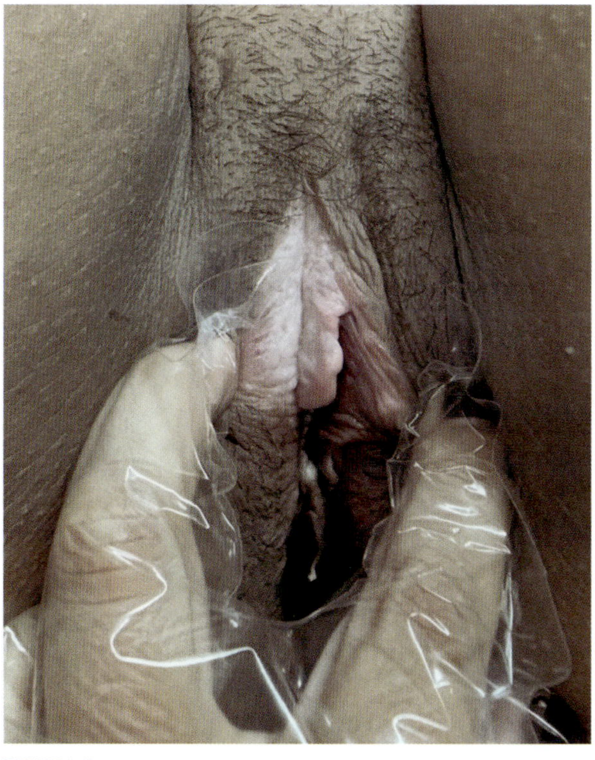

FIGURA 3
Líquen escleroso.
Fonte: acervo pessoal da dra. Adriana B. Campaner.

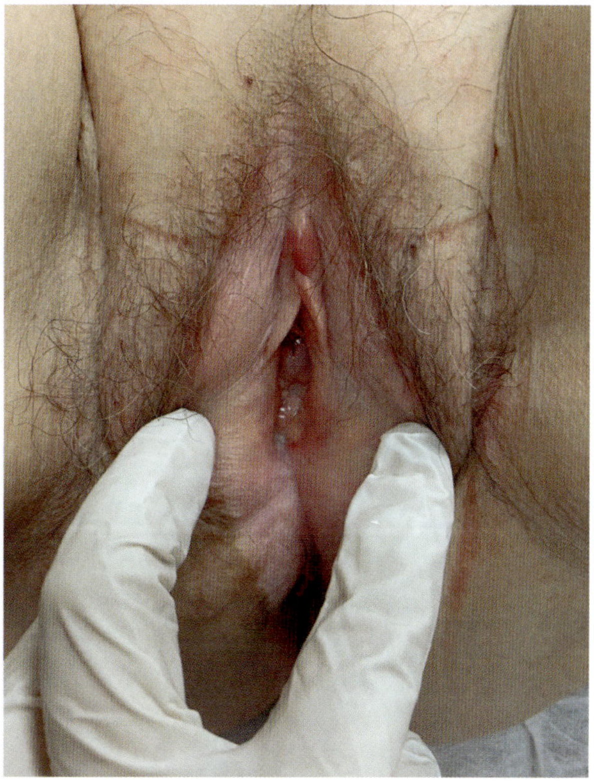

FIGURA 4
Líquen escleroso.
Fonte: acervo pessoal da dra. Adriana B. Campaner.

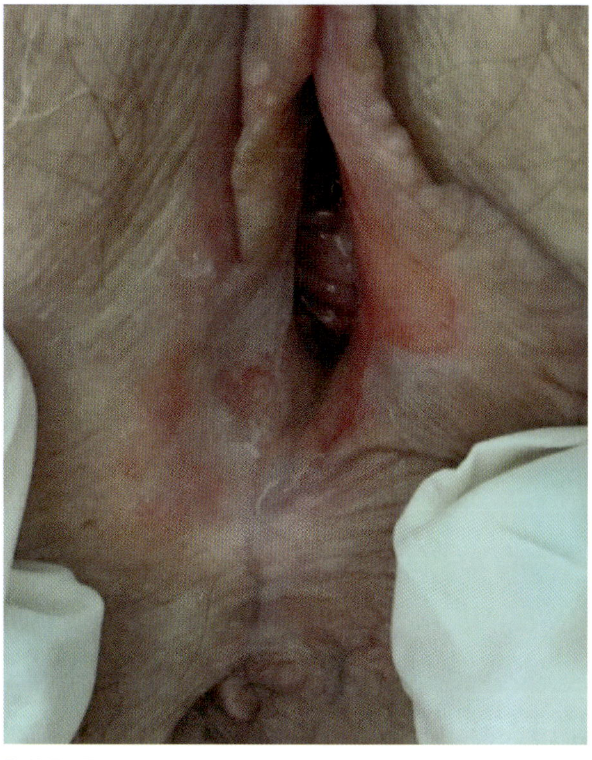

FIGURA 5
Líquen plano.
Fonte: acervo pessoal da dra. Raquel Autran.

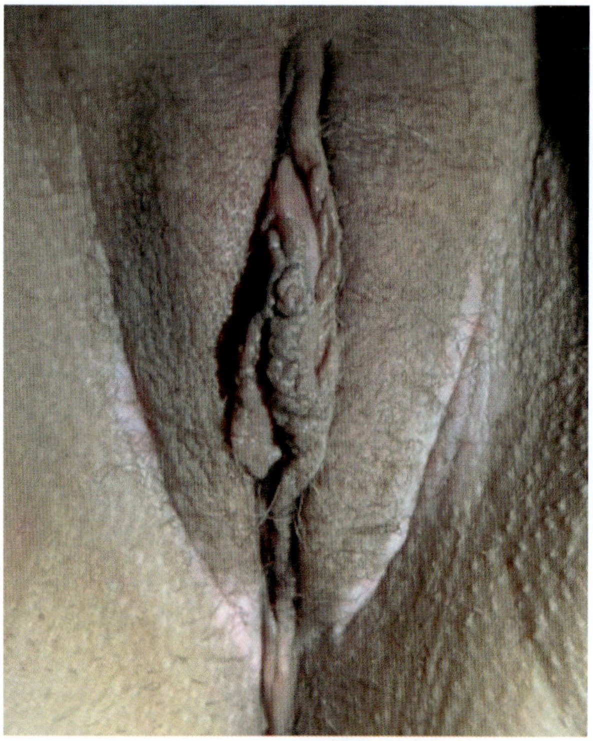

FIGURA 6
Dermatite seborreica.
Fonte: acervo pessoal da dra. Adriana B. Campaner.

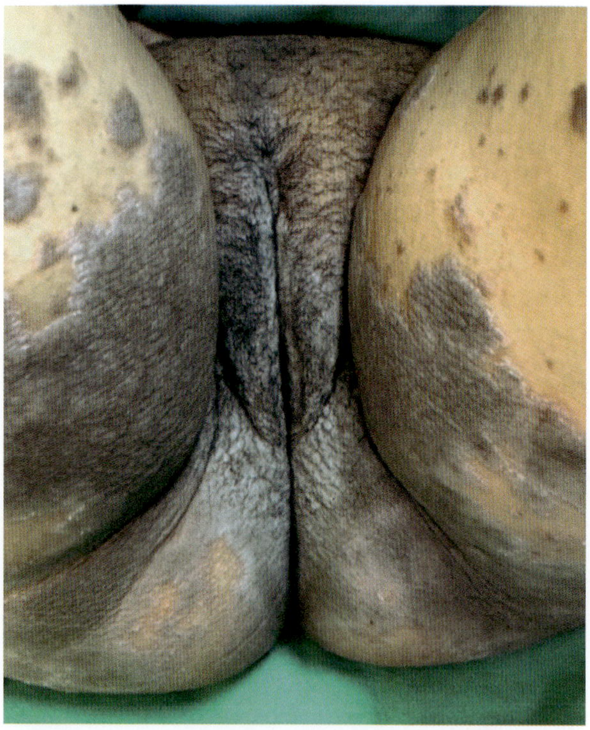

FIGURA 7
Psoríase vulvar.
Fonte: acervo pessoal da dra. Raquel Autran.

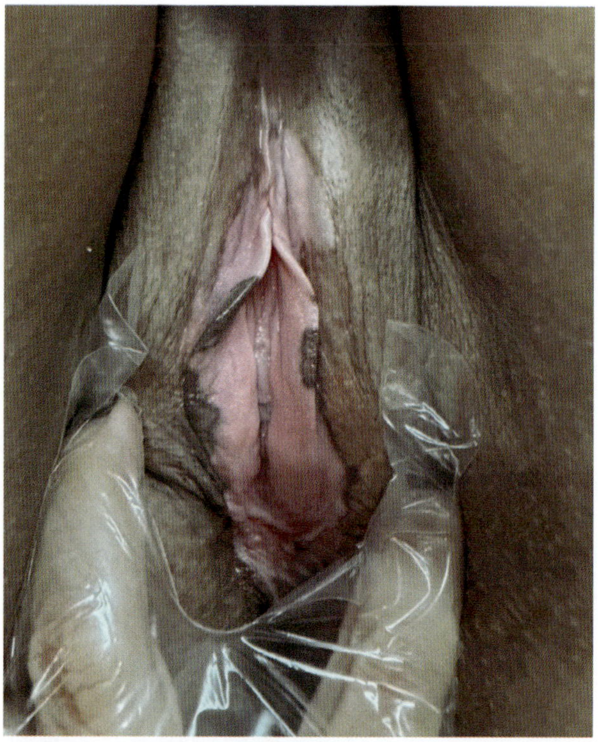

FIGURA 8
Vitiligo.
Fonte: acervo pessoal da dra. Adriana B. Campaner.

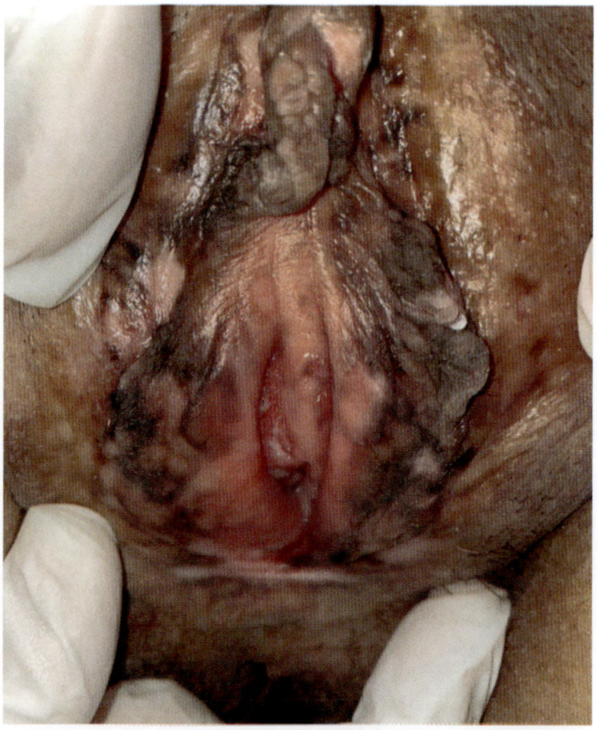

FIGURA 9
Paciente imunossuprimida com hipercromia residual pós tratamento de NIV. Apresenta condiloma em área de introito.
Fonte: acervo pessoal da dra. Adriana B. Campaner.

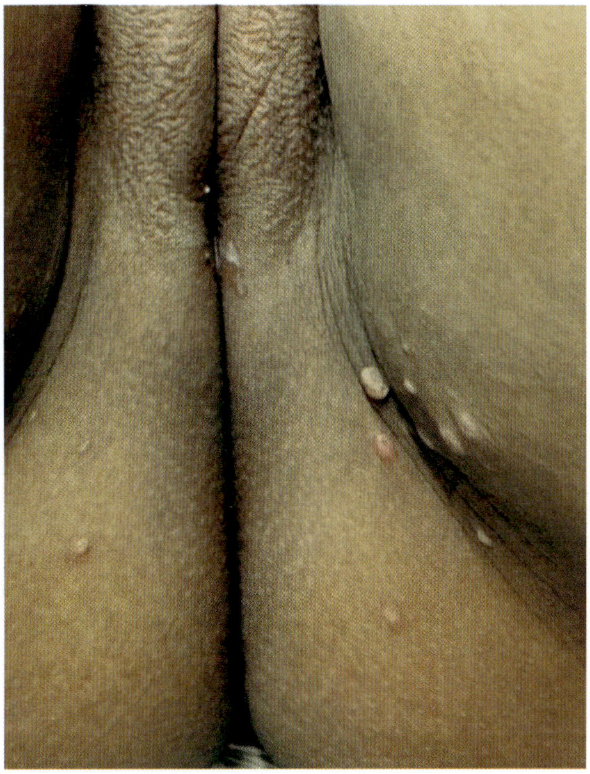

FIGURA 10
Molusco contagioso em gestante.
Fonte: acervo pessoal da dra. Yara Furtado.

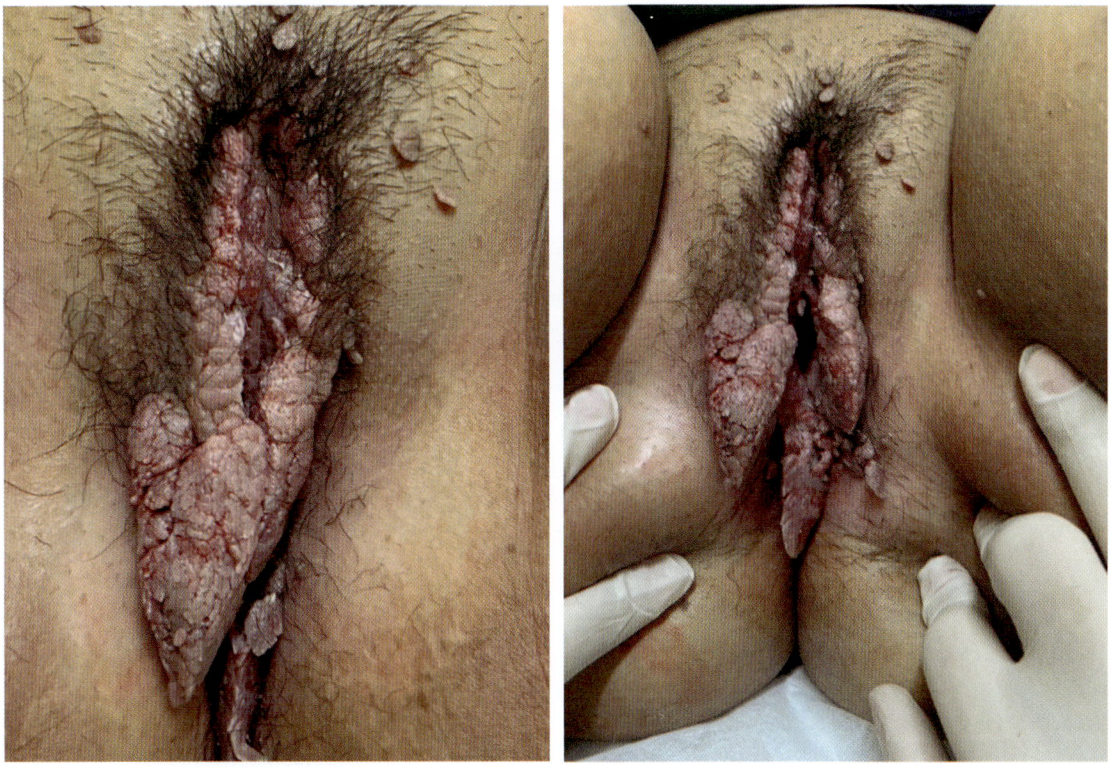

FIGURA 11
Condiloma vulvar volumoso.
Fonte: acervo pessoal da dra. Raquel Autran.

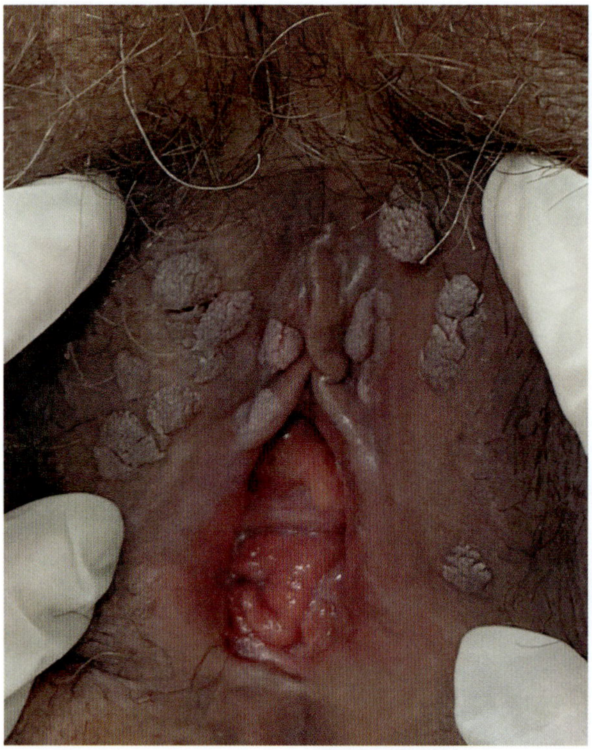

FIGURA 12
Condilomatose vulvar.
Fonte: acervo do Núcleo de Prevenção de Doenças Ginecológicas da Universidade Federal de São Paulo (Nuprev-Unifesp).

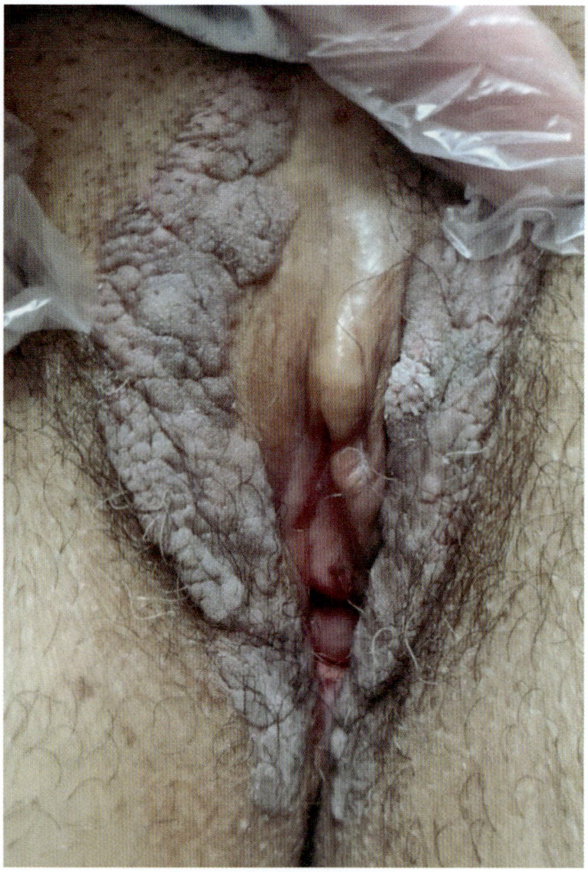

FIGURA 14
Condiloma vulvar extenso em paciente imunossuprimida.
Fonte: acervo pessoal da dra. Maetê Tangioni.

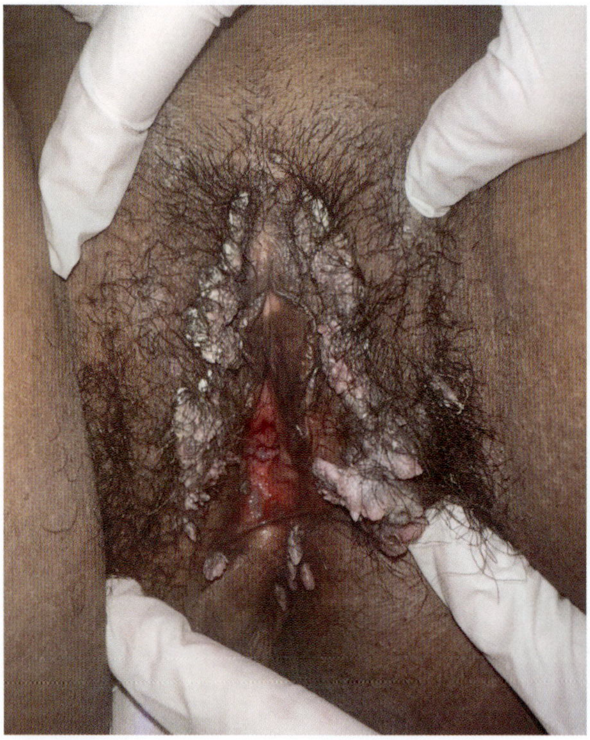

FIGURA 13
Condiloma vulvar extenso em paciente imunossuprimida.
Fonte: acervo pessoal da dra. Adriana B. Campaner.

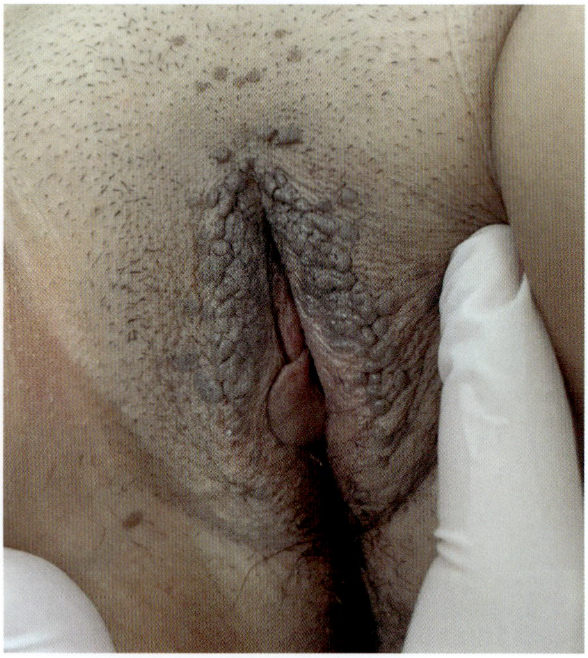

FIGURA 15
Condiloma extenso.
Fonte: acervo da dra. Débora Mortati.

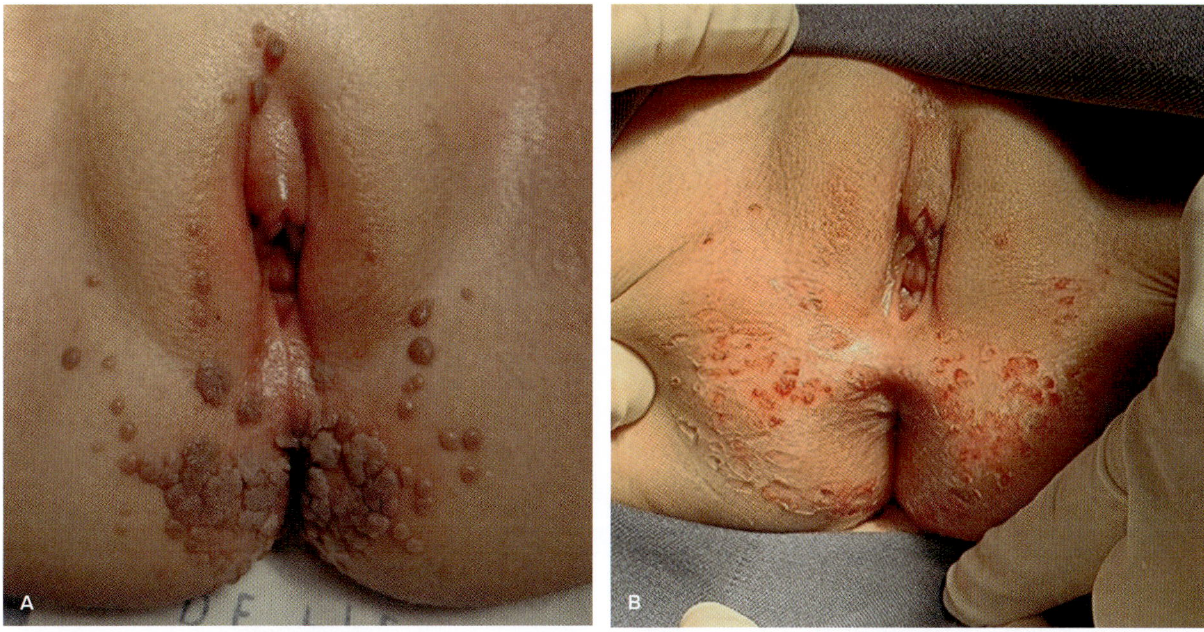

FIGURA 16
Condiloma em criança, pré (A) e pós-destruição (B) por eletrocirurgia.
Fonte: acervo pessoal da dra. Angelica Sales Barcelos.

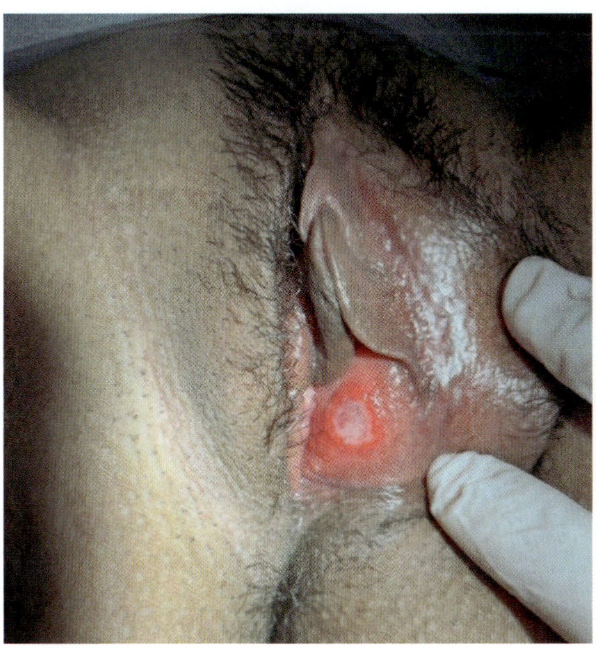

FIGURA 17
Cancro duro.
Fonte: acervo pessoal da dra. Cristina Kallas.

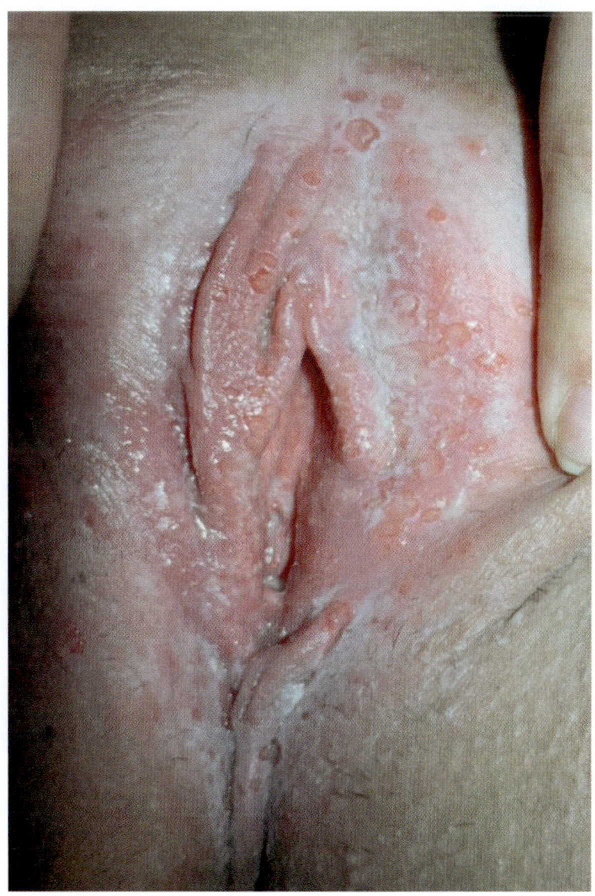

FIGURA 18
Paciente diabética tipo 1 com herpes primário.
Fonte: acervo pessoal da dra. Cristina Kallas.

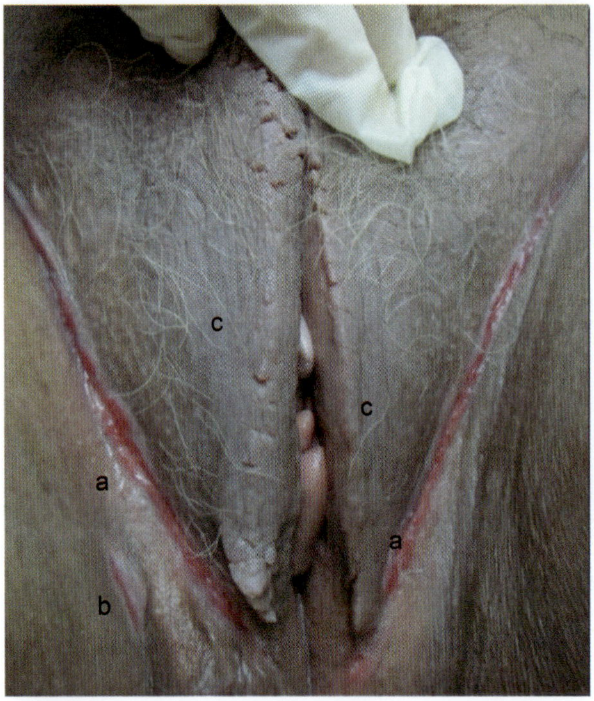

FIGURA 19

Doença de Crohn. (a) Úlceras lineares, "em facada", em dobras inguinais; (b) Fissuras; (c) Edema.

Fonte: acervo pessoal da dra. Angelina Maia.

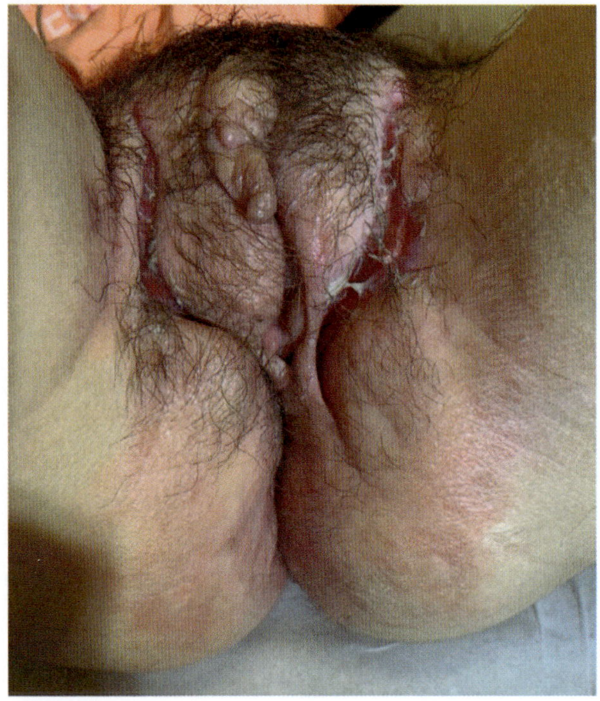

FIGURA 20

Doença de Chron com "sinal da facada"em sulco genitocrural bilateral.

Fonte: acervo do Pronto-socorro do Hospital São Paulo (Unifesp).

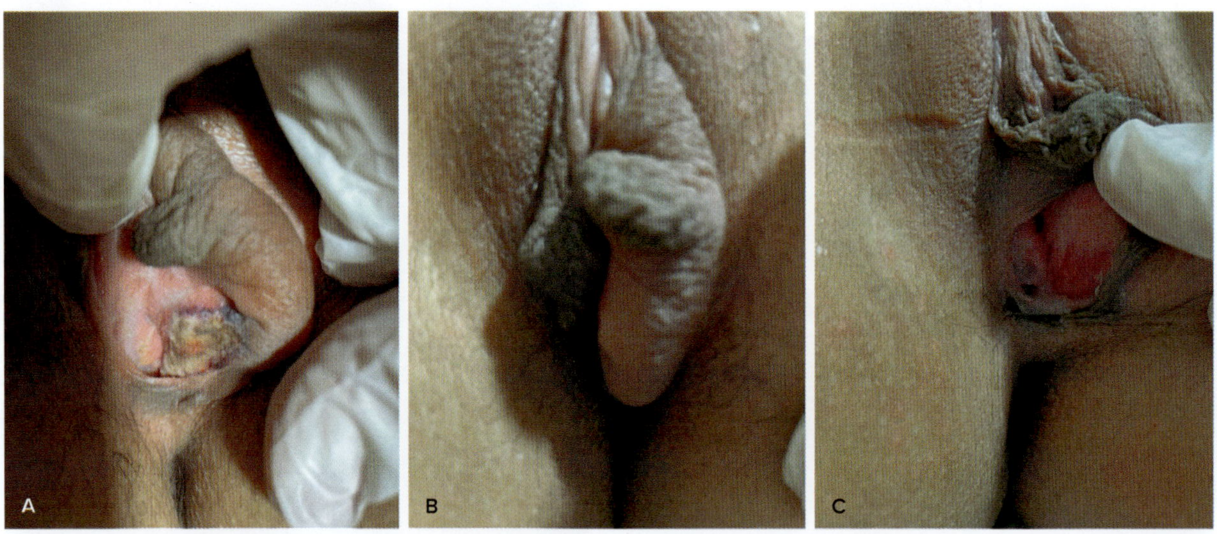

FIGURA 21

Úlcera de Lipschütz em jovem de 17 anos com amigdalite. (A) notar úlcera profunda e edema de lábios); (B e C) após tratamento com corticoide.

Fonte: acervo pessoal da dra. Débora Mortati.

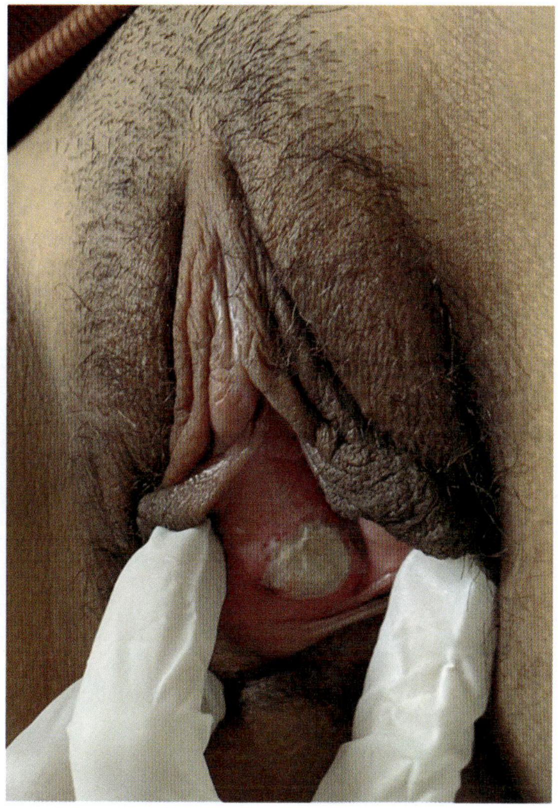

FIGURA 22
Úlcera de Lipschütz extensa em jovem.
Fonte: acervo pessoal da dra. Débora Mortati.

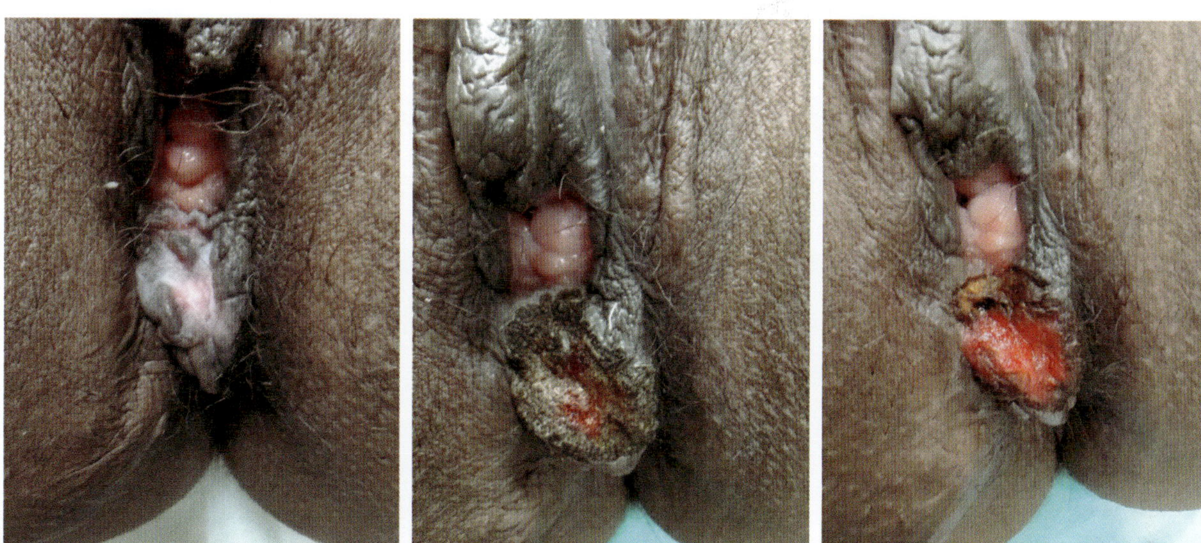

FIGURA 23
Neoplasia intraepitelial de alto grau, tratada com *laser* de CO_2 ablativo.
Fonte: acervo do Núcleo de Prevenção de Doenças Ginecológicas da Universidade Federal de São Paulo (Nuprev-Unifesp).

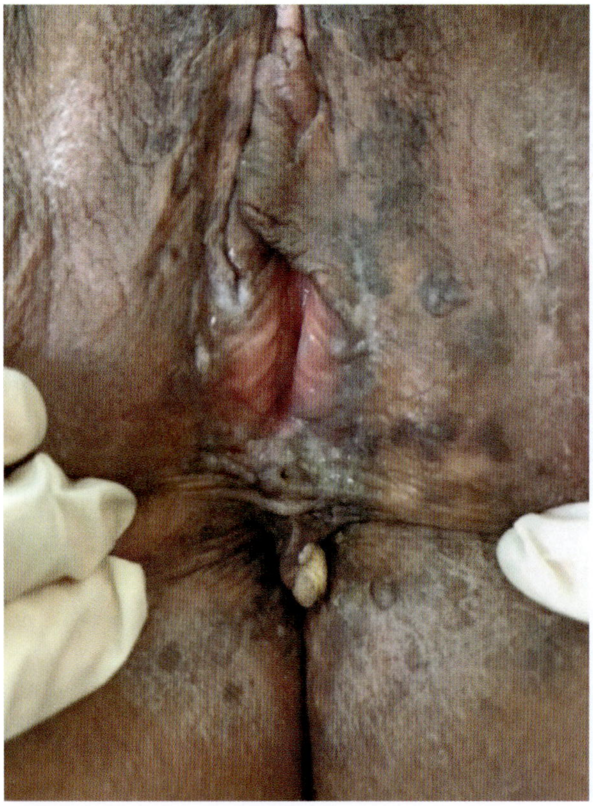

FIGURA 24
Lesão de alto grau da vulva.
Fonte: acervo pessoal da dra. Raquel Autran.

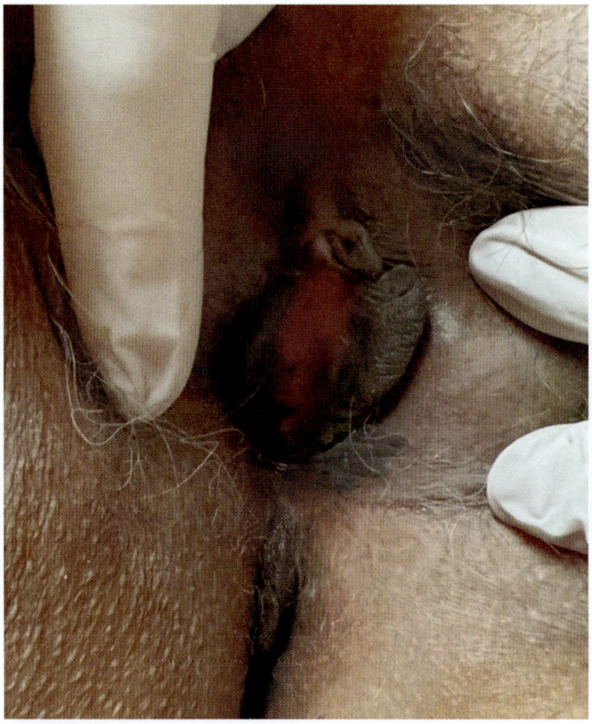

FIGURA 25
Paciente com HSIL vulvar.
Fonte: acervo pessoal da dra. Adriana B. Campaner.

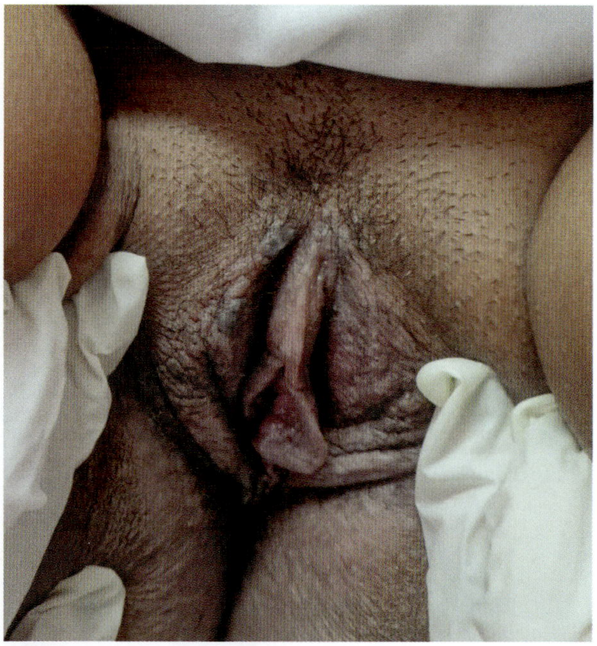

FIGURA 26
Paciente com HSIL vulvar.
Fonte: acervo pessoal da dra. Adriana B. Campaner.

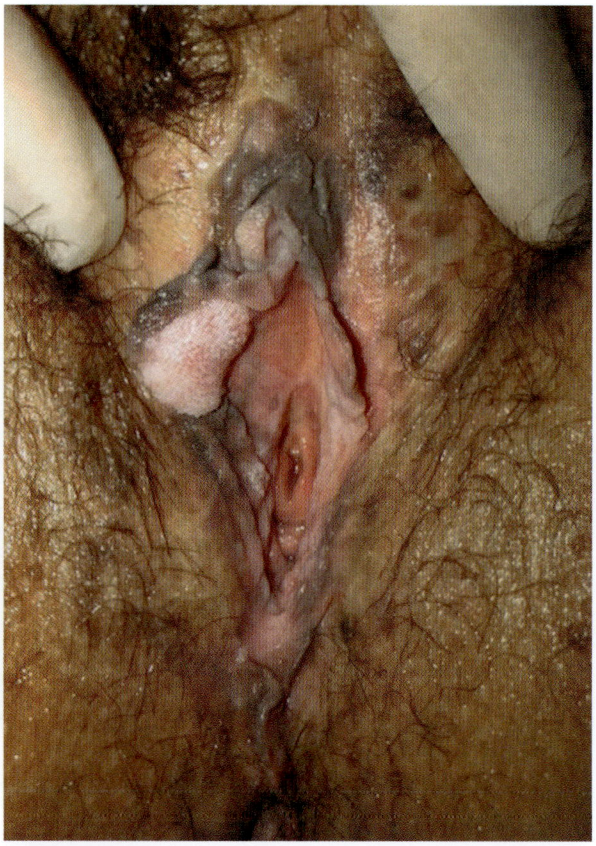

FIGURA 27
Paciente imunossuprimida com HSIL vulvar associado a condiloma.
Fonte: acervo pessoal da dra. Adriana B. Campaner.

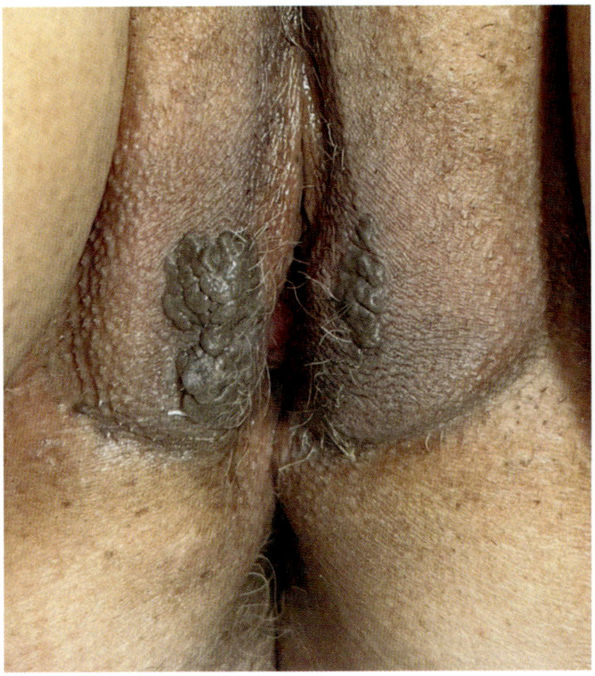

FIGURA 28
Queratose seborreica extensa.
Fonte: acervo pessoal da dra. Adriana B. Campaner.

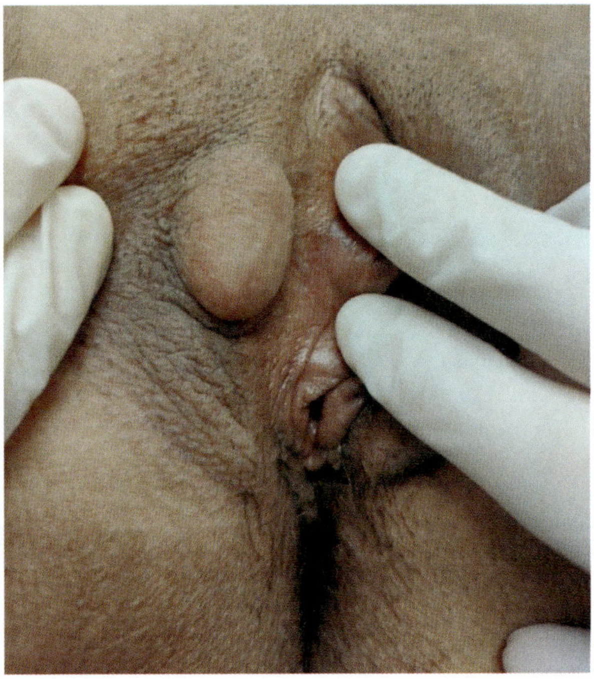

FIGURA 29
Cisto de inclusão epidérmica.
Fonte: acervo do Núcleo de Prevenção de Doenças Ginecológicas da Universidade Federal de São Paulo (Nuprev-Unifesp).

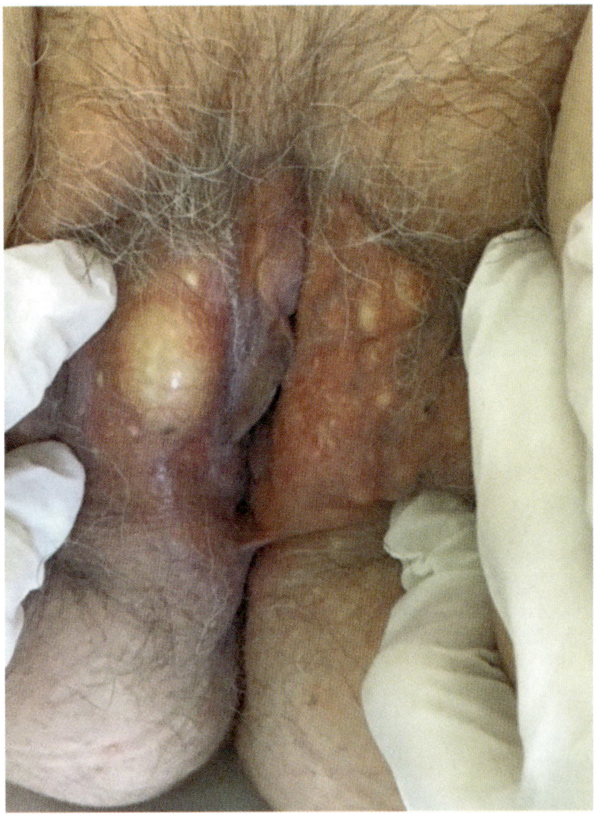

FIGURA 30
Cistos de inclusão epidérmica.
Fonte: acervo pessoal da dra. Raquel Autran.

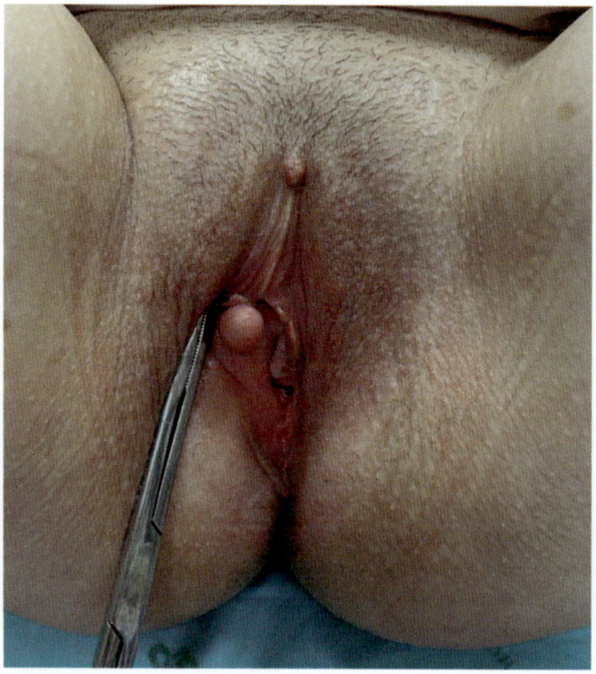

FIGURA 31
Cisto epidérmico.
Fonte: acervo pessoal da dra. Patricia Napoli.

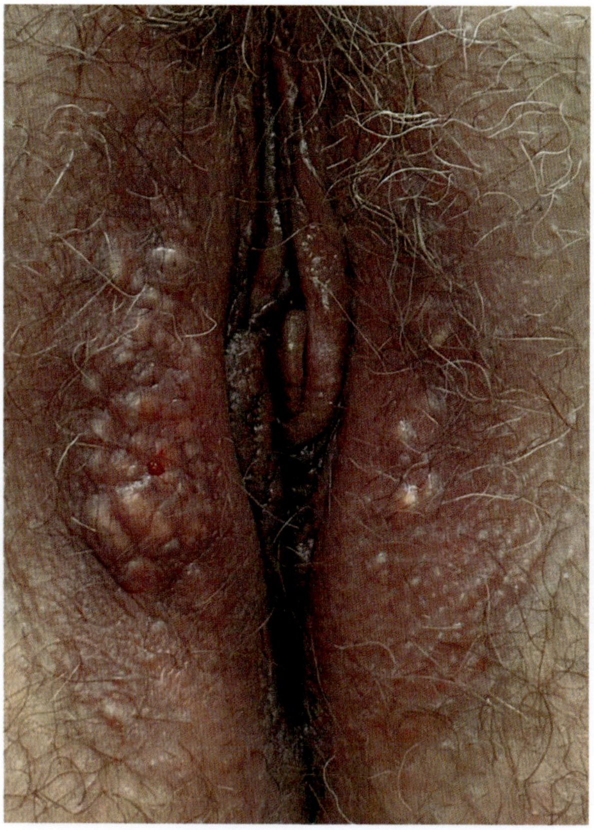

FIGURA 32
Hiperplasia sebácea.
Fonte: acervo pessoal da dra. Patricia Napoli.

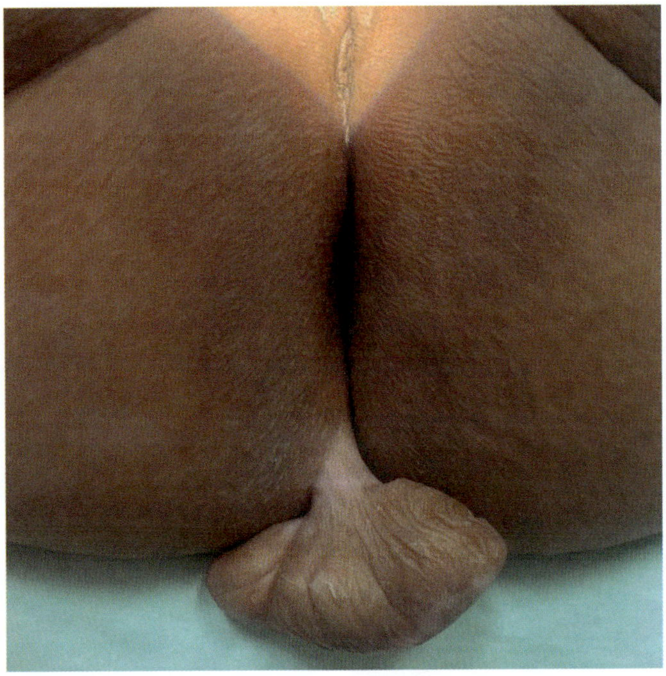

FIGURA 33
Pólipo fibroepitelial em glúteo.
Fonte: acervo pessoal da dra. Patricia Napoli.

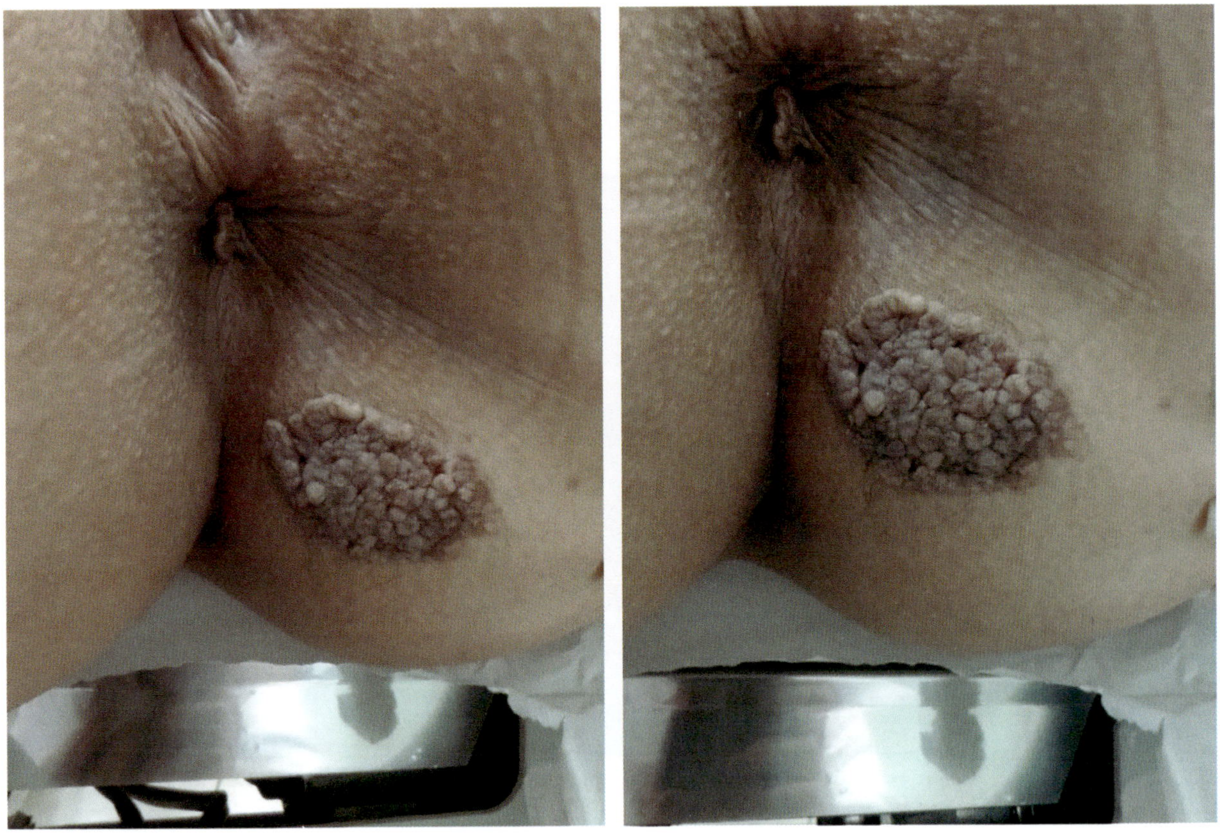

FIGURA 34
Nevo melanocítico intradérmico com diferenciação neural, sem sinais de malignidade.
Fonte: acervo do Núcleo de Prevenção de Doenças Ginecológicas da Universidade Federal de São Paulo (Nuprev-Unifesp).

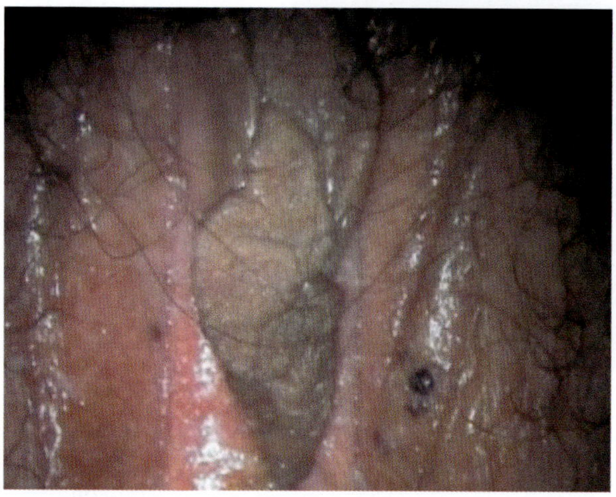

FIGURA 35
Angioqueratoma.
Fonte: acervo pessoal da dra. Adriana B. Campaner.

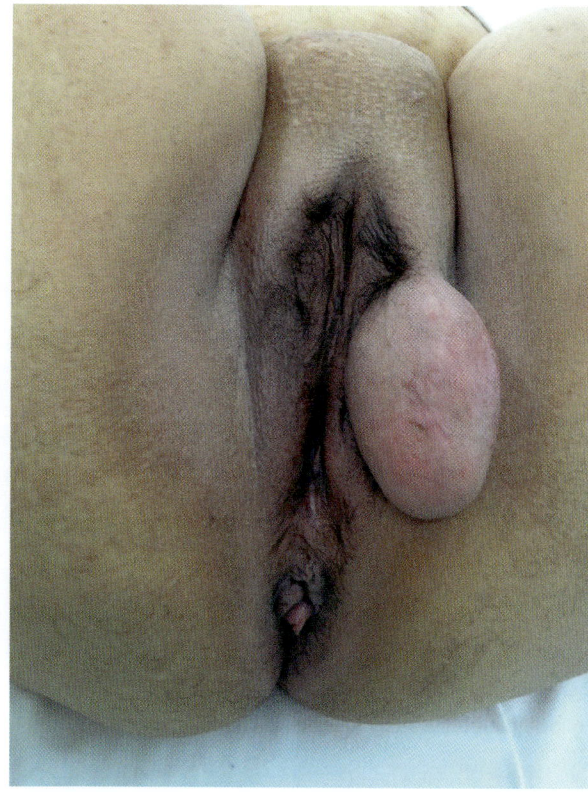

FIGURA 36
Lipoma em vulva.
Fonte: acervo do Núcleo de Prevenção de Doenças Ginecológicas da Universidade Federal de São Paulo (Nuprev-Unifesp).

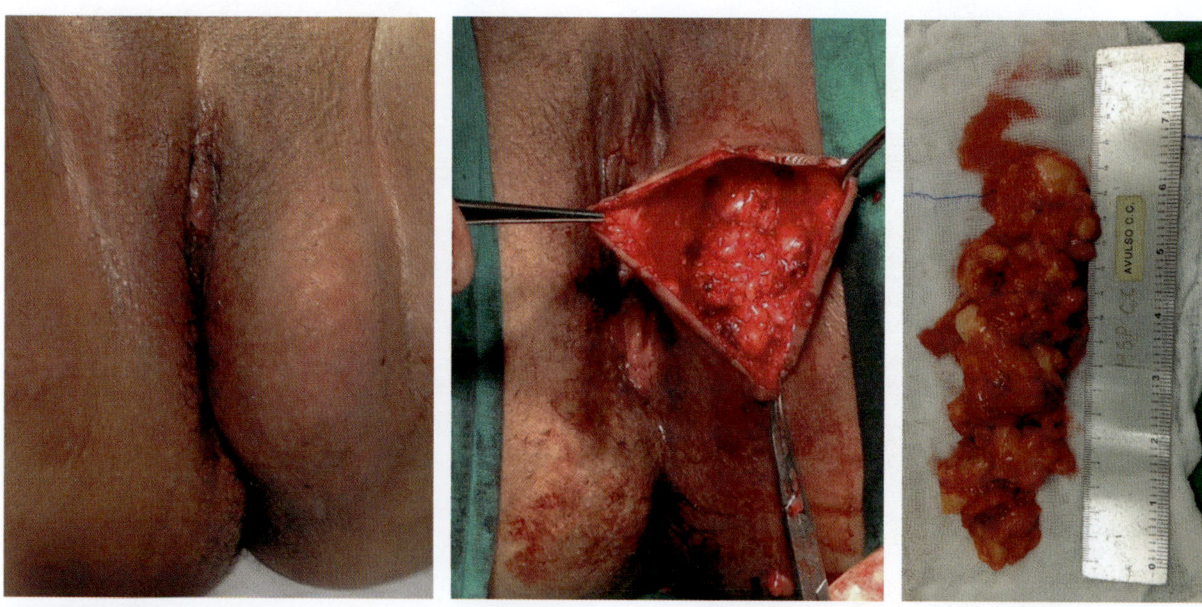

FIGURA 37
Lipoma em vulva e sua exérese.
Fonte: acervo do Núcleo de Prevenção de Doenças Ginecológicas da Universidade Federal de São Paulo (Nuprev-Unifesp).

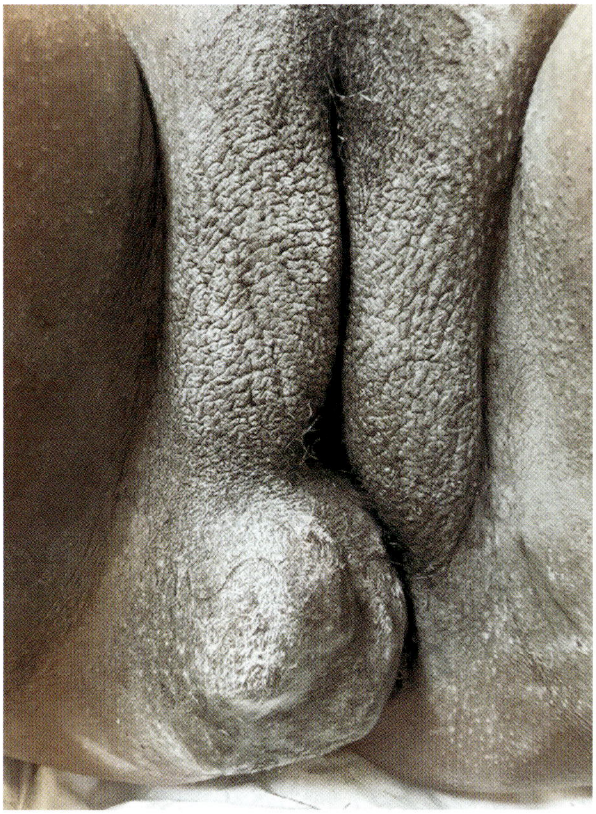

FIGURA 38
Leiomioma vulvar.
Fonte: acervo pessoal da dra. Adriana B. Campaner.

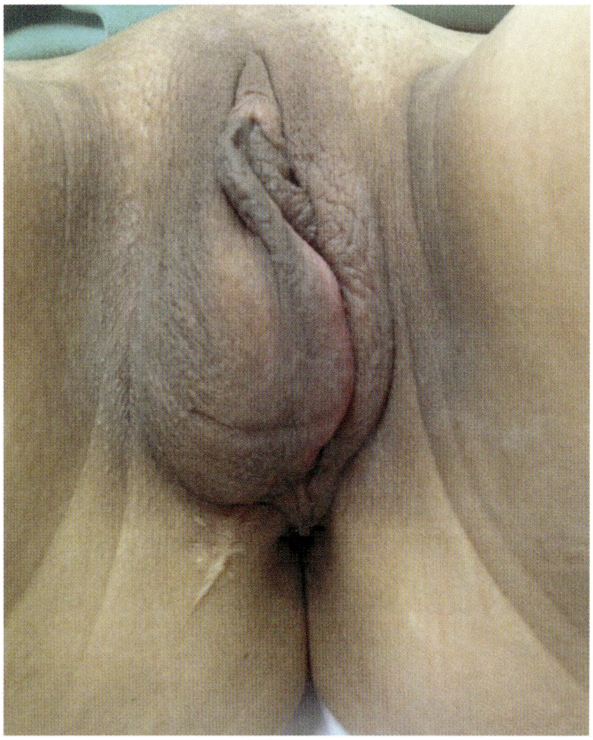

FIGURA 40
Cisto do ducto da glândula de Bartholin à esquerda.
Fonte: acervo pessoal da dra. Adriana B. Campaner.

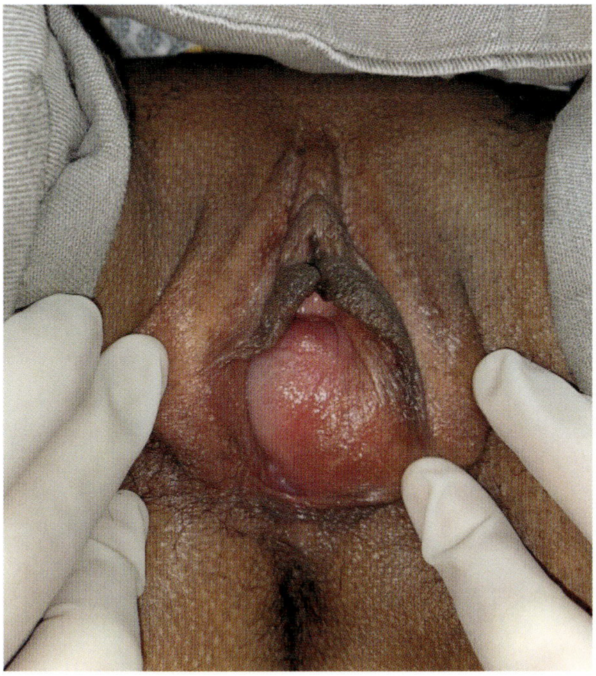

FIGURA 39
Cisto da glândula de Bartholin volumoso.
Fonte: acervo do Núcleo de Prevenção de Doenças Ginecológicas da Universidade Federal de São Paulo (Nuprev-Unifesp).

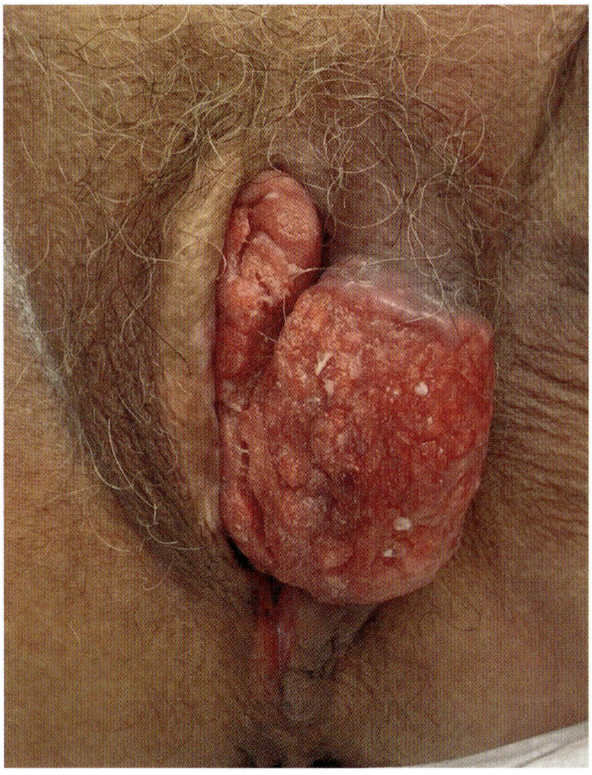

FIGURA 41
Carcinoma espinocelular (CEC) de vulva.
Fonte: acervo pessoal da dra. Patricia Napoli.

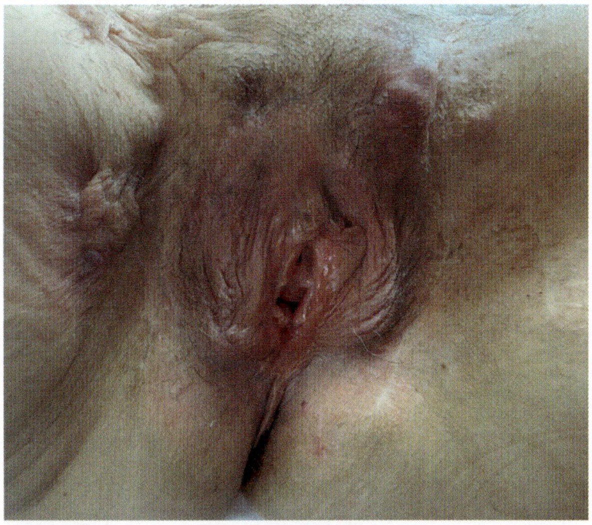

FIGURA 42
Hidradenite.
Fonte: acervo pessoal da dra. Adriana B. Campaner.

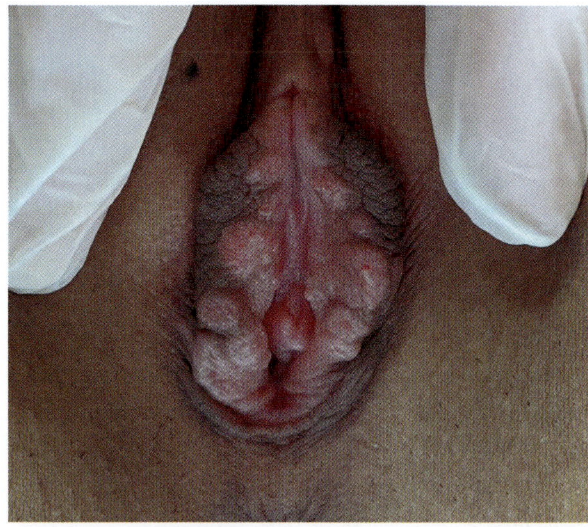

FIGURA 43
Jovem de 18 anos, com lesões papulares decorrentes de sífilis secundária (condiloma plano).
Fonte: acervo pessoal da dra. Adriana B. Campaner.

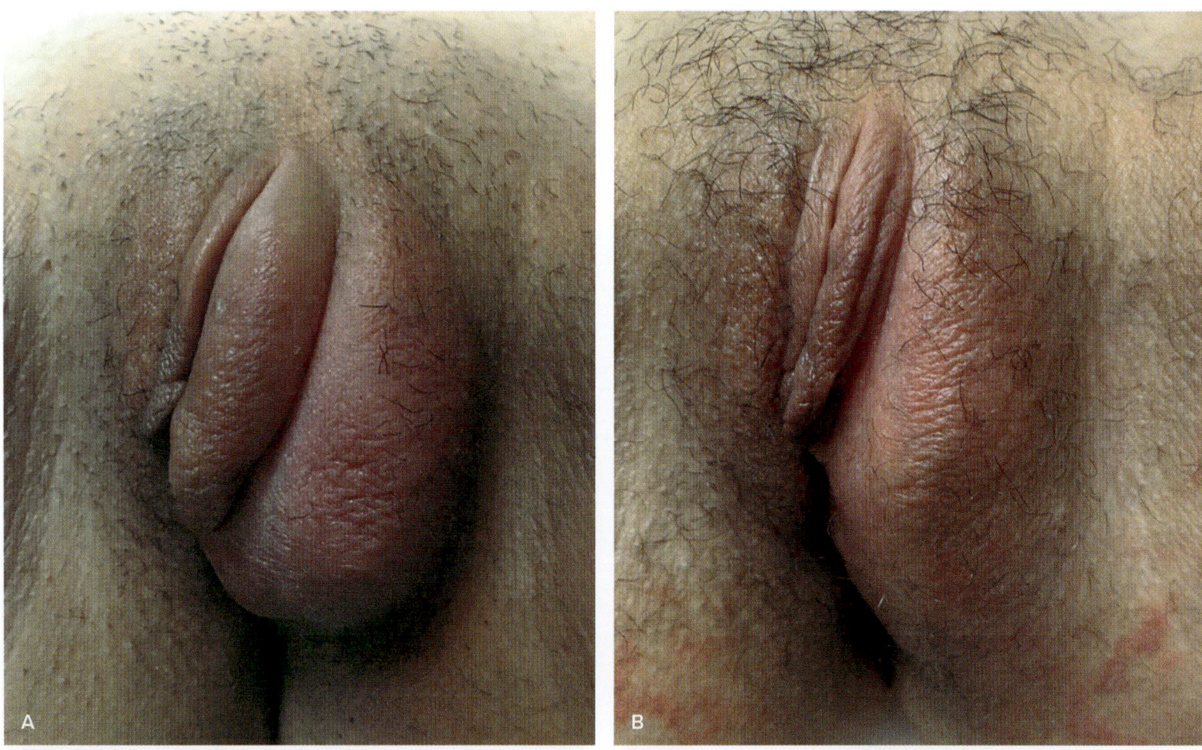

FIGURA 44
Edema vulvar (A) em mulher ciclista e sua remissão (B).
Fonte: acervo pessoal do dr. Maurizio Filippini.

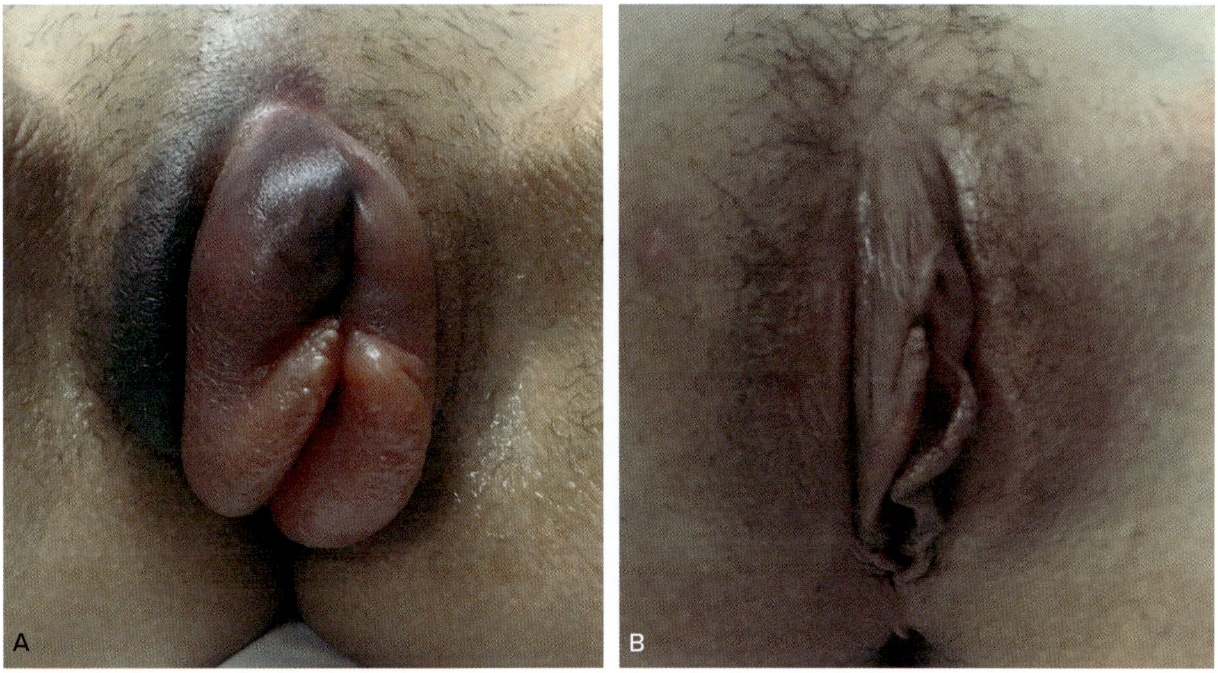

FIGURA 45
Hematoma vulvar após trauma (A) – queda à cavaleiro – e posteriormente à cura (B).
Fonte: acervo pessoal do dr. Maurizio Filippini.

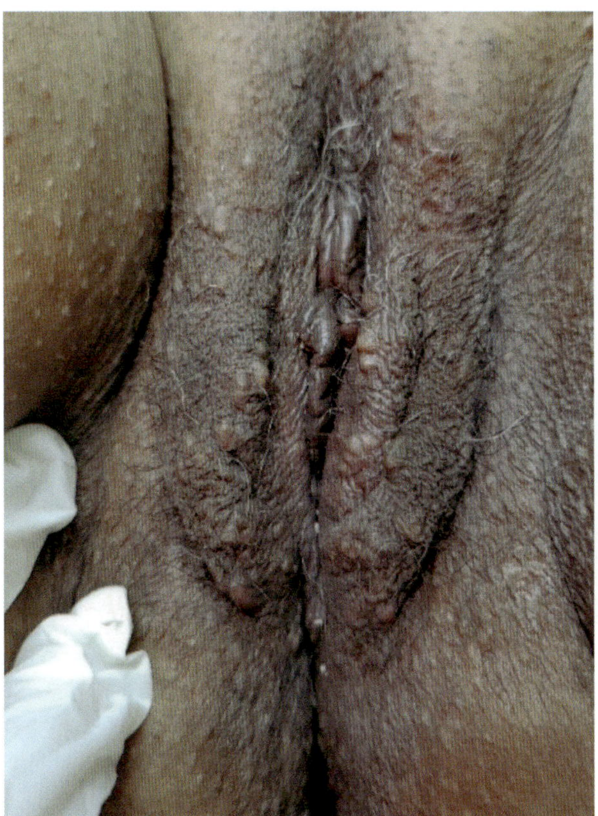

FIGURA 46
Hamartoma folicular basaloide.
Fonte: acervo do Núcleo de Prevenção de Doenças Ginecológicas da Universidade Federal de São Paulo (Nuprev-Unifesp).

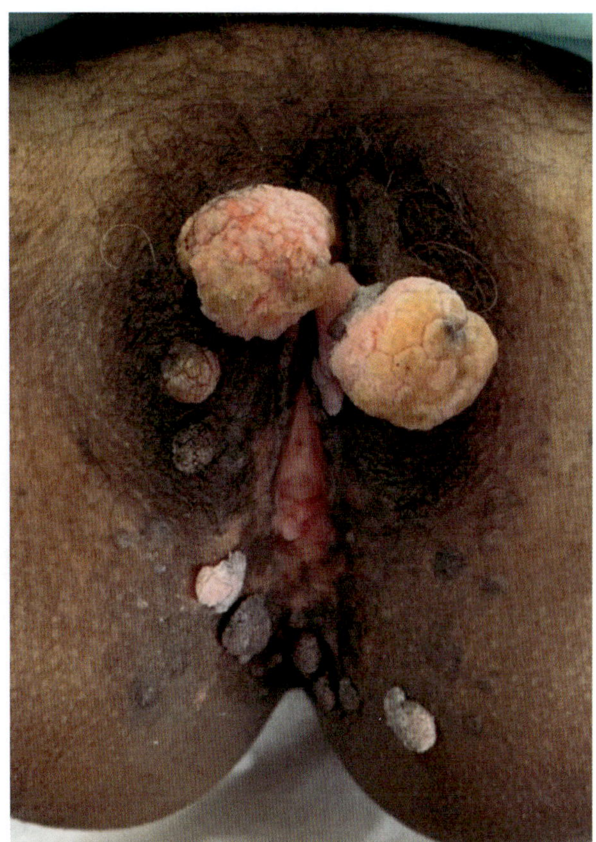

FIGURA 47
Condiloma e NIV de alto grau em paciente HIV positivo.
Fonte: acervo pessoal da dra. Patricia Napoli.

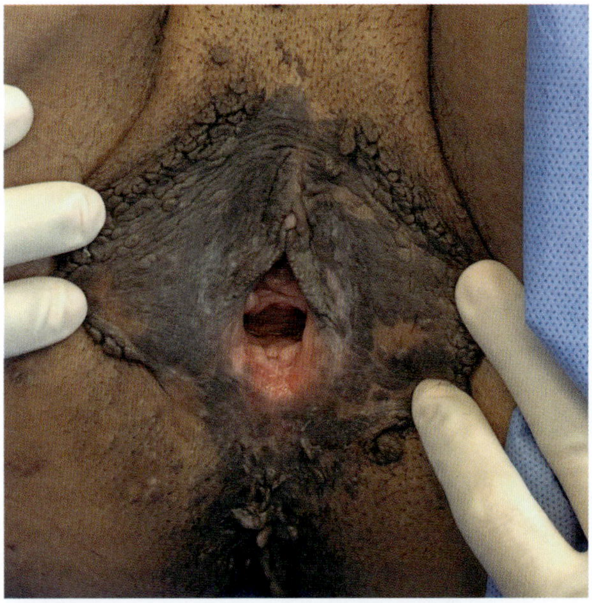

FIGURA 48

Condiloma e NIV de alto grau em paciente HIV positivo.

Fonte: acervo do Núcleo de Prevenção de Doenças Ginecológicas da Universidade Federal de São Paulo (Nuprev-Unifesp).

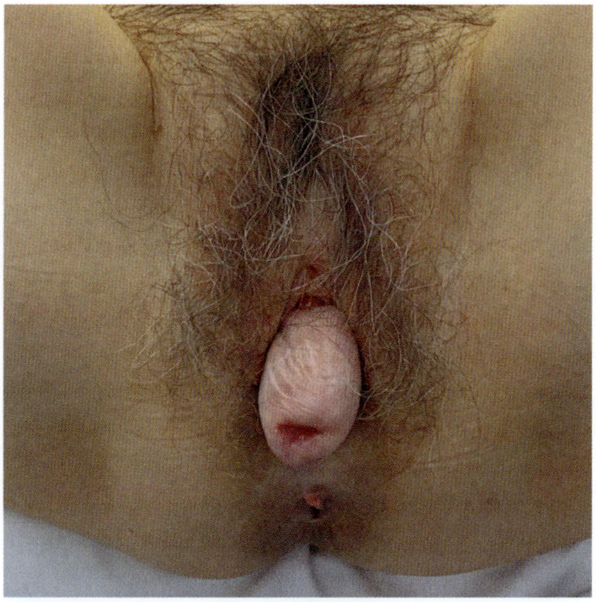

FIGURA 49

Prolapso uterino.

Fonte: acervo pessoal da dra. Patricia Napoli.

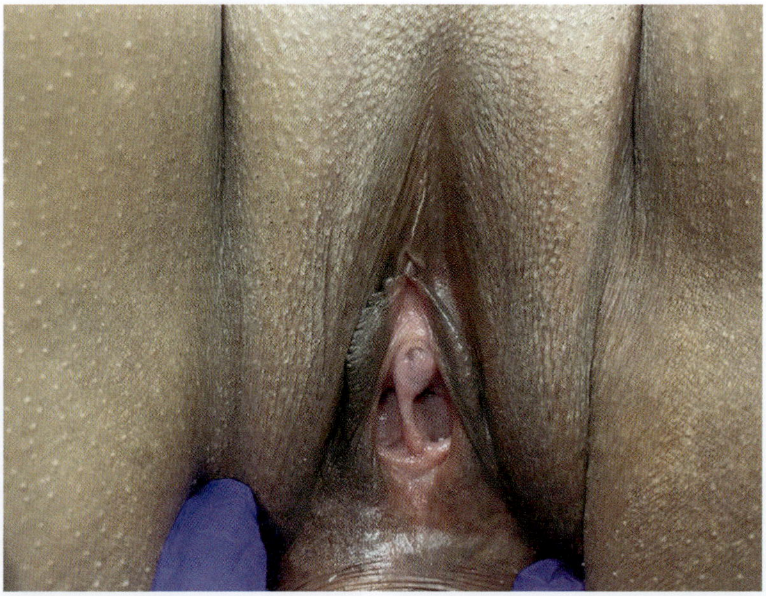

FIGURA 50

Septo himenal.

Fonte: acervo pessoal da dra. Patricia Napoli.

Índice remissivo

M

N

O

P

Q

R

S

T

U

V